PRÉFACE

Les conditions d'une prise en charge en urgence d'un patient sont souvent difficiles à appréhender pour de nombreux praticiens, surtout en début de carrière. Tous les médecins gardent le souvenir d'une urgence en garde ou dans un exercice professionnel spécifique. Les soins apportés à un enfant sont bien souvent plus complexes que chez l'adulte pour de nombreuses raisons : difficultés de l'interrogatoire et de l'examen clinique, inquiétude bien légitime des parents, stress du médecin lui-même, contraint de prendre la bonne décision au bon moment dans un temps limité.

Dans de telles circonstances, pouvoir bénéficier d'un document pratique et synthétique « à portée de main », d'utilisation simple et rapide, permet non seulement de rassurer le praticien, mais aussi d'optimiser la prise en charge médicale ou chirurgicale et thérapeutique face à une situation d'urgence. *URG'Pédiatrie* remplit à bien des égards ces objectifs.

Les auteurs qui ont coordonné cet ouvrage, et dont l'expérience dans ce domaine n'est plus à démontrer, ont réussi un véritable tour de force en proposant dans cette seconde édition un document synthétique qui présente sous forme de nombreuses fiches pratiques la conduite à tenir face à des situations concrètes auxquelles sont très souvent confrontés les urgentistes. Rien n'est négligé dans ce livre : les recommandations récentes actualisées permettant de se référer aux règles de l'*Evidence-Based Medicine*, la démarche clinique et les principales méthodes d'évaluation, les examens complémentaires et, bien entendu, les conduites thérapeutiques adaptées dans de telles circonstances.

Ce livre aidera sans nul doute aussi bien les jeunes médecins en formation que les praticiens aguerris souvent confrontés à des situations difficiles. Il se doit d'être diffusé dans de nombreux services et bibliothèques pour servir au plus grand nombre.

Je suis très heureux et honoré personnellement de participer en préfaçant ce livre, en témoignage d'une longue amitié pour le Dr Jean-Marc Pécontal avec qui j'ai eu la chance d'exercer à l'Île Bourbon au cours de nos jeunes années de formation... Je mesure le chemin qu'il a parcouru au service des patients, mais aussi de ses collègues contribuant avec dynamisme à leur formation continue !

Pr Luc Defebvre

Neurologue au CHRU et enseignant à la faculté de médecine de Lille

Liste des auteurs

Coordinateurs :
Jean-Marc Pécontal, médecin généraliste
Rachid Dekkak, médecin urgentiste
Christophe Vanhecke, médecin urgentiste
Karine Burlot, pédiatre
Philippe Morbidelli, médecin urgentiste

Avec la participation de :
Vetea Reichart, médecin urgentiste
Ferial Abi Nader, médecin urgentiste
Marie-Pierre Nexon, médecin urgentiste
Aurore Mahe, médecin urgentiste
Estelle Hannart, médecin urgentiste
Émilie Stempf, médecin urgentiste
Émilie Bedani, médecin urgentiste
Maxime Dujardin, médecin urgentiste
Thomas Bastard, médecin urgentiste
Brunehilde Rennolleau, médecin urgentiste
Benoît Batsalle, médecin urgentiste
Richard Ballas, chirurgien orthopédiste
Kushal Mayaram, médecin urgentiste
Katia Mougin-Damour, médecin urgentiste
Yves Frances, médecin urgentiste
Pascal Le Nabat, médecin urgentiste
Pierre Rouffet, médecin urgentiste
Jean Villefranque, médecin urgentiste
Corine Bernard, pédiatre
Noro Rakotomampionana, pédiatre
Julien Boos, médecin urgentiste
Valérie Perraud, chirurgien viscéral
Thierry Olmiccia, médecin urgentiste

SOMMAIRE

LISTE DES SIGLES

AAG	asthme aigu grave
ABO	groupe ABO
ACC	anticoagulant circulant
ACR	arrêt cardio-respiratoire
ACSOS	agressions cérébrales secondaires d'origine systémique
ACTH	*adreno corticotropic hormone*
ADH	antidiurétique hormone
ADN	acide désoxyribonucléique
AEC	alimentation entérale continue
AEG	altération de l'état général
AES	accident d'exposition au sang
Ag	antigène
AG	anesthésie générale
AINS	anti-inflammatoire non stéroïdien
ALAT	alanine amino transférase
AMBU	ventilation au masque avec ballon auto-gonflable
AMM	autorisation de mise sur le marché
Amp.	ampoule
ASAT	*aspartate aminotransférase*
ASE	aide sociale à l'enfance
ASIA	*American Spinal Injury Association*
ASLO	antistreptolysine O
ASP	abdomen sans préparation (radio)
ATA	atmosphère absolue
ATB	antibiothérapie
AR	antirégurgitation (lait)
ATU	autorisation temporaire d'utilisation
AVC	accident vasculaire cérébral
AVK	antivitamine K
AVP	accident de la voie publique
BABP	brachio-anté-brachial palmaire
BAV	bloc auriculo-ventriculaire
BAVU	ballon autoremplisseur à valve unidirectionnelle
BCG	vaccin bilié de Calmette et Guérin
BGN	bacille gram négatif
BIG	*Bone Injection Gun*
BK	bacille de Koch
BPCO	bronchopneumopathie chronique obstructive
BSA	banque de sérums antivenimeux
BU	bandelette urinaire
C3G	céphalosporine de 3e génération
CE	corps étranger
CEE	choc électrique externe
CG	culot globulaire
CGR	concentré de globules rouges
CGT	gamma glutamyl transpeptidase
CI	contre-indication
CIVD	coagulation intravasculaire disséminée
Clr	clairance
Cmax	concentration maximale
CMI	concentration minimale inhibitrice
CMB	concentration minimale bactéricide
CMV	cytomégalovirus
CO	monoxyde de carbone
CP	concentré plaquettaire
CPAP	continuous positive airway pressure
CPK	créatine phosphoKinase
Creat	créatininémie
CRP	c-réactive protéine
CRTH	centre régional de traitement de l'hémophilie
CSWS	*cerebral salt wasting syndrome*
CVO	crise vaso-occlusive
DCI	dénomination commune internationale
DEC	déshydratation extracellulaire
DEP	débit expiratoire de pointe
DIC	déshydratation intracellulaire
DS	déviations standards
DSA	défibrillateur semi-automatique
DV	défibrillation ventriculaire
EBV	*epstein barr virus*
ECBU	examen cytobactériologique des urines
ECG	électrocardiogramme
EEG	électroencéphalogramme
EMA	état de mort apparent
EPPI	eau pour préparation injectable
EP	équivalent phénytoïne

EPO	érythropoïétine
$EtCO_2$	concentration télé-expiratoire de CO_2
ETP	exsanguino-transfusion partielle
EVA	échelle visuelle analogique
FAH	facteurs anti-hémophiliques
FAN	facteurs antinucléaires
FC	fréquence cardiaque
FID	fosse iliaque droite
FiO_2	fraction inspirée en oxygène
FO	fond d'œil
FOGD	fibroscopie œso-gastro-duodénale
FR	fréquence respiratoire
FV	fibrillation ventriculaire
G6PD	glucose-6 phosphate déshydrogénase
GB	globules blancs
GDS	gaz du sang
GE	frottis/goutte épaisse
GEA	gastroentérite aiguë
GH	*growth hormone*
Gly mes	Glycémie mesurée
GNA	glomérulonéphrite aiguë
GR	globules rouges
GSC	score de Glasglow
Hb	hémoglobine
HbA1c	hémoglobine glycosylée
HbCO	carboxy-hémoglobine
HBPM	héparine de bas poids moléculaire
HEA	hydroxy-éthyl-amidon
HED	hématome extradural
HIV	VIH = virus d'immunodéficience acquise
HLA	*human leucocytes antigens*
HLM	*hématies leucocytes minutes*
HSA	hémorragie sous-arachnoïdienne
HSD	hématome sous-dural
HSV	herpès simplex virus
Ht	hématocrite
HTA	hypertension artérielle
HTAP	hypertension artérielle pulmonaire
HTIC	hypertension intracrânienne
ICT	index cardiothoracique
IDE	infirmier diplômé d'État
IDM	infarctus du myocarde
IEC	inhibiteur de l'enzyme de conversion de l'angiotensine
Ig	immunoglobuline
IHS	*International Headache Society*
IM	intramusculaire
IMAO	inhibiteurs de monoamine oxydase
Inh	inhibiteur
INR	*international normalized ratio*
IOT	intubation oro-trachéale
IPP	inhibiteur de la pompe à protons
IPS	infection potentiellement sévère
IR	intra-rectal
IRA	insuffisance respiratoire aiguë
IRC	insuffisance rénale chronique
IRM	imagerie par résonance magnétique
ISR	intubation à séquence rapide
IT	intra-trachéal
IV	intraveineuse
IVC	intraveineuse continue
IVD	intraveineuse directe
IVDL	intraveineuse directe lente
IVG	interruption volontaire de grossesse
IVL	intraveineuse lente
IVSE	intraveineuse par seringue électrique
KCl	chlorure de potassium
KTC	cathéter
KTEC	cathéter épicutanéocave
KTVO	cathéter veineux ombilical
Ku	potassium urinaire
LAM	leucémie aiguë myéloïde
LCR	liquide céphalo rachidien
LCS	liquide cérébro-spinal
LDH	lactate déshydrogénase
LP	libération prolongée
MCE	massage cardiaque externe
MCO	myocardiopathie obstructive
MEOPA	mélange équimoléculaire oxygène protoxyde d'azote
MHC	masque de haute concentration
MMH	maladie des membranes hyalines
MNI	mononucléose infectieuse

MS/MI membres supérieurs/inférieurs
MST maladie sexuellement transmissible
MV murmure vésiculaire
NaCl chlorure de sodium
Na mes natrémie mesurée
NET nécrolyse épidermique toxique
NFS numération de la formule sanguine
OAP œdème aigu du poumon
OCT *optical coherence tomography*
OGE organes génitaux externes
OMA otite moyenne aiguë
OPH ophtalmologie
OPN os propre du nez
OPP ordonnance de placement provisoire
ORL oto-rhino-laryngologie
PA pression artérielle
PAO_2 pression artérielle en oxygène
PCO_2 pression en dioxyde de carbone
PAD pression artérielle diastolique
PAL phosphatases alcalines
PAM pression artérielle moyenne
PAN périartérite noueuse
PAS pression artérielle systolique
PBR ponction biopsie rénale
PC périmètre crânien
PCA *patient controlled analgesia*
PCR *protein chain reaction*
PCT procalcitonine
PDF produits de dégradation de la fibrine
PEEP pression positive en fin d'expiration
PEP pression expiratoire positive
PFA *platelet function analyser*
PFC plasma frais congelé
Pi_{max} pression maximale inspiratoire
PIO pression intra-oculaire
PIC pression intracrânienne
PL ponction lombaire
PLS position latérale de sécurité
PMI protection maternelle et infantile
PN poids de naissance
PNA pyélonéphrite aiguë
PNN polynucléaire neutrophile
PO *per os*
PO_2 pression partielle d'oxygène
PP pression positive
PPC pression positive continue
PRE prématuré (lait)
PSDP pneumocoque de sensibilité diminuée aux pénicillines
PSE pousse-seringue électrique
PSL produit sanguin labile
PTI purpura thrombopénique idiopathique
PTIA purpura thrombocytopénique idiopathique auto-immun
PTS *pediatric trauma score*
QBC *quantitative buffy coat*
QRS onde QRS
QSP quantité suffisante pour
QT section QT
RA réserve alcaline
RAI recherche d'agglutinine irrégulière
RCP réanimation cardio-pulmonaire
RCR réanimation cardio-respiratoire
RGO reflux gastro-œsophagien
RIS réponse inflammatoire systémique
ROR rougeole-oreillons-rubéole
ROT reflexe ostéotendineux
RP radiologie pulmonaire
RPDE rupture de la poche des eaux
RPM rupture prématurée des membranes
RT-PCR *reverse transcription polymerase chain reaction*
RX radiographie
SA semaine d'aménorrhée
SAMU service d'aide médicale urgente
SaO_2 saturation en oxygène
SC surface cutanée
SCB surface cutanée brulée
SCW score de Westley
Sd syndrome
SDRA syndrome de détresse respiratoire aiguë
SE seringue électrique
SFA souffrance fœtale aiguë

SGI	sérum glucosé isotonique
SHU	syndrome hémolytique et urémique
SIADH	sécrétion inappropriée de l'antidiurétique hormone
SL	signes de lutte
SMUR	service mobile d'urgence et de réanimation
SNC	système nerveux central
SNG	sonde naso-gastrique
SNT	sonde naso-trachéale
SpO_2	saruration partielle en oxygène
SRO	soluté de réhydratation orale
SSH	sérum salé hypertonique
SSI	sérum salé isotonique
SSJ	syndrome de Stevens-Johnson
SSSS	*Staphylococcal Scalded Skin Syndrome*
T^o	température
TA	tension artérielle
TAS	tension artérielle systolique
TC	traumatisme crânien
TCA	temps céphaline activée
TCK	temps de céphaline kaolin
TCT	tête cou tronc
TDM	tomodensitométrie
TDR	test de diagnostic rapide
TOGD	transit œso-gastroduodénal
TP	taux de prothrombine
TPHA	*treponema pallidum haemaglutination assay*
TR	toucher rectal
TRC	temps de recoloration cutanée
TS	tentative de suicide
TSH	thyréostimuline
TSV	tachycardie supra-ventriculaire
TTA	tubérosité tibiale antérieure
TV	tachycardie ventriculaire
UIV	urographie intraveineuse
USI	unité de soins intensifs
VA	voie aérienne
VAI	voies aériennes inférieures
VAS	voie aérienne supérieure
VB	voie biliaire
VDRL	veneral disease research laboratory
VEC	volume extracellulaire
VHB	virus de l'hépatite B
VHC	virus de l'hépatite C
VIH	virus de l'immunodéficience humaine
VIO	voie intra-osseuse
VL	véhicule léger
V/P	rapport ventilation/perfusion
VRS	virus respiratoire syncitial
VS	vitesse de sédimentation
Vt	volume total
VTEC	*escherichia coli* producteurs de vérotoxines
VVC	voie veineuse centrale
VVP	voie veineuse périphérique
vWf	facteur von Willebrand
VZV	virus zona varicelle

AVANT-PROPOS

Quel beau chemin que celui de l'urgence !
En une génération, la communauté des urgentistes a transformé une activité de soins invisible au sein de l'institution hospitalière en une spécialité médicale de référence, centrale, dynamique et attractive.
Lorsque j'ai commencé à exercer en compagnie de certains des auteurs de cet ouvrage, il était professionnellement suicidaire de s'intéresser à tous ces patients (on disait encore patient à cette époque !) saisis dans leur quotidien bien réglé, par un événement médical brutal, inattendu, parfois violent et grave où chaque seconde est comptée. Même en termes de locaux, nous étions cantonnés aux lieux les plus isolés, au plus profond des entrailles de l'hôpital ; des espaces souvent mal configurés, toujours exigus.
Pourtant, cette activité de l'urgence, dédaignée par nos grands anciens, reléguée aux plus jeunes, nous a séduits. Ce travail de l'instant qui allie bienveillance, humanisme et grande technicité nous a révélés. Nous nous sommes alors formés aux techniques de réanimation, d'anesthésie, à la prise en charge spécialisée de l'infarctus, à la lecture des scanners, à la réalisation d'échographie, à la gypsothérapie...
Très vite, intuitivement, nous avons aussi admis que nous manquions de références qui nous soient propres. Alors nous avons compris qu'il fallait rédiger des petites notes que nous appelions carnet, pense-bête ou autre. Tout d'abord pour nous rassurer, puis transmettre et enfin comme gage de qualité et de visibilité.
Certains d'entre nous ont eu l'audace d'aller plus loin et de partager leurs protocoles de service par l'édition de véritables ouvrages. Merci à ces pionniers qui ont permis d'ouvrir le chemin de la reconnaissance scientifique de cette formidable aventure de l'urgence. Le livre est à l'origine de notre visibilité auprès de nos pairs, des institutions hospitalières, sanitaires et scientifiques.
D'autres encore sont de véritables récidivistes de l'édition, authentiques passionnés de la transmission. Les directeurs de cette 2e édition de *URG'Pédiatrie* sont de ceux-là.
Une fois encore dans cette nouvelle édition actualisée et augmentée, les situations les plus fréquentes (et parfois même les plus insolites) de l'urgence pédiatrique sont abordées, traitées synthétiquement avec pédagogie, synthèse et sens du pratique car dans l'urgence, nous le savons tous, il faut être R-É-A-C-T-I-F ! Cet ouvrage est un *booster* de l'action éclairée en médecine d'urgence du nourrisson à l'adolescent !
Dernière originalité : une centaine de fiches concernant les procédures de reconstitution des médicaments injectables !
Merci encore aux auteurs ! C'est une nouvelle fois de la belle ouvrage !

Docteur Philippe Morbidelli
PH, CHU de Lille

PARTIE I

Néonatalogie

ACCOUCHEMENT INOPINÉ

URGENCE MÉDICALE

- Pour la mère : mauvais environnement, risque hémorragique, épuisement par travail inadapté, traumatisme du périnée
- Pour le nouveau-né : problèmes liés à la prématurité, hypothermie, hypoglycémie, circulaire du cordon, traumatisme, asepsie

DIAGNOSTIC

- Confirmer la réalité du travail :
  - Contractions utérines régulières en fréquence et en intensité
  - Toucher vaginal : dilatation de l'orifice cervical, degré d'effacement du col, type de présentation, état de la poche des eaux
  - Rupture de la poche des eaux
- Préciser l'imminence de l'accouchement :
  - Parité, terme de la grossesse, durée du travail, durée des contractions, intervalle entre les contractions, rupture de la poche des eaux (RPDE), **envie de pousser**
- Score de Malinas B : appréciation du délai d'accouchement
- Dépister des conditions pathologiques :
  - Procidence du cordon
  - Hémorragie extériorisée
  - Aspect du liquide amniotique
  - Extériorisation d'un membre : accouchement dystocique
  - Convulsion chez la mère : éclampsie
  - Prématurité
  - Grossesse pathologique

SCORE DE MALINAS B

Dilatation (cm)	Multipare	Primipare	II pare
5	1 h 30	4 h	3 h
7	30 min	2 h	1 h
9	Imminent	1 h	30 min
Complète	Imminent	Imminent	Imminent

SITUATIONS À RISQUE

- Hyperthermie chez la mère
- RPDE ≥ 12 heures
- Prématurité < 35 SA
- Grossesse non suivie, grossesses multiples
- Travail long, métrorragies, liquide amniotique méconial

TRAITEMENT ET PRISE EN CHARGE

- **La mère**
  - Mise en condition : Scope, SpO_2, TA, pouls, VVP avec soluté cristalloïde, bilan groupe, RAI
  - Installation : au mieux au travers d'un lit, cuisses fléchies, fesses au bord du lit presque dans le vide, pieds reposant sur 2 chaises, bassin surélevé par 2 oreillers fermes. Bassine entre les 2 chaises. Drap propre sous la patiente
  - Lavage antiseptique du périnée
  - Vessie vide : miction spontanée ou sondage urinaire aller/retour
  - Matériel nécessaire à vérifier, asepsie ++

- **Accouchement eutocique**
  - Efforts expulsifs lorsque la présentation est à la vulve
  - Faire pousser la patiente pendant les contractions, ≤ 3 efforts de poussée par contraction, durée des efforts de poussée : 10 secondes, durée de l'expulsion ≤ 30 minutes
  - Empaumer la tête de l'enfant, avec la main gauche, tout en exerçant un contre-appui vers le bas
  - La main droite exerce une poussée de bas en haut, sur le menton de l'enfant, au travers du périnée
  - Lorsque la tête sort à la vulve, l'occiput tourne spontanément de 45°, demander à la patiente de faire un dernier effort de poussée pour faire sortir les épaules, l'une après l'autre
  - ± Épisiotomie si nécessaire
  - Délivrance : attention au risque hémorragique ++ ; massage utérin manuel régulier ; syntocinon 10 UI dès que vacuité utérine
- **Le nouveau-né**
  - Anticiper : contrôler le matériel, atmosphère réchauffée, être calme
  - Clampage et section du cordon après désinfection à la chlorhexidine
  - Prévention de l'hypothermie : sécher l'enfant, bonnet, peau à peau avec la mère, pièce chaude
  - Évaluation clinique : terme et poids estimé, couleur, mesure SpO_2 (Tab. 1), respiration, circulation, tonus, stimulation
  - Score d'Apgar à 1, 3, 5 et 10 minutes pour évaluer l'efficacité de la réanimation (Tab. 2)
  - Recherche une hypoglycémie après 15 minutes de vie : glycémie < 0,40g/L, traitement régulier par G10 % 4 à 6 mg/kg/min (G5 % si < 33 SA) à la seringue par voie orale, sinon par SNG, voire VVP. G30 % contre-indiqué ++

Tableau 1. Saturation à la naissance (main droite).

1 minute	60-65 %
2 minutes	65-70 %
3 minutes	70-75 %
4 minutes	75-80 %
5 minutes	80-85 %

Tableau 2. Score d'Apgar.

Paramètres	0	1	2
FC (/min)	0 ou < 60	60 à 100	> 100
Respiration	0	Lente, irrégulière	Vigoureuse, cris
Tonus	0	Faible	Fort
Réactivité	0	Faible, grimace	Vive, cris
Coloration	Bleue, pâle	Extrémités bleues	Rose

Clampage et section du cordon

↓

Mettre sur la table de réanimation improvisée
Réchauffer (sac en polyéthylène-champs chauds)

↓

Dégager les voies aériennes supérieures

↓

Évaluer la ventilation

- Absente ou Gasp
  - ↓ Débuter la VPP
  - ↓ **Évaluer le cœur et la circulation**
    - < 60 bat/min – VVP-oxygène → MCE, Adrénaline, Commencer si FC < 60 après 30 secondes de VVP et de MCE
    - 60-100 bat/min – VVP-oxygène → Intubation
    - > 100 bat/min – Respire = arrêt VPP → Apnée = VPP
- Présente et régulière (30-60 cycles/min)
  - ↓ **Évaluer le cœur et la circulation**
  - ↓ Évaluer coloration
    - Bleue → Oxygène
    - Rose → Surveillance

VVP = Ventilation en pression positive
MCE = Massage cardiaque externe

- **Cas particulier**
  - Procidence du cordon
    - Si dilatation complète : terminer l'accouchement vite (épisiotomie)
    - Si dilatation incomplète : refouler la présentation, entourer le cordon avec compresse, tocolyse [Adalate® (nifédipine) *per os*] : 1 comprimé à 10 mg tous les $^{1}/_{4}$ d'heure ; max = 4 comprimés), transport en urgence (prévenir)
  - Présentation céphalique défléchie
    - Importance du toucher vaginal ++, accouchement à l'hopital ± césarienne
  - Accouchement par le siège
    - Soutenir l'enfant au niveau du siège sans traction ++, dos en légère cyphose, menton sur le périnée, sortie de la tête après un dernier effort expulsif

- Inhalation méconiale
  - aspiration bucco-pharyngée avant même fin de l'expulsion, clamper le cordon, sécher, éviter le refroidissement, désobstruer les voies aériennes, évaluer : score d'Apgar
  - si liquide amniotique méconial et détresse respiratoire et/ou hypotonie : broncho-aspiration après intubation trachéale
- Prématurité
  - si grossesse entre 24 et 34 SA : corticothérapie anténatale par bêtaméthasone 12 mg/j IM (efficacité 30 minutes avant l'accouchement)

■ **Appel en renfort du SMUR pédiatrique**

- Avant l'accouchement si :
  - présentation du siège
  - prématuré < 32 SA
  - grossesse gémellaire
  - fièvre maternelle > 38 °C
  - RPM > 12 heures
  - grossesse présumée à risque à l'interrogatoire
- Après accouchement si :
  - < 35 SA
  - si poids < 2 000 g
  - EMA (Apgar ≤ 3)
  - liquide méconial
  - détresse respiratoire sévère (maladie des membranes hyalines ou infection maternofœtale)
  - hypotension ou hypoglycémie sévère
  - malformation (orientation)

L'ASTUCE D'URG'PÉDIATRIE

- Anticiper sans contrecarrer : l'accouchement est souvent eutocique
- Attention au risque hémorragique chez la femme
- Attention au refroidissement, à l'asepsie, à l'hypoglycémie du nouveau-né
- Ne pas hésiter à demander le renfort du SMUR pédiatrique
- Savoir orienter en fonction de l'état clinique de la mère et de l'enfant

ALVÉOLITE INFECTIEUSE

(« PNEUMONIE » DU NOUVEAU-NÉ)

DÉFINITION

Alvéolite infectieuse materno-fœtale, le plus souvent à streptocoque B (40 % des cas) ou à colibacilles (40 %), isolée ou associée à un déficit en surfactant pulmonaire par immaturité (prématurité) ou un syndrome d'inhalation.

EXAMENS COMPLÉMENTAIRES

- NFS (GB < 5 000 ou > 25 000, plaquettes < 150 000), CRP > 20, procalcitonine > 5, hémoculture, prélèvements bactériologiques périphériques (gastrique, oreilles, placenta, méconium)
- Antigènes solubles de streptocoque B et *E. Coli*
- Radiographie pulmonaire
- Diagnostic sûr que si résultats de la bactériologie centrale (hémoculture, LCR) positifs ou Ag solubles positifs

DIAGNOSTIC

- Anamnèse : fièvre maternelle, tachycardie fœtale, rupture prolongée de la poche des eaux, liquide amniotique teinté
- Clinique : teint gris, ictère précoce, éruptions diverses, détresse respiratoire (geignements, tachypnée contrastant avec la discrétion des signes de lutte), apnées, troubles du tonus
- Signes de gravité : troubles hémodynamiques (temps de recoloration > 3 s, TAS < 40 mmHg, marbrures), détresse respiratoire, atteinte méningée, convulsion, syndrome hémorragique

TRAITEMENT ET PRISE EN CHARGE

- Antibiothérapie : systématique devant toute détresse respiratoire inexpliquée chez le nouveau-né
  - Amoxicilline 100 mg/kg/j en 2 injections IVL sur 5 minutes
  - Cefotaxime 100 mg/kg/j en 2 injections
  - Gentamycine 6 mg/kg/j en 1 injection

  À adapter aux résultats bactériologiques.
- Oxygène pour saturation > 90 % : sous Hood, pression positive continue (PPC), ventilation mécanique selon le degré de gravité
- Désobstruction rhinopharyngée
- Sonde gastrique par voie buccale
- Surveillance électronique par monitorage cardiorespiratoire continu
- Incubateur ou lit radiant, quel que soit le poids du nouveau-né
- Voie d'abord veineuse : sérum physiologique, glucose, électrolytes : 60 à 80 mL/kg/j
- Cathéter artériel par voie ombilicale (savoir le faire)

CATHÉTÉRISME VEINEUX OMBILICAL

DÉFINITION

- Voie d'accès rapide chez le nouveau-né dans la première semaine de vie
- Asepsie rigoureuse même dans le contexte d'urgence

À SAVOIR

Le cathéter, par le canal d'Arantius, atteint la veine cave inférieure et l'oreillette droite (abord veineux central). En urgence, le cathéter doit rester en sous-hépatique même si l'injection de solutés hypertoniques reste dangereuse, la durée d'utilisation devant être la plus courte possible (risques de thrombose de la veine porte).

COMPLICATIONS

- Embolie gazeuse
- Thrombose
- Infection
- Malposition responsable de pneumo-péricarde, d'arythmies, d'hydrothorax, de thrombose de la veine porte

INDICATIONS

- Administration urgente de médicaments (adrénaline) ou de produits sanguins
- Perfusion de solutions hypertoniques ou de drogues vaso-actives
- Réalisation d'une exsanguino-transfusion
- Mesure de la pression veineuse centrale

CONTRE-INDICATIONS

- Omphalite, omphalocèle, entérocolite nécrosante, péritonitc

MATÉRIEL

- Lame de bistouri, pince Kocher, pince Halstead courte, ciseaux droits, pince Moria, pince champ porte-tampon
- Cathéter polyéthylène souple opaque (ch 3,5-5)
- Jeu d'aiguille G26 et G20, seringue de 10 cc
- Sparadrap, Élastoplast®
- Antiseptique, Fil 0 ou 00, compresses stériles
- Habillement stérile pour l'opérateur
- Champ de table, champ troué

TECHNIQUE

1. Contention du nouveau-né, désinfection large de la région ombilicale, champ stérile troué en place
2. Section franche et complète du cordon à 1 cm de la peau et exposition de la veine (béante)
3. Exposition de la veine à l'aide d'une pince et saisir en masse des parois du cordon et la veine ombilicale
4. Remonter le cathéter purgé et monté saisi avec la pince sans griffe (3 cm pour le prématuré et 5 cm pour le nouveau-né à terme) en visant la xiphoïde
5. Aspiration douce à la seringue : cathéter en place si reflux franc
6. Fixation du cathéter par un fil prenant la peau à la base du cordon avec laçage en spartiate, amarrage par un point sur la peau et fixation des fils par un sparadrap
7. Vérification de la place du cathéter par une radiographie thoraco-abdominale

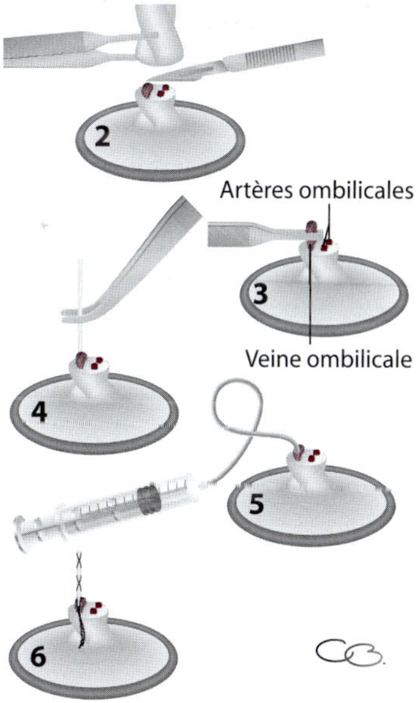

DÉTRESSE RESPIRATOIRE DU NOUVEAU-NÉ

DIAGNOSTIC

- Signes de lutte respiratoire : le bébé a du mal à respirer et geint
- Troubles de la FR
  - Tachypnée si FR > 100/min
  - Bradypnée si FR < 40/min
  - Pause (durée < 15 sec)
  - Apnée (durée > 15 sec)
  - Irrégularités respiratoires (ouverture inspiratoire de la bouche) traduisant l'épuisement
- Troubles à l'auscultation cardiopulmonaire
  - Asymétrie du MV
  - Bruits du cœur anormaux
  - Râles
- Troubles de l'hémodynamique
  - Asymétrie des pouls fémoraux
  - FC > 160/min
  - TRC (> 3 sec) et cyanose
  - Hypotension si < 50-40 mmHg
- Troubles neurologiques
  - Asthénie
  - Hypotonie
  - Hyporéactivité

EXAMENS COMPLÉMENTAIRES

- Radio du thorax de face en fin d'expiration : aspect normal si triangulaire, côtes symétriques, coupoles face aux 8e arcs postérieurs, ICT = 0,5
- GDS : normaux si PO_2 = 70 mmHg, PCO_2 = 40 mmHg, pH = 7,40
- Bilan biologique : glycémie + calcémie + CRP + NFS + hémostase + groupe sanguin + Rhésus + bilirubinémie + prélèvements bactériologiques

SIGNES DE GRAVITÉ

- Score de Silverman > 4
- Cyanose avec épuisement respiratoire
- Troubles hémodynamiques
- Troubles neurologiques

SCORE DE GRAVITÉ

Tableau 1. Score de Silverman.

Paramètres	0	1	2
Balancement thoraco-abdominal à l'inspiration	Absent	Thorax immobile	Respiration paradoxale
Tirage	Absent	Intercostal discret	Intercostal + sus- et sous-sternal
Entonnoir xyphoïdien	Absent	Modéré	Intense
Battement des ailes du nez	Absent	Modéré	Intense
Geignement expiratoire	Absent	Perçu au stéthoscope	Audible continu

● ÉTIOLOGIE

- **Respiratoires :** maladie des membranes hyalines, détresse respiratoire transitoire, inhalation de liquide méconial, alvéolite infectieuse, épanchements gazeux extrapulmonaires (pneumothorax et pneumomédiastin surtout), hypoxie réfractaire, insuffisance respiratoire (par affections neuromusculaires, atteintes médullaires et radiculaires, atteintes cérébrales)

- **Extrarespiratoires**
  - Cardiaques : cardiopathies congénitales cyanogènes, persistance du canal artériel, défaillance cardiaque
  - ORL : obstruction des VAS (imperforation des choanes, syndrome de Pierre-Robin, sténose sous-glottique congénitale, paralysie laryngée bilatérale)
  - Digestives : hernie diaphragmatique, atrésie de l'œsophage
  - Neurologiques : anoxie et œdème cérébral, hémorragie intracrânienne, méningite
  - Ioniques : hypoglycémie, hypocalcémie, acidose, anémie

● TRAITEMENT ET PRISE EN CHARGE

1. Désobstruer les VAS par aspiration naso-pharyngée
2. Sondage gastrique par voie buccale puis test à la seringue
3. Réchauffer par mise en incubateur fermé
4. Monitorage continu de la FC, FR, PA, PO_2 trans-cutanée ou SaO_2, FiO_2 qui doit être adaptée selon la clinique et la PaO_2
5. Réhydrater par VVP (puis KTVO) par G10 % ± NaCl 0,9 % ± KCl ± gluconate de calcium
6. Remplissage vasculaire si hémodynamique instable
7. O_2 :
   - Soit en pression atmosphérique par enceinte de Hood en respectant les non-indications (signes de gravité, pneumothorax suffocant, inhalation méconiale, hernie diaphragmatique)
   - Soit en PPC après intubation nasale (ou CPAP mononasale) qui favorise le rapport V/P et diminue le travail respiratoire
   - Soit en PP intermittente par VA sur sonde naso-trachéale (SNT) en cas de signes de gravité d'emblée ou secondaires
8. Transfert en unité de néonatologie ou réanimation néonatale
   - Indication : besoins en $O_2 \geq 50$ %
9. Traitement de l'étiologie

L'ASTUCE D'URG'PÉDIATRIE

- Un avis pédiatrique est nécessaire.
- Pensez toujours à différencier la cyanose de l'acrocyanose qui réalise un aspect bleuté physiologique des extrémités du nouveau-né et de l'ecchymose faciale sur présentation de la face et circulaire du cordon.
- Attention au collapsus alvéolaire favorisé sous Hood et sous ventilation au masque.

DÉTRESSE RESPIRATOIRE TRANSITOIRE

DÉFINITION

- Trouble de résorption du liquide pulmonaire, normalement présent dans les alvéoles du fœtus.
- Peut survenir quel que soit le terme, plus fréquent si césarienne ou prématuré.

EXAMENS COMPLÉMENTAIRES

RP : appareil mobile, sans transporter l'enfant, ni modifier l'oxygénothérapie, cliché de face, en fin d'inspiration.

DIAGNOSTIC

- Détresse respiratoire peu importante
- Tachypnée
- Amélioration en quelques heures
- Radiographie : opacités liquidiennes alvéolaires et interstitielles

TRAITEMENT ET PRISE EN CHARGE

- **Traitement symptomatique en urgence**
  - Désobstruction rhinopharyngée
  - Sonde gastrique par voie buccale
  - Surveillance électronique par monitorage cardiorespiratoire continu
  - Incubateur ou lit radiant, quel que soit le poids du nouveau-né
  - Voie d'abord veineuse : **G10 % + gluconate de calcium**
  - Cathéter veineux par voie ombilicale
  - Oxygénothérapie : Hood ou PPC (sonde d'intubation nasale) ou *Infant Flow*
  - Si signes de gravité ou aggravation malgré PPC : intubation + ventilation artificielle
  - Transfert en unité de néonatologie-soins intensifs par SMUR pédiatrique
  - Pronostic : en règle générale rapidement favorable en moins de 24 heures

HYPOGLYCÉMIE DU NOUVEAU-NÉ

DIAGNOSTIC

Bilan de surveillance systématique

FACTEURS DE RISQUE

- Nouveau-né de mère diabétique, sous bêta-bloquants ou corticothérapie au long cours
- Hypotrophie (PN < 10e percentile)
- Macrosomie (PN > 90e percentile ou > 4 000 g)
- Souffrance fœtale chronique, souffrance fœtale aiguë, hypothermie
- Post-maturité (> 42 SA) ou prématurité (< 37 SA)
- Suspicion de syndrome de Wiedemann-Beckwith

DÉFINITION

	Dextro
Zone de sécurité	> 0,50 g/L
Zone de surveillance	0,40 – 0,50 g/L
Zone de traitement	< 0,40 g/L

PRÉVENTION (NOUVEAU-NÉ À RISQUE)

- Alimentation précoce (au lait d'emblée) avant H3 et toutes les 3 heures :
  - Surveillance dextro toutes les 3 heures/24 heures puis adapter en fonction des résultats et des facteurs de risque
  - Pour les hypotrophes : surveillance toutes les 6 heures pendant au moins 3 jours (48 heures révolues)
  - Macrosome au sein : 8 repas, compléter systématiquement au lait prématuré (PRE) sans limite de quantité
  - Bébé < 3 000 g et les macrosomes : lait PRE
  - Autres cas : lait 1er âge
- **Enfant non alimenté**
  - Si échec de ces mesures : utilisation possible du Glucagon® comme ci-dessus
  - Essayer d'alimenter précocement l'enfant en débutant en AEC
- **Bilan en cas d'hypoglycémie rebelle**
  - Cortisolémie
  - Insulinémie
  - Dosage de GH (hormone de croissance)
  - Évoquer le syndrome de Wiedemann-Beckwith : macrosomie, omphalocèle, organomégalie, macroglossie, hémi-hypertrophie corporelle, dysmorphie faciale, stries du lobe de l'oreille

TRAITEMENT ET PRISE EN CHARGE

Aucune correction brutale en intraveineux. Ne jamais utiliser de G30 %

1. Enfant alimenté

- Tétées en quantité suffisante sans rejet avec un lait adapté au poids (lait PRE ou lait 1er âge) toutes les 3 heures
- Enrichir le lait en dextrine maltose ou Caloreen® à 1 voire 2 %
- Supplémenter en calories lipidiques avec du Liprocil® 0,5 à 1 mL toutes les 3 heures
- Si échec, hospitaliser les prématurés ou bébés de petit poids en néonat voire en USIN, pour alimentation entérale continue
- Si échec, pose VVP pour perfusion à base de G10 % (débuter environ à 8 g/kg/j de glucides)
- Si échec, utilisation de Glucagon® en perfusion continue à la posologie de 0,5 à 2 mg/kg/j
- Si dextro < 0,20 g/L : bolus de G10 % de 3 à 5 mL puis augmenter la concentration de sucre dans la perfusion des 24 heures, contrôle du dextro 30 minutes après le bolus
- Si dextro entre 0,20 et 0,40 g/L : augmenter la concentration de sucre dans la perfusion 24 heures, contrôle du dextro 1 heure après le changement de perfusion
- S'assurer que la VVP ou le KTEC (cathéter épicutanéocave) ne diffuse pas ou ne fuit pas
- Si échec, pose KTEC pour augmentation de la concentration en sucre au-delà de 10 % et bilan étiologique

2. Enfant non alimenté

- Si dextro < 0,20 g/L : bolus de G10 % de 3 à 5 mL puis augmenter la concentration de sucre dans la perfusion des 24 heures, contrôle du dextro 30 minutes après le bolus
- Si dextro entre 0,20 et 0,40 g/L : augmenter la concentration de sucre dans la perfusion 24 heures, contrôle du dextro 1 h après le changement de perfusion
- S'assurer que la VVP ou le KTEC ne diffuse pas ou ne fuit pas
- Si échec de ces mesures, utilisation possible du Glucagon® comme ci-dessus
- Essayer d'alimenter précocement l'enfant en débutant en AEC

3. Surveillance et conduite à tenir au cours de l'évolution

- Dextro toutes les 3 heures
- Si l'évolution est favorable (tous les dextros **> 0,50 g/L** pendant 24 heures) : supprimer progressivement les traitements ajoutés en commençant par le plus agressif
- Lorsque l'enfant est alimenté simplement ou stable sous perfusion standard, espacer progressivement la surveillance des dextros

MALADIE DES MEMBRANES HYALINES (MMH)

DÉFINITION

Déficit fonctionnel en surfactant pulmonaire proportionnel au degré de prématurité

EXAMENS COMPLÉMENTAIRES

Radio pulmonaire : appareil mobile, sans transporter l'enfant, ni modifier l'oxygénothérapie, cliché de face, en fin d'inspiration → syndrome alvéolaire

DIAGNOSTIC

- Détresse respiratoire précoce, s'aggravant pendant les 24 premières heures, en « plateau » pendant 2 jours, puis par une amélioration rapide (« virage ») vers la 72e heure de vie
- Radio : syndrome alvéolaire bilatéral homogène avec bronchogramme aérique et diminution de l'ampliation thoracique
- Complications : emphysème interstitiel, pneumomédiastin, pneumothorax

TRAITEMENT ET PRISE EN CHARGE

- **Traitement symptomatique en urgence**
  - Désobstruction rhinopharyngée
  - Sonde gastrique par voie buccale
  - Surveillance électronique par monitorage cardiorespiratoire continu
  - Incubateur ou lit radiant, quel que soit le poids du nouveau-né
  - Voie d'abord veineuse : sérum physiologique, glucose, gluconate de calcium
  - Cathéter par voie veineuse ombilicale (savoir le faire)
  - Oxygénothérapie : maintenir une PPC (pression positive continue) (PEP + 4-5) en ventilation spontanée sous Neopuff™ ou sous CPAP mono- ou biphasique ou après intubation et ventilation assistée de façon à ce que FiO_2 minimum permette une saturation max de 95 % (si FiO_2 à 21 %, la saturation peut être de 100 % mais peu probable au cours d'une MMH)
  - Si signes de gravité ou aggravation malgré PPC (augmentation des besoins en $FiO_2 \geq 40$ %, majoration des signes de lutte Silverman > 4) : intubation + ventilation artificielle + instillation surfactant type Curosurf® 200 mg/kg en intratrachéal le plus tôt possible (avant H2-H4), APRÈS contrôle radio de position de site ET pose voie d'abord (KTVO) avec hémodynamique stable (risque de collapsus de reventilation), penser à baisser rapidement la FiO_2 dès après administration pour saturation > 90 % et < 95 % (tolérable si transport secondaire nécessaire)
  - Transfert en unité de néonatologie soins intensifs/réanimation néonatale par SMUR pédiatrique
- **Traitement spécifique en unité de néonatologie-soins intensifs-réanimation**
  - Ventilation mécanique conventionnelle avec une pression expiratoire positive (permettant d'éviter le collapsus alvéolaire)
  - Oxygénothérapie contrôlée
  - Administration intratrachéale de surfactants exogènes si non réalisés par l'équipe initiale ou discussion d'une deuxième dose (100 mg/kg) si persistance hypoxie

PRISE EN CHARGE ET RÉANIMATION DU NOUVEAU-NÉ EN PRÉ-HOSPITALIER

NAISSANCE : HEURE ?

- À terme ? (viabilité : 23 SA et/ou 500g)
- Liquide amniotique clair ?
- Respire ou crie ?
- Bon tonus musculaire

→ **OUI**

- Soins de routine, bonnet, réchauffer, désobstruer (si nécessaire), essuyer et sécher, surveiller
- Emmener bébé sur la maman/couveuse à la maternité

↓ **NON**

- Poser le bébé en bonne position sur la table, réchauffer +++, bonnet, positionner la tête en légère extension, désobstruer (si nécessaire), sécher, stimuler (friction des pieds et du dos) et en même temps lancer le chronomètre puis :
- ÉVALUER : FC ? RESPIRATION ?

Palier 1 (30 secondes)

- Pas de gasp ou d'apnée et FC > 100/min → rechercher respiration difficile et/ou cyanose persistante, si présente : repositionner, désobstruer (aspi buccale < 5 cm, 5 sec), monitorer FC et SpO_2, envisager ventilation, titrer O_2 pour les valeurs attendues de SpO_2
- Gasp ou apnée, FC < 100 : ventilation au masque FiO_2 21% pour NNAT et 21-30 % chez prématuré sauf CI (liquide méconial ou hernie diaphragmatique), FR : 40/min (NNAT) - 60/min (prématuré), monitorer FC et SpO_2

Palier 2 (60 secondes)

- Récupération FC > 100 et mouvements respiratoires + : arrêt ventilation
- FC < 100/min : corriger les étapes de la ventilation : position, temps d'insufflation, pression, auscultation
- FC < 60/min : MCE (2 pouces au 1/3 inf sternum sur 1/3 de l'épaisseur) avec ventilation en 3 compressions : 1 insufflation, discuter intubation

Puis

- Récupération de FC > 60/min : arrêt MCE poursuite ventilation
- FC toujours < 60/min : adrénaline
- Pose de KTVO ou VVP
- Intubation : systématique si prématuré < 28 SA et/ou < 1 000 g, hernie diaphragmatique, ventilation ballon inefficace ou prolongée, détresse respiratoire sévère, FC < 60/min après 30 secondes de ventilation au masque

Évolution après drogues IV

- Aucune récupération après 10 minutes de réanimation sans problème technique : arrêt de la réanimation

Rechercher

- Hypovolémie : NaCl 10 mL/kg (CGR si hémorragie), faire HemoCue®
- Pneumothorax
- Hernie diaphragmatique non diagnostiquée (abdomen plat, thorax bombé, bruits cœur déviés à droite)
- Hypoglycémie
- Inhalation liquide méconial : aspiration trachéale (sous laryngoscopie directe) uniquement si nouveau-né NON VIGOUREUX

DIAGNOSTIC

3 critères (évaluation par paliers de 30 secondes) :

- **Respiration :** cri (vigoureux/absent) / présence ou absence d'ampliation thoracique efficace
- **FC :** par stéthoscope ou palpation base du cordon ombilical > 100/min ou huméral
- **Tonus**

APGAR

Évaluer l'Apgar (Tab. 1) ne guide pas la réanimation mais en évalue les effets.

Tableau 1. Apgar : à 1, 3 et 5 minutes.

Paramètres	0	1	2
FC	0	> 100 bpm	> 100 bpm
Mouvements respiratoires	0	Lents, irréguliers	Vigoureux
Tonus musculaire	0	Faible	Mouvements actifs
Réactivité à la stimulation	0	Faible	Vive
Coloration	Bleue	Rose, extrémités bleues	Rose

MÉDICAMENTS

- Adrénaline
  - IV 10 à 30 µg/kg (1 mg dans 10 mL soit 0,1 à 0,3 mL/kg) et rinçage ou 50 à 100 µg/kg si intratrachéal
  - Renouvelable toutes les 3 à 5 minutes
- Remplissage : indication = perte sanguine ou état de choc
  - Sérum physiologique 0,9 % 10 mL/kg IVL sur 5 à 10 minutes
- Glucosé 10 %
  - si < 0,25 g/L (ou 1,5 mmol/L) 3 mL/kg en IVL
  - puis si < 0,35 g/L (ou 2 mmol/L) 3 mL/kg/h, pour but glycémie > 0,45 g/L (ou 2,5 mmol/L)
- Surfactant : 200 mg/kg en intratrachéal
- Narcan® : 0,4 mg/mL
  - Indication : mère ayant reçu de la morphine
  - CI : enfant de mère toxicomane (car risque de syndrome de sevrage) ou intubation
  - IV 0,1 mg/kg

MATÉRIEL

Chronomètre

- Aspiration : avec réglage -100 cmH20 et sonde CH 6-8 ou 10, n'aspirer qu'au retrait
- BAVU de 500 cc, Guedel 30-40 mm
- Intubation (Fig. 1 et 2) :
  - lame droite 0 (prématuré) et 1 (nouveau-né à terme)
  - sonde : 2,5 (poids < 2,5 kg) ; 3 (2,5 à 3 kg) ; 3,5 (3 à 4 kg)
- Sac polyéthylène **sans** sécher chez prématuré < 28 SA et/ou < 1 500 g
- Perfusion : KT veine ombilicale CH 5 (4 si < 1 000 g) ou VVP 24 G

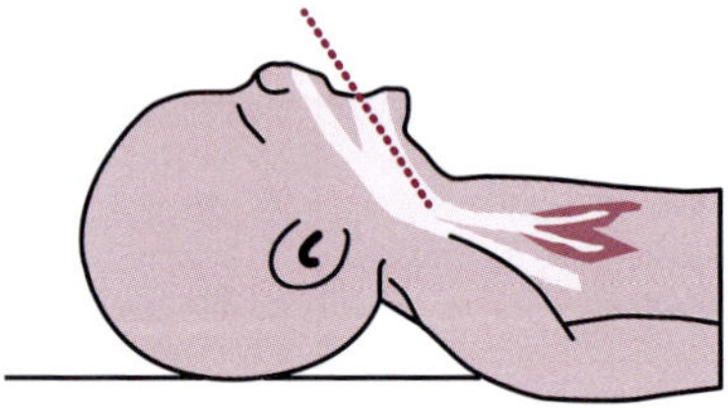

Figure 1. Position correcte d'intubation.

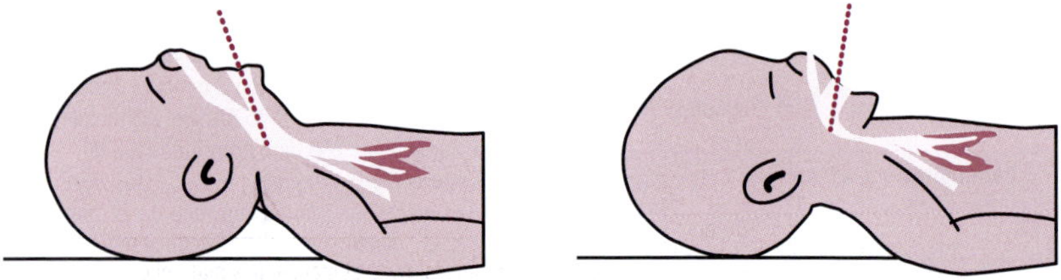

Figure 2. Positions incorrectes d'intubation.

L'ASTUCE D'URG'PÉDIATRIE

- Ventilation au masque à 40/min : « j'insuffle, deux, trois... j'insuffle, deux, trois... »
- Repère pour la sonde d'intubation : narine = (7 + poids en kg) ou lèvre = (6 + poids en kg)
- Prendre la saturation sur la main droite pour des raisons physiologiques : *shunt* D/G par le canal artériel, résistance artérielle pulmonaire élevée
- KTVO : couper à 1 cm au-dessus de la peau, 1 veine à 12 h et 2 artères à 5 et 7 h, prendre la veine avec une pince, introduire sans sensation de butée le cathéter PURGE à 5 cm (NNAT) ou 3 cm (prématuré), vérifier le retour sanguin avant injection
- Ne pas oublier la déclaration de naissance

ARBRE DÉCISIONNEL

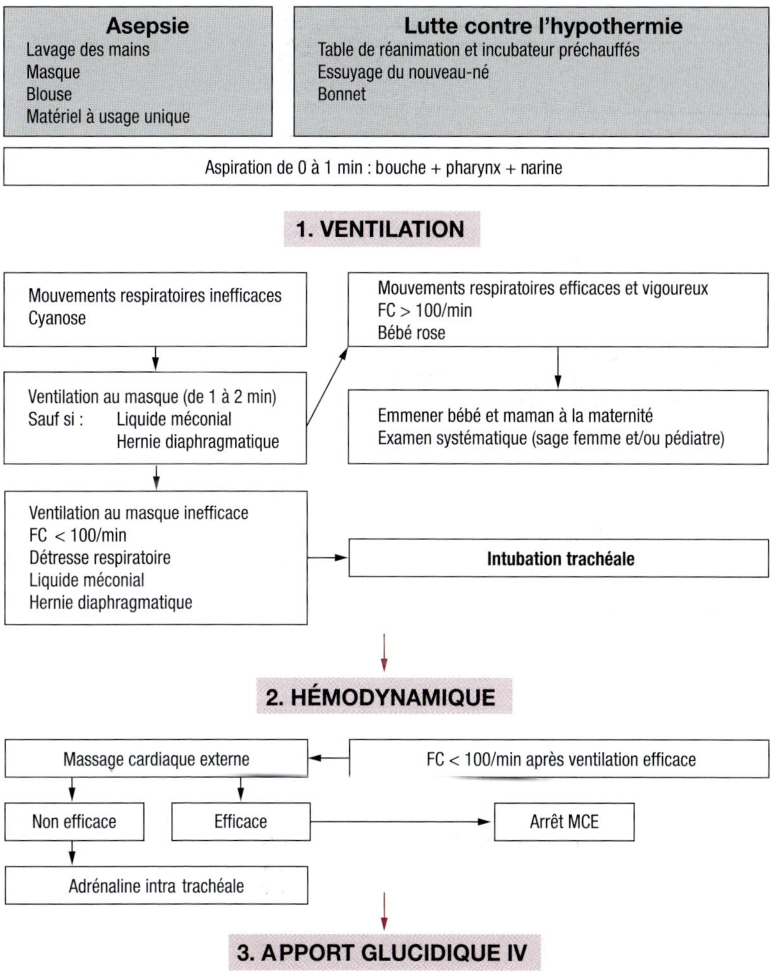

SYNDROME D'INHALATION DU NOUVEAU-NÉ

DÉFINITION

Pénétration pulmonaire de liquide amniotique ± méconium suite à mouvements respiratoires lors de la naissance (anoxie fœtale).

Inhalation méconiale : le plus souvent en rapport avec une souffrance fœtale aiguë (SFA) et/ou une infection survenant chez un nouveau-né à terme ou ≥ 42 SA né par voie basse.

DIAGNOSTIC

- Tableaux cliniques variables
- Détresse respiratoire minime (simple polypnée) → souvent sous-estimée
- Défaillance polyviscérale
- Anoxie sévère par HTAP secondaire
- Naissance en état de mort apparente
- Radiographie : distension thoracique, alternance irrégulière d'atélectasies et d'emphysème obstructif
- Complications : pneumothorax dû à l'emphysème précoce, hypoxémie réfractaire, encéphalopathie anoxo-ischémique, hépatopathie, néphropathie post-anoxiques

EXAMENS COMPLÉMENTAIRES

RP : appareil mobile, sans transporter l'enfant, ni modifier l'oxygénothérapie, cliché de face, en fin d'inspiration

TRAITEMENT ET PRISE EN CHARGE

- **Traitement préventif**
  - Dès la naissance, en présence de signes de souffrance fœtale aiguë avec liquide amniotique d'aspect méconial
  - Évaluation du tonus et de la fonction cardiorespiratoire
  - Si hypotonie et/ou défaillance cardiorespiratoire, désobstruction pharyngée, aspiration endotrachéale ± suivie d'une intubation endotrachéale. Celle-ci ne doit pas retarder la ventilation au Neopuff™ du nouveau-né (ILCOR 2010, inhalation probablement anténatale)
  - Aspirer les sécrétions trachéales (empêcher la survenue d'une maladie respiratoire grave)
  - O_2 pour saturation inférieure à 95 % (et supérieure à 90 %)
- **En cas de naissance en état de mort apparente**
  - Aspiration oropharyngée ± trachéale
  - Intubation puis ventilation mécanique sans retarder ventilation au Neopuff™
  - Surfactant exogène après intubation
  - Pronostic fonction de la sévérité de l'anoxie cérébrale
- **Au décours, 2 cas de figure**
  - Aspirations endotrachéales deviennent claires et peu productives : inhalation faible, envisager extubation après contrôle radio
  - Aspirations restent abondantes et sales : doit rester intubé pour permettre les aspirations, transfert en réanimation en ventilation contrôlée en utilisant de faibles pressions (Pi max = 20 cm d'eau), FR = 60 cycles/min et sans PEP

    Penser au protocole hypothermie si nouveau-né de > 34 SA et suspicion d'anoxo-ischemie sévère
  - Si enfant ne s'adapte pas au respirateur (par ex., car FR spontanée > 100), sédation par Hypnovel® 60 μg/kg/h après avoir éliminé un pneumothorax
  - Toute aggravation brutale de l'état de l'enfant doit faire évoquer un pneumothorax et préparer l'exsufflation et le drainage
- **Traitement symptomatique**
  - Désobstruction rhinopharyngée
  - Sonde gastrique par voie buccale
  - Surveillance électronique par monitorage cardiorespiratoire continu
  - Incubateur ou lit radiant, quel que soit le poids du nouveau-né
  - Voie d'abord veineuse/KTVO : sérum physiologique, glucose, gluconate de calcium
  - Cathéter artériel par voie ombilicale (savoir le faire)

DÉFINITION

Nouveau-né = jusqu'à 28 jours de vie

INDICATIONS LES PLUS FRÉQUENTES

- Accouchements prématurés
- Retard de croissance intra-utérin
- Détresse respiratoire
- Asphyxie périnatale
- Cardiopathie congénitale
- Malformations congénitales
- Chirurgie d'urgence

LES GESTES

- Score de Silverman, FR, saturation en oxygène (entre 92 et 96 %), FiO_2 nécessaire
- Pouls FC (140/min)
- Prise de TA avec brassard adapté (PAS > 40 mmHg chez le prématuré et > 60 mmHg chez le nouveau-né à terme)
- Contrôle systématique de la glycémie capillaire (hypoglycémie < 0,40 g/L)
- Contrôle systématique de la T° du nouveau-né (36,5 à 37,5 °C)
- Temps de recoloration cutanée (TRC < 3 secondes)
- Collecteur d'urines si nécessaire pour diurèse (diurèse 1 à 2 mL/kg/h)
- Sonde gastrique buccale + vidange gastrique
- Électrodes pour monitorage cardiaque

RÈGLES

- Vigilance accrue
- Manipuler avec douceur
- Douleur à traiter
- Le transport ne doit être entrepris que si patient est stabilisé
- Le transport doit être interrompu en cas d'aggravation
- Pas d'extubation avant le transport même si l'état clinique s'est amélioré
- Ne pas oublier les parents
- Ne pas hésiter à prendre conseil auprès du réanimateur néonatal de garde

5 CHAÎNES À RESPECTER

CHAÎNE DE L'ASEPSIE

- Lavage des mains au gel hydro-alcoolique
- Enlever les bijoux
- Porter blouse, chapeau, masque, gants
- Éviter de toucher l'enfant si cela n'est pas nécessaire
- Si intubation, plateau stérile, gants stériles
- Couveuse et cellule sanitaire propres

CHAÎNE DU CHAUD

- Pièce chauffée à 24 °C
- Séchage avec un linge chaud à la naissance
- Bonnet, chaussons, couverture plastique
- Contrôle systématique de la température du nouveau-né
- T° centrale = T° cutanée + 0,5°
- Mise en place de thermosonde cutanée ou rectale électronique
- Sonde thermique (mode cutané réglé à 36,8 °C ou air)
- Réchauffer l'enfant avant son transport
- Éviter les courants d'air
- Couveuse chaude (37-39 °C au départ)
- Maintien de la couveuse en chauffe pendant tout le transport
- Maintenir en chauffe la cellule sanitaire
- Laisser portes incubateur et ambulance fermées

CHAÎNE DE L'OXYGÈNE

- Bonne installation (tête défléchie/petit billot)
- Aspiration des VAS
- Prévoir insufflateur (monté + O_2) et réserve en oxygène
- Méthodes
  - Ventilation spontanée (enceinte de Hood, sac à oxygène, lunettes d'oxygène, PEP par voie nasale)
  - Ventilation assistée
  - **Ventilation artificielle = intubation endotrachéale**
- Indications (détresse respiratoire avec Silverman ≥ 6, détresse cérébrale majeure, choc septique, hernie congénitale diaphragmatique)
- Bonne contention de la sonde d'intubation trachéale
- Auscultation symétrique
- Sédation si nécessaire
- Vérifier pressions et fréquence d'insufflation
- Aspirer toutes les 3 heures si trajet long (sauf si surfactant préalable)
- Contention des membres (attaches) et de la tête (sacs de « sable »), coquille
- Vérification de la bonne position de la sonde
  - Intubation nasotrachéale : repère à la narine = (7,5 + 1/kg)
  - Intubation orotrachéale : repère à la lèvre = (repère pour intubation nasotrachéale – 1,5)
- Nouveau né intubé toujours ventilé en pression positive (PP)
- Réglage des paramètres de ventilation : fréquence = (60 c/min)/(Tinsp + Texp) ; mode ventilatoire = ventilation contrôlée, pic = 15-18 mbar, PEP = 2-4 mbar ; fréquence = 40-45/min ; Ti = 0,3 – 0,4 s ; FiO_2 pour SaO_2 à 90-95 %

CHAÎNE DU SUCRE ET RÉHYDRATATION

- **Voie d'abord**
  - VVP fiable, bonne fixation, attelle, contention des autres membres, éviter le scalp, ablation si gonflement
  - Voie centrale de choix en cas de pathologie grave = KTVO
- **Dextrostix™ lors de la mise en condition :** glycémie < 0,40 g/L = hypoglycémie, traitement de l'hypoglycémie (en fonction protocole)
- **Causes de l'hypoglycémie :** réserves faibles (hypothermie fréquente, nouveaux-nés de mère diabétique, grands prématurés, retards de croissance intra-utérins, détresses vitales)
- **Conséquences de l'hypoglycémie :** détresse respiratoire, convulsions, souffrance cérébrale, apnée et pauses respiratoires

CHAÎNE DE L'INFORMATION

- Recueil de renseignements anamnestiques
- Fiche de liaison obstétrico-pédiatrique
- Grossesse et accouchement
- Renseignements administratifs
- Adaptation à la naissance, réanimation
- Évolution, traitements
- Carnet de santé
- Radios, examens complémentaires
- Autorisation d'anesthésier et d'opérer
- Information des parents, leur montrer le bébé
- Fiche de surveillance pendant le transport
- Régulation SAMU et service d'accueil

PARTICULARITÉS DU TRANSPORT SELON LA PATHOLOGIE

ATRÉSIE DES CHOANES

- Détresse respiratoire avec cyanose au repos, s'améliorant aux cris
- Impossibilité de passer une sonde dans les narines
- Atrésie bilatérale : canule de Guédel n° 00
- Éviter la ventilation assistée
- Proclive +++ avec sonde à double courant de gros calibre dans le cul-de-sac œsophagien en aspiration douce + réamorçage ++

ÉTAT DE CHOC

- **Choc infectieux :** remplissage
  - Albumine 10 % (20 % diluée de 1/2 dans G5 ou G10 %, 1 g/kg = 10 mL/kg
  - Plasmion® 10 mL/kg en 30 min
- **Choc cardiogénique**
  - Lasilix® 1 mg/kg
  - Indication large intubation et ventilation contrôlée
- **Choc hypovolémique** (anémie aiguë, déshydratation, occlusion)
  - Remplissage par albumine ou Plasmion®

OMPHALOCÈLE

- Anses digestives et foie à l'intérieur du cordon
- Malformations associées fréquentes
- Ne clamper le cordon qu'après avoir vérifié qu'aucune anse intestinale n'y fait hernie
- Clamp de Barr à 10 cm
- Sonde gastrique
- Asepsie chirurgicale
- Jamais de pansement humide
- Rechercher malformations associées fréquentes

HERNIE DIAPHRAGMATIQUE

- Détresse respiratoire, thorax bombé, abdomen plat et déviation des bruits du cœur à droite
- Contre-indication à la ventilation au ballon
- Intubation immédiate
- Ventilation assistée
- Ventilation contrôlée FR $\geq$ 80/min
- PEP = 0
- Sonde gastrique

LAPAROSCHISIS

- Éviscération latéro-ombilicale à droite du cordon
- Hypotrophie fréquente
- Sac à grêle
- Jamais de pansement humide
- Décubitus latéral droit
- Sonde gastrique
- Asepsie chirurgicale

OCCLUSIONS NÉONATALES

- Diagnostic post-natal : retard ou absence d'émission du méconium, vomissements, ballonnement, déshydratation
- Sonde gastrique en aspiration
- Perfusion
- Sonde à double courant de gros calibre (Salem n° 10) en aspiration continue et réamorçage

MYÉLOMÉNINGOCÈLE

- Anomalie de fermeture du tube neural avec moelle et racines nerveuses extériorisées
- Asepsie rigoureuse : chapeau, masque et gants
- Compresses stériles humidifiées au sérum physiologique avec champ stérile
- Décubitus latéral ou ventral

JUMEAUX

- Transport du plus petit ou du plus malade en premier
- Transport dans le même incubateur si l'état clinique le permet

SYNDROME PIERRE-ROBIN

- Microrétrognathisme, fente palatine, glossoptose par hypoplasie des organes dérivés de l'arc mandibulaire et, parfois, atteinte bulbo-encéphalique
- Risque de détresse respiratoire par chute de la langue en arrière et donc obstruction du nasopharynx
  - Canule de Guedel 00
  - Aspiration pharyngée
  - Décubitus ventral
- Si échec, tirer sur la langue (avec 1 fil si besoin)
- Si échec, intubation nasotrachéale (très difficile)

L'ASTUCE D'URG'PÉDIATRIE

- Ne jamais laisser un nouveau-né en ventilation spontanée sur sonde d'intubation.

PARTIE II
Réanimation

ARRÊT CARDIO-RESPIRATOIRE

● PREMIERS GESTES

- Manœuvre de Mofenson ou de Heimlich (expulsion d'un corps étranger totalement obstructif suspecté)
- Réanimation cardio-respiratoire (RCR) selon les techniques de secourisme rappelées dans le tableau suivant (1re cause d'ACR chez l'enfant d'âge inférieur à 8 ans = détresse respiratoire)
- Déclenchement de l'alerte +++

● DIAGNOSTIC

- Doit être rapide < 10 sec
- Enfant non réveillable
- Absence de respiration spontanée ou simples gasps
- Absence de pouls
- Asystolie, bradycardie extrême, FV, TV sans pouls et torsade de pointe, ischémie myocardique
- Signes infectieux gravissimes, purpura fulminans

● SECOURISME

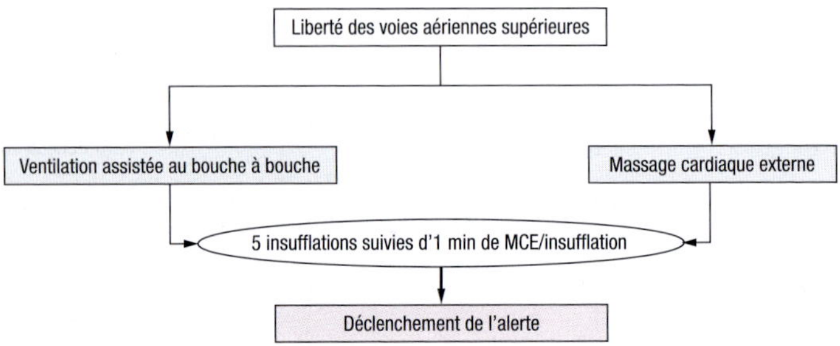

● RÉANIMATION CARDIO-PULMONAIRE DE PREMIÈRE INTENTION

Manœuvres	Grand enfant > 8 ans	Enfant 1 à 8 ans	Nourrisson < 1 an	Nouveau-né à la naissance
LIBÉRATION DES VOIES AÉRIENNES	Bascule de la tête en arrière et traction sur la mandibule (si trauma, subluxation de la mandibule)			
VENTILATION	2 insufflations			
Initialisation	2 sec/insufflation 12 insufflations/min	1,5 sec/insufflation 20 insufflations/min		1 sec/insufflation 30-60 insufflations/min
Si corps étranger	Heimlich ou claques dorsales ou compression thorax		Claques dorsales ou compression thorax Pas d'Heimlich	
CIRCULATION Perception du pouls	Carotide	Carotide	Brachial ou fémoral	Ombilical ou fémoral
Fréquence de compression	100/min	100/min	100/min	120/min
Rapport compression/ insufflation	30/2	30/2	5/2	3/1
DSA	OUI		NON	

DSA : défibrillateur semi-automatique.

● RÉANIMATION CARDIO-RESPIRATOIRE MÉDICALISÉE

1. TRAITEMENT INITIAL

- Pose de monotoring (pouls, saturation, TA, dérivations cardiaques)
- Mise en place défibrillateur ou DSA (si âge > 1 an)
- Aspiration bucco-pharyngée, nasale et gastrique
- Ventilation au masque (avec O_2) + MCE
- Intubation et ventilation + MCE
- Adrénaline en IV ou intra-osseux (10 µg/kg) à renouveler tous les 2 cycles
- VVP : adrénaline IV à renouveler (10 µg/kg)
- Continuer MCE puis bicarbonates 4,2 % (2 à 4 mL/kg)
- Rincer par sérum salé (1 mL)

2. ASYSTOLIE (absence de pouls et d'activité électrique cardiaque observée à l'ECG)

- **Adrénaline :** 10 µg/kg soit 0,1 mL/kg (1 amp. 1 mL = 1 mg + 9 mL de sérum physiologique)
  - 1re dose 10 µg/kg ; 2e dose 100 µg/kg IV 3 minutes plus tard, puis de 50 µg/kg en 3e dose et injections suivantes si on poursuit la réanimation
  - absence de VVP : adrénaline 100 µg/kg par voie IT suivie de 5 insufflations puis perfusion continue d'adrénaline : 0,3 à 2 µg/kg/min

Poids	Dilution	Équivalent 1 mL	Posologie 50 µ/kg IV
Inférieur à 10 kg	1/10 (1 mL + 9 cc)	100 µg	P/2 mL
10-40 kg	1/5 (2 mL + 8 cc)	200 µg	P/4 mL
Supérieur à 40 kg	1/2 (4 mL + 4 cc)	500 µg	P/10 mL

- Confirmer le diagnostic d'asystolie sur deux dérivations afin d'éliminer une FV de faible voltage

3. BRADYCARDIE SINUSALE EXTREME (FC < 60/min avec signes de mauvaise perfusion systémique, atteinte de la conscience, ischémie myocardique, hypotension artérielle, difficultés respiratoires)

- Atropine 10-20 µg/kg IVD ou IT ; répéter au besoin une fois (dose totale max : 1 mg chez l'enfant et 2 mg chez l'adolescent)
- Si bradycardie persistante : perfusion d'adrénaline (10 µg/kg) ou de dopamine (5 à 20 γ/kg/min) si incompétence myocardique (OAP, par ex.) ± stimulateur cardiaque externe

4. FIBRILLATION VENTRICULAIRE [exceptionnelle : troubles du rythme primitifs et congénitaux ou héréditaire (QT long), noyades en eau glacée, syndromes infectieux gravissimes, purpura fulminans] et TACHYCARDIE VENTRICULAIRE

- Choc électrique externe (CEE) de 4 joules/kg + réanimation cardio-pulmonaire (RCP) 2 min
- Si persistante, 2e choc à 4 joules/kg + RCP 2 min
- Si persistante, 3e choc à 4 joules/kg + adrénaline 10µg/kg + amiodarone 5 mg/kg
- Si persistante, nouveau choc à 4 joules/kg
- Si persistante, nouveau choc à 4 joules/kg + adrénaline 10 µg/kg + amiodarone 5 mg/kg

6. LES TORSADES DE POINTE (risque de FV)

- Sulfate de magnésium en IV de 3-10 mg/kg (attention !!! drogue hypo-tensive) puis 0,5-1 mg/kg/h

7. ÉLARGISSEMENT DES QRS

- Lactate de sodium molaire, 5 mL/kg en IV lent, jusqu'à réduction totale du trouble

8. AUTRES ÉLÉMENTS DE LA RCP MÉDICALISÉE

- Collier cervical en cas d'AVP ou de tout traumatisme crânio-cervical (y compris noyade)
- Sonde gastrique ouverte au sac en déclive
- Poche urinaire et recherche d'un globe vésical
- Maintien de l'équilibre thermique et réchauffement progressif par une couverture aluminée
- Aspiration trachéo-bronchique à la demande
- Rétablissement d'une hémodynamique suffisante avec une pression artérielle : remplissage vasculaire par NaCl 0,9 % 20 mL/kg sur 20 minutes et inotropes positifs Dopamine® 7 à 10 µg/kg/min et Dobutrex® 10 µg/kg/min au pousse-seringue électrique

9. PIÈGES À ÉVITER

- Laisser le désordre compromettre le déroulement harmonieux de la RCR
- Ne pas avoir recours rapidement au masque laryngé si échec d'intubation endotrachéale
- Ne pas avoir rapidement recours à une perfusion intra-osseuse
- Ne pas reconnaître une défectuosité (ou mauvaise utilisation) du matériel de réanimation (débimètre d'oxygène fermé, défibrillateur programmé en mode synchrone lors d'une tentative de DV)
- Négliger de vérifier la température régulièrement au cours de la RCR
- Ne pas reconnaître et ne pas traiter rapidement les causes iatrogéniques d'ACR (par ex., surdosage de médicaments ou de potassium IV)

10. ÉVITER LES BLESSURES INDIRECTES

- Fractures de la colonne cervicale, hématomes intracrâniens, contusions des organes intra-abdominaux ou intrathoraciques

11. LA DÉCISION D'ARRÊTER

- Après 25-30 minutes de RCR, avancée inefficace
- Sauf si hypothermie profonde, réanimation très précoce par réanimateurs expérimentés, intoxication associée (par ex., intoxication aux digitaliques)

L'ASTUCE D'URG'PÉDIATRIE

Les défibrillateurs semi-automatiques détectent une FV ou une TV et conseillent d'administrer un CEE avec une énergie fixée : possible chez l'enfant > 1 an

CHOC ANAPHYLACTIQUE

DÉFINITION

Réaction d'hypersensibilité ou allergique, systémique, généralisée, sévère pouvant engager le pronostic vital, survenant quelques minutes à quelques heures suivant l'exposition à un facteur déclenchant.

DIAGNOSTIC

- **Interrogatoire**
  - Antécédents, terrain atopique ou allergie connue
  - Prise ou contact avec substance allergisante
- **Signes cliniques** (voir Tab. ci-dessous)

EXAMENS COMPLÉMENTAIRES

- Bilan standard
- Dosage tryptase 30 minutes à 2 heures après le début des signes cliniques. 2e prélèvement 24 heures après la résolution des symptômes ou à l'occasion du bilan d'allergologie

Une anaphylaxie est probable quand l'une des 3 situations cliniques apparaît brutalement (critères de Sampson *et al.*)
1. Installation aiguë (minutes à quelques heures) d'une atteinte cutanéo-muqueuse de type urticarienne (a) ET au moins un des éléments suivants : • Atteinte respiratoire (b) • Hypotension artérielle ou signe de mauvaise perfusion d'organes 2. Au moins deux des éléments suivants apparaissant rapidement après exposition à un probable allergène pour ce patient (minutes à quelques heures) : • Atteinte cutanéomuqueuse (a) • Atteinte respiratoire (b) • Hypotension artérielle ou signe de mauvaise perfusion d'organes (c) • Signes gastro-intestinaux persistants (d) (douleurs abdominales, vomissements, etc.) 3. Hypotension artérielle après exposition à un allergène connu pour ce patient (minutes à quelques heures) • De 1 mois à 1 an, PAS < 70 mmHg • De 1 à 10 ans, PAS < 70 mmHg + (2 × âge) mmHg • De 11 à 17 ans, PAS < 90 mmHg

PAS : pression artérielle systolique.
a) Éruption généralisée, prurit, flush, œdème des lèvres, de la langue ou de la luette, etc.
b) Dyspnée, bronchospasme, hypoxémie, stridor, diminution du débit expiratoire de pointe, etc.
c) Syncope, collapsus, hypotonie, incontinence.
d) Le groupe propose d'entendre par « persistant » une symptomatologie encore présente au moment du contact médical.

SURVEILLANCE

La durée de surveillance de l'anaphylaxie est de 6 heures au minimum après résolution de l'épisode. En cas d'atteinte respiratoire sévère ou cardio-vasculaire, la surveillance est prolongée, allant de 12 à 24 heures.

TRAITEMENT ET PRISE EN CHARGE

- **Prise en charge initiale**
  - Éviction du produit suspect
  - Déshabillage rapide et prudent
  - Décubitus dorsal
  - Oxygénothérapie au masque à haute concentration
  - Pose de deux voies d'abord
  - Monitorage de la pression artérielle
  - Scope, SpO_2
  - Adrénaline (1 mg/mL) selon le tableau ci-dessous (Gloaguen *et al. Ann. Fr. Med Urgence* 2016 ; 6 : 342-64) : **la voie d'administration recommandée est la voie INTRAMUSCULAIRE ++**

	Posologie	Modalités pratiques	Délai de réadministration selon la réponse clinique
IM	AIA 7,5 à 25 kg : 150 µg AIA > 25 kg : 300 µg **0,01 mg/kg** **Maxi 0,5 mg**	Non dilué Seringue de 1 mL = 1 mg	5 à 10 minutes
IVD	Bolus de 1 µg/kg	0,1 mg dilué dans 10 mL = 10 µg/mL	1 à 2 minutes
IVSE	0,1 µg/kg/min	Hors AMM	Adapter le débit
Aérosol	Minimum 0,1 mg/kg Maxi 5 mg	SSI qsp 5 mL	20 minutes

AIA : auto-injecteur d'adrénaline en France : Anapen®, Epipen®, Jext® ; SSI : sérum salé isotonique ; qsp : quantité suffisante pour.

  - Solumédrol® 2 mg/kg en IVD
  - Polaramine® 1 amp. 5 mg/mL si > 30 mois en IVD
  - Salbutamol à 5 % en aérosol 0,03 mL/kg (maximum 1 mL) sous O_2 6 L/min si dyspnée expiratoire, adrénaline en aérosol si dyspnée inspiratoire
  - Remplissage vasculaire concomitante par sérum physiologique 0,9 % à 20 mL/kg sur 20 minutes

- **Si mauvaise réponse à la prise en charge initiale**
  - Adrénaline IVSE 0,1 µg/kg/min, intubation si détresse respiratoire

CHOC HÉMORRAGIQUE

● EXAMENS COMPLÉMENTAIRES

- HemoCue®, à répéter, surtout après remplissage
- Bilan biologique : recherche une anémie, une thrombopénie, des troubles de la coagulation (TP, fibrinogène), des troubles ioniques (hypocalcémie, hyperkaliémie), des signes de souffrance viscérale (insuffisance rénale ou hépatique)
- Hyperlactatémie en cas de souffrance cellulaire = de mauvais pronostic
- Gazométrie artérielle = recherche une acidose lactique, une hypoxémie...
- Bilan préopératoire et prétransfusionnel : 2 déterminations de groupe, rhésus, RAI...
- En fonction du contexte : radio de thorax, bassin, membres, échographie abdominale d'urgence, TDM corps entier

● DIAGNOSTIC

Diagnostic clinique ++++

- **Signes circulatoires** = tachycardie constante ou bradycardie de mauvais pronostic, pouls filant, hypotension parfois absente initialement ou TA pincée (pouls radial perçu = TA maintenue), allongement du TRC, extrémités froides, oligo-anurie
- **Signes respiratoires** = polypnée, cyanose
- **Signes cutanés** = pâleur, marbrures, sueurs
- **Signes neurologiques** = troubles de la conscience ou du comportement, témoin d'un choc sévère : anxiété, agitation → confusion, léthargie → coma
- **Signes généraux** = frissons, soif...

● TRAITEMENT ET PRISE EN CHARGE

- **Contrôler les hémorragies extériorisées**
  - Pansement compressif/hémostatique, garrot, suture, réalignement de membre et immobilisation d'un foyer de fracture
  - Suture d'une plaie du scalp (mieux que compressif sur la tête)
  - Tamponnement d'une épistaxis
  - Avis chirurgical : bloc opératoire en urgence en cas de choc hémorragique d'origine abdominale
- **Conditionnement**
  - Décubitus dorsal, membres inférieurs surélevés
  - Oxygénothérapie ++++ : MHC 8 L/min
  - Normothermie ++++ : T° > 36 °C
  - Monitorage complet : TA, saturation en O_2 (souvent imprenable en cas de choc), FC, FR, GSC
  - Pose de 2 VVP de bon calibre (< 10 kg = 24-22 gauges, 10-30 kg = 22-20 G, > 30 kg = 20-18 G) ou VVC ou intra-osseuse en cas d'échec (1 à 2 essais de VVP en moins de 10 s)
- **Remplissage :** 10 à 20 mL/kg sur 20 minutes d'emblée si choc (= $^1/_4$ de masse sanguine). Renouvelable si besoin. Surveillance du remplissage sur la clinique : baisse tachycardie, remontée TA, amélioration conscience
  - Choix des solutés : NaCl 9 % +++ ou macromolécules
  - Objectifs de PAM :
    - si < 2 ans : sans TC : > 45 mmHg, avec TC : > 55 mmHg
    - si > 2 ans : sans TC : > 55 mmHg, avec TC : > 65 mmHg
- **Si échec : amine vasopressive :** adrénaline 0,01 à 0,1 mg/kg en bolus si besoin puis noradrénaline ou adrénaline à débuter à 0,1 µg/kg/min

- **Transfusion sanguine**
  - **CGR** le plus tôt possible surtout si hémorragie non contrôlée et/ou Hb < 7 g/dL : 10 mL/kg = augmentation de 3 g d'Hb ou 10 % de l'Ht
  - Autres :
    - **PFC** : 1 PFC/1 à 2 CGR (but TP > 50 %)
    - **Plaquettes :** 1 unité/5 kg (but : plaquettes > 100 G/L)
- **Acide tranexamique (Exacyl®)**
  - < 30 kg : 10 mg/kg sur 20 minutes, puis 10 mg/kg/h
  - > 30 kg : 1 g sur 20 minutes puis 1 g/8 heures
- **Fibrinogène :** 50 mg/kg (but > 1 g/L), CaCl 10 % : 0,3 mL/kg si besoin
- **Antibioprophylaxie :** amoxicilline + acide clavulanique : 50 mg/kg en l'absence d'allergie connue
- **± Antalgiques :** kétamine 0,5 à 1 mg/kg ou morphine titration 0,05 mg/kg

L'ASTUCE D'URG'PÉDIATRIE

Adrénaline et noradrénaline au PSE : dilution = 0,3 × poids dans 50 cc de NaCl 9 %
Débit à 1 mL/h = 0,1 µg/kg/min

CHOC SEPTIQUE

DÉFINITIONS

- **Réponse inflammatoire systémique(RIS)** = au moins 2 critères parmi :
  - T° > 38,3 °C ou < 36 °C
  - FC > 2 déviations standards pour l'âge
  - FR > 2 DS
  - GB > 12 000 ou < 4 000 ou plus de 10 % de formes immatures
  - TRC > 5 s, lactatémie > 2 mmol/L
  - altération des fonctions supérieures
- **Sepsis =** RIS + infection présumée ou identifiée
- **Sepsis grave =**
  - Sepsis + lactatémie > 4 mmol/L
  - **OU** sepsis + PAM < 65 mmHg avant remplissage
  - **OU** sepsis + dysfonction d'organe (au moins 1 critère parmi : FiO_2 > 0,5 pour SpO_2 > 92 %, créat > 2N ou oligurie, INR > 2, transaminases > 2N, plaquettes < 80 000, GSC < 11)
- **CHOC SEPTIQUE =**
  - Sepsis grave + PAM < 65 mmHg malgré remplissage (enfant 40 mL/kg)

CLINIQUE

- **Fièvre ou hypothermie**
- **Signes circulatoires =** tachycardie, pouls filant, hypotension, allongement du TRC, diminution de la diurèse
- **Signes respiratoires =** polypnée, cyanose
- **Signes cutanés =** pâleur, marbrures, sueurs, purpura
- **Signes neurologiques =** troubles de la conscience ou du comportement
- **Signes généraux =** frissons, soif...

SIGNES DE GRAVITÉ

- Hypotension persistante malgré traitement de l'insuffisance cardiaque
- Défaillance polyviscérale
- SDRA

EXAMENS COMPLÉMENTAIRES

- Radiographie de thorax au lit (volume cardiaque/remplissage)
- Bilan biologique = NFS, plaquettes, TP, TCA, fibrinogène, PDF, ionogramme sanguin, urée, créatinine, glycémie, calcémie, lactates, transaminases, CRP, procalcitonine
- Gazométrie artérielle
- Bactériologie : hémoculture, ECBU, ponction lombaire...
- Échographie cardiaque = évaluation de la fonction ventriculaire

TRAITEMENT ET PRISE EN CHARGE

- Déshabiller l'enfant +++ (recherche de purpura), décubitus dorsal, membres surélevés
- Monitorage cardio-respiratoire, TA et SpO_2
- O_2 pur au masque à haute concentration pour $SpO_2 > 94$ %
- Pose de 2 voies veineuses périphériques ou VVC en cas d'échec
- Expansion volémique = doit être RAPIDE, PRÉCOCE ET SUFFISANT
  - Remplissage par cristalloïdes isotoniques (NaCl 0,9 % ou ringer lactate) par bolus de 20 mL/kg en 5 à 10 minutes, jusqu'à PAM normale selon l'âge en l'absence de signes d'IVG, jusqu'à 60 mL/kg en 1 heure
  - Valeurs de PAM/objectif thérapeutique :

Âge	Valeurs de PAM
1 jour	> 35 mmHg
1 jour-1 mois	> 45 mmHg
1 mois-2 ans	> 50 mmHg
2 ans-10 ans	> 60 mmHg
> 10 ans	> 65 mmHg

- Traitement vasoconstricteur = d'emblée si le pronostic vital est engagé ou si PAM < valeur normale malgré remplissage : noradrénaline, 0,05 à 0,1 µg/kg/min IVSE
- Inotropes positifs : dobutamine (5 µg/kg/min) si ⇓ du débit cardiaque. Puis titrée par palier de 2,5 à 5 µg/kg/min toutes les 3 à 5 minutes
- Corticoïdes : hémisuccinate d'hydrocortisone : 1 mg/kg toutes les 6 heures
- Surveillance = TA, FC, SpO_2, glycémie, fonction cardiaque, diurèse, lactatémie
- Antibiothérapie : cefotaxime ou ceftriaxone 50 mg/kg en IVD ± vancomycine (Vancocine®) 60 mg/kg/j en 4 injections de 60' ou IVC après dose de charge 15 mg/kg ± aminosides
- Transfert en réanimation

L'ASTUCE D'URG'PÉDIATRIE

La rapidité d'instauration du traitement conditionne le pronostic.

INTUBATION TRACHÉALE

MATÉRIEL

- Masque adapté à la taille de l'enfant
- Insufflateur manuel avec prise d'O_2 pédiatrique
- Canules oropharyngées (canule de Guedel®)
- Sonde d'intubation de calibre adapté ± ballonnet et sonde de diamètre inférieur
- Laryngoscope, source lumineuse, lame
- Pince de Magyll, mandrin long béquillé, seringue
- Matériel d'intubation difficile
- Matériel de fixation : lacette + sparadrap ou Duoderm® + sparadrap
- Matériel de ventilation prêt
- Matériel de vérification de bonne position de la sonde (stéthoscope, capnographe, etc.)
- Monitorage SpO_2, FC, FR, TA et CO_2
- Aspiration montée et fonctionnelle
- Sédation prête

PRÉ-OXYGÉNATION

- Durée : 3 minutes, $SaO_2 > 90$ %
- Avantage : rapide et accessible
- Inconvénient : insufflation gastrique
- Contre-indications : inhalation de liquide méconial, hernie diaphragmatique chez le nouveau-né

TAILLE SONDE INTUBATION (NUMÉRO)

- Taille = poids en kg/10 + 3
- Repère simple : sonde de la taille de l'auriculaire
- Formules habituelles :

DI (mm) = [Âge (années) × $^1/_4$] + 3 (ballonnet)
DI (mm) = [Âge (années) × $^1/_4$] + 4 (0 ballonnet)

PRESSION DU BALLONNET

- < 20 mmHg, vérifiée toutes les 8 heures

SONDES D'ASPIRATION

- Taille de la sonde d'intubation × 2

CANULES OROPHARYNGÉES

- Maintient les VAS ouvertes
- Facilite la ventilation au masque
- Évite les morsures de sonde orotrachéale
- Introduction de la canule de Guedel® :
  - Après l'abolition des réflexes pharyngolaryngés par l'anesthésie
  - Concavité face à la voûte palatine, rotation à 180° lorsqu'elle atteint le pharynx puis pousser jusqu'à ce que la collerette s'applique sur les lèvres, l'extrémité distale doit correspondre à l'angle mandibulaire

Âge/ canule	0 à 3 mois	3 mois à 2 ans	2 à 5 ans	> 5 ans
Taille	0	1	2	3
Longueur (cm)	5,5	6	7	8

TYPE DE LAME DU LARYNGOSCOPE

- Lame droite (Miller, Guédel) : charger l'épiglotte < 2 ans
- Lame courbe (Macintosh) : introduite dans la vallécule pour faire basculer l'épiglotte > 2 ans
- Monter une source d'O_2 le long de la lame

LONGUEUR INTUBATION NASALE/ORALE

- **Intubation nasale :** mesure base narine - lèvre
  - Nouveau-né : 7 cm + poids en kg
  - Enfant : 14 cm + âge/2
- **Intubation orale :** mesure commissure labiale
  - Nouveau-né 6 cm + poids en kg
  - Enfant 12 cm + âge/2

SONDE NASO-GASTRIQUE

Âge	< 1 an	1 an	2 ans	> 9 ans
Taille	5/8	8/10	10/12	14 à 16

TABLEAU RÉCAPITULATIF

Âge	Poids (kg)	Taille de lame		Taille sonde d'intubation		Taille sonde d'aspiration (F)
		Miller	Macintosh	Sans ballonnet	Avec ballonnet	
Prématuré	< 2	0	-	2,5	-	5
	> 2	0	-	3	-	5
Nouveau-né	< 5	0	-	3-3,5	-	6
0-6 mois	6-7	1	-	3,5	-	8
6-12 mois	8-11	1	-	4	-	8
12-18 mois	11-14	1-2	1-2	4-4,5	3,5	8-10
2 ans	14-16	2	2	4,5	3,5	10
2-3 ans	16-19	2	2	4,5-5	3,5-4	10
3-6 ans	19-24	2	2	5-5,5	4-4,5	10
6-7 ans	28-38	2	2	5,5-6	4,5-5	10
8-10 ans	31-41	3	2-3	6-6,5	5-5,5	10
11-13 ans	35-50	-	3	6-7	5-6	12
> 14 ans	> 50	-	3	7-8	6-7	12

PROTOCOLE DE SÉDATION

- Contre-indications à la sédation : allergie connue à l'une des molécules, autres CI rares
- Non-indication : arrêt cardiaque → IOT sans sédation
- Pré-oxygénation au masque, idéal SaO_2 100 % au moment de l'IOT

- **Médication**
  - Hypnotiques :
    - atropine 0,02 mg/kg chez enfant < 5 ans
    - étomidate 0,3-0,5 mg/kg si > 2 ans ou kétamine 3-4 mg/kg si < 2 ans
    - Célocurine® 2 mg/kg si < 18 mois, 1 mg/kg > 18 mois
  - Morphiniques :
    - administration prudente en cas d'instabilité hémodynamique (effets vasodilatateurs), diminution de la PIO
- Manœuvre de Sellick (pression sur le cricoïde) à conserver jusqu'à sonde en place, à arrêter si vomissements
- Aspiration de la bouche, exposition des cordes vocales avec le laryngoscope

SÉDATION CONTINUE

- Hypnovel® 0,06 à 0,12 mg/kg/h après bolus de 0,06 mg/kg
- Fentanyl 0,5 à 2 µg/kg/h

MÉDICAMENTS DE LA SÉDATION

	Nourrisson	Enfant	Indications	Effets secondaires	Contre-indications
Étomidate	CI	0,3 à 0,5 mg/kg	Instabilité hémodynamique	Vomissements, douleur à l'injection, myoclonies	Âge < 2 ans
Kétamine	3 à 4 mg/kg	2 à 3 mg/kg	Instabilité hémodynamique Grands brûlés	Hypersécrétion bronchique	Traumatisme crânien, HTIC, traumatisme oculaire pénétrant
Thiopental	2 à 4 mg/kg	4 à 5 mg/kg	Traumatisé crânien		Instabilité hémodynamique, asthme, porphyrie
Hypnovel®	Bolus 60 µg/kg puis 120/µg/kg/h		Induction et entretien	Hypotension	Hypersensibilité
Célocurine®	2 mg/kg	1 mg/kg	Induction à séquence rapide	hypotension artérielle	Allergie, hyperthermie maligne, myopathie, hyperkaliémie, rhabdomyolyse
Fentanyl®	2 µg/kg/h		Entretien de la sédation	Dépression respiratoire, bradycardie, hypotension, rétention d'urine	
Sufentany®	0,3 µg/kg/h				

MASSAGE CARDIAQUE EXTERNE DU NOUVEAU-NÉ

- L'enfant doit être placé sur le dos avec la tête en position naturelle ou en légère extension
- Aspiration des sécrétions
- Après ventilation au masque avec O_2 à 100 % 30-60 secondes (CI : liquide méconial, hernie diaphragmatique)
- Massage cardiaque externe :
  - Empaumer le thorax à 2 mains, pouces sur le 1/3 inférieur du sternum
  - Fréquence : 120/min environ (2/sec)
  - Poursuivre ventilation à 60/min (en pratique : pause MCE pour bien oxygéner)
  - Rapport : 3 compressions pour une insufflation

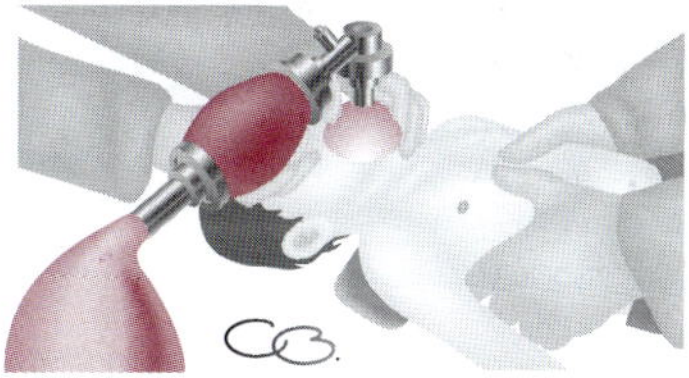

MASSAGE CARDIAQUE EXTERNE DE L'ENFANT < 1 AN

- Allonger l'enfant sur le dos, sur un plan dur
- Placer la pulpe de deux doigts d'une main dans l'axe du sternum, une largeur de doigt en dessous d'une ligne droite imaginaire réunissant les mamelons de l'enfant ou empaumer le thorax à 2 mains, pouces sur le 1/3 inférieur du sternum
- Comprimer régulièrement le sternum avec la pulpe des deux doigts, d'environ 2 à 3 cm et à une fréquence de 100 par minute
- Le thorax doit reprendre ses dimensions initiales après chaque compression (efficacité maximale)
- 5 compressions pour 2 insufflations : passer de l'un à l'autre rapidement, sous peine de diminuer l'efficacité de la réanimation cardio-pulmonaire

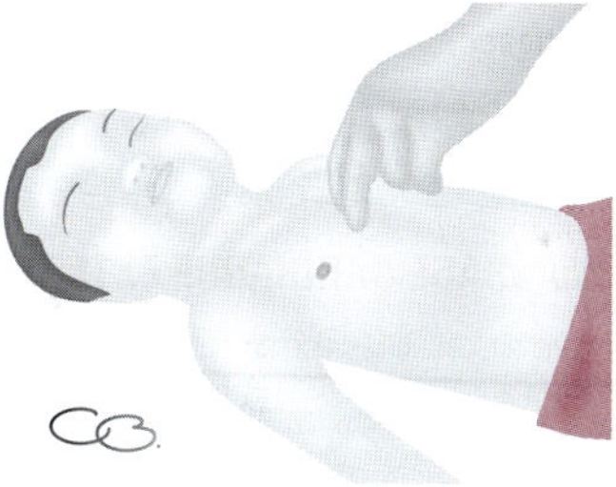

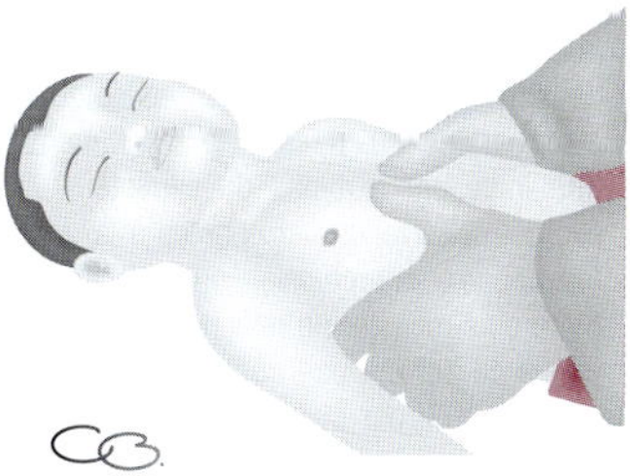

MASSAGE CARDIAQUE EXTERNE DE L'ENFANT DE 1 À 8 ANS

- Massage cardiaque réalisé avec un seul bras ou deux doigts chez les tout petits
- Enfant allongé sur le dos, sur un plan dur
- Poitrine dénudée
- Repérer la moitié inférieure du sternum
- Placer le talon d'une main dessus
- Relever bien les doigts pour ne pas appuyer sur les côtes
- Se placer bien au-dessus de l'enfant, à la verticale de sa poitrine, bras bien tendu, le coude bloqué
- La main doit descendre de 3 à 4 centimètres
- Rapport : 30 compressions pour 2 insufflations

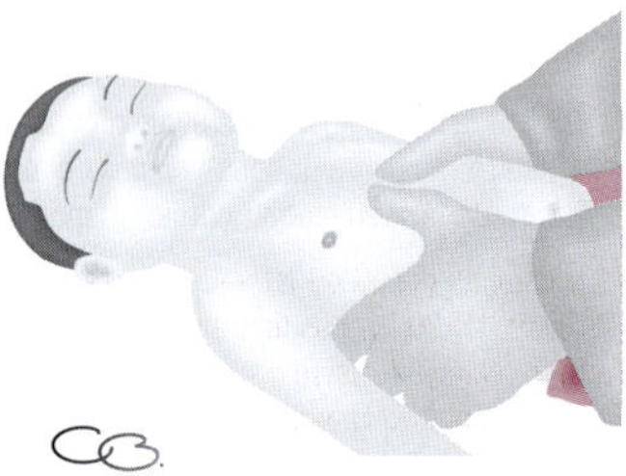

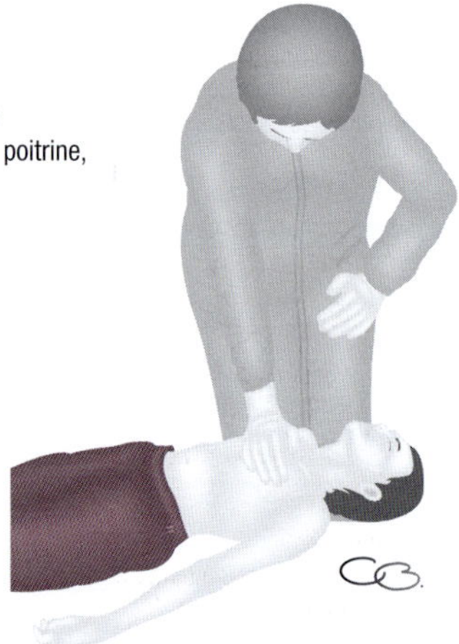

MASSAGE CARDIAQUE EXTERNE DE L'ENFANT > 8 ANS

- Enfant en décubitus dorsal, sur un plan dur
- Zone d'appui : jonction 1/3 inférieur et 2/3 supérieurs du sternum (les majeurs de chaque main sont posés respectivement sur la fourchette sternale et sur l'apophyse xiphoïde et les pouces se réunissent pour repérer le milieu du sternum, le talon de la main assurant l'appui se place sur la partie haute de la moitié inférieure du sternum)
- Compression (avec le talon de la main) :
  - Placer le talon de la main droite sur la zone d'appui, puis placer la main gauche sur l'autre main, en crochetant les doigts des deux mains de façon à relever les doigts de la main droite
  - Maintenir les bras tendus : le mouvement de compression doit être initié par le buste du sauveteur, la pression doit être exercée bras tendus et épaules à la verticale des épaules
  - Exercer une compression du sternum en l'abaissant de 4 à 5 cm puis relâcher (le relâchement doit être complet mais les mains ne doivent pas quitter la zone d'appui)
- Rythme de 100 par minutes
- Rapport : 30 compressions pour 2 insufflations

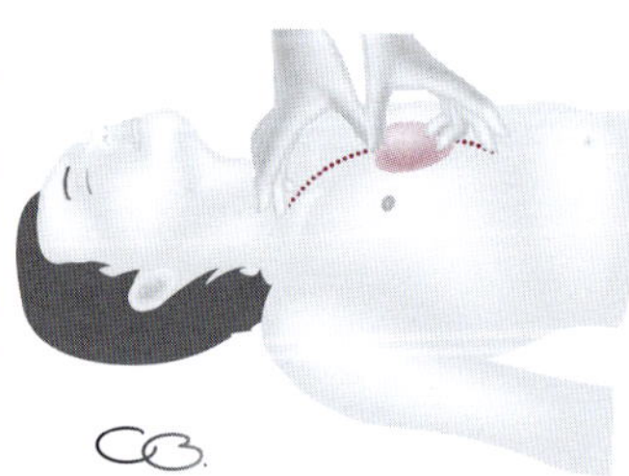

MORT SUBITE DU NOURRISSON

DÉFINITION

- Décès brutal et inattendu d'un nourrisson en bonne santé, inexpliqué par les examens post-mortem et l'autopsie
- 95 % avant 6 mois, garçons > filles

FACTEURS FAVORISANTS

- Prématurité, pathologie néonatale grave (malformations, etc.)
- Infection en cours
- Hyperthermie (infectieuse ou non)
- Reflux gastro-œsophagien
- Antécédents familiaux de mort subite ou inexpliquée du nourrisson
- Environnement (tabagisme, etc.)

DIAGNOSTIC

- **Mort clinique :** absence de pouls, de battement cardiaque, cyanose ou absence de coloration
- **Examen du corps de l'enfant**
  - Cutané = éruption, purpura, hématomes
  - Température rectale
  - Signes de déshydratation
- **Interrogatoire des parents** = dernier biberon, circonstances de découverte, position du corps, réanimation pratiquée, carnet de santé

TRAITEMENT ET PRISE EN CHARGE

- Réanimation cardio-respiratoire spécialisée et prolongée
- Voie d'abord périphérique ou intra-osseuse
- Le corps doit être emmené pour autopsie (si échec de la réanimation)
  - Médicale = pratiquée dans un centre de référence, autorisation des parents, examen macroscopique complet, examens biologiques et microbiologiques, radiographies
  - Médico-légale dans le but d'éliminer une mort non naturelle
- Prise en charge familiale → aide psychologique, associations

PRÉVENTION

- Décubitus dorsal ou latéral, matelas ferme, température 18-20 °C, position inclinée à 30°
- Lutte contre la fièvre
- Lutte contre le tabagisme passif

VOIE INTRA-OSSEUSE

● INDICATIONS

- Toutes les situations d'urgence avec échec de pose de la VVP
- En 1re intention dès que le délai de mise en place d'une VVP diminue les chances de survie (choc ou ACR chez le nourrisson)
- Permet l'administration de tous types de solutés et tous médicaments

● MATÉRIEL

- Perceuse EZ IO avec 3 tailles d'aiguille disponible : 15 G, 15 mm, 25 mm et 45 mm
  - Aiguille rose 15 mm 15 G : naissance à 39 kg
  - Aiguille bleue 25 mm 15 G : > 39 kg
  - Aiguille jaune 45 mm 15 G : obèse
- Gants stériles, champ de soins, perfusion préparée avec un robinet 3 voies et une rallonge, pansement stérile, pansement adhésif, seringue 10 cc, aiguille, Xylocaïne® 1 %, attelle pédiatrique d'immobilisation

● CONTRE-INDICATIONS

- Fracture de l'os choisi, fracture homolatérale, fracture du bassin
- Infection locale préexistante, maladie osseuse, antécédent de ponction intra-osseuse au même site

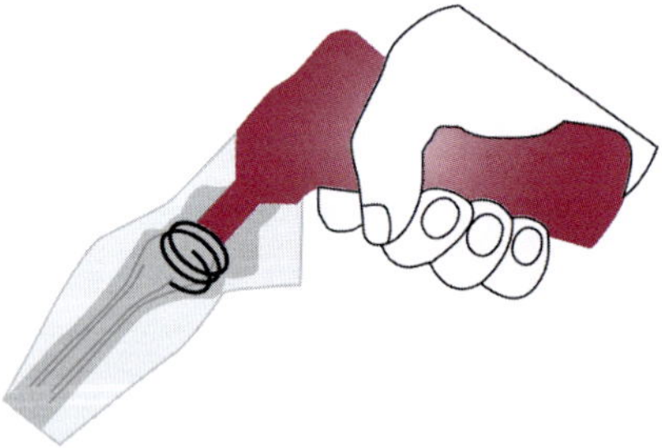

● COMPLICATIONS

- Infection (abcès, cellulite, ostéomyélite) : rare si laissée en place moins de 24 heures
- Extravasation autour du point d'insertion
- Infiltrat sous-périosté ou sous-cutané
- Obstruction de l'aiguille par de la moelle, des fragments d'os ou du tissu
- Fracture du tibia
- Lésion épiphysaire
- Syndrome de loge au membre inférieur

● POINT DE PONCTION

- **< 6 ans :** surface (plate) antéro-interne du tibia proximal, 1-3 cm (largeur du doigt) au centre sous la tubérosité tibiale
- **> 6 ans :** tibia distal, 1-3 cm au-dessus de la malléole interne

● TECHNIQUE

- Désinfection cutanée de la zone de ponction
- Choisir l'aiguille adaptée et placer l'aiguille sur le moteur EZ IO, tenir la protection de l'aiguille entre deux doigts et actionner le moteur pour désolidariser l'aiguille de sa protection
- Immobilisation de l'enfant, décubitus, jambe vers l'extérieur (voir la face interne du membre)
- Repères anatomiques pour l'insertion de l'aiguille
- Prolongateur purgé (sérum physiologique ou xylocaïne)
- Percer les tissus mous jusqu'à la butée sur l'os et vérifier que l'aiguille ne sera pas trop courte (fameux trait noir des 5 mm restants)
- Actionner le moteur en continu avec une très légère pression (c'est la vitesse de rotation qui doit faire pénétrer l'aiguille et non la pression de l'opérateur) jusqu'à la sensation de franchissement de la corticale (aiguille « aspirée »)

- 4 critères de bonne mise en place :
  - Aspiration facile de sang et moelle avec seringue
  - aiguille tient droite par elle-même
  - pas de résistance à la perfusion
  - aucun signe d'infiltration sous-cutanée
- Retirer le moteur en maintenant l'aiguille et dévisser le mandrin de l'aiguille
- Adapter le prolongateur spécifique raccordé au robinet trois voies et à la ligne de perfusion sous pression ou au PSE
- Chez le patient conscient et en l'absence de contre-indication à l'utilisation de la lidocaïne, réaliser une anesthésie de la cavité intramédullaire par une injection répétée de bolus de 0,2 mL de lidocaïne à 1 % non adrénalinée à une dose totale de 0,5 mg/kg (par ex. : patient de 8 kg = 4 mg de lidocaïne = 0,4 mL de lidocaïne à 1 % non adrénalinée = 2 bolus de 0,2 mL)
  - L'injection répétée de petits bolus de 0,2 mL permet l'absorption de la lidocaïne en intra-médullaire exclusivement en évitant un passage dans la circulation systémique
  - Cette anesthésie de la cavité intramédullaire doit se faire AVANT le « Flush » !!
- Faire un reflux suivi d'un « FLUSH » vigoureux de 10 à 20 mL. Penser à purger la ligne de perfusion et la cavité intramédullaire après chaque injection
- Remplir et placer le bracelet d'identification horaire de l'EZ IO sur le patient. Le cathéter sera laissé en place maximum 24 heures, le retrait se faisant à l'aide d'une seringue luer-lock

● SURVEILLANCE

- Contrôle visuel fréquent du site et du muscle
- Mesure de la circonférence de la jambe toutes les 15 minutes
- En cas de syndrome de loge : arrêter la perfusion et surélever le membre ponctionné
- Radio pour vérifier la position de l'aiguille intra-osseuse

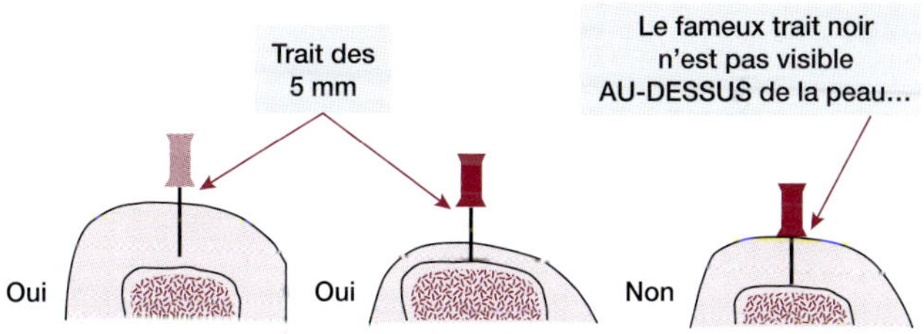

PARTIE III

Orientations diagnostiques

BOITERIES DE L'ENFANT

DÉFINITION

Anomalie de la marche comportant une inclinaison du corps plus importante d'un côté (asymétrie du pas)

- **Boiterie d'esquive :** réduction du temps d'appui au sol du membre pathologique
- **Boiterie de Tredelenburg :** bascule du tronc et des épaules au-dessus du membre pathologique

ÉTIOLOGIES

On distingue :

- **Boiteries non fébriles :** origine osseuse, articulaire, musculaire, neurologique. Fréquemment : luxation congénitale de hanche, rhume de hanche, ostéochondrite primitive de hanche, épiphysiolyse
- **Boiteries fébriles :** arthrite, ostéomyélite, abcès des tissus mous, ostéo-arthrite

EXAMEN CLINIQUE

- **Interrogatoire :** mode d'installation, ancienneté, évolution, permanente ? type de douleur ? traumatisme ? antécédents ?
- **Recherche :** examen clinique complet
  - L'origine topographique de la boiterie
  - La mobilité articulaire et l'amplitude dans tous les axes
  - Les douleurs et réactions à la mise en charge (appui au sol)
  - ROT, force musculaire, contracture musculaire, douleur a la palpation (examen comparatif de tout le membre)
  - Épanchement articulaire
  - Des réactions de malposition
  - Des signes associés : fièvre, anomalies cutanés, adénopathies
- **Attention :** une douleur du genou peut cacher une pathologie de la hanche
- **Orientation diagnostique selon l'âge**
  - < 5ans : synovite aiguë transitoire, arthrite bactérienne, luxation congénital de hanche, traumatisme
  - 5 à 10 ans : ostéochondrose, ostéochondrite primitive de hanche
  - 10 à 15 ans : épiphysiolyse

EXAMENS COMPLÉMENTAIRES

- **Examens simples**
  - Radiographies 2 axes perpendiculaires centrés sur l'articulation concernée : examen de 1re intention, apprécier la trame osseuse et l'état de l'articulation
  - Échographie : exploration des articulations (épanchements), parties molles (collections), diaphyse (décollement sous-périosté)
  - Biologie : NFS, VS, CRP, électrophorèse des protéines sériques
- **Examens spécialisés** (non systématiques)
  - Scintigraphie osseuse : recherche des hypo- ou hyperfixations osseuses
  - TDM, IRM, pour préciser les images radiographiques, les extensions tumorales
  - Biologie : NFS, CRP, hémoculture, bactériologie du liquide de ponction, VS

APOPHYSITE

DIAGNOSTIC

- Adolescent sportif
- Douleur mécanique d'effort
- Examen hanche normal

EXAMENS COMPLÉMENTAIRES

- Radiographie : signe d'apophysite (fragmentation et densification irrégulière du noyau d'ossification) en regard des insertions tendineuses
- Scintigraphie : hyperfixation en regard des lésions

TRAITEMENT ET PRISE EN CHARGE

- Repos sportif
- Physiothérapie antalgique

ARTHRITE AIGUË BÉNIGNE DE HANCHE

DIAGNOSTIC

- Enfant de 3 à 5 ans
- Épisode infectieux, souvent ORL, dans les jours précédents
- Apparition brutale d'une boiterie ± douloureuse, refus de la marche, douleur inguinale, fessière ou projetée au genou
- Bon état général, apyrétique
- Limitation douloureuse sur l'abduction et la rotation interne
- Si doute diagnostique, en particulier avec arthrite septique → ponction et analyse du liquide synovial

EXAMENS COMPLÉMENTAIRES

- **Biologie :** pas d'hyperleucocytose, mais augmentation possible de la VS et de la CRP
- **Radiographie standard :** souvent normale, épanchement intra-articulaire
- **Échographie :** distension capsulaire
- **Étude bactériocytologique :** liquide clair, stérile et inflammatoire

DIAGNOSTIC DIFFÉRENTIEL

- Arthrite septique ou rhumastimale
- Ostéochondrite primitive de hanche

TRAITEMENT ET PRISE EN CHARGE

- Décharge stricte par repos au lit ou, mieux, traction collée au lit, antalgiques
- Évolution : elle est favorable en 5 à 10 jours
- Prévoir contrôle échographique au 5e jour et radiographie de contrôle au 45e jour (éliminer ostéochondrite)

ARTHRITE SEPTIQUE

DÉFINITION

- Infection d'une articulation due à la diffusion hématogène d'un germe → épanchement purulent dans l'articulation
- = URGENCE THÉRAPEUTIQUE

DIAGNOSTIC

- Douleur brutale, impotence totale, fièvre souvent élevée ± frissons et tachycardie
- Toute mobilisation, même délicate, de l'articulation est douloureuse. Douleur à la palpation de l'interligne articulaire
- **Examen complet :** ganglions, cutané (porte d'entrée), ORL

EXAMENS COMPLÉMENTAIRES

- **Biologie :** hyperleucocytose, élévation de la VS, CRP et PCT, HÉMOCULTURES
- **Radiographie :** peut être normale, épanchement sans lésion osseuse (sinon = ostéo-arthrite) avec bombement des parties molles
- **Échographie ++ :** authentifie l'épanchement
- **PONCTION ARTICULAIRE :** diagnostique et thérapeutique (avant traitement si possible)

TRAITEMENT ET PRISE EN CHARGE

- Hospitalisation
- Antibiothérapie IV
  - < 5 ans : céfotaxime 100 mg/kg en 3 IV + vancomycine 130 mg/kg/j en continu
  - > 5ans : oxacilline 150 mg/kg en 4 IV + gentamycine 5 mg/kg en 1 IV
- Antalgiques
- Immobilisation de l'articulation ponctionnée et laisser l'articulation en décharge pendant au moins 6 semaines
- Bilan de contrôle à J3

▼ ÉPIPHYSIOLYSE DE HANCHE

● DÉFINITION

- Glissement aigu ou progressif de la tête fémorale dans le plan du cartilage de conjugaison
- Urgence thérapeutique

● DIAGNOSTIC

- Pic de fréquence : fille (12 ans), garçon (13 ans)
- Surcharge pondérale, état général conservé
- Signes cliniques insidieux, douleurs irradiant au genou++, marche en rotation externe. La rotation interne et l'abduction sont limitées et douloureuses. La boiterie augmente après l'effort
- Forme progressive : douleur, boiterie intermittentes puis durables, mécaniques
- Forme aiguë : tableau de fracture du col fémoral

● EXAMENS COMPLÉMENTAIRES

Radiographies du bassin, des hanches face/profil strict (+ comparatif)

- Souvent normales, signes de début discrets (déplacement de la tête fémorale ou signes indirects de glissement : cartilage de conjugaison irrégulier, strié, élargi par rapport au côté sain)
- Si stade avancé : la ligne de Klein, tangente au bord supérieur du col, ne coupe plus le quart du noyau céphalique qui apparaît aplati
- Si stade tardif : bascule de la tête fémorale

● COMPLICATIONS

Nécrose de la tête fémorale, coxite laminaire, *coxa vara*, coxarthrose précoce

● TRAITEMENT ET PRISE EN CHARGE

- Mise en décharge rapide puis intervention (vissage ou réduction chirurgicale selon l'importance du glissement)
- Pronostic favorable si diagnostic précoce, mais complications possibles

▼ OSTÉOCHONDRITE PRIMITIVE DE HANCHE : OSTÉONÉCROSE FÉMORALE SUPÉRIEURE, « MALADIE DE LEGG-PERTHES-CALVÉ »

● DÉFINITION

- Nécrose ischémique de l'épiphyse fémorale supérieure (noyau de la tête fémorale)
- Origine : embolie, thrombose, traumatisme, microtraumatisme, exsudat synovial, œdème cartilagineux, déficit protéine C, S, antithrombine III

● DIAGNOSTIC

- Enfant 4 à 9 ans, prédominance masculine (5/1)
- Début insidieux avec une douleur récidivante, mécanique, prédominante en fin de journée, avec une boiterie d'esquive
- Limitation douloureuse lors de la rotation interne
- État général conservé, l'évolution est traînante d'où le retard diagnostique
- Possibilité d'amyotrophie quadricipitale homolatéral modérée

● EXAMENS COMPLÉMENTAIRES

- **Biologie :** normale
- **Radiographie standard :** décollement et liseré de nécrose sous-chondrale (classique image en coquille d'œuf), noyau épiphysaire dense, plus petit que du côté de la hanche saine, déformation en *coxa vara*, condensation et écrasement à un stade plus tardif
- **Échographie :** épanchement articulaire
- **Scintigraphie osseuse :** ischémie céphalique = zone d'hypofixation, permet un diagnostic précoce en cas de radio normale
- **IRM :** ischémie céphalique, nécrose

● DIAGNOSTIC DIFFÉRENTIEL

- Ostéonécrose aux corticoïdes, traumatisme, réduction de luxation congénitale de hanche
- Ostéochondrodysplasies, maladie de Meyer (apparition retardée du noyau épiphysaire « en forme de mûre » d'évolution favorable)

● TRAITEMENT ET PRISE EN CHARGE

- Mise en décharge prolongée (12 mois), par traction ou orthèse
- Intervention chirurgicale d'ostéotomie fémorale de varisation ou pelvienne
- Évolution longue (2 à 4 ans), pronostic meilleur avant 5 ans, mauvais chez les grands

▼ OSTÉOMYÉLITE

● DÉFINITION

Infection métaphysaire par voie hématogène de l'extrémité d'un os long → recherche d'une porte d'entrée (cutanée ++)

● EXAMENS COMPLÉMENTAIRES

- **Biologie :** hyperleucocytose, élévation de la VS, CRP et PCT, HÉMOCULTURES
- **Bactériologie :** prélèvement de la porte d'entrée
- **Radiographie**
  - Peut être normale au début
  - Tardivement → lacunes, ostéolyse
- Scintigraphie, TDM, IRM (examen de référence)

● DIAGNOSTIC

- Garçon > 6 ans
- Douleur brutale (douleur pseudo-fracturaire), impotence totale, fièvre souvent élevée ± frissons et tachycardie, altération de l'état général
- Respect de l'articulation : mobilisation possible, pas d'épanchement
- Examen complet : ganglions, cutané (porte d'entrée), ORL
- **Différentiel :** fracture, tumeur, cellulite, crise vaso-occlusive

● TRAITEMENT ET PRISE EN CHARGE

- Hospitalisation
- Antibiothérapie IV
  - < 5 ans : céfotaxime 100 mg/kg en 3 IV + vancomycine 130 mg/kg/j en continu
  - > 5 ans : oxacilline 150 mg/kg en 4 IV + gentamycine 5 mg/kg en 1 IV
- Traiter la porte d'entrée
- Antalgiques, immobilisation
- Bilan de contrôle à J10 : radiologique et biologique

SYNOVITE AIGUË BÉNIGNE : « RHUME DE HANCHE »

EXAMENS COMPLÉMENTAIRES

- **Biologie :** pas d'hyperleucocytose, mais une augmentation de la VS et de la CRP
- **Radiographie standard :** souvent normale, épanchement intra-articulaire
- **Échographie :** distension capsulaire
- **Étude bactériocytologique :** liquide clair, stérile et inflammatoire

DIAGNOSTIC DIFFÉRENTIEL

- Arthrite septique ou rhumastimale
- Ostéochondrite primitive de hanche

DIAGNOSTIC

- Enfant âgé de 3 à 10 ans, chez les garçons
- Épisode infectieux ou viral, facteurs traumatiques ou mécaniques : marche ou jeux prolongés
- Apparition brutale d'une boiterie, d'une douleur inguinale, fessière ou projetée au genou
- Bon état général, apyrétique
- Douleur hanche, parfois intense, limitation portant essentiellement sur l'abduction et la rotation interne
- Si doute diagnostique, en particulier avec arthrite septique → ponction et analyse du liquide synovial

TRAITEMENT ET PRISE EN CHARGE

- Décharge stricte ou, mieux, en une traction collée au lit, associée à des antalgiques
- Évolution : elle est favorable en 5 à 10 jours
- Prévoir contrôle échographique au 5e jour et radiographie de contrôle au 45e jour (éliminer ostéochondrite)

L'ASTUCE D'URG'PÉDIATRIE

La synovite aiguë bénigne est la 1re cause de douleur de hanche mais il s'agit d'un diagnostic d'élimination.

Méconnaître une origine infectieuse est une erreur grave, ne jamais hésiter à faire une ponction articulaire.

BOURSE DOULOUREUSE

TORSION DU CORDON SPERMATIQUE

(Voir fiche VIII.10 Torsion des gonades)

- Apparition brutale d'une grosse bourse douloureuse
- Douleur intense unilatérale continue à début brutal volontiers nocturne, persistance après soulèvement de la bourse
- Nausée, vomissements
- Testicule ascensionné typiquement rétracté vers l'anneau inguinal. Parfois inexaminable car douleur ++
- Bourse inflammatoire et augmentée de volume si vue plus tardivement
- Pas de signe urinaire
- Pas de notion de trauma ou de contage ourlien ni de parotidite
- Possibles épisodes spontanément résolutifs dans les jours précédents

AUTRES DIAGNOSTICS

- Nourrisson et jeune enfant
  - **Épididymite ou orchyépididimyte :** Contexte souvent fébrile, douleur soulagée par l'ascension manuelle
  - **Kyste du cordon :** tuméfaction inguinale non douloureuse
  - **Hydrocèle :** transluminescence peu douloureux
  - **Étranglement herniaire du nourrisson :** signe digestif
- Enfant et adolescent
  - **Torsion de l'hydatide +++ :** douleur exquise au pôle supérieur du testicule avec tuméfaction palpable
  - **Tumeur du testicule**
  - **Orchite ourlienne :** contexte de parotidite, pancréatite ou méningite ourlienne
  - **Orchite du purpura rhumatoïde**
  - **Traumatisme**

TRAITEMENT ET PRISE EN CHARGE

- **Torsion du cordon spermatique** (voir fiche VIII.10 Torsion des gonades)
  - Avis chirurgical en urgence, le diagnostic est clinique
  - Possibilité de tentative de détorsion manuelle
- **Épididymite ou orchyépididimyte :** traitement de la cause
- **Kyste du cordon :** chirurgie réglée
- **Hydrocèle :** avis chirurgical
- **Étranglement herniaire du nourrisson :** urgence chirurgicale
- **Torsion de l'hydatide +++ :** urgence chirurgicale
- **Tumeur du testicule :** prise en charge multidisciplinaire
- **Orchite ourlienne :** repos au lit/immobilisation des testicules par suspensoir
- **Orchite du purpura rhumatoïde :** traitement de la cause
- **Traumatisme :** échographie et avis chirurgical

L'ASTUCE D'URG'PÉDIATRIE

Une bourse douloureuse est une torsion du cordon spermatique jusqu'à preuve du contraire : avis chirurgical en urgence ++

DÉTRESSE RESPIRATOIRE DU NOUVEAU-NÉ

EXAMENS COMPLÉMENTAIRES

Radio pulmonaire, GDS, Dextrostix™, groupe sanguin, Rhésus, Coombs direct, NFS, plaquettes, CRP, prélèvements bactériologiques, glycémie, calcémie

DIAGNOSTIC DE GRAVITÉ

- Score de Silverman > 4 ou 5, cyanose, épuisement (bradypnée, apnées multiples, gasps)
- Pâleur, tachycardie, hypotension
- Prostration, aréactivité

EXAMEN CLINIQUE

- Signes de lutte respiratoire : voir score de Silverman (Tab. 1)
- Cyanose : amélioration sous O_2 = origine respiratoire
- Fréquence respiratoire (N° < 40/min) : tachypnée (> 100 cycles/min, ampliation superficielle) ou bradypnée, gasps
- Rythme respiratoire : régulier, irrégulier, pauses, apnées
- Auscultation : ↓ murmure vésiculaire
- Hémodynamique : TRC > 3 sec, pouls périphériques, TA (selon âge du nouveau-né)
- Neurologique : hypotonique, hyporéactif, prostration, aréactivité

Tableau 1. Score de Silverman.

Score	0	1	2
Battement des ailes du nez	Absent	Modéré	Marqué
Geignement expiratoire	Absent	Audible (stétho)	Audible (oreille)
Entonnoir xiphoïdien	Absent	Modéré	Marqué
Ampliation thoracique	Bonne	Mal synchronisée	Balancement thoraco-abdominal
Tirage intercostal	Absent	Modéré	Marqué

Score 0 = pas de détresse respiratoire. Score autant plus élevé que la détresse est grande.

ÉTIOLOGIES

- **Causes pulmonaires non malformatives**
  - Maladie des membranes hyalines
  - Détresse respiratoire transitoire
  - Inhalation de liquide amniotique clair ou méconial
  - Infection pulmonaire
  - Épanchement gazeux ou liquide intrathoracique
- **Malformations bronchopulmonaires**
  - Emphysème lobaire géant
  - Agénésie et hypoplasie pulmonaire
  - Kyste bronchogénique
  - Séquestration pulmonaire
  - Lymphangiectasies pulmonaires congénitales
  - Syndrome d'immotilité ciliaire

- **Autres causes d'insuffisance respiratoire**
  - Werdnig-Hoffmann, Steinert, myopathies
  - Paralysie phrénique traumatique
  - Souffrance fœtale anoxique
  - Médicaments sédatifs administrés à la mère durant l'accouchement
  - Syndrome d'Ondine
  - Apnées idiopathiques du prématuré
- **Maladies métaboliques**
  - Hypoglycémie, acidose lactique ou par anomalie héréditaire du métabolisme des acides aminés
- **Causes malformatives**
  - Syndrome de Pierre-Robin
  - Atrésie des choanes ou de l'œsophage
  - Anomalie laryngée ou trachéale
  - Hernie diaphragmatique
  - Dystrophie thoracique asphyxiante de Jeune
- **Cardiopathies**
  - Transposition non corrigée des gros vaisseaux
  - Obstacles sur la voie pulmonaire (tétralogie de Fallot à petites branches artérielles pulmonaires, atrésie pulmonaire, sténose pulmonaire à septum interventriculaire intact)
  - Atrésie tricuspide, anomalie d'Ebstein
- **Insuffisance cardiaque**
  - Hypoplasie du cœur gauche, obstacle sur la voie gauche (coarctation, interruption de l'arche)
  - Retour veineux pulmonaire anormal
  - Canal atrioventriculaire, tronc commun, ventricule unique, ventricule droit à double issue
  - Tachycardie supraventriculaire
  - Fistule artérioveineuse cérébrale

L'ASTUCE D'URG'PÉDIATRIE

- Pas d'improvisation.
- Tout doit être parfaitement codifié : reconnaître la détresse respiratoire, rechercher les signes de gravité, restaurer une hématose correcte *PUIS* faire un diagnostic étiologique précis (donc avant tout examen complémentaire) et appliquer le traitement spécifique.

FIÈVRE

● DÉFINITION

Température centrale au-dessus de 38 °C, en l'absence d'activité physique intense, chez un enfant normalement couvert, dans une température ambiante tempérée ; ce n'est qu'à partir de 38,5 °C qu'il est éventuellement utile d'entreprendre un traitement

T°	Chiffres normaux	Fièvre
Centrale	36,4 à 37,9 °C	> 38,2 °C
Rectale (+++)	36,6 à 38 °C	> 38,1 °C
Axillaire (+)	34,7 à 37,3 °C	> 37,3 °C
Orale (–)	35,5 à 37,5 °C	> 37,5 °C

● EXAMENS COMPLÉMENTAIRES

CRP, NFS, hémocultures, ECBU ± PL et radio de thorax

● DIAGNOSTIC

- **Contexte :** âge, conditions sociofamiliales
- **Présentation générale de l'enfant :** teint, conscience, réactivité, alimentation, cri
- **Examen clinique complet**
  - Hémodynamique, déshydratation, tonus
  - Signes méningés : hypotonie axiale, fontanelle bombante
  - Signes cutanés : purpura, éruption...
  - Signes ostéo-articulaires : points douloureux, mobilité articulaire
  - Examen abdominal : douleur, défense, masse...
  - Auscultation cardio-pulmonaire
  - Examen ORL et aires ganglionnaires
- **Date du début de la fièvre :** réaction aux anti-pyrétiques, rythme des poussées fébriles

● SIGNES DE GRAVITÉ

- Âge < 3 mois, conditions sociofamiliales défavorables, teint pâle ou cyanosé, nourrisson somnolent, aréactif ou prostré, refus alimentaire, enfant geignard, fièvre mal supportée
- Ancien prématuré
- TRC > 3 sec, pouls > 160/min, signes de déshydratation, hypotonie
- L'existence d'une pathologie connue :
  - => Drépanocytose, immunosuppression, porteur de cathéter central
  - => Affection chronique pulmonaire ou rénale, maladie systémique

● TRAITEMENT ET PRISE EN CHARGE

- **Moyens physiques**
  - Déshabillage
  - Ventilation de la pièce
  - Boissons à volonté
  - Bains à – 2 °C de la température de l'enfant (bonne compréhension des parents)
- **Traitement médicamenteux :** privilégier la monothérapie en 1re intention, alterner si nécessaire
  - Paracétamol *per os* : 60 mg /kg/j soit 15 mg/kg/6 heures (possibilité de 80 mg/kg/j les 48 premières heures)
  - Ibuprofène : 20 à 30 mg/kg/j en 3-4 prises
  - Aspirine : 60 mg/kg/j soit 15 mg/kg/6 heures (AINS contre-indiqués dans la varicelle)

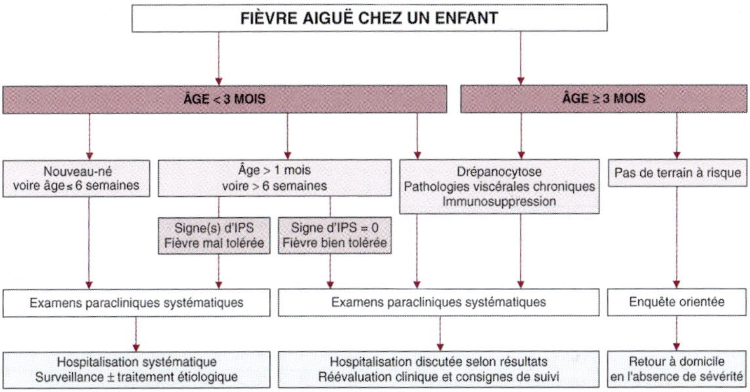

Figure 1. Conduite à tenir devant une fièvre aiguë chez un enfant.
IPS : infection potentiellement sévère.

L'ASTUCE D'URG'PÉDIATRIE

En dehors des pathologies neurologiques, le but est de préserver le bien être de l'enfant : la fièvre doit être traitée si elle est mal supportée.

INFECTION RESPIRATOIRE

● ÉLÉMENTS DIAGNOSTIQUES ET THÉRAPEUTIQUES

INFECTIONS RESPIRATOIRES
Toux + fièvre ± difficulté respiratoire

→ **PAS DE SIGNES PULMONAIRES ASSOCIÉS**
Auscultation pulmonaire normale
Rhinorrhée
Obstruction nasale
Pharyngite

→ **INFECTION RESPIRATOIRE HAUTE**

Rhinopharyngite
- Presque toujours d'origine virale
- Rhinorrhée, éternuements-obstruction nasale, fièvre, toux
- Pas d'antibiotique

Angine aiguë
- Fièvre, odynophagie
- Ces symptômes sont variables en fonction de l'agent étiologique et de l'âge du patient
- Antibiothérapie : si TDR positif ou facteurs de risque de RAA

Sinusite aiguë
- Âge > 6 mois pour l'ethmoïdite et > 3 ans pour maxillaire
- Température, toux, obstruction nasale, rhinorrhée, céphalées, douleurs faciales, œdème péri-orbitaire
- Antibiotique d'emblée

Otite moyenne aiguë (OMA)
- Otalgie fébrile
- Antibiotique si OMA purulente
- Pas d'antibiotique si OMA congestive, otite séro-muqueuse

Épiglottite
- Enfant après 3 ou 4 ans
- Altération de l'état général
- Dyspnée laryngée, fièvre ; l'enfant est assis ou à 4 pattes, dysphagie, bave
- Antibiotique d'emblée

Laryngite sous-glottique
- Dyspnée laryngée
- Toux rauque
- État général conservé
- Pas d'antibiotique

→ **SIGNES PULMONAIRES ASSOCIÉS**
Anomalies auscultatoires
Polypnée
Refus de boire (âge < 1 an +++)
Signes de lutte

→ **INFECTION RESPIRATOIRE BASSE**

Bronchiolite
- Période épidémique
- Enfant de moins de 2 ans
- Sibilants
- Pas d'antibiotique, sauf fièvre ≥ 39°C > 3 jours d'évolution, OMA associée
- Pneumonie et/ou atélectasie à la radiographie de thorax

Bronchite ou trachéo-bronchite
- Ronchi ± sous-crépitants
- Pas d'antibiotique

Pneumonie
- Tachypnée
- Signes en foyer
- Antibiotique d'emblée
- Radiographie dans les 24 premières heures

ORIENTATION DIAGNOSTIQUE

- **Infections respiratoires hautes**
  - Auscultation pulmonaire normale
  - Rhinorrhée, obstruction nasale, pharyngite
- **Infections respiratoires basses**
  - Anomalies auscultatoires
  - Augmentation de la fréquence respiratoire
  - Refus de boire (moins d'1 an +++)
  - Signes de lutte
  - **Bronchiolite**
    - Période épidémique
    - Enfant de moins de 2 ans
    - Sibilants
  - **Bronchite ou trachéobronchite**
    - Ronchi ± sous-crépitants
  - **Pneumopathie**
    - Tachypnée
    - Foyer auscultatoire

CRITÈRES DE GRAVITÉ D'UNE INFECTION RESPIRATOIRE BASSE

- Nourrisson de moins de 6 mois
- Critères cliniques de gravité
  - Aspect toxique
  - Intolérance respiratoire
  - Hypoxie
  - Difficulté à s'alimenter
  - Aggravation rapide de la maladie
  - Conditions socio-économiques précaires
- Critères radiologiques de gravité
  - Épanchement pleural
  - Pneumonie très étendue
  - Image d'abcès

DIAGNOSTIC

Fièvre + toux ± difficultés respiratoires

TRAITEMENT ET PRISE EN CHARGE

- **Infections respiratoires hautes**
  - Antipyrétique si fièvre mal supportée
  - Désinfection rhino-pharyngée 6 à 10/j (surtout avant repas)
- **Infections respiratoires basses**
  - **Bronchiolite**
    - Pas d'antibiotique, sauf si fièvre > 38,5 °C persistante au-delà de 3 jours d'évolution
  - **Bronchite ou trachéobronchite**
    - Pas d'antibiotique, sauf si fièvre > 38,5 °C persistante au-delà de 3 jours d'évolution
  - **Pneumopathie**
    - Antibiotique d'emblée

L'HÉMOPHILE AUX URGENCES

EXAMENS COMPLÉMENTAIRES

- NFS, Hb, Ht, TCA, facteur VIII ou IX, dépistage qualitatif et quantitatif (unité bethesda) d'anticoagulant circulant
- Selon contexte sans retarder l'injection substitutive de facteurs
  - Échographie en urgence
  - Scanner (après perfusion de FAH si TC sévère)
  - Radiographie
  - Endoscopie

PIÈGES DIAGNOSTIQUES

- Devant une hémarthrose douloureuse malgré la perfusion, demander une radiographie pour éliminer une fracture
- Devant une hémarthrose fébrile, faire une ponction pour éliminer une arthrite septique sous couvert de FAH
- Devant une hémarthrose avec blocage persistant, penser à une lésion méniscale
- Devant un hématome des grands droits, croire à une urgence chirurgicale
- Devant une hémarthrose de la cuisse, penser au syndrome de loge
- Devant une hématurie : boissons abondantes, antispasmodiques, CI absolue aux antifibrinolytiques et concentrés prothrombiniques activés, 20 UI/kg de FAH si persistance avec déglobulisation après avis CRTH de référence

COMPLICATIONS

- Spoliation sanguine si gros hématomes
- Compression vasculo-nerveuse
- Syndrome de Volkman de l'avant-bras : griffe, impossibilité d'étendre les doigts, refroidissement des doigts, paresthésies
- Compression du nerf crural : hématome du psoas-iliaque, abolition du réflexe rotulien
- Arthropathie hémophilique

MOTIFS DE RECOURS

- **Hémarthroses**
  - Gonflement, limitation douloureuse des mouvements
  - Signes fonctionnels subjectifs (description donnée par le patient) : sensation de réplétion articulaire, gêne, vague douleur
- **Hématomes**
  - Hématomes superficiels : sous-cutanés
  - Hématomes profonds :
    - rétro-péritonéaux : rares, diagnostic difficile, évolution grave, voire mortelle, douleur abdominale mal définie, souvent des flancs, avec sensation de réplétion abdominale, irradiation scrotale ou membre inférieur, hypotension, tachycardie, baisse de l'Ht
    - psoas-iliaque : douleur du pli de l'aine (parfois fosse lombaire ou fosse iliaque), fièvre, vomissements, hématome palpable face interne de l'os iliaque, flessum de hanche (psoïtis), extension et abduction de la cuisse douloureuses, rotation douce de la hanche possible et non douloureuse : élimine une hémarthrose de hanche
    - grands droits abdominaux : contracture douloureuse
- **Abdomen aigu**
  - Saignements intra-abdominaux : vomissements, fièvre, hyperleucocytose

- **Hématuries**
- **Hémorragies ORL et stomatologique**
  - Épistaxis, plaie de la langue, chute des dents de lait
- **Plaies cutanées :** superficielles ou profondes
- **Fracture**
- **Hématémèse, méléna, rectorragie**
- **Traumatisme crânien :** grave (chute d'un lieu élevé, chute de vélo, accident de la voie publique), perte de connaissance
- **Traumatisme minime, céphalées > 24 heures, crise convulsive ou signes neurologiques :** comportement anormal
- **Accident de voiture même minime**
- **Chirurgie**

TRAITEMENT ET PRISE EN CHARGE

- **Hémarthroses**
  - Hémarthrose au début : perfusion unique de 20 à 30 UI/kg de FAH et reprise des activités après la perfusion
  - Hémarthroses constituée : perfusion 20 à 30 UI/kg de FAH, renouveler 12 et 24 heures après suivant l'évolution ± immobilisation pendant 24 à 48 heures en attelle postérieure
  - Hémarthrose importante avec gros épanchement : avis orthopédique, ponction évacuatrice
  - Hémarthroses récidivantes : prophylaxie pendant 1 à 3 mois, 20 UI/kg/2 jours pour facteur VIII ou 30 UI/kg/3 jours pour facteur IX
- **Hématomes**
  - Hématomes superficiels : simple compression pendant 10 minutes
  - Hématomes profonds :
    - perfusion FAH : 30 UI/kg, 3 fois/j pendant 3 jours puis 20 UI/kg 2 fois/j pendant 2 jours puis 1 fois/j jusqu'à guérison
    - hémisuccinate d'hydrocortisone IV : 5 mg/kg/j puis relais *per os* (1 mg/kg/24 heures pendant 3 jours)
    - immobilisation jusqu'à disparition des signes : planchette ou gouttière, procubitus pour le psoas
- **Abdomen aigu**
  - Premier geste : perfusion de 30 à 50 UI/kg de FAH
  - Surveiller : pouls (tachycardie), pression artérielle (hypotension), Hb et Ht
- **Hématuries**
  - Repos au lit, boissons abondantes en l'absence de douleurs, réduction en cas d'épisodes douloureux
  - Antispasmodiques (Spasfon®) à la demande
  - Corticoïdes (1 mg/kg pendant 3 jours) éventuellement
  - Perfusion de FAH 20 UI/kg si l'hématurie est abondante ou persiste quelques jours ou si l'Hb baisse

- **Hémorragies ORL et stomatologique**
  - Épistaxis :
    - moucher, nettoyer la narine avec du sérum physiologique, comprimer la narine pendant 10 minutes
    - si persistance : mèche résorbable (Surgicel®), contrôle quotidien en cas de persistance
  - Plaie de la langue :
    - rincer la bouche, compression manuelle avec compresse stérile pendant 10 minutes, alimentation semi-liquide froide pendant 3 à 4 jours, Exacyl® 0,020 g/kg/j (amp. de 1 g)
    - si persistance de l'hémorragie > 24 heures : perfuser 20 UI/kg, surveiller chute d'escarres entre 4e et 7e jour
  - Chute des dents de lait :
    - si saignement : compression locale (mordre une compresse), alimentation semi-liquide et froide, Exacyl®
    - si persistance plus de 24 heures, perfuser 20 UI/kg de FAH
- **Plaies cutanées**
  - Plaie superficielle : désinfection, tulle gras puis compresses stériles et pansement compressif
  - Plaie profonde : perfuser 20 UI/kg de FAH et suturer
- **Fracture**
  - Fracture traitée par plâtre : taux entre 20 à 50 UI/kg/j pendant 3 à 8 jours, perfuser si changement de plâtre, perfuser à l'ablation du plâtre et prophylaxie pour la rééducation
  - Réduction chirurgicale : hémostase complète pendant 15 jours à 3 semaines, immobiliser le foyer de fracture, fendre le plâtre après séchage, surveillance attentive du risque de compression
- **Hématémèse, méléna, rectorragie**
  - Perfusion de 50 UI/kg de FAH et hospitalisation, puis 20 UI/kg × 3/j tant que l'hémorragie persiste, surveillance
- **Traumatisme crânien**
  - Grave : perfusion immédiate de 50 UI/kg de FAH puis TDM +++
  - Si hématome intracrânien : perfusion de FAH/8 heures pour maintenir le taux circulant au moins à 50 %
  - Si intervention neurochirurgicale, maintenir le taux à 50 % le temps nécessaire à la cicatrisation
  - Anticonvulsivants systématiques
- **traumatisme bénin, céphalées > 2 heures, crise convulsive ou signes neurologiques**
  - Petit enfant : perfusion unique de 30 UI/kg
  - Jeune enfant : perfuser 20 à 30 UI/kg une fois par jour pendant 8 jours
- **Accident de voiture même minime :** perfuser systématiquement 30 UI/kg (risque dû à la décélération)
- **Chirurgie**
  - Centre spécialisé, rechercher un inhibiteur, disponibilité des besoins de FAH
  - Chirurgie mineure : 1 heure avant l'intervention, perfuser 50 UI/kg ou obtenir un taux circulant voisin de 100 %, contrôler TCA juste avant l'intervention ou le facteur VIII qui doit être ≥ 80 %, puis pendant 4 jours taux à 50 %
  - Chirurgie majeure ou orthopédique : 100 % de FAH circulants 1 heure avant l'intervention, si interventions longues, perfuser 10 UI/kg/heure pendant l'intervention puis taux plasmatique à 80 % pendant 4 jours

LOMBALGIE (ENFANT ET ADOLESCENT)

DIAGNOSTIC

- Antécédents personnels et familiaux : maladie inflammatoire, psoriasis, épisclérite, maladie héréditaire, antécédents traumatiques rachidiens
- Douleur : persistante, recrudescence nocturne, retentissement fonctionnel
- Signes généraux : asthénie, fièvre, anorexie, perte de poids, sueurs nocturnes
- Clinique : déséquilibre des épaules, asymétrie des flancs, gibbosité, cyphose, lordose, boiterie
- Statique rachidienne (fil à plomb) : scoliose, attitude scoliotique, déséquilibre du tronc, cyphose, lordose
- Mobilité du rachis : gibbosité irréductible, attitude scoliotique, distance mains-sol, Shoeber, inclinaison, raideur
- Palpation : point douloureux des épineuses, contracture paravertébrale, marche d'escalier entre 2 épineuses
- Membres inférieurs : amyotrophie, faiblesse musculaire, pied creux uni/bilatéral, inégalité
- Examen neurologique : déficit sensitivo-moteur, hyper-réflexivité
- Examen général

EXAMENS COMPLÉMENTAIRES

- Radiographie rachis face/profil
- TDM ± IRM
- Biologie (selon contexte) : bilan infectieux, inflammatoire et rhumatologique, tumoral
- Ponction-biopsie, prélèvements

ATTEINTES INFLAMMATOIRES

- **Spondylarthropathies juvéniles :** antécédents familiaux, atteinte cutanée, oculaire ou articulaire périphérique, HLA-B 27, atteinte radiologique inflammatoire vertébrale et sacro-iliaque
- **Ostéite chronique récidivante multifocale :** douleur de rythme inflammatoire, atteinte cutanée, lyse et sclérose osseuse, scintigraphie osseuse, biopsie

LÉSIONS INFECTIEUSES

Spondylodiscite, discite, spondylite :

- Staphylocoque +++, mal de Pott
- Radiographie : pincement discal
- IRM
- Ponction-biopsie : identification du germe

TUMEURS RACHIDIENNES MALIGNES

- Sarcome d'Ewing : altération de l'état général, état fébrile, douleur persistante et croissante, compression neurologique, inflammation biologique, radiographie/IRM (ostéolyse, ostéocondensation, atteinte des parties molles)
- Autres tumeurs malignes : ostéosarcomes
- Lymphomes : atteinte plurivertébrale, non contiguë, paravertébrale, ostéolyse
- Métastases de sympathoblastome, neuroblastome, névroblastome : compression neurologique extramédullaire, envahissement intracanalaire, échographie abdominale, IRM
- Tumeurs intramédullaires
  - Astrocytomes et épendymomes : tumeurs fréquentes, radiographie (processus expansifs intracanalaires, amincissement des pédicules), IRM
  - Neurofibromes et schwannomes : isolés ou neurofibromatose, IRM

TROUBLES DE CROISSANCE PUBERTAIRE

- Scoliose idiopathique : douleur, dépistage précoce
- Maladie de Scheuermann (cunéiformisation de D4 à D8 ou plus d'au moins 3 vertèbres adjacentes) : douleur mécanique, intermittente ou permanente, inversion de courbure, radiographie (hernie intraspongieuse, centrale, rétromarginale antérieure, prémarginale postérieure, irrégularité des plateaux, pincement discal), IRM (dégénérescence discale), dépistage à la puberté, mesures rééducatives et hygiène de vie (CI au port de charges lourdes et sports avec réception brutale ou sports de compétition), traitement orthopédique (corsets pour réduction de la cyphose)
- Spondylolyse et spondylolisthésis (anomalie de la charnière lombo-sacrée) : lombalgie lors de poussée de croissance de l'adolescence, irradiation sciatalgique, augmentation de la cyphose lombo-sacrée, troubles de la marche, radiographie (lyses isthmiques), traitement (conseils posturaux, abstention sports/efforts physiques violents, corset pendant 3-4 mois). La présence d'une cyphose L5-S1 est un signe d'instabilité.

TUMEURS RACHIDIENNES BÉNIGNES

- Granulome éosinophile : tumeur fréquente du corps vertébral, isolée ou histiocytose X, *vertebra plana*, IRM
- Ostéome ostéoïde : tumeur ostéogénique, plage d'ostéolyse, calcifications, sclérose osseuse réactionnelle, scintigraphie osseuse, TDM
- Ostéoblastome : ostéolyse expansive, calcifications
- Kyste anévrismal : ostéolyse sur arc postérieur, logette limitée par un fin liseré périosté calcifié, niveaux liquides, TDM/IRM

L'ASTUCE D'URG'PÉDIATRIE

- L'examen clinique est primordial.
- La lombalgie n'épargne ni l'adolescent ni l'enfant. La prévalence des lombalgies s'établit entre 30 et 50 %.

MALAISE GRAVE DU NOURRISSON

DÉFINITION

- **Malaise :** les modifications soudaines et inhabituelles de teint (pâleur, cyanose), de comportement, de rythme respiratoire ou de tonus avec ou sans perte de connaissance, réelles ou supposées, isolées ou associées génèrent une inquiétude importante chez les parents
- **Malaise grave :** détresse hémodynamique, ventilatoire ou neurologique reconnue par une équipe médicale et authentifiée par des enregistrements (cardio-respiratoire, ECG, EEG) et/ou des résultats biologiques (souffrance cellulaire hépatique, musculaire, myocardique, neurologique, acidose)
- **Fréquent avant 6 mois**

EXAMENS COMPLÉMENTAIRES

- Bilan infectieux : NFS, CRP, hémoculture ± PL, BU ± ECBU, ionogramme sanguin, glycémie, calcémie, urée, créatinine, GDS + acide lactique
- Radiographie thoracique, ECG
- En fonction du contexte : TDM cérébrale, échographie abdominale et cardiaque, recherche de toxique, fibroscopie bronchique, FOGD, pH-métrie, EEG, radiographie du squelette (à différer)...
- Congeler les premières urines (pour éventuelle toxicologie)

ÉTIOLOGIES ET CONTEXTE CLINIQUE

- **Digestives**
  - RGO, vomissement inhalé, allergie aux protéines du lait de vache (post-prandial, positionnel, régurgitations)
  - Invagination intestinale aiguë, hernie étranglée, volvulus (pâleur, troubles du transit, palpation d'une masse)
- **Infectieuses**
  - Méningites, encéphalites (coma, convulsions)
  - Convulsions hyperthermiques
  - Bronchiolite, coqueluche (épuisement, apnées)
- **Cardiaques**
  - Myocardiopathie, malformations (retard staturo-pondéral, souffle cardiaque, pas de pouls fémoraux, hépatomégalie, troubles du rythme)
- **Métaboliques**
  - Hypoglycémie, hypocalcémie, glycogénoses...
  - Hyper-réactivité vagale : souvent d'origine digestive, pâleur, sueurs, bradycardie, perte de connaissance, hypotonie
  - Spasmes du sanglot : bref, bénin, pleurs, contrariétés, apnée, pâleur, cyanose
  - ORL : corps étranger, malformations
  - Intoxications : médicamenteuses, monoxyde de carbone
  - Traumatiques : enfants secoués, Silverman

DIAGNOSTIC

- Anamnèse : description du malaise, contexte et lieu de survenue
- Détresse respiratoire (signes de lutte, coloration, inhalation)
- Détresse cardio-vasculaire (état de choc, insuffisance cardiaque, ACR)
- Détresse neurologique (troubles de la conscience, état de mal convulsif, hypotonie)
- Examen clinique rigoureux, recherche de malformations et de contusions
- Antécédents personnels (prématurité, naissance, croissance, contexte social) et familiaux

CRITÈRES DE GRAVITÉ

- **Hémodynamiques**
  - TRC > 3 sec
  - FC > 200 ou < 75 bpm
  - PAS < 60 mmHg
- **Respiratoires**
  - SpO_2 < 90 %, cyanose
  - Apnées > 20 sec
  - Polypnée ou bradypnée
- **Neurologiques**
  - Trouble de la conscience
  - Mouvements anormaux
  - Geignements
  - Bombement de la fontanelle
  - Hypo- ou hypertonie
- Durée prolongée des troubles

TRAITEMENT ET PRISE EN CHARGE

- Monitorage, TA ; pouls, saturation
- Oxygénation
- Libération des VAS
- Intubation, ventilation assistée et MCE fonction de la clinique nécessaire
- Abord veineux : VVP, voie osseuse
- Faire un dextro et prendre la température
- Mettre une sonde gastrique
- **Sérum glucosé à 10 % :** 2 à 3 mL/kg en IVD puis relais 0,3 à 0,5 mL/kg/h avec contrôle dextro toutes les 30 minutes
- **Valium** 0,5 à 1 mg/kg si convulsions
- **Adrénaline** ou **noradrénaline** si choc 0,5 à 1 gamma/kg/min
- **Transfert médicalisé vers une unité de réanimation**
- Avis pédiatrique pour prise en charge spécialisée

L'ASTUCE D'URG'PÉDIATRIE

RGO = 1re cause de malaise grave.

PURPURA NON FÉBRILE

DÉFINITION

- Extravasations des hématies dans le derme
- Origine plaquettaire (anomalie quantitative +++ ou qualitative ou mixte) ou vasculaire
- Taches rouges pourpre cutanéo-muqueuses ne s'effaçant pas à la vitropression, pouvant prendre plusieurs formes :
  - Pétéchies
  - Ecchymoses
  - Vibices
  - Purpura ± infiltré ± nécrotique ± extensif

→ **Urgence diagnostique**

EXAMENS COMPLÉMENTAIRES

- NFS, plaquettes, réticulocytes
- Frottis sanguin (à faire voir par un biologiste)
- Groupe sanguin, rhésus, RAI
- CRP
- TP, TCA, fibrinogène, PFA

SIGNES CLINIQUES

- Interrogatoire
  - Contexte de survenue (virose, vaccins, prise médicamenteuse, etc.)
  - Date d'apparition, rapidité d'installation
  - Antécédent personnel ou familial de syndrome hémorragique
  - Signes accompagnateurs
- Examen physique
  - Pouls, TA, FR, saturation O_2, T°, conscience, pâleur des conjonctives, HemoCue®, BU
  - Caractère pétéchial, nécrotique, extensif
  - Localisation déclive
  - Symptômes hémorragiques : gingivorragies, épistaxis, méléna, rectorragies, hématémèse, hématurie
  - Syndrome tumoral : foie, rate, adénopathies, amygdales
  - Signes généraux : altération de l'état général, douleur abdominale, syndrome méningé, prise de médicaments ou de toxiques, arthralgies, œdème des chevilles
  - Signes ORL de virose, angine...

SIGNES DE GRAVITÉ

- Syndrome hémorragique sévère : > 100 pétéchies, > 5 ecchymoses de plus de 3 cm de diamètre, épistaxis bilatérale, saignement digestif, hématurie, métrorragies, saignement cérébroméningé, bulles hémorragiques intrabuccales, hémorragies au FO, hémorragies internes ou mettant en jeu le pronostic vital (score de Buchanan > 3), thrombopénie < 20 000/mm^3
- Sévérité de l'étiologie suspectée : infectieuse, tumorale ou centrale
- Purpura nécrotique extensif, qui doit faire évoquer une méningococcémie même en l'absence de fièvre
- Âge < 1 an

DIAGNOSTIC

Purpura d'origine périphérique

- Non thrombopénique
  - Purpura vasculaire :
    - Purpura rhumatoïde (le plus fréquent) : 6 mois → âge adulte (75 % < 10 ans), cause inconnue (infectieuse ?), purpura infiltré des membres inférieurs, arthralgies des chevilles et genoux, douleurs abdominales, vomissements, glomérulopathie à IgA (protéinurie, HTA, syndrome néphrotique, syndrome néphritique), douleur testiculaire, convulsions, traitement symptomatique
    - autres : fulminans, médicamenteux, mécanique (effort de toux, vomissements, sévices)
  - Thrombopathies : maladies rares
- Thrombopéniques (plaquettes < 150 000)
  - PTI (trouble de coagulation le plus fréquent chez l'enfant) : destruction plaquettaire par anticorps antiplaquettes ; enfant 2-10 ans, virose ou vaccin (ROR, hépatite B) dans les jours ou les semaines précédents (printemps, hiver), purpura cutanéo-muqueux ± syndrome hémorragique isolé (pas de syndrome tumoral +++), thrombopénie profonde isolée au bilan, coagulation normale ; traitement si plaquettes < 30 000, hospitalisation si plaquettes < 20 000
  - CIVD
  - SHU : micro-angiopathie thrombotique : microthrombi plaquettaires, consommation (séquestration plaquettaire dans le foie et la rate) ; < 3 ans, infection des voies respiratoires ou GEA sanglante (*E. coli* 0157 H7, pneumocoque), pâleur, altération de l'état général, oligurie, purpura, rectorragies, hématurie, signes neurologiques (troubles de la conscience, convulsions, comas), HTA, ictère ; anémie ++, schizocytose, thrombopénie modérée, IRA ± hyperkaliémie ± hyperphosphorémie, protéinurie, hématurie, syndrome néphrotique, hémolyse ; traitement : symptomatique : dialyse si IRA menaçante, traitement HTA, traitement syndrome néphrotique, éviter les transfusions si possible (surcharges volémiques) ; mortalité < 10 %
  - Hypersplénisme

Purpura d'origine centrale

- Envahissement médullaire : leucémie aiguë, tumeur (neuroblastome, histiocytose X, etc.)
- Hypoplasie ou aplasie médullaire (constitutionnelle ou acquise ou myélodysplasie avec risque de LAM)

Cas particulier

- Chez le nouveau-né : allo-immunisation materno-fœtale, CIVD, pathologie immune transmise par la mère, infection, hémangiome

SOUFFLE CARDIAQUE CHEZ L'ENFANT

DÉFINITION

Souffle : turbulence du flux sanguin dans les cavités cardiaques (valves ou vaisseaux)

EXAMENS COMPLÉMENTAIRES

Radiographie pulmonaire de face, ECG, écho-Doppler cardiaque

ÉPIDÉMIOLOGIE

- 50 % des patients pédiatriques
- Souffle cardiaque anorganique bénin : enfant > 2 ans dans 50 % des cas
- Souffle cardiaque organique (pathologique) : nouveau-né et le nourrisson presque toujours

EXAMEN CLINIQUE

- **Circonstances de découverte**
  - Découverte fortuite ou bilan familial (antécédent familial) chez un enfant asymptomatique
  - Signes cardio-respiratoires : malaise, cyanose, dyspnée, douleurs thoraciques, syncope, palpitations
  - Signes généraux : fièvre chronique inexpliquée, cassure de la courbe de croissance, altération de l'état général
  - Bilan de maladies extracardiaques : AVC, épilepsie, maladies métaboliques, maladies inflammatoires de système, syndromes dysmorphiques (syndrome de Turner, syndrome de Marfan)
- **Élément clinique**
  - Caractéristiques du souffle : foyer, localisation dans le cycle cardiaque, irradiation, intensité, tonalité, timbre, bruit surajouté, variabilité selon la position
  - Saturation, température, tension artérielle aux 4 membres (noter la TA différentielle), pouls carotidien, axillaires, intercostaux, huméraux, et fémoraux
  - Thrill sus-sternal, frémissement précordial, choc de pointe déporté à gauche

EN FAVEUR D'UN SOUFFLE ANORGANIQUE

- Âge > 2 ans : pic entre 4 et 12 ans
- Souffle isolé, localisé bord gauche sternum, court, musical, intensité faible 1 ou 2/6, pas d'irradiation, ni frémissement ni thrill
- Disparaît lors de la position debout (test d'orthostatisme)
- Pas de signe fonctionnel, augmenté par fièvre, anémie, effort et émotion
- Pouls, TA et saturation normaux
- Bruits du cœur normaux, B2 variable ou pas de bruit surajouté, souffle variable (respiration, position, compression jugulaire)

EN FAVEUR D'UN SOUFFLE ORGANIQUE

- Nouveau-né et nourrisson < 3 mois
- Souffle diastolique, invariable, irradiant, présence d'un click ou d'un galop, anomalie fixe du B2
- Cyanose hypoxique, anomalie de palpation des pouls, frémissement, présence d'un thrill, anomalie de la TA, signes fonctionnels évocateurs, syndrome dysmorphique

→ **Avis cardiologue**

Tableau 1. Orientation diagnostique devant un souffle cardiaque.

Pathologies	Souffle et localisation	Signes associés
Insuffisance aortique	Souffle diastolique aortique	Pouls bondissants, élargissement de la TA différentielle
Insuffisance mitrale	Souffle holosystolique mitral à irradiation sous-axillaire	Dyspnée au repos, pâleur, sueur (fuite impotente)
Coarctation aortique	Souffle systolique au bord gauche sternal et dorsal (gouttière interscapulaire)	Abolition des pouls fémoraux, perception des pouls intercostaux +++, HTA aux membres supérieurs, thrill sus-sternal
Canal artériel persistant	Souffle continu sous-claviculaire gauche	Pouls bondissants, parfois asymétrie des pouls radial, thrill sus-sternal Étiologie : prématurité, rubéole congénitale, cas familiaux
Cardiomyopathie hypertrophique	Souffle mésosystolique au bord gauche sternal et apex	Click mésosystolique, palpitations, rarement dyspnée
Tétralogie de Fallot	Souffle systolique pulmonaire	Souvent vers 3-6 mois, cyanose, malaises anoxiques, pas de click
Sténose sus-valvulaire aortique	Souffle systolique aortique	Pas de click, parfois asymétrie des pouls radial Syndrome de Williams Beuren
Sténose valvulaire aortique	Souffle systolique aortique	Click protosystolique, irradiation à l'apex
Sténose sous-valvulaire aortique	Souffle systolique au bord gauche sternal	Pas de click
Sténose sus-valvulaire pulmonaire	Souffle systolique pulmonaire	Pas de click, syndrome de Williams Beuren
Sténose valvulaire pulmonaire	Souffle systolique pulmonaire	Click protosystolique, irradiation dorsale
Communication interauriculaire	Souffle protosystolique pulmonaire	Dédoublement large et fixe de B2, minime roulement diastolique xiphoïdien
Communication interventriculaire	Souffle holosystolique au bord gauche sternal, mésocardiaque, et apex	Irradiation en rayon de roue, B2 claqué si hypertension pulmonaire

SUSPICION DE MALADIE MÉTABOLIQUE HÉRÉDITAIRE

DÉFINITION

Trois groupes principaux :

- maladie par intoxication : accumulation d'un métabolite (acidurie organique, pathologie des acides aminés, déficit du cycle de l'urée)
- maladie par carence énergétique : déficit du métabolisme des glucides ou de la β-oxydation des acides gras, chaîne respiratoire, etc.
- maladie par atteinte du métabolisme des molécules complexes : pathologies lysosomales et peroxysomales, déficit de glycosylation des protéines, etc.

CHEZ LE NOURRISSON

- **Signes non spécifiques**
  - Atteinte de l'état de conscience : coma (acidocétosique, alcalose, hyper/hypoglycémique)
  - Hypertonie distale, hypotonie axiale
  - Convulsions
  - Tachypnée, hoquet, détresse respiratoire
  - Nausées, vomissements
  - Hypoglycémie
  - Hépatomégalie, cholestase, insuffisance hépatique
- **Éléments évocateurs**
  - Altération de l'état général sans cause évidente
  - Intervalle libre entre naissance/symptômes
  - Odeur anormale des urines, cristaux orange dans les couches
  - Début des troubles correspondant à une modification diététique
  - Traitement symptomatique inefficace

DE FAÇON GÉNÉRALE

- **Rechercher**
  - Consanguinité
  - État de santé de la fratrie
  - Épisode similaire
  - Mort en jeune âge dans la famille étendue
  - Facteur déclenchant (diète, jeûne, etc.)
  - Odeur spéciale
  - Retard de croissance
  - Refus de certains aliments
- **Faire l'examen physique**
  - Signes vitaux : saturation, pouls, TA et température, dextro
  - Faciès, odeur
  - Fontanelle antérieure
  - Reflet rouge
  - Examen neurologique complet
  - Cœur (myocardiopathie, trouble du rythme, etc.)
  - Poumon (détresse respiratoire)
  - Abdominal (hépatosplénomégalie)
  - Cutané

CHEZ L'ENFANT

- **Signes non spécifiques**
  - Vomissements à répétition inexpliqués
  - Retard de développement psychomoteur
  - Retard de croissance staturo-pondérale
  - Coma inexpliqué
  - Troubles de la marche et ou ataxie intermittente
  - Convulsions : récidivantes et résistantes au traitement
  - Troubles du comportement (automutilation, agressivité, traits autistiques)
  - Malaise et hypoglycémie
  - Alopecie, érythrodermie
- **Éléments évocateurs**
  - Évolution par intermittence de la symptomatologie
  - Caractère récidivant de la symptomatologie
  - Présence d'un facteur déclenchant (modification du régime alimentaire, vaccination, infection, anesthésie, prise médicamenteuse, etc.)
  - Acidose marquée lors de gastro-entérite
  - Calculs rénaux

EXAMENS COMPLÉMENTAIRES

- **Sang :** NFS, CRP, ionogramme sanguin, glycémie, urée, créatinine, calcémie, phosphorémie, ASAT, ALAT, gamma-GT, TP, TCA, lactate, ammoniémie, acide urique, GDS
- **Urines :** BU, test métabolique urinaire DNPH (leucinose), ionogramme, sucres réducteurs (Clinitest®), Sulfitest®
- **Examens spécialisés**
  - 2 tubes de plasma hépariné (pour chromatographie des acides aminés)
  - Sang sur papier buvard (pour acylcarnitines)
  - Congeler les urines miction par miction (pour chromatographie des acides aminés et des acides organiques)

TRAITEMENT ET PRISE EN CHARGE

- Avis pédiatrique pour prise en charge spécialisée
- Voie veineuse périphérique : sérum physiologique
- Arrêt alimentation entérale
- Traitement symptomatique (déshydratation, anomalies hydro-électrolytiques, hypoglycémie, convulsion, etc.)
- Éviter : valproate de sodium, apport d'acides aminés et de protéines

SYNDROME HÉMORRAGIQUE

GROUPES NOSOLOGIQUES

- **Déficits en facteurs de coagulation**
  - Déficit en facteurs Willebrand, VIII (hémophilie A) et IX (hémophilie B) et rarement facteur V, prothrombinique, facteurs XI et XIII
- **Thrombopathies sans thrombopénies**
  - Purpura rhumatoïde : plaquettes normales, hématomes déclives, douleurs abdominales, œdèmes, syndrome néphrotique, urines bouillon sale
- **Thrombopathies avec thrombopénies**
  - Syndrome hémolytique et urémique : insuffisance rénale, thrombopénie, ictère en post-infectieux, GEA, toxine *E. Coli* 0153
  - PTI
  - PTIA
  - CIVD
  - Hypersplénisme
  - Syndrome de Glanzman (rare)
- **Autres**
  - Leucémies avec pancytopénies
  - Syndrome d'activation macrophagique : anémie, hyperbilirubinémie, haptoglobine basse, hyponatrémie, hypertriglyceridémie, contexte MNI

ÉLÉMENTS CLINIQUES DE GRAVITÉ

- L'association du purpura à des hémorragies muqueuses ou du fond d'œil est en général très évocatrice d'une thrombopénie profonde (risque hémorragie si plaquettes < 50 G/L et risque hémorragie spontanée grave si plaquettes < 20 G/L)
- Dissémination cutanée du purpura et son développement rapide
- Altération de l'état général et retentissement hémodynamique
- Présence d'une fièvre qui majore le risque hémorragique en cas de thrombopénie
- Terrain : nouveau-né
- Purpura infectieux et syndrome méningé

DIAGNOSTIC

- **Circonstances :** antécédents familiaux, pathologie préexistente (hémophilie connue, drépanocytose), épistaxis, hématomes, gingivorragies, bulles hémorragiques intrabuccales, hémarthrose, douleurs abdominales
- **Examen des téguments :** hématomes, purpura, pétéchies (ne s'effacent pas à la vitropression) y compris paume des mains, plante des pieds, ongles et examen de la cavité buccale
- **Examen général :** ictère, pâleur, aspect scléroconjonctival, splénomégalie, hépatomégalie et œdèmes, hématurie, syndrome pseudo-appendiculaire, douleur articulaire
- **Tension artérielle/fréquence cardiaque :** tolérance à l'anémie

EXAMENS COMPLÉMENTAIRES

- NFS, plaquettes, groupe, rhésus, RAI, fibrinogène
- Bilirubine totale, conjuguée, non conjuguée
- Électrophorèse de l'hémoglobine
- TP, TCK
  - Si TCK allongé : facteurs VIII, IX, XI
  - Et si TCK abaissé : facteurs II, V, VII et X
- Facteur Von Willebrand, cofacteur de la Ristocétine
- Ionogramme, urée, créatinine, fer sérique, ferritine
- Hémocultures si fièvre
- Si purpura thrombopénique : sérologie parvovirus B19, HTLV1, HIV, hépatite ABC, EBV, VZV, CMV, ROR

TRAITEMENT ET PRISE EN CHARGE EN URGENCE

- Transfusion en cas d'anémie aiguë
- Transfusion plaquettaire en cas d'hémorragie menaçante avec thrombopénie profonde
- Lutte contre le collapsus hémodynamique
- Antibiothérapie immédiate d'un purpura infectieux
- Se référer aux fiches correspondantes selon l'étiologie

URGENCES DES 3 PREMIERS MOIS

FIÈVRE DU NOURRISSON

- Une fièvre n'est jamais banale avant 3 mois
- **Étiologies**
  - Infection potentiellement sévère (IPS) : méningite, arthrite, cellulite, infection urinaire, pneumopathie, gastro-entérite aiguë (GEA), otite moyenne aiguë
  - Affection des voies aériennes supérieures (VAS)
  - Cause virale (3/4) ou bactérienne (pyélonéphrite ++)
- **Signes de gravité** (font redouter IPS)
  - Troubles du comportement, de l'alimentation, du tonus, de la vigilance, fontanelle bombée
  - Retentissement hémodynamique, troubles de la coloration, purpura, déshydratation
  - Détresse respiratoire
- **Hospitalisation impérative**
- **Examens complémentaires :** hémoculture, ECBU, ponction lombaire, NFS, plaquettes, CRP
- **Traitement**
  - Antibiothérapie parentérale prédictive (streptocoque B, Listeria, *Escherichia coli*)
  - Antipyrétique : moyens physiques (découvrir l'enfant, boisson) + paracétamol 60 mg/kg/j/4 prises
- **Cas particuliers :** otite moyenne aiguë : paracentèse pour prélèvement bactériologique

MALAISES DU NOURRISSON

- **Description :** pâleur modérée, prodromes, enfant bleu, blanc, distance du repas, vomissement pendant le sommeil, durée du malaise, mouvements anormaux, modification du tonus, impression de mort imminente, arrêt cardio-respiratoire, cyanose, grande hypotonie, perte de connaissance
- **Antécédents familiaux** (consanguinité, épilepsie, syncopes vagales, mort subite, pathologie cardiaque, métabolique, etc.), **antécédents personnels** (circonstances de la naissance, souffrance néonatale, précédents malaises, développement psychomoteur)
- **Examen clinique complet ++**, rechercher signes de gravité (troubles neurologiques, hémodynamiques, respiratoires, etc.), consulter carnet de santé, tracer courbes de poids, taille, PC
- **Causes des malaises**
  - Allergique, asphyxique, cardiaque, digestive (reflux gastro-œsophagien, invagination intestinale, etc.)
  - Infectieuse, métabolique, neurologique, toxique

ICTÈRE NÉONATAL

- Élévation physiologique de la bilirubine non conjuguée chez tous les nouveau-nés (pic au 4e ou 5e jour), après J10 : ictère persistant
- **Rechercher**
  - Anamnèse : incompatibilité de groupe sanguin (groupe sanguin maternel), résorption d'un hématome, jeûne (révèle maladie de Gilbert), infection bactérienne
  - Clinique : couleur urines et selles, syndrome hémorragique, palpation foie et rate, type d'alimentation, malformation associée, infection maternelle pendant grossesse ou accouchement

- **Étiologies**
  - Ictère à bilirubine libre : urines claires, selles normalement colorées, pas d'hépatomégalie. Causes : hémolyse (infection, allo-immunisation fœto-maternelle, hémoglobinopathie, déficit en G6PD, Minkowski-Chauffard, etc.), sténose du pylore (vomissements ++), sepsis, maladie de Gilbert, ictère au lait maternel
  - Ictère cholestatique : urines foncées, selles décolorées, hépatomégalie → injection IV 10 mg vit K en urgence. Écho abdo indispensable :
    - si cholestase permanente et persistante (urines et selles n'ont jamais été normales) : 1 diagnostic urgent : atrésie des voies biliaires jusqu'à preuve du contraire = cause la plus fréquente de cholestase néonatale (50 %). Écho négative (voies biliaires non dilatées) et se donner 3 jours pour éliminer les diagnostics différentiels : syndrome d'Alagille, déficit en α1 anti-trypsine, mucoviscidose. Si ces 3 diagnostics sont éliminés : chirurgie urgente avant 45e jour pour éviter évolution obligatoire vers la cirrhose
    - décoloration des selles transitoire ou partielle : écho abdo pour éliminer un obstacle extra-hépatique (dilatation des voies biliaires) : sténose congénitale, lithiase, dilatation congénitale, tumeur. Si pas d'obstacle et pas de recoloration rapide des selles : biopsies hépatiques, opacification des VB, recherche : infections (CMV, toxoplasmose, etc.), maladie génétique (déficit en α1 antitrypsine, mucoviscidose, maladie de Gaucher, etc.)
  - Ictère cytolytique : TP allongé malgré injection de vitamine K. Causes : hépatite infectieuse (fœtopathies), fructosémie, galactosémie, tyrosinémie

PLEURS DU NOURRISSON

- Motif fréquent de consultation en pédiatrie
- Souvent attribués aux coliques du nourrisson
- **Interrogatoire :** rythme, horaires, changement environnemental, mode de garde, modification de l'alimentation, séparation, modifications du tonus, du teint, du comportement, difficultés à faire les rots, bébé glouton, gaz intestinaux, régurgitations
- Observer l'enfant pendant l'interrogatoire, sa façon de téter, réactivité à la voix, aux caresses, son regard...
- Examen clinique complet, avec poids, taille, température. Recherche de causes douloureuses aux pleurs :
  - Causes chirurgicales : reflux gastro-œsophagien avec œsophagite, hernie étranglée...
  - Infection : otite, pyélonéphrite, méningite...
  - Érythème érosif du siège avec ou sans fissure anale
  - Autres : coliques du nourrisson
- **Prise en charge**
  - Les causes graves sont exceptionnelles, celles méritant un traitement médical rares !
  - Ne pas passer à côté d'une cause médicale ou chirurgicale mais ne pas surmédicaliser des situations banales comme l'aérocolie...
  - Ne pas laisser les parents gérer eux-mêmes le problème, organiser un suivi avec la médecine de ville

STAGNATION PONDÉRALE

- Rarement due à une maladie organique, souvent à des erreurs alimentaires, quelquefois à des erreurs de pesée ou d'appréciation (comparaison à un autre enfant sans réalisation de courbe...)
- Examen complet de l'enfant avec température, poids, constantes. Faire la courbe de poids depuis le poids de naissance
- Rechercher des signes généraux (pleurs, fièvre, somnolence), des signes fonctionnels (ORL, respiratoires, digestifs)
- Éliminer des causes évidentes : muguet buccal, gingivostomatite, toux évocatrice de fausse route (fente palatine ?)
- Éliminer une affection plus grave : infection urinaire, insuffisance rénale, tubulopathie, insuffisance cardiaque, pathologie digestive (allergie aux protéines du lait de vache, mucoviscidose), diabète insulinodépendant, insuffisance surrénale
- Examens complémentaires de débrouillage : ECBU, ionogramme sanguin
- Hospitaliser l'enfant en cas de perte de poids avec signes de déshydratation, signes organiques. Si stagnation sans signe de gravité : suivi ambulatoire
- Éviter :
  - d'attribuer une stagnation à des difficultés alimentaires et ignorer une pathologie médicale
  - de traiter par excès des troubles digestifs mineurs, d'instaurer des changements de régime intempestifs à l'origine de refus alimentaires et de stagnation accentuée
  - de modifier l'allaitement, notamment maternel, sans avoir observé entièrement le déroulement d'une tétée pour déceler les éventuelles erreurs

URGENCES NEUROLOGIQUES

Les urgences neurologiques nécessitent des soins spécifiques et une surveillance en milieu hospitalier. Elles doivent toujours s'accompagner d'un temps d'observation suffisant qui sera mis à profit afin d'éduquer les familles ou de débuter une prise en charge adaptée.

ENCÉPHALITE AIGUË

- Encéphalites herpétiques
- Encéphalites aiguës post-infectieuses
- Encéphalites aiguës du nourrisson et de l'enfant
  - Panencéphalite sclérosante subaiguë
  - Cérébellite
  - Encéphalomyélites aiguës

TRAUMATISME CRÂNIEN

- TC grave : GSC ≤ 8, signe neurologique focal, trouble hémodynamique, trouble ventilatoire
- TC léger : GSC ≥ 13
- TC modéré

ATAXIE

- Ataxies d'origine toxique
- Cérébellites
- Syndrome opso-cérébello-myoclonique
- Ataxies tumorales
- Causes métaboliques
- Autres causes : sclérose en plaques, polyradiculonévrite démyélinisante, myélites par atteinte cordonale postérieure, migraine basilaire, malformations de la charnière crânio-occipitale, ataxies héréditaires paroxystiques

CONVULSIONS

- **Traumatisme crânien**
- Convulsion fébrile simple
- État de mal fébrile : on parle plutôt de convulsion fébrile complexe
- Syndrome hémiplégie-hémiconvulsion-épilepsie
- Épilepsie myoclonique sévère du nourrisson
- Causes infectieuses, métaboliques, toxiques

Tableau 1. Sévérité du mécanisme de l'accident (d'après Kupperman).

Mécanisme sévère	• Éjection d'une voiture • Décès d'un passager • Tonneau • Piéton ou cycliste sans casque heurté par un véhicule motorisé • Chute de plus de 90 cm si âge < 2 ans • Chute de plus de 1,5 m si âge > 2 ans • Impact par un objet à haute cinétique
Mécanisme léger	• Chute de sa hauteur • Choc en courant contre un objet fixe • Avec stigmates de TC
Mécanisme modéré	• Tous les autres

HYPERTENSION INTRACRÂNIENNE

- **HTIC aiguë**
  - Tumorales : papillome des plexus choroïdes, tumeurs hémisphériques, fosse postérieure
  - Traumatiques : hématomes sous-dural, extradural
  - Œdème cérébral : anoxie par noyade, arrêt circulatoire, choc hémorragique, vascularites systémiques, syndrome hémolytique et urémique
  - Anomalies métaboliques : insuffisance hépato-cellulaire, syndrome de Reye, acidurie glutarique
  - Gêne à l'écoulement veineux : compression médiastinale, thromboses veineuses, thrombophlébites
- **HTIC bénigne**
- **Complications de l'HTIC :** engagement des amygdales cérébelleuses, ischémie cérébrale, décès

COMA

- TC grave
- Vasculaire : AVC, malformation artérioveineuse, encéphalite
- Effet de masse : HTIC, abcès, tumeur
- Infectieux : méningite, encéphalite
- Anoxique : hypotension, état de choc, post-ACR,
- Épilepsie
- Métabolique : trouble hydro-électrolytique, hypo/hyperthermie, toxique (alcool, monoxyde de carbone, opiacé, médicamenteux), insuffisance hépato-cellulaire, insuffisance rénale, hypercapnie, endocrinienne (hypoglycémie, dysthyroïdie, céto-acidose, insuffisance surénalienne), génétique (anomalie du cycle de l'urée, cytopathie mitochondriale)

VOMISSEMENTS

DÉFINITION

Rejets de tout ou partie du contenu gastrique ou intestinal, par la bouche

DIAGNOSTIC

- **Interrogatoire**
  - Caractéristiques des vomissements : apparition (récent, aigu, ancien, habituel, récidivant), évolution (depuis la naissance, intervalle libre), fréquence (nocturne, matinal), horaire/repas (postprandial, précoce, tardif, pendant le biberon), abondance (partie ou totalité du contenu), aspect (alimentaire, bilieux, fécaloïde, sanglant), caractère (actif en jet, passif, simple écoulement)
  - Contexte de survenue : âge, antécédents, enquête diététique (type d'alimentation, quantités proposées)
  - Signes associés digestifs : soif, anorexie, appétit conservé, douleurs abdominales, diarrhée, constipation, rectorragie
  - Signes associés extradigestifs : neurologiques, ORL, pulmonaires...
  - Traitements en cours, prise de produits toxiques
- **Examen clinique**
  - Retentissement clinique : déshydratation extracellulaire, parfois intracellulaire, état nutritionnel (cassure de la courbe pondérale...)
  - Examen abdominal : ventre plat, météorisme, ondulations péristaltiques, défense, boudin d'invagination, olive pylorique, hépatomégalie, orifices herniaires
  - Examen neurologique : hypertension intracrânienne, méningite
  - Examen ORL : pharyngite, otite purulente
  - Signes généraux : fièvre, atteinte de l'état général

EXAMENS COMPLÉMENTAIRES

Selon contexte :

- Échographie, ASP, radio pulmonaire, TOGD
- Coprologie, ECBU, examen du LCR
- NFS (hyperleucocytose), CRP
- Ionogramme sanguin, gazométrie capillaire (déshydratation)
- Scanner ou IRM (hypertension intracrânienne, hématome sous-dural)
- Fibroscopie (œsophagite)

ORIENTATION DIAGNOSTIQUE

- **En présence d'un syndrome infectieux**
  - Gastro-entérites virales ou bactériennes
  - Otites, rhinopharyngites, angines, stomatites
  - Méningite
  - Infections respiratoires
  - Hépatite
  - Infection urinaire
- **Affections du tube digestif**
  - Reflux gastro-œsophagien
  - Œsophagite peptique
  - Sténose du pylore
  - Syndromes de pseudo-obstruction intestinale
  - Gastrite ou ulcère
- **Causes organiques extradigestives**
  - Insuffisance cardiaque
  - Néphropathies, tubulopathies sévères
  - Hyperplasie congénitale des surrénales
  - Hypo-aldostéronisme congénital
  - Galactosémie, fructosémie...
  - Origine psychogène
- **Causes diététiques**
  - Erreurs diététiques
  - Intolérances alimentaires : lait de vache, gluten
- **Chez le nouveau-né**
  - Atrésie ou sténose duodénale, grêle ou colique
  - Iléus ou péritonite méconiale
  - Entérocolite ulcéronécrosante
  - Volvulus sur malrotation du mésentère
  - Hirschsprung devant un tableau d'obstruction

- **Causes toxiques**
  - Vitamine D, vitamine A (pommade pour le siège), salicylés, théophylline, digitaliques, corticoïdes, certains produits ménagers ou industriels
- **Chez le nourrisson**
  - Hernie étranglée inguinale ou de l'ovaire
  - Volvulus sur bride (cicatrice abdominale)
  - Malformations digestives hautes
  - Invagination intestinale aiguë
  - Appendicite aiguë
  - Cholécystite
  - Sténose du pylore
- **Affections neurologiques**
  - Hématome sous-dural post-traumatique
  - Hypertension intracrânienne
  - Hématome extradural
  - Tumeur cérébrale

L'ASTUCE D'URG'PÉDIATRIE

Ne pas méconnaître une affection urgente médicale ou chirurgicale (méningite, occlusion, hernie étranglée) et évoquer systématiquement les causes les plus fréquentes.

PARTIE IV

Urgences neurologiques

CÉPHALÉES DE L'ENFANT

● ÉTIOLOGIES

- **Céphalée primaire**
  - Migraine : aura 30-40 % des cas à rechercher, crise > 1 heure mais plus courte que chez l'adulte, bilatérale, pulsatile, aggravée par l'activité physique, signe digestif souvent au 1er plan (nausées ou vomissements), pâleur inaugurale, photo-phonophobie. Antécédents familiaux de migraine. Facteurs déclenchants
  - Céphalées de tension : moins intenses que les migraines mais souvent associées, en fin de journée, liées à la fatigue ou au stress
  - Algie vasculaire de la face : céphalée unilatérale, orbitaire ou temporale, > 4 heures, avec signes vaso-moteurs (larmoiement, injection conjonctivale)
  - Autres bénignes idiopathiques (céphalée de toux, d'effort, etc.)
- **Céphalée secondaire**
  - Traumatismes crâniens
  - Causes neurologiques : AVC, hémorragie méningée, HTIC, tumeurs, névralgie du V
  - Infections : fièvre élevée, sinusites, otites, viroses ORL, méningites, encéphalites...
  - Algies dentaires ou ophtalmiques (glaucome, troubles de la convergence, etc.)
  - Origine iatrogène : abus d'antalgiques, ponction lombaire...
  - Origine toxique : CO...
  - Autres : HTA, hypoxie, anémie, cause psychiatrique

● DIAGNOSTIC

- **Interrogatoire rigoureux**
  - Caractère de la céphalée : localisation, fréquence, intensité, pulsatilité, horaire, brutalité
  - Signes associés (digestifs, neuro-sensoriels, etc.), conséquence sur les activités
  - Notion de TC, prise médicamenteuse, intoxication au CO (céphalée collective, chauffage, etc.)
- **Examen général :** FC, TA, T°, SpO_2
- **Examen clinique**
  - Examen ORL, ophtalmique et dentaire
  - Recherche d'un déficit focal, syndrome méningé, purpura, signes d'HTIC, dyspnée, pâleur...

● EXAMENS COMPLÉMENTAIRES

En fonction du contexte :

- Bilan biologique : NFS, ionogramme, CRP, gazométrie, HbCO...
- Ponction lombaire
- Fond d'œil
- TDM cérébrale, IRM

● TRAITEMENT ET PRISE EN CHARGE

- **Traitement de la cause** (antibiothérapie, chirurgie, oxygénothérapie, etc.)
- Paracétamol 15 mg/kg/6 heures
- Migraine : ibuprofène 10 mg/kg/8 heures *per os* le plus précoce possible
  - Diclofénac IR en cas de vomissements chez l'enfant > 16 kg
  - Naproxène chez l'enfant > 6 ans ou > 25 kg
  - Sumatriptan par voie nasale (CI < 12 ans, 1 pulvérisation = 10 mg, à renouveler 1 fois en cas d'échec)
  - Pas de morphinique faible ou fort
- Céphalée de tension : repos, prise alimentaire

COMA DE L'ENFANT

DÉFINITION

Abolition durable de la conscience et de la vigilance
Insensible aux épreuves de stimulation

EXAMENS COMPLÉMENTAIRES

- Glycémie capillaire et sanguine, ionogramme, fonctions rénale et hépatique, GDS, NFS, CRP, bilan d'hémostase
- Selon contexte : ammoniémie, toxiques (sang et urines), monoxyde de carbone, ECG, radio pulmonaire, EEG, hémocultures, frottis sanguin, goutte épaisse, BU
- Scanner cérébral sans injection
- Ponction lombaire devant tout coma fébrile

DIAGNOSTIC

- Rôle fondamental du contexte ++
- Interrogatoire des parents, de l'entourage
- Antécédent médicochirurgical, voyages récents, traitements en cours...
- Température, pouls, saturation, TA, dextro ++++
- GSC $\leq$ 8
- Odeur de l'haleine
- Signes de choc, type de respiration
- Examen : pupilles, hypertonie, clonie, syndrome méningé, signes de localisation neurologique, purpura, plaie de scalp, hématome crânien, souffle cardiaque, souffle carotidien, examen ORL complet (otite, otorragie), détresses respiratoire et circulatoire, examen clinique général complet, bilatéral et comparatif + périmètre crânien et examen des fontanelles (chez le nourrisson), recherche d'une porte d'entrée infectieuse

ÉTIOLOGIES

- **Coma traumatique :** HED, HSD, HSA, hémorragie intracérébrale, contusion cérébrale, syndrome des enfants secoués
- **Coma non traumatique**
  - Neurologiques : convulsions, méningite, méningo-encéphalite, thrombophlébite cérébrale, abcès cérébral, œdème cérébral, processus expansif intracrânien, hémorragie méningée, neuropaludisme
  - Métaboliques : hypoglycémie, acidocétose diabétique, acidose lactique, coma hyperosmolaire, hyponatrémie, hypercalcémie, maladie métabolique
  - Toxiques : alcool, médicaments, monoxyde de carbone, fumées d'incendie, psychotropes, organophosphorés...
  - Cas particulier du coma fébrile : méningite bactérienne, méningo-encéphalite à LCR clair, abcès cérébral, accès palustre, encéphalites, hémorragie méningée, convulsion fébrile, acidocétose diabétique fébrile
  - Cause psychiatrique

TRAITEMENT ET PRISE EN CHARGE

- **Les premiers gestes**
  - Déshabiller le patient, scope, SaO_2, **dextro**, 2 VVP
  - Pose d'une sonde gastrique ± sonde urinaire
  - Libération des VAS : PLS, subluxation de la mâchoire, canule de Guédel
  - Mise en place d'une VVP de bon calibre : sérum physiologique sauf hypoglycémie (G10 %)
  - Oxygénothérapie telle que $SpO_2 > 95$ %
- **Traitement symptomatique**
  - Maintien de la ventilation : oxygénothérapie ± intubation sous ISR et ventilation assistée
    - ISR : étomidate 0,3 à 0,5 mg/kg IVL (chez enfant < 2 ans : kétamine 1 à 2 mg/kg IVD)
    - + suxaméthonium : 1 mg/kg IVD (2 mg/kg chez le nourrisson après atropine)
    - entretien Hypnovel® : 0,1 mg/kg/h IVSE + Fentanyl® 2 µg/kg/h IVSE
  - Maintien de la circulation : remplissage vasculaire (sérum salé isotonique 20 mL/kg/30 min), à renouveler si besoin ± amines vasoactives
  - Protection des fonctions neurologiques : intubation et sédation si GSC < 9 (fiche IV.10 Score de Glasgow) après correction des fonctions hémodynamiques et respiratoires
- **Traitement étiologique**
  - Hypoglycémie : G30 % 1 mL/kg sauf nouveau-né : 2 mg/kg de G10 % en bolus initial, puis perfusion continue de 6 à 8 mg/kg/min de G10 % (environ 100 mL/kg/j)
  - HED, HSD, processus expansif intracrânien : traitement neurochirurgical
  - Acidocétose diabétique : insulinothérapie/hydratation/apport K^+/étiologie
  - Coma fébrile : antibiothérapie si méningite...
  - Intoxication
    - benzodiazépine : flumazenil (0,01 mg/kg à renouveler jusqu'à 1 mg max)
    - morphinique : naloxone 0,1 mg par 0,1 mg jusqu'à obtention d'une ventilation suffisante
    - CO : O_2, caisson hyperbare
    - par fumées d'incendie : Cyanokit® 70 mg/kg en 30 minutes, à renouveler si besoin

L'ASTUCE D'URG'PÉDIATRIE

- Interrogatoire de l'entourage primordial ++
- Ne pas passer à côté d'une hypoglycémie, ni d'une acidocétose diabétique ++
- Tout coma fébrile non expliqué de l'enfant impose la réalisation d'une ponction lombaire en urgence
- Penser au coma toxique chez l'enfant

CONVULSION FÉBRILE

DÉFINITION

- Crise convulsive durant plus de 30 minutes ou répétition de crises sans amélioration de conscience sur une période de 30 minutes
- Antécédents fratrie ou parents : 30 % des cas
- À l'acmé de la fièvre ou à la défervescence thermique
- De 3 mois à 5 ans

COMPLICATIONS

- État de mal fébrile
- Syndrome hémiplégie-hémiconvulsion
- Épilepsie myoclonique sévère du nourrisson

DIAGNOSTIC

- **Convulsions simples :** > 1 an, crises généralisées, durée < 15 minutes, non récidivantes et sans anomalie clinique post-critique (déficit), pas d'antécédents
- **Convulsions complexes :** < 1 an, crises focalisées, prolongées, récidivantes ou s'accompagnant d'anomalie de l'examen neurologique, antécédents
- **Simple syncope fébrile :** frissons liés à une bactériémie et non à une manifestation d'origine épileptique

TRAITEMENT ET PRISE EN CHARGE

- Maintien des fonctions vitales et de la liberté des VAS
- Oxygénation nasale ou par ventilation manuelle pendant et après la crise
- Identifier l'origine de la fièvre
- **Examens complémentaires si :** crise complexe, examen neurologique anormal (syndrome méningé), altération de l'état général → NFS, CRP, ionogramme, calcémie, hémocultures, ponction lombaire ± TDM ou IRM, EEG dans les 7 jours
- Surveillance de quelques heures pour convulsion simple (sans bilan)
- Pas de traitement si les convulsions ont cessé
- En présence de convulsions
  - Diazépam par voie intrarectale : 0,5 mg/kg (1 amp. = 10 mg) ou midazolam par voie intrabuccale (Buccolam®) : dose selon l'âge
  - À renouveler après 5 minutes en cas de persistance ou de reprise des convulsions
- Après 30 minutes de convulsions, on parle d'état de mal convulsif
- **Hospitalisation si :** convulsion complexe, signe clinique d'une méningite, état de mal convulsif
- Prise en charge de l'état de mal convulsif
  - Pose de VVP
  - Clonazépam en perfusion continue à 0,1 mg/kg/j
  - Ou phénobarbital IV (20 mg/kg) en dose de charge avant 3 ans ou 15 mg/kg entre 3 et 6 ans
  - Ou fosphénytoïne : 15 mg/kg d'équivalent phénytoïne
- Antipyrétiques
  - Paracétamol 15 mg/kg/6 heures
  - Enfant découvert, bains tièdes
- **Dextro à ne pas oublier**

ENCÉPHALITE AIGUË

DÉFINITION

Le syndrome encéphalitique = association de :

- **signes neurologiques :** troubles de la vigilance, troubles du comportement, troubles mnésiques, convulsions...
- **fièvre**

EXAMENS COMPLÉMENTAIRES

- **Biologie standard** + recherche BK, PCR HSV, VZV, entérovirus, hémocultures
- **LCR :** la cellularité du LCS est anormale si > 4 éléments
  - Si LCS hémorragique, la cellularité réelle = (Leucocytes sang × Hématies LCS)/Hématies sang
  - Hypoglycorachie si < 0,4 glycémie, hyperprotéinorachie si > 0,4 g/L
- **EEG :** activité lente, en foyer, avec une prédominance temporale de l'atteinte
- **IRM :** œdème diffus associé à des lésions unilatérales qui prédominent sur le lobe temporal

DIAGNOSTIC

- **Encéphalite herpétique**
  - Atteinte progressive, crises orofaciales partielles, troubles de la vigilance, coma, déficit hémicorporel
  - LCR : réaction peu inflammatoire, hypercytose et hyperprotéinorachie modérées
  - **ECG :** activité lente, en foyer
  - IRM : œdème diffus, lésions unilatérales
  - PCR : ADN viral dans le liquide céphalorachidien
  - Anticorps sang et LCR
- **Encéphalites aiguës post-infectieuses**
  - Début progressif, troubles moteurs, atteinte des paires crâniennes, convulsion
  - Chercher varicelle, rougeole, MNI, grippe, oreillons, bronchiolite à VRS, rotavirus, mycoplasme, Listéria
- **Encéphalites aiguës du nourrisson et de l'enfant**
  - Panencéphalite sclérosante subaiguë : rougeole avec traitement immunodépresseur
  - Cérébellite : vomissements, ataxie, troubles de la conscience, hydrocéphalie aiguë, œdème du cervelet
  - Encéphalomyélite aiguë : signes d'atteinte médullaire

TRAITEMENT ET PRISE EN CHARGE

- **En général**
  - Neuroprotection = prise en charge des ACSOS. Ventilation assistée (intubation) précoce s'il existe des troubles de la vigilance ou des signes de souffrance cérébrale
  - Lutte contre les convulsions : pas en prévention primaire
  - Traitement empirique avec amoxicilline 200 mg/kg/j + aciclovir (10 mg/kg × 3/j). Pas de gentamicine
- **Encéphalite herpétique documentée**
  - Aciclovir par voie IV, 15 mg/kg durant 1 heure toutes les 8 heures pendant 15 jours en surveillant la fonction rénale et le site de perfusion en raison du risque de nécrose
- **Encéphalite aiguë à Listéria documentée**
  - Amoxicilline 200 mg/kg/j en 4 à 6 IV pendant 21 jours + gentamicine 3-5 mg/kg/j pendant 7 jours
  - Si allergies au bêtalactamines → cotrimoxazole

ÉTAT DE MAL ÉPILEPTIQUE HORS NÉONATOLOGIE

EXAMENS COMPLÉMENTAIRES

(Ne doivent pas retarder le traitement.)

- Dextro
- Ionogramme sanguin avec calcémie, glycémie, transaminases
- Si 1er épisode et âge < 9 mois : acide lactique, acide pyruvique, ammoniémie
- Dosage de l'éventuel anticonvulsivant habituel
- Bilan infectieux sanguin selon le contexte
- Recherche de toxiques selon le contexte
- Scanner cérébral en urgence si
  - Traumatisme crânien datant de moins de 48 heures
  - Première crise partielle
  - Existence de signes de localisation post-critiques
  - Récidive dans les heures suivantes chez un enfant sans épilepsie connue
  - Signes d'hypertension intracrânienne

SIGNES DE GRAVITÉ

- Signes de localisation persistants
- Coma post-critique prolongé

DÉFINITION

Crise convulsive durant plus de 20 minutes ou répétition d'au moins 3 crises sans retour à une conscience normale entre 2 crises.

DIAGNOSTIC

- **Interrogatoire**
  - Antécédents personnels ou familiaux d'affection neurologique (souffrance fœtale, terme, épilepsie, retard des acquisitions, intervention neurochirurgicale, traumatisme crânien, etc.)
  - Circonstances de survenue, facteur favorisant
  - Notion de prise de toxique (médicamenteux ou non)
  - Type et durée de la crise (description par les témoins)
- **Examen**
  - Morsure de langue et perte d'urine
  - signes neurologiques de localisation
  - Chez le nourrisson : périmètre crânien (augmentation rapide ?), fontanelle (bombée ?)
  - Signes de déshydratation
  - Température, dextro, pression artérielle

TRAITEMENT ET PRISE EN CHARGE

- **Noter l'heure de début de la crise**
- Mesures physiques
  - Position latérale de sécurité
  - Libération des voies aériennes (aspiration pharyngée, canule de Guedel)
- Traiter une hypoglycémie
- Oxygénothérapie

- Lutte contre l'hyperthermie
- 2 VVP de gros calibre
- **Traitement médicamenteux** (passer au temps suivant en cas de persistance de la crise sans attendre)
  - T0' :
    - diazépam IR (Valium®) : 0,5 mg/kg sans dépasser 10 mg, renouvelable à 5 minutes
    - OU clonazépam (Rivotril®) : 0,02 à 0,04 mg/kg sans dépasser 1 mg, renouvelable à 5 minutes
    - OU midazolam (Buccolam®) : 0,3 mg/kg, renouvelable à 10 minutes
  - T10' : phénytoïne (Dilantin®), à éviter en cas de bradycardie. Dose de charge 20 mg/kg à diluer dans 250 mL de sérum physiologique IVL 30' (ne pas dépasser 1 mg/kg/min) puis relais 5 mg/kg toutes les 8 heures sous contrôle PA/5 min. Prévoir dosage sérique à H2 ou Prodilantin® : dose de charge 10 à 20 mg/kg en 20 minutes puis relais 5 mg/kg en 5 minutes toutes les 8 heures

  Si échec
  - T20' : phénobarbital (Gardénal®) : 20 mg/kg IVL sans dépasser 100 mg/min. Finir la perfusion dans tous les cas

  Si échec
  - T40' : thiopental (Nesdonal®) : 5 mg/kg en bolus avec intubation trachéale, ventilation assistée + sonde gastrique et transfert en réanimation
- Poursuivre le traitement anti-épileptique de fond, au besoin par sonde gastrique
- Hospitalisation

CAS PARTICULIER DES CONVULSIONS FÉBRILES

- Hospitalisation pour toute convulsion fébrile complexe, c'est-à-dire :
  - Âge < 9 mois ou > 5 ans
  - Anomalie du développement psychomoteur et/ou affection neurologique
  - Crise de plus de 15 minutes
  - Crise partielle, même si secondairement généralisée
  - Déficit post-critique
  - Ponction lombaire si < 12 mois et/ou syndrome méningé
- Discuter un traitement par aciclovir IV (Zovirax®) en cas de convulsion localisée ou déficit neurologique post-critique
- Traiter la fièvre et sa cause

L'ASTUCE D'URG'PÉDIATRIE

Plus le traitement est institué tardivement, plus les convulsions seront difficiles à faire céder

Toute crise convulsive durant plus de 5 minutes est à considérer comme une menace d'état de mal épileptique

HYPERTENSION INTRACRÂNIENNE

DÉFINITION

- Augmentation de la pression intracrânienne
- Augmentation de la production de LCR au niveau des plexus choroïdes ; mauvaise résorption du liquide au niveau des villosités arachnoïdiennes ; obstacle à l'écoulement du LCR ; œdème cérébral cytotoxique, vasogénique, interstitiel

EXAMENS COMPLÉMENTAIRES

- Radiographies du crâne (anecdotiques) : disjonction des sutures, empreintes digitiformes, érosion des clinoïdes postérieurs (HTIC chronique)
- Échographie transfontanellaire : dilatation ventriculaire, syndrome de masse
- TDM cérébrale/IRM cérébrale : œdème cérébral, HTIC
- Fond d'œil

ÉTIOLOGIES

- Tumeurs : papillome des plexus choroïdes, tumeur hémisphérique, fosse postérieure
- Traumatiques : hématome sous-dural, extradural
- Œdème cérébral : anoxie par noyade, arrêt circulatoire, choc hémorragique, vascularites systémiques, syndrome hémolytique et urémique
- Anomalies métaboliques : insuffisance hépatocellulaire, syndrome de Reye, acidurie glutarique, acidocétose diabétique initiale ou après réhydratation trop rapide
- Infectieuses : méningite, méningo-encéphalite, empyème
- Gêne à l'écoulement veineux : compression médiastinale, thrombose, thrombophlébite, malformation
- Complications des hydrocéphalies chroniques

DIAGNOSTIC

- **Nouveau-né et nourrisson à fontanelle palpable**
  - Augmentation brutale du périmètre crânien (hypertension chronique ou aiguë)
  - Bombement de la fontanelle antérieure, dilatation des veines du crâne, disjonction des sutures
  - Troubles digestifs : vomissements, anorexie
  - Troubles du comportement : enfant grognon, apathie, instabilité psychomotrice, somnolence
  - Signes neurologiques : hypotonie axiale, syndrome pyramidal, convulsions, troubles de la conscience, trouble de l'oculomotricité (paralysie du VI), regard (regard en coucher de soleil)
- **Enfant**
  - Céphalées occipitales, nocturnes, réveillant l'enfant, maximale le matin, ↑ par toux et mouvements
  - Vomissements en jet, nausées
  - Troubles visuels : flou visuel, diplégie, strabisme convergent uni- ou bilatéral par paralysie du VI, éclipses visuelles et augmentation du champ visuel
  - Sensation de bruits intracrâniens, douleurs rétro-orbitaires, rachialgies, torticolis
  - Apathie, asthénie, agressivité, somnolence, ataxie, vertiges

COMPLICATIONS

- Engagement des amygdales cérébelleuses, ischémie cérébrale, décès
- Œdème pulmonaire, détresse respiratoire aiguë
- Troubles du rythme, ischémie, choc cardiogénique
- Baisse de l'acuité visuelle, atrophie optique, cécité

TRAITEMENT ET PRISE EN CHARGE

- **Traitement symptomatique grave en urgence**
  - Suppression du facteur favorisant
  - Prise en charge en unité de soins intensifs, si le GSC est < 7 à 8 : intubation, hyperventilation, sédation, mannitol 20 % (0,5 à 1,5 g/j IVL).
  - Évacuation d'un hématome sous-dural et extradural
  - Dérivation d'une hydrocéphalie (dérivation externe, ventriculo-péritonéale, cisternostomie, ventriculostomie)
- **Traitement de l'HTIC bénigne**
  - Suppression du facteur favorisant
  - Abstention thérapeutique si l'évolution est rapidement favorable
  - S'il existe un œdème papillaire modéré au fond d'œil : surveillance simple ou Diamox® (acétozalamide) 5 à 10 mg/kg/j
  - Si l'œdème est majeur ou si hémorragie au fond d'œil : acétozalamide ± furosémide, corticoïdes (Cortancyl® ou Synacthène®), glycérol, ponctions lombaires itératives
  - Indications neurochirurgicales exceptionnelles

MÉDICAMENTS DE L'ÉPILEPSIE

Tableau 1. Caractéristiques pharmacologiques des médicaments du traitement des états de mal épileptiques.

Médicament	Dose	Vitesse d'administration	Délai d'action	Durée d'action	Entretien
Midazolam (Buccolam®)	3 < âge < 12 mois : 2,5 mg 1 < âge < 5 ans : 5 mg 5 < âge < 10 ans : 7,5mg 10 < âge < 18 ans : 10 mg	Introduire dans la bouche entre la joue et les gencives en inclinant la seringue à l'intérieur de la cavité buccale avant d'injecter	1-3 min	10-15 min	Non
Diazépam (Valium®)	Enfant IV : 0,2-0,5 mg/kg Enfant IR : 0,3-0,5 mg/kg	2-5 mg/min	1-3 min	15 min	Non
Clonazépam (Rivotril®)	Enfant IV : 0,02-0,05 mg/kg Enfant IR : 0,01 mg/kg	0,2-0,5 mg/min	1-3 min	15 min	0,05 à 0,1 mg/kg/24 heures
Phénytoïne (Dilantin®)	Âge > 1 an : 5 à 10 mg/kg IV sur 20 min Âge < 1 an : 10 mg/kg IV sur 20 min	Ne pas dépasser 25 mg/min	15-30 min	8-10 heures	Enfant : 3 mg/kg/8 heures IV Posologie max = 20 mg/kg/j
Fosphénytoïne (Prodilantin®)	Enfant IV : 15 à 20 mg/kg d'EP	1 à 3 mg d'EP/kg/min	15-30 min	12-24 heures	4 à 5 mg/kg d'EP/24 heures en 1 à 4 injections IV
Phénobarbital (Gardénal®)	Nouveau-né : 20 mg/kg Nourrisson : 15 mg/kg Âge > 2 ans : 10 mg/kg en IV sur 30 minutes	100 mg/min	15-30 min	6-12 heures	Non
Thiopenthal (Nesdonal®)	1 < âge < 3 ans : 8-10 mg/kg 4 < âge < 10 ans : 5-6 mg/kg en IVL ou 20-30 mg/kg IR	Bolus	1-3 min	Quelques minutes	Enfant : 1-3 mg/kg/h IVSE

MIGRAINE

● EXAMENS COMPLÉMENTAIRES

- Diagnostic clinique
- Examens pour éliminer une cause organique en fonction de la clinique
  - NFS, ionogramme, CRP, gazométrie, PL, dosage toxique (CO)
  - TDM cérébrale, massif facial, IRM : pas d'indication TDM ou IRM si critère IHS (*International Headache Society*). Indication TDM ou IRM si :
    - céphalée apparition brutale
    - céphalée inhabituelle
    - anomalie examen clinique
    - TDM systématique avant 6 ans
  - Pas d'indication radio sinus, radio rachis cervical, écho abdominale
  - ± examen ophtalmologique

● DIAGNOSTIC

- Début le plus souvent vers 6-7 ans
- **Clinique :** critères de l'IHS
  A. Au moins 5 crises correspondant aux critères B à D
  B. Crises de céphalées durant 4-72 heures sans traitement
  C. Céphalées ayant au moins 2 des caractéristiques suivantes :
    - localisation unilatérale
    - pulsatile
    - intensité modérée ou sévère
    - aggravation par l'activité physique de routine
  D. Durant les céphalées, au moins un des signes associés suivants :
    - Nausée et/ou vomissement
    - Photophobie et phonophobie
  E. Exclusion par anamnèse, examen clinique ± examens complémentaires, d'une maladie organique pouvant être la cause de céphalées = examen clinique normal entre les crises
- **Particularités des migraines chez l'enfant**
  - Crises courtes 2-48 heures
  - Souvent bilatérales
  - Troubles digestifs au 1er plan
  - Pâleur inaugurale

● SUIVI DE L'ENFANT

- **Évaluation du handicap**
- Carnet de migraines
  - Facteur déclenchant
  - Fréquence crises
  - Signes digestifs
  - Efficacité traitement
  - Retentissement sur vie quotidienne

● TRAITEMENT ET PRISE EN CHARGE

- Le plus précoce possible, voie rectale si vomissements
- Mettre l'enfant le plus au calme possible. Apprendre la relaxation, rétrocontrôle, thérapies cognitives et comportementales de gestion du stress

Tableau 1. Traitement possible de la crise de migraine (en l'absence de contre-indication).

Molécule	Voie	Posologie par prise	Posologie max/24 heures
Traitement de la crise			
Ibuprofène : Advil® sirop, cp 100 et 200 mg	PO	10 mg/kg	30 mg/kg/j en 3 à 4 prises soit pour le sirop 1 dose-poids × 3/j
Acide acétylsalicylique : sachets à 100 et 250 mg	PO	10-15 mg/kg	25-50 mg/kg
Diclofénac : Voltarène® suppositoire à 25 mg pour enfant > 17 kg	Rectale	1 mg/kg	3 mg/kg/j
Paracétamol : sirop pour dose-poids, sachets, suppositoires	Orale ou rectale	15 mg/kg	60 mg/kg/j en 4 prises
Sumatriptan : Imigrane® si > 12 ans ou 35 kg	Nasale (spray)	1 spray soit 0,1 mL soit 10 mg	2 sprays Effets secondaires nombreux
Tartrate d'ergotamine : Gynergène caféiné® cp à 1 mg si > 10 ans	PO	1 mg	Max 3 mg/j et 5 mg/semaine
Traitement de fond			
Dihydro-ergotamine : Séglor® solution buvable, 10 gouttes = 1 mg	PO		1,5 à 4,5 mg/j en 3 prises
Pizotifène : Sanmigran®, si > 12 ans Cp à 0,73 mg	PO		1 cp/j

PRODUITS DES URGENCES NEUROLOGIQUES

Tableau 1. Anesthésiques locaux.

Produit	AMM	Présentation	Concentration	Limite d'utilisation
EMLA **lidocaïne + prilocaïne**	Oui	Patch ou crème		Nouveau-né
Lidocaïne	Oui	Gel buccal	2 %	Adulte
		Solution	5 %	> 6 ans

Tableau 2. Traitement pharmacologique de la douleur (AMM).

	< 28 jours	1 mois	6 mois	4 ans	> 7 ans
Palier I	Paracétamol	Paracétamol Aspirine	Paracétamol Aspirine Ibuprofène Acide niflumique	Paracétamol Aspirine Ibuprofène Acide niflumique Diclofénac Acide tiaprofénique	Paracétamol Aspirine Ibuprofène Acide niflumique Diclofénac Acide tiaprofénique Naproxène

	< 28 jours	12 mois	18 mois	> 7 ans	> 12 ans
Palier II	-	-	Nalbuphine	Nalbuphine Buprénorphine	Codéine uniquement > 12 ans Nalbuphine Buprénorphine Oxycodone Tramadol

	< 28 jours	6 mois	> 7 ans
Palier III	Morphine IV PO Fentanyl IV	Morphine IV Fentanyl IV Morphine PO	Morphine IV Fentanyl IV Morphine PO Hydromorphone PO

SCORE DE GLASGOW

Tableau 1. GSC chez l'enfant de moins de 3 ans.

Ouverture des yeux		Réponse verbale		Réponse motrice	
				Mouvements spontanés intentionnels	6
		Mots appropriés, sourit, fixe et suit, cris normaux chez le tout petit	5	Se retire au toucher	5
Spontanée	4	Pleure, consolable	4	Se retire à la douleur	4
Aux stimuli vocaux	3	Pleure, inconsolable	3	Flexion anormale	3
Aux stimuli douloureux	2	Gémit aux stimuli douloureux	2	Extension anormale	3
Aucune réponse	1	Aucune réponse	1	Aucune réponse	1

Tableau 2. GSC chez l'enfant de plus de 3 ans.

Ouverture des yeux		Réponse verbale		Réponse motrice	
				Obéit à un ordre simple	6
		Orientée et parle	5	Orientée à la douleur	5
Spontanée	4	Désorientée et parle	4	Non orientée à la douleur (flexion du coude avec évitement)	4
À l'ordre	3	Mots inadaptés, pas de sens	3	Décortication (membre sup. : flexion lente, membre inf. : extension)	3
À la douleur	2	Sons incompréhensibles	2	Décérébration (membre sup. : rotation interne + hyperextension, membre inf. : extension + flexion plantaire)	2
Aucune	1	Aucune	1	Aucune	1

PARTIE V
Urgences cardiologiques

CRISE HYPERTENSIVE

DÉFINITION

HTA dangereuse :

- Nouveau-né : PAS > 100 mmHg et/ou PAD > 70 mmHg (seuil : HTA 95/65 mmHg)
- Enfant 2 mois à 1 an : PAS > 106 mmHg et/ou PAD > 70 mmHg (seuil 115/75 mmHg)
- Enfant de 1 à 17 ans : se référer au diagramme de Nancy d'André *et al.*
  - de 1 à 10 ans : 130/80 mmHg
  - de 10 à 14 ans : 140/80 mmHg
  - > 14 ans : 150/90 mmHg

EXAMENS COMPLÉMENTAIRES

- ECG
- Biologie : ionogramme sanguin, urée, créatinine, ionogramme urinaire, catécholamines sanguins et urinaires, TSH, T4, rénine, aldostérone
- Échographie abdomino-rénale et cardiaque
- Radio pulmonaire, ASP (calcification)
- Fond d'œil

DIAGNOSTIC

- Encéphalopathie hypertensive
  - Céphalées violentes
  - Trouble de la conscience
  - Torpeur, coma, convulsions
  - Syndorme déficitaire
- Défaillance cardiaque
  - Polypnée
  - Tachycardie et bruit de galop
  - Hépatomégalie
  - Reflux hépato-jugulaire
  - OAP

RECOMMANDATIONS

- La PA doit être prise : au calme, confirmée à deux reprises à 15-20 minutes d'intervalle.
- Le brassard doit couvrir au moins les 2/3 de la hauteur du bras.

ÉTIOLOGIES

- Coarctation de l'aorte : demander échographie
  - Souffle systolique sous-claviculaire et dorsal
  - Pouls huméral droit et carotidien ↑, pouls fémoraux ⇓ ou absents
  - Différentielle entre PA au bras droit et jambe
- Glomérulonéphrite aiguë (GNA) (surcharge hydro-sodée) : dosage complément
  - Angine 1 à 3 semaines avant
  - Aspect bouffi, prise de poids
  - Hématurie macroscopique ou sur BU ± protéinurie
  - ± Insuffisance rénale (fonctionnelle)
- Autres atteintes rénales
  - Glomérulonéphrite chronique (protéinurie ++)
  - Reins cicatriciels ou kystiques (échographie rénale)
- Sténose de l'artère rénale : écho-Doppler
- Phéochromocytome et autres tumeurs sécrétant des catécholamines
  - HTA paroxystique
  - Tachycardie, palpitations, flush
  - Céphalées, sueurs
- HTA essentielle (++ adolescent et pré-adolescent) : est un diagnostic d'élimination chez l'enfant

TRAITEMENT ET PRISE EN CHARGE

- Avis pédiatrique
- Toujours hospitaliser même si l'enfant ne se plaint de rien si HTA confirmée
- En urgence → voie IV : vasodilatateurs d'action rapide, relais par traitement de fond rapidement
  - HTA par surcharge hydro-sodée : GNA
    - furosémide à forte dose
    - ou inhibiteur calcique (nifédipine) à libération prolongée
    - si échec : hémofiltration (dialyse péritonéale ou hémodialyse)
  - HTA menaçante sans signe clinique de menace vitale :
    - inhibiteur calcique à libération prolongée et/ou bêtabloquant et/ou inhibiteur de l'enzyme de conversion *per os*
    - si échec : nicardipine IV
  - Encéphalopathie hypertensive : urgence ++++ (transfert en réanimation)
    - nicardipine ± labétalol IV
  - Défaillance cardiaque gauche (CI au bêtabloquant) :
    - nicardipine IV + furosémide
    - ou captopril
  - Sténose de l'artère rénale probable ou prouvée (CI aux inhibiteurs de l'enzyme de conversion)
    - nicardipine IV
  - Phéochromocytome :
    - nicardipine IV, relais rapide nifédipine prolongée orale
  - HTA du nouveau-né :
    - nicardipine IV
    - risque ++ de complications neurologiques et cardiaques
    - risque ++ d'hypoperfusion cérébrale si baisse de PA trop rapide
- Si urgence hypertensive, le traitement de choix sera la nicardipine IV (Loxen®) : 05 à 3 mcg/kg/min

Drogue	Mode d'action	Voie	Posologie	Début de l'effet	Durée d'action	Contre-indications	Effets secondaires
Nifédipine (Adalate LP®) **Nicardipine (Loxen LP®)**	Inhibiteur des canaux calciques LP	PO	Initiale : 0,1 mg/kg ↑/30 min → 0,25 mg/kg Puis ↑/8-12 heures de 0,25-0,5 mg/kg jusqu'à 1-3 mg/kg/24 h	15-30 min	3-6 h		Céphalées Flush Tachycardie Œdèmes périphériques
Nicardipine (Loxen®)	Inhibiteur des canaux calciques	IV	Dose de charge si urgence vitale : 0,5 à 5 mcg/kg IVL 10 min Entretien : 0,5-3 mcg/kg/min	5 min-1 h	30 min-6 h		Céphalées Flush Tachycardie Nausées Inflammation au point d'injection
Labétalol (Trandate®)	Alpha et bêta-bloquant	IV	Dose de charge : 0,3-1 mg/kg sur 10 min (si urgence vitale) Entretien : 2-25 mg/kg/24 h	5 min	3-24 h	Insuffisance cardiaque BAV Asthme	Bradycardie Hypotension Nausées
Furosémide (Lasilix®)	Diurétique	IM IV	IVL 30 min 1-3 mg/kg/3-4 h Max 10 mg/kg/24 h	5 min	2-3 h		Hypokaliémie Ototoxicité Hyperglycémie

L'ASTUCE D'URG'PÉDIATRIE

- Le traitement devra ramener la PA dans la zone normale en moins de 2 à 3 heures.
- Ne pas oublier que la PA peut être normale ou basse s'il y a défaillance cardiaque (même si celle-ci est due à l'HTA).

INSUFFISANCE CARDIAQUE

DÉFINITION

Débit sanguin et oxygénation insuffisants par incapacité cardiaque

EXAMENS COMPLÉMENTAIRES

- Radio thoracique : cardiomégalie
- ECG
- Biologie : NFS, CRP, ionogramme sanguin, urée, créatininémie, glycémie, TP, TCA, ASAT, ALAT, gamma-GT, calcémie, phosphorémie, marqueurs cardiaques
- GDS avec lactatémie (acidose métabolique à rechercher)
- Échocardiographie +++++

DIAGNOSTIC DIFFÉRENTIEL

- Pneumopathie
- Bronchiolite
- Pneumothorax
- Épanchement pleural

DIAGNOSTIC

- Tachypnée, parfois détresse respiratoire, gêne respiratoire aux repas (nourrisson)
- Signe de lutte, sibilants, râles
- Hépatomégalie, turgescence veineuse jugulaire
- Tachycardie **constante**, sinusale, galop, souffle
- Œdèmes périphériques (rare chez le nourrisson)
- Prise de poids malgré les difficultés alimentaires : signe une rétention hydrique (nourrisson)
- Refus biberons, sueurs profuses, stagnation de la courbe de poids
- Puis signe de choc cardiogénique : pâleur, extrémités froides, TRC allongé, cyanose centrale
- Collapsus avec teint grisâtre, pouls mal perçu, chute de la TA, oligurie

ÉTIOLOGIES

- Anomalie de la fréquence cardiaque ([illegible]) : tachycardie > 200, tachycardie paroxystique, bradycardie < 40
- Troubles de la précharge : *shunt* gauche-droit, fuites auriculo-ventriculaire, fuite aortique, sténose des valves auriculo-ventriculaires, péricardites, myocardiopathie restrictive, myocardiopathie obstructive (en partie)
- Troubles de la post-charge : rétrécissement aortique, coarctation de l'aorte, HTA, vasodilatation artérielle (toxique, iatrogène, etc.)
- Troubles de la contractilité : primitif (myocardiopathie génétique, métabolique), secondaire (ischémie myocardique, fibrose endocardique)

TRAITEMENT ET PRISE EN CHARGE

1. Avis pédiatrique pour prise en charge spécialisée
2. Deux voies veineuses périphériques, scope, pouls, saturation, TA
3. Oxygénothérapie systématique par lunette nasale (SPO_2 > 96 %) et ventilation non invasive si besoin
4. Si insuffisances cardiaques par augmentation de la précharge
   - Furosémide ou Lasilix® : dose urgence injectable (IM ou IV) 2 mg/kg en IVL à répéter 2 à 4 heures après si besoin, puis 1 à 4 mg/kg/j
   - Restriction hydrosodée
5. Si précharge diminuée : remplissage prudent par sérum physiologique 10 mL/kg avec surveillance étroite
6. Si post-charge augmentée : inhibiteurs de la phosphoestérase (milrinone) et dobutamine sont en 1re ligne
7. **Traitement des troubles du rythme** : tachycardie supraventriculaire, trouble par augmentation de la précharge
   - Digoxine®

Tableau 1. Posologie de la Digoxine® *per os* (administration IV : 2/3 de la dose *per os*).

Poids (en kg)	Dose de charge (en µg/kg)	Dose d'entretien (en µg/kg/24 h)
3 à 6	20	20
6 à 12	15	15
12 à 24	10	10
> 24	7	7

Si insuffisance rénale	
Clairance de la créatine	**Dose**
Entre 75 et 50 mL/mn	2/3 de la dose
Entre 50 et 25 mL/mn	1/2 de la dose
Entre 25 et 10 mL/mn	1/4 de la dose

   - Fractionnement des doses : toutes les 8 heures
   - Contre-indications : bradycardie, trouble du rythme ventriculaire, trouble du rythme supraventriculaire par surcharge digitalique, MCO, tétralogie de Fallot

8. **Traitement associé**
   - BAV : Isuprel® 0,1 µg/kg/min et augmenter progressivement pour obtenir un rythme entre 100 et 120/min
   - TSV : manœuvre vagale, si échec Striadyne® 1 mg/kg (précaution : atropine à porter de main)
   - Choc cardiogénique : dobutamine 5 à 15 µg/kg/min, dopamine 5 à10 µg/kg/min
   - Épanchement péricardique : ponction ou drainage chirurgical
   - Correction de toute baisse du taux d'hémoglobine
   - Ventilation artificielle : trouble de la conscience, épuisement respiratoire, état de choc résistant au traitement
   - Traitement des détresses respiratoires
   - Traitement des déperditions thermiques
   - Traitement des infections pulmonaires

PARTIE VI

Urgences respiratoires

ASTHME AIGU GRAVE

DÉFINITION

Crise préoccupante soit d'emblée soit malgré un traitement bien conduit.

FACTEURS DE RISQUE

- Âge < 4 ans
- Asthme ancien instable, mal traité, mal surveillé
- Antécédents d'AAG et/ou d'hospitalisation en réanimation et/ou d'intubation dans le cadre d'une crise d'asthme
- Antécédents de syncope liée à l'asthme
- Enfant sous corticoïdes oraux surtout si sevrage récent

EXAMENS COMPLÉMENTAIRES

- Aucun n'est indispensable pour poser le diagnostic et débuter le traitement. Le diagnostic est clinique, la prise en charge urgente et ne doit être retardée par aucun examen
- GDS : hypoxie et hypocapnie. Critère de gravité en cas de normocapnie, sévérité extrême si hypercapnie et/ou acidose respiratoire
- Radio pulmonaire : face (indispensable, non urgente)
- Biologie : NFS, plaquettes, ionogramme sanguin, urée, créatinémie

DIAGNOSTIC

- **Terrain**
  - Asthmatique connu
  - Arrêt de traitement ou, au contraire, augmentation des besoins en bronchodilatateurs depuis quelques jours
  - Absence de réponse au traitement
  - Crise plus sévère que d'habitude. Il peut s'agir d'une crise inaugurale
  - Antécédents d'hospitalisation en réanimation
- **Clinique**
  - Saturation en O_2 < 90 %
  - Dyspnée intense avec FR > 40 avant 2 ans ou > 30 après 2 ans, voire bradypnée et pauses au stade agonique
  - Signes de détresse respiratoire : cyanose, sueurs, tirage intercostal sus-sternal et sus-claviculaire, balancement thoraco-abdominal, battement des ailes du nez, parole saccadée, voire impossible
  - Signes de choc : tachycardie > 130, hypoTA : < 68-36 mmHg chez l'enfant de 3-5 ans, < 78-41 mmHg chez l'enfant de 7-8 ans, < 82-44 mmHg chez l'enfant de 10-11 ans
  - Sibilants diffus, voire silence auscultatoire au stade agonique, DEP < 60 % de la valeur de base, voire non mesurable
  - Agitation, confusion, voire coma
  - ACR

Ces signes doivent faire alerter le réanimateur +++.

DIAGNOSTIC DIFFÉRENTIEL

- Erreur thérapeutique : sédatifs, sevrage brutal en corticoïdes
- Phénomènes allergiques ou problèmes psychologiques
- Corps étranger intrabronchique

TRAITEMENT ET PRISE EN CHARGE

Immédiatement

- Position demi-assise, rassurer l'enfant, oxygénothérapie au débit pour saturation > 94 %, monitoring (pouls, TA, cardioscope, SpO_2), VVP 2 mL/kg/h
- **Nébulisation** : **salbutamol** = Ventoline® (0,03 mL/kg sans dépasser 1 mL) ou terbutaline = Bricanyl® (2 gouttes/kg) + **Atrovent®** enfant 0,25 mg (2 mL) + NaCl 0,9 % (4 mL), avec 6 L/min d'O_2 pendant 15 min puis salbutamol seul toutes les 20 minutes
- **Célestène®** 0,5 mg/kg en IVL ou hémisuccinate d'hydrocortisone 10 mg/kg IVD ou 1 mg/kg d'équivalent prednisone

Amélioration

- Reprise de la parole
- Absence de tirage
- Auscultation correcte
- DEP amélioré

Pas d'amélioration après 2 aérosols

Faire un 3ᵉ aérosol ou aérosol d'adrénaline

Aggravation

- β2-mimétiques en aérosol continu
- Salbutamol 5 µg/kg IVD
- Puis salbutamol 0,25 à 2,5 µg/kg/min SE, à doubler toutes les 15 min si inefficacité thérapeutique

Détresse

- Épuisement, trouble de la conscience, collapsus
- Poursuite du traitement, intubation séquence rapide et ventilation mécanique : pré-oxygénation à 100 % de FiO_2, atropine 10-20 µg/kg, kétamine 1-2 mg/kg ± midazolam 0,1 mg/kg, puis succinylcholine 1,5 mg/kg
- Intubation avec sonde à ballonnet si possible
- Réglage respirateur pour éviter tout barotraumatisme : FR = 8, I/E = 1/3 à ¼, Vt = 6 à 8 mL/kg, FiO_2 = 100 %, pression de plateau télé-inspiratoire < 30 cm d'eau

Complications associées

- Pneumomédiastin : aggravation brutale de l'état respiratoire ± emphysème sous-cutané cervical extensif, assourdissement des bruits du cœur : intubation et drainage pleural
- Pneumothorax : exsufflation à l'aiguille ou drainage

Surveillance

Réanimation

I/E : inspiration/expiration.

BRONCHIOLITE AIGUË

TERRAIN

- Électivement le nourrisson < 2 ans
- Le plus souvent liée au virus respiratoire syncitial (VRS)
- Période automne-hiver, contexte épidémique

SIGNES DE GRAVITÉ

- **Âge < 3 mois**
- Prématurité < 34 SA, âge corrigé < 3 mois
- Balancement thoraco-abdominal, tirage, battement des ailes du nez, entonnoir xiphoïdien
- Hypoxémie, hypercapnie à la gazométrie
- FR > 60 ou < 15 (épuisement), irrégularité respiratoire, apnée
- SaO_2 < 94 % selon l'âge, cyanose
- Signes de choc
- Difficultés alimentaires, fausses routes, vomissements, perte de poids > 5 %
- Antécédents cardio-pulmonaires graves, prématurité
- Entourage socio-économique déficient

DIAGNOSTIC

- Oxymétrie de pouls (SaO_2), pouls, TA, T°
- Début progressif par rhinopharyngite peu ou pas fébrile avec une toux sèche précédant de 24-48 heures, une polypnée à prédominance expiratoire
- Distension globale du thorax
- Sibilants diffus ± crépitants fin d'expiration

L'ASTUCE D'URG'PÉDIATRIE

- La diminution des signes de lutte est un signe d'extrême gravité (fausse amélioration) et précède de peu l'ACR.
- En l'absence d'examens complémentaires, se fonder sur la fréquence respiratoire et la coloration qui sont d'excellents indicateurs cliniques de gravité.
- Éliminer les autres causes de dyspnée sifflantes (corps étranger, insuffisance cardiaque).

EXAMENS COMPLÉMENTAIRES

Pas d'examens complémentaires dans les formes communes

- Gazométrie : rechercher hypoxie et/ou hypercapnie
- Radio pulmonaire : rechercher distension thoracique et foyer parenchymateux
- NFS : hyperleucocytose
- CRP : élevée
- Ionogramme si déshydratation
- Hémoculture si surinfection
- Recherche VRS sur aspiration bronchique

TRAITEMENT ET PRISE EN CHARGE

- **Pas de critère de gravité : retour domicile**
  - **Kinésithérapie respiratoire biquotidienne**
  - Désinfection rhino-pharyngée 6 à 10 fois par jour
  - Fractionnement des repas, épaississement des biberons
  - Lit en proclive 15° à 30° *(coussin sous le matelas)*
  - Antipyrétique si fièvre mal supportée
  - Ambiance humide dans la chambre
  - Proscrire un éventuel tabagisme passif
  - Prévenir la transmission : lavage des mains et décontamination des objets et des surfaces
- **Critères de gravité : hospitalisation**
  - Monitorage cardio-vasculaire complet
  - Aspiration si encombrement bronchique
  - O_2 pour saO_2 < 94 %
  - Réhydratation IV
  - Kinésithérapie respiratoire biquotidienne
  - Désinfection rhino-pharyngée et aérosols de sérum physiologique hypertonique (3 %)
  - Lit en proclive 15° à 30°
  - Antipyrétique si fièvre
  - Si fièvre > 39°, infection certaine ou probable, sécrétion purulente ou otite : Augmentin® 80 mg/kg/j en 3 prises
  - Fractionnement des repas
  - Corticoïdes et β2-mimétiques selon les équipes
  - Intubation et ventilation artificielle en cas d'épuisement

DYSPNÉES AIGUËS DU NOURRISSON

CLINIQUE

- Examen clinique prudent (pas d'abaisse-langue)
- Ne pas modifier la position spontanément adoptée par l'enfant
- Évaluation
  1. Signes généraux : FC, FR (Tab. 1), TA, signes de choc (sueurs, troubles de la conscience, marbrures, cyanose, pouls filant, température, etc.)

Tableau 1. Polypnée si FR :

	< 12 mois	12 à 36 mois	3 à 5 ans
Cycles/min	> 50	> 40	> 30

  2. Rythme respiratoire régulier ou non
  3. Analyse de la dyspnée

Temps de la dyspnée	Localisation de l'obstruction
Inspiratoire	Larynx, nez, pharynx
Expiratoire	Bronchiole
Aux 2 temps	Trachée ou association inspiratoire + expiratoire

  4. Signes de lutte :
  - battements des ailes du nez
  - tirage

Territoire	Localisation de l'obstruction
Sous-mandibulaire	Nez
Sus-sternal ou à la base du cou	
Sus-claviculaire	Larynx, trachée
Intercostal	Moins spécifique

  5. Coloration
  6. Auscultation

Crépitants	Alvéoles
Sous-crépitants	Bronchiole
Sibilants	Bronches

FONDAMENTAUX

- Fréquent, étiologies multiples
- Comprendre le mécanisme de la dyspnée pour en identifier la cause et adapter la thérapeutique
- Rechercher les signes de gravité

SIGNES DE GRAVITÉ

- FR < 15 ou > 65/min, respiration irrégulière, pauses
- Signes de lutte : SaO_2 < 85 %, cyanose, pâleur, extrémités froides, HTA puis collapsus, bradycardie, troubles de la conscience, hypoxie (PaO_2 ≤ 60 mmHg), hypercapnie
- Terrain : nouveau-né, mucoviscidose, asthme, ancien prématuré

STADES DE GRAVITÉ

- Stade 1 : gêne respiratoire sans détresse
- Stade 2 : mise en jeu des muscles accessoires
- Stade 3 : fatigue musculaire, balancement thoraco-abdominal, cyanose
- Stade 4 : diminution des signes de lutte, courtes pauses respiratoires, sueurs, troubles de conscience
- Stade 5 : pauses respiratoires, gasps, ACR

ÉTIOLOGIES EN FONCTION DE LA CLINIQUE

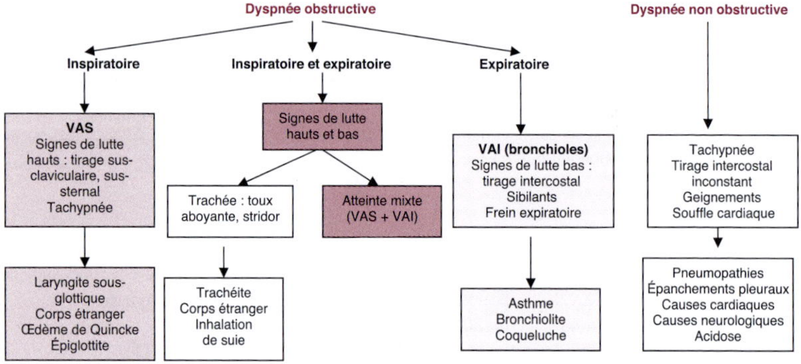

EXAMENS COMPLÉMENTAIRES

- Radio du thorax : recherche des signes confirmant les signes cliniques : distension pulmonaire dans les dyspnées expiratoires obstructives, diminution de la transparence des deux champs pulmonaires dans les pathologies alvéolaires
- Bilan biologique infectieux si besoin
- GDS : recherche hypoxie, hypercapnie, acidose respiratoire
- Endoscopie ORL en cas de suspicion de corps étranger

SYMPTOMATOLOGIE ET ÉTIOLOGIES DES DYSPNÉES OBSTRUCTIVES HAUTES

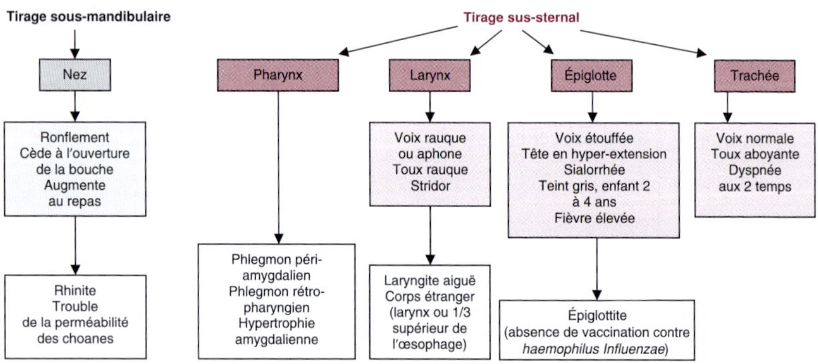

TRAITEMENT ET PRISE EN CHARGE

- Repos en position demi-assise ou dans la position adoptée spontanément par l'enfant
- Rassurer enfant et parents
- Désobstruction rhinopharyngée, aspiration bucco-pharyngée si besoin
- O_2 aux lunettes ou à fort débit au masque (adapté à la taille de l'enfant), intubation en position demi-assise si détresse respiratoire intense
- 2 VVP
- Surveillance scopée
- Hospitalisation d'indication large si enfant jeune, crise sévère, réponse modérée aux traitements entrepris
- Hydratation et nutrition adéquate
- Traitement en fonction de l'étiologie
  - **Bronchiolite** (*cf.* fiche VI.2)
  - **Épiglottite** (*cf.* fiche XIV.1) : transfert médicalisé en réanimation, ne pas allonger l'enfant, intubation recommandée devant le moindre signe d'urgence en position assise + antibiothérapie C3G en urgence (ceftriaxone : 100 mg/kg/j en 1 injection IM ou IV) et nébulisation (adrénaline 1 mg dans du sérum physiologique pour au total 5 mL d'aérosol)
  - **Laryngite sous-glottique :** humidification, corticoïdes (Soludécadron® : 0,5 mg/kg) IM, nébulisation adrénalinée
  - **Laryngite striduleuse :** humidification
  - **Diphtérie :** sérothérapie, antibiothérapie par pénicilline G
  - **Coqueluche maligne :** aspiration, kinésithérapie, O_2, érythromycine
  - **Pneumopathie alvéolaire avec hypoxie réfractaire :** traitement symptomatique et antibiotique adapté

L'ASTUCE D'URG'PÉDIATRIE

- Pas d'examen à l'abaisse-langue.
- Ne pas allonger si l'enfant est assis.

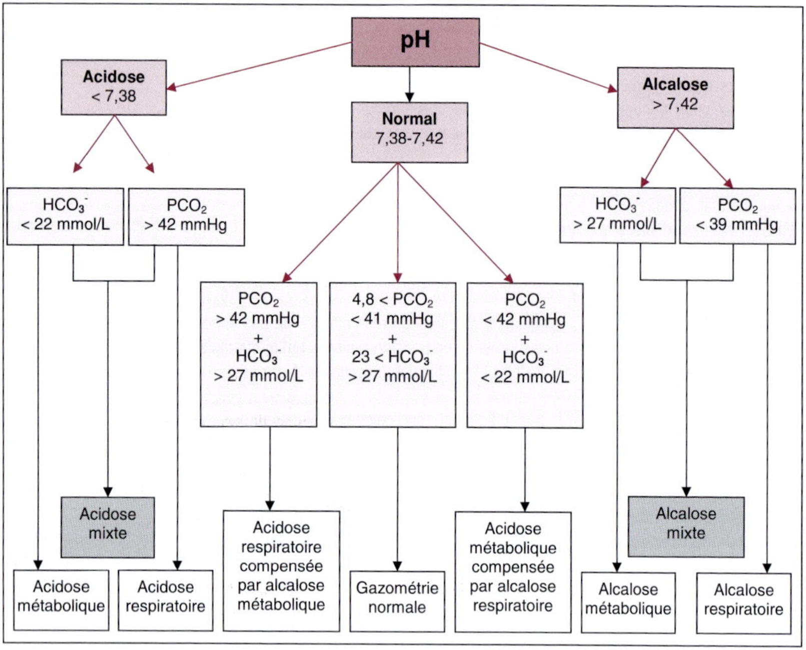

Figure 1. Organigramme diagnostique.

INHALATION DE CORPS ÉTRANGER

● EXAMENS COMPLÉMENTAIRES

Radio thoracique : corps étranger (CE) souvent radiotransparent

● COMPLICATIONS

Si CE méconnu : bronchite asthmatiforme, syndrome pneumonique, bronchite bactérienne, toux spasmodique

● DIAGNOSTIC

Interrogatoire policier des parents pour identifier le CE (cacahuète, jouet, etc.)

- **Asphyxie immédiate :**
  - corps étranger bloqué au niveau des cordes vocales
- **Syndrome de pénétration :**
  - accident brutal et bruyant chez un enfant apyrétique, jouant, en excellente santé
  - toux
  - rougeur, voire cyanose dans certains cas
  - gêne respiratoire aux 2 temps avec *wheezing* médio-thoracique (rare : corps intratrachéal)

● TRAITEMENT ET PRISE EN CHARGE

- **Asphyxie immédiate**
  - Manœuvre de Mofenson (Fig. 1) chez le nourrisson et jeune enfant : poser l'enfant à plat ventre sur l'avant-bras, maintenir la tête vers le bas, appuyer sur le ventre en maintenant une main à plat sur le dos
  - Manœuvre de Heimlich (Fig. 2) chez les plus grands : se placer derrière le sujet en enserrant sa taille avec ses bras, placer ses deux mains jointes dans le creux épigastrique puis appuyer brutalement de bas en haut, répéter la manœuvre 3 à 5 fois de suite
  - Si échec → laryngoscopie avec, si possible, extraction (grâce à la pince de Magil) du CE ou intubation orotrachéale
- **Syndrome de pénétration**
  - Surveillance saturation, conscience, pouls, TA
  - O_2 si désaturation
  - S'il n'y a pas d'asphyxie aiguë : tant que le sujet tousse, respecter la toux et ne faire aucun geste sur le sujet
  - Discussion avec pédiatre/ORL pour extraction par fibroscopie sous AG

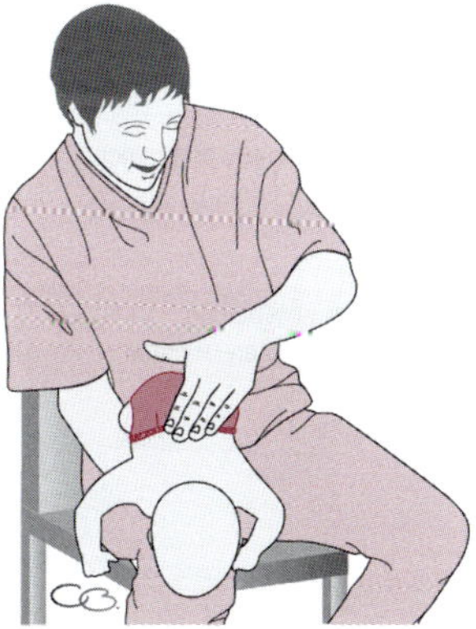

Figure 1. Manœuvre de Mofenson.

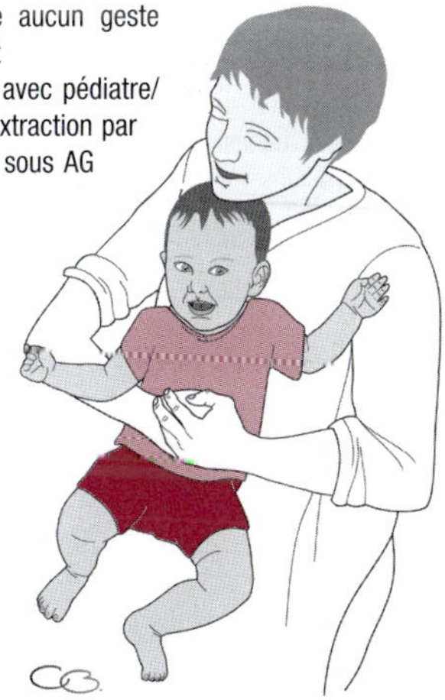

Figure 2. Manœuvre de Heimlich.

PLEURÉSIES BACTÉRIENNES

DÉFINITION

Collection purulente de la cavité pleurale dans le cadre d'une pneumonie bactérienne

EXAMENS COMPLÉMENTAIRES

- Radio pulmonaire : face, profil et décubitus latéral
- Ponction pleurale : examen cytobactériologique et biochimique du prélèvement
- Biologie : NFS, CRP, ionogramme sanguin, urée, créatinémie, TP, TCA, hémoculture, ECBU, ASAT, ALAT, gamma-GT
- Échographie associée à une ponction : intérêt si pleurésie enkystée

DIAGNOSTIC

- Début : souvent « pneumonie » sous antibiotiques
- Fièvre, toux, douleur thoracique, dyspnée (en fonction de l'abondance de l'épanchement)
- Position antalgique (enfant se courbant incurvant la colonne vertébrale du côté de la pleurésie de façon à limiter l'amplitude des mouvements respiratoires)
- Respiration superficielle et rapide
- Diminution de l'ampliation thoracique du côté de l'épanchement
- Vibrations vocales atténuées
- Matité
- Frottement pleural et murmure vésiculaire abaissés à l'auscultation

ÉTIOLOGIE

- Staphylocoque : âge < 2 ans
- Pneumocoque
- Streptocoque
- Bacille à gram –
- *Haemophilus*, *Klebsiella* : grand enfant
- Tuberculose

TRAITEMENT ET PRISE EN CHARGE

- Hospitalisation
- Voie veineuse périphérique
- Antalgique + antipyrétique
- **Antibiothérapie**
  - Enfant < 2 ans :
    - en l'absence d'orientation : céfotaxime (100 mg/kg en 3 prises) + gentamicine 3 à 5 mg/kg en dose unique
    - si en faveur d'un staphylocoque : amoxicilline-acide clavulanique (80 mg/kg/j en 3 prises) + gentamicine (6 mg/kg en 2 IVL)
    - si staphylocoque résistant : céfotaxime (100 mg/kg en 3 prises) + fosfomycine 150 à 200 mg/kg/24 h en 3 prises (max 12 g/24 h)
  - Enfant > 2 ans :
    - amoxicilline (100 mg/kg/j en 3 prises) + gentamicine 3 à 5 mg/kg en dose unique (à visée antipneumococcique)
- Drainage pleural : n'est pas toujours indispensable (après avis pédiatrique), en cas de détresse respiratoire
- Kinésithérapie
- Corticothérapie (discutable)
- Chirurgie : rarement en urgence

PNEUMOPATHIE COMMUNAUTAIRE DE L'ENFANT

EXAMENS COMPLÉMENTAIRES

- NFS, CRP : hyperleucocytose à PNN, CRP > 60 mg/L
- Hémocultures
- Radio thoracique (debout face en inspiration)

CRITÈRES D'HOSPITALISATION

- Nourrisson < 6 mois
- Mauvais état général
- Signes de lutte respiratoire, hypoxie
- Difficultés d'alimentation
- Aggravation rapide de la maladie
- Conditions socio-économiques précaires
- Épanchement pleural radiologique
- Pneumonie étendue : plus de 2 lobes
- Images d'abcès
- Persistance fièvre malgré 48 heures de traitement conventionnel

DIAGNOSTIC

- Fièvre, dyspnée, toux, refus de boire (attention aux signes digestifs trompeurs)
- Rechercher une origine bactérienne
  - Foyer auscultatoire franc
  - Fièvre > 38,5 °C persistante
  - OMA purulente

1. **Pneumopathie franche lobaire aiguë : (pneumocoque ++)**
   - fièvre brutale
   - altération de l'état général
   - douleur thoracique et/ou abdominale
   - syndrome pseudo-méningé
   - toux sèche
2. **Pneumopathie atypique :**
   - fièvre progressive
   - toux pénible durable
   - signes extrarespiratoires : myalgies, éruption cutanée

TRAITEMENT ET PRISE EN CHARGE

- Antipyrétique si fièvre mal supportée
- Antibiothérapie

Enfant < 3 ans

- Amoxicilline 100 mg/kg/j en 3 prises pendant 10 jours
- Si CI : céfotaxime 100 mg/kg/j en 3 prises pendant 10 jours

Enfant > 3 ans

- **Pneumopathie franche lobaire aiguë :**
  - amoxicilline 100 mg/kg/j en 3 prises pendant 10 jours
  - si CI : céfotaxime 100 mg/kg/j en 3 prises pendant 10 jours
  - si CI aux bêtalactamines et < 6 ans → hospitalisation
  - si CI aux bêtalactamines et > 6 ans : josamycine 50 mg/kg/j en 2 prises pendant 14 jours ou clarithromycine 15 mg/kg/j en 2 prises pendant 10 jours
- **Pneumopathie atypique :**
  - josamycine : 50 mg/kg/j en 2 prises pendant 14 jours ou clarithromycine 15 mg/kg/j en 2 prises pendant 10 jours
- **Si vaccination *Hemophilus influenzae* incomplète ou OMA purulente :**
  - Augmentin® 80 mg/kg/j en 3 prises pendant 10 jours

- Dans tous les cas, si pas d'hospitalisation → réévaluation par médecin traitant à J2

PNEUMOTHORAX

DÉFINITION

Épanchement gazeux entre les deux feuillets de la plèvre ; rare chez l'enfant

EXAMENS COMPLÉMENTAIRES

- Radio pulmonaire : Face ± profil (temps inspiratoire) : hémithorax clair sans trame bronchique visible, poumon rétracté au hile pulmonaire. Si compressif : déviation du médiastin côté opposé, abaissement de la coupole diaphragmatique
- Biologie : GDS, NFS, plaquettes, CRP, TP/TCA

SIGNES DE GRAVITÉ

- Épuisement, agitation
- Sueurs, cyanose, tirage, balancement thoraco-abdominal, battement des ailes du nez, détresse respiratoire aiguë
- Trouble de la conscience, obnubilation, coma
- Collapsus, état de choc, convulsions, état de mal convulsif
- ACR

SIGNES CLINIQUES

Sont fonction de l'importance de l'épanchement et de la pathologie pulmonaire sous-jacente (douleur simple, dyspnée, syndrome asphyxique aigu) :

- **Signes respiratoires :** polypnée, dyspnée, toux sèche irritative, asymétrie de taille d'un hémithorax, cyanose des extrémités, abolition des vibrations vocales, diminution unilatérale du MV, désaturation
- **Signes cardiaques :** tachycardie, assourdissement des bruits du cœur, déviation des bruits du cœur
- **Signes associés :** anxiété et angoisse, emphysème sous-cutané cervical extensif, trouble hémodynamique

DIAGNOSTIC DIFFÉRENTIEL

- Péricardite
- Épanchement pleural liquidien
- Pneumomédiastin

ÉTIOLOGIES

- Pneumothorax spontané (idiopathique, rare chez l'enfant)
- Pneumothorax secondaire :
  - Bronchiolite virale
  - Asthme
  - Emphysème malformatif
  - Staphylococcie pleuro-pulmonaire
  - Mucoviscidose
  - Hystiocytose X
  - Traumatisme thoracique
  - Plaie du dôme pleural après ponction sous-clavière pour cathétérisme
  - Soupape de surpression bloquée lors d'une ventilation à l'AMBU
  - Pressions moyennes trop élevées lors d'une ventilation contrôlée, notamment lors de maladie respiratoire (asthme, emphysème)
  - Pneumothorax droit par surpression sur le poumon droit lors d'intubation sélective

TRAITEMENT ET PRISE EN CHARGE

- Hospitalisation
- Abord veineux périphérique, glucose G5 %
- Antalgique
- Dans tous les cas : position demi-assise, oxygénothérapie (Hood, lunettes nasales, masque)
- Monitoring (pouls, TA, SpO_2, ECG, cardioscope)
- Si bien toléré, pas de dyspnée, décollement < 3 cm à la radio → pas de drainage, repos au lit, surveillance clinique et radiographique, évolution spontanée fréquemment favorable, se recolle à la paroi
- Si mal toléré ou décollement > 3 cm → exsufflation à l'aiguille (épicrânienne n° 6 ou 7 à biseau court chez le nouveau-né, cathéter chez l'enfant), montée sur un robinet à 3 voies, reliée à une seringue de 20 mL : piquer perpendiculairement au 2e espace intercostal antérieur sur la ligne médioclaviculaire au bord supérieur de la côte inférieure ; si pas d'amélioration → drainage
- En cas de détresse vitale → exsufflation à l'aiguille (*cf. supra*) puis drainage pleural avec valve de Heimlich en l'absence d'amélioration ou de récidive du pneumothorax compressif
- Intubation et ventilation mécanique (selon état clinique) : Pi_{max} 18 à 20 mmHg, PEP = 0, FR 20 à 30/min, FiO_2 = 1
- Sonde gastrique en déclive avec sac ouvert

PARTIE VII

Urgences digestives

APPENDICITE AIGUË

EXAMENS COMPLÉMENTAIRES

- Biologie (NFS, plaquettes, CRP, PCT, ionogramme sanguin, urée, créatininémie, glycémie, TP, TCA, groupe sanguin, Rhésus, RAI) : hyperleucocytose à polynucléaires ≥ 10 000 ; parfois une leucopénie, ± CRP/PCT élevée. BU ± ECBU
- Hémocultures positives à BGN si stade évolué (abcès)
- Échographie abdominale (examen de référence) : épaississement de la paroi de l'appendice, épanchement liquidien intrapéritonéal. Signe le plus sensible : passage douloureux de la sonde en fosse iliaque droite (FID)
- TDM abdominale : ++ chez l'enfant obèse ou si échographie non contributive

SIGNES DE GRAVITÉ

- Altération de l'état général, teint grisâtre, tachycardie, hypotension faisant évoquer un choc septique
- Douleur diffuse de l'abdomen au stade de péritonite

COMPLICATIONS

- Péritonite
- Abcès appendiculaire
- Choc septique

AUTRES LOCALISATIONS

- Rétro-cæcale : douleur postérieure, au-dessus de la crête iliaque droite, voire lombaire droite ± psoïtis
- Pelvienne : signes atypiques type douleur sus-pubienne, irritation vésicale ou rectale
- Sous-hépatique

DIAGNOSTIC

- Variabilité des signes → diagnostic difficile
- Enfant de plus de 6 ans (rare chez l'enfant < 3 ans, le diagnostic est souvent au stade des complications)
- Douleur de la FID, permanente (débute souvent en péri-ombilical, initialement, peut être intermittente), insomniante (rarement au début), gêne à la marche, psoïtis
- Nausée et/ou vomissements, constipation
- Joues rouges, langue saburrale
- Fièvre à 38-38,5 °C (si > 38,5 °C suspicion d'une complication)
- Douleur provoquée au point de Mac Burney
- Douleur ressentie en FID par la décompression brusque de la fosse iliaque gauche
- Défense à la palpation de la FID
- Contracture de la paroi abdominale (pas de défense ni contracture chez le nourrisson) → complications
- Score PAS (Tab. 1)

TRAITEMENT ET PRISE EN CHARGE

- Voie veineuse, antalgiques, laisser à jeun
- Avis chirurgical urgent
- Pas d'antibiothérapie tant qu'une décision chirurgicale n'est pas prise (sinon antibiotiques anti-anaérobies, à poursuivre selon avis chirurgical et anesthésiste en post-opératoire)

DIAGNOSTIC DIFFÉRENTIEL

- Toute cause de douleur abdominale chez l'enfant (angine, pneumopathie, otite, etc.)
- Adénite mésentérique
- Infections des voies urinaires
- Pneumonie droite
- Diverticule de Meckel
- Chez la fillette en période prépubertaire : penser à une origine ovarienne des douleurs abdominales, pathologies de la grossesse chez l'adolescente
- Purpura rhumatoïde
- Gastro-entérites
- Tumeurs abdominales

SCORES CLINIQUES D'APPENDICITE AIGUË

Tableau 1. Score PAS (*Pediatric Appendicitis Score*).

Score PAS		Interprétation
Douleur migrante	0/1	– PAS ≤ 3 : élimine l'appendicite – PAS ≥ 6 : affirme l'appendicite – Valeur intermédiaire : imagerie
Anorexie	0/1	
Nausée ou vomissements	0/1	
Température orale ≥ 37,3 °C	0/1	
Défense en FID	0/1	
Douleur à la percussion, au rebond	0/1	
GB ≥ 10 000/mm^3	0/1	
Neutrophilie ≥ 75 %	0/1	

L'ASTUCE D'URG'PÉDIATRIE

Pour les enfants ayant été opérés récemment, penser à :

- un lâchage du moignon appendiculaire et/ou abcès sous-cutané : vers le 5e jour post-opératoire, douleur brutale de la FID, fièvre, défense localisée → ré-intervention en urgence + antibiothérapie probabiliste (ceftriaxone/métronidazole)
- des complications occlusives

CONSTIPATION

DÉFINITION

- Émission éventuellement difficile et/ou douloureuse de selles
- Émission rare des selles : à noter qu'il existe une constipation due à l'allaitement maternel (le 1er mois : selles tous les 3 jours, 1-4 mois : plus de 5-6 jours, après 4 mois ou en alimentation artificielle sans notion d'âge : plus de 2 jours)

ÉTIOLOGIES

- **La cause la plus fréquente :** la constipation secondaire terminale : l'enfant se retient, encoprésie (moins fréquent) ± énurésie
- **Exogènes :** fièvre, déshydratation, alitement, voyages, école, médicaments, régime, origine psychogène
- **Digestives :** Hirschsprung, pseudo-Hirschsprung, pseudo-obstruction intestinale chronique, dolichocôlon, colopathie fonctionnelle
- **Extradigestives :** hypothyroïdie, hypercalcémie, hypokaliémie, neurologique (encéphalopathie, spina bifida, maladie de Hirschsprung, etc.)

EXAMENS COMPLÉMENTAIRES

- AUCUN le plus souvent
- Si mauvaise tolérance clinique ou signes associés : ASP (recherche de distension, niveaux, etc.)
- Manométrie, lavement opaque, études neurophysiologiques

DIAGNOSTIC

- **Interrogatoire :** antécédents familiaux et personnels (chez nourrissons : émission du premier méconium ?), régime alimentaire, ancienneté des troubles, circonstances déclenchantes, acquisition de la propreté, prise de médicaments, vomissements, épisodes de ballonnement abdominal, douleurs, alternance diarrhées
- **Clinique**
  - Signes associés : ballonnement abdominal, vomissements, troubles mictionnels, douleurs abdominales, alternance diarrhée et constipation
  - Aspect des selles
  - État nutritionnel - courbe poids/taille
  - Examen abdominal
  - Examen de la marge anale
  - ± TR : densité, sang, fécalome
  - Examen neurologique

TRAITEMENT ET PRISE EN CHARGE

- Règles diététiques : peu de preuves d'efficacité
- Biberons à l'eau Hépar® chez le nourrisson non diversifié (max 1 biberon sur 3)
- Après diversification : adjonctions de fibres (légumes et fruits frais)
- Régime varié et boissons non sucrées suffisantes, activité physique soutenue
- Traitement aux urgences : si mauvaise tolérance uniquement, lavement évacuateur (Microlax® ou Normacol®)
- Traitement au long cours
  - Lubrifiant : Lansoyl®
  - Laxatifs osmotiques : Duphalac®, Importal®, Forlax®
  - Accélérateurs du transit : Débridat®
  - ± suppositoires évacuateurs : Éductyl® pour rééduquer le réflexe d'exonération (uniquement sur indications du spécialiste)
- L'hospitalisation peut être nécessaire si mauvaise tolérance clinique et/ou suspicion de constipation organique
- Prise en charge psychologique si constipation chronique

DIARRHÉE AIGUË INFECTIEUSE

DÉFINITION

Émission trop fréquente de selles liquides/molles de début brutal de moins de 5 jours.

EXAMENS COMPLÉMENTAIRES

Uniquement si signes de gravité :

- Ionogramme sanguin et urinaire (sur 1re miction), glycémie
- NFS, plaquettes, CRP si signe septique et doute sur un syndrome hémolytique et urémique (SHU)
- ± Gaz du sang veineux (acidose), réserve alcaline
- ± Prélèvements bactériologiques et/ou virologiques si selles glairo-sanglantes ou signe septique ou toxi-infection collective ou à visée épidémie (rotavirus, adénovirus)

ÉTIOLOGIES

- **Diarrhées aiguës infectieuses :** les plus fréquentes
  - Le + souvent virale (30-80 %) : rotavirus, entérovirus, adénovirus...
  - Parfois bactérienne (15-20 %) : Salmonelles, Shigelles, *E. Coli*, *Campylobacter*, *Yersinia*...
  - Rarement parasitaire : *giardia lamblia*, *cryptosporidium*, amibes...
- **Diarrhées non infectieuses :** accompagnant certaines infections, associées aux antibiotiques...

DIAGNOSTIC

- Interrogatoire : date de début, caractéristiques des selles (glaireuses, sanglantes, abondance, fréquence), voyage
- Déshabiller l'enfant et mesurer la perte pondérale
- État d'hydratation : FC, TA, diurèse, TRC, poids...
- Signes septiques : fièvre, teint gris, somnolence ou geignard, splénomégalie, hépatomégalie
- Signes abdominaux : météorisme, tympanisme, zone douloureuse, masse abdominale, étranglement herniaire, rectorragie, cicatrice
- Signes associés : fièvre, vomissements, apathie, refus de boire, signes généraux (neurologiques et comportementaux)...
- Signes extradigestifs (ORL, pulmonaires, urinaires, méningés)

La déshydratation est la 1re cause de choc hypovolémique.

DIAGNOSTICS DIFFÉRENTIELS

Appendicite, pathologies ORL, respiratoires, invagination intestinale aiguë, volvulus

COMPLICATIONS

- Déshydratation par pertes hydro-électrolytiques et troubles hydro-électrolytiques
- Choc hypovolémique ± acidose métabolique

TRAITEMENT ET PRISE EN CHARGE

- **Réhydratation selon le niveau de déshydratation**
  - Bénigne à modérée (< 10 % perte pondérale) : réhydratation orale par soluté de réhydratation orale (SRO), si possible au biberon, sinon à la cuillère. Expliquer clairement aux parents : 1 sachet de SRO à diluer dans 200 mL d'eau, à prendre en petite quantité, si vomissements associés, frais (gastroparésiant donc mieux toléré), à volonté et fractionnée toutes les 10 minutes les 2 premières heures puis toutes les 30 minutes les 2 heures suivantes, enfin toutes les 3-4 heures au besoin. Réhydrater par sonde gastrique en continu avec du SRO 120-150 mL/kg/24 heures si échec de la réhydratation orale classique
  - Sévère (> 10 %) : c'est une urgence. Doit être précédée d'un remplissage en cas de collapsus avec 20 mL/kg de SSI sur 20 minutes, à renouveler si besoin. Réhydratation adaptée par voie IV en fonction de l'âge et de la compensation de perte de poids avec un soluté quasi iso-osmolaire type :
    - soluté glucosé à 5 %
    - + KCl 2 g/L
    - + NaCl 8 g/L si natrémie entre 132-149
    - ou NaCl 6 g/L si natrémie ≥ 150 (avec contrôle ionogramme sang à 4-6 heures)
    - ou si hyponatrémie < 132 (voir fiche IX.7 Hyponatrémie)

Objectif : compenser 50 % de la perte du poids les 4 premières heures puis 50 % les 20 heures suivantes. Adapter les apports ioniques parallèlement

- **Traitements adjuvants**
  - Réalimentation : d'emblée si pas de signe de déshydratation sinon après 4-6 heures de SRO :
    - > 3 mois, forme peu sévère : régime habituel
    - > 3 mois, forme persistante (> 5 jours) : discuter lait sans lactose pendant 8-15 jours
    - < 3 mois : hydrolysats de protéines de lait de vache pendant 2-3 semaines

    Dans tous les cas, poursuivre l'allaitement maternel.
  - Antibiothérapie : probabiliste, inutile le plus souvent sauf si :
    - suspicion de germes entéro-invasifs (selles glairo-sanglantes) en collectivité : *Salmonella typhi* (amoxicilline, triméthoprime-sulfaméthoxazole ou C3G dans les formes systémiques), *Shigella* (macrolide ou C3G), à l'exception d'*E. coli* (risque de SHU !)
    - signes systémiques graves
    - cause infectieuse extradigestive authentifiée (otite, infection urinaire, méningée, etc.)
    - terrain immunodéprimé
  - Antidiarrhéique : éventuellement racécadotril (Tiorfan®)

Âge	Dose de Tiorfan®
De 1 mois à 9 mois (ou moins de 9 kg)	1 sachet à 10 mg × 3/j
De 9 mois à 30 mois (ou de 9 à 13 kg)	2 sachets à 10 mg × 3/j
De 30 mois à 9 ans (ou de 13 à 27 kg)	1 sachet à 30 mg × 3/j
Au-delà de 9 ans (ou plus de 27 kg)	2 sachets à 30 mg × 3/j

Modalités du traitement : le 1er jour : une prise d'emblée, puis 3 prises réparties dans la journée ; les jours suivants : 3 prises réparties dans la journée
Diosmecta (Smecta®) si douleur associée (à stopper dès l'arrêt des selles) :
- > 15 ans : 1 sachet 3 fois par jour
- enfant de 2 à 15 ans : 1 sachet, 2 ou 3 fois par jour
- enfant de 1 à 2 ans : 1 ou 2 sachets par jour
- enfant de moins de 1 an : 1 sachet par jour

- Anti-émétiques, lopéramide et antiseptiques intestinaux : aucun intérêt
  Lopéramide contre-indiqué chez < 12 ans (risque de translocation de germes)
- Lavage fréquent des mains avec soluté hydroalcoolique (si possible). Isolement de contact en collectivité ou déshydratation sévère
- Prévention : vaccination contre le rotavirus à proposer entre l'âge de 6 semaines et 24 mois : deux prises orales espacées d'un mois ; non remboursée ; bénéfice sur la gravité et le nombre d'hospitalisations ; surveillance et risque d'invagination intestinale dans les 7 jours après la vaccination à expliquer aux parents (préconisation du Haut Comité de vaccination français)
- Surveillance minimale : poids, fréquence des selles, vomissements, signe de déshydratation...

- **Hospitaliser si**
  - Choc hypovolémique ou déshydratation sévère
  - Terrain immunodéprimé ou fragile (< 3 mois, mucoviscidose, malnutrition préalable, déficit immunitaire, insuffisance surrénalienne connue)
  - Fausse diarrhée par vidange intermittente en aval d'une occlusion ou d'un obstacle (invagination, volvulus, fécalome, Hirschsprung, etc.)
  - Diarrhée sanglante : au cas par cas
  - Conditions sociofamiliales faisant douter de la compréhension du traitement et/ou de la surveillance
  - Diarrhées prolongées, énième consultation médicale pour hydratation IV (*cf.* fiche IX.2 DÉSHYDRATATION AIGUË)

DOULEURS ABDOMINALES

● ÉTIOLOGIES

Variables en fonction de l'âge.

- **Chirurgicales**
  - Appendicite aiguë : fièvre modérée, douleur localisée en FID ± défense, ± hyperleucocytose, ± CRP élevée, ± PCT élevée
  - Invagination intestinale aiguë : accès douloureux avec pâleur et intervalles critiques asymptomatiques chez un enfant entre 2 mois et 2 ans ± vomissements et rectorragies, FID vide, boudin d'invagination, sang au TR → examen complémentaire : écho abdominale, lavement aux hydrosolubles
  - Occlusion intestinale aiguë (bride, volvulus, Meckel, mésentère commun) : ballonnement abdominal, trouble du transit, ASP : niveaux hydro-aériques, cicatrice abdominale
  - Torsion de testicule : grosse bourse douloureuse → avis chirurgical urgent
  - Torsion d'annexe (ovaire), rupture de kyste ovarien hémorragique, grossesse extra-utérine (fille pubère) : masse pelvienne ou abdominale, douleur à début brutal → écho pelvienne
  - Étranglement herniaire : masse irréductible à la palpation des orifices herniaires
- **Médicales**
  - Enfant fébrile : cause ORL, GEA virale ou bactérienne, pneumopathie franche lobaire aiguë, hépatite virale aiguë à la phase pré-ictérique, pyélonéphrite, purpura rhumatoïde (signes cutanés et articulaires, ± protéinurie-hématurie), adénite mésentérique, drépanocytose (le plus souvent fébrile)
  - Enfant non ou peu fébrile :
    - parasitose intestinale
    - glomérulonéphrite, syndrome néphrotique (œdèmes + oligurie), cétose du jeûne, hypoglycémie
  - Diabète : syndrome polyuro-polydypsique, amaigrissement, polyphagie
  - Douleurs prémenstruelles
  - Ulcère gastro-duodénal, gastrite à *H. pylori*, lithiase urinaire ou biliaire, constipation (douleur hypochondre gauche, distension colique), encoprésie

● EXAMENS COMPLÉMENTAIRES

- Glycémie, BU ± ECBU (si BU positive : GB, nitrites, glycosurie, cétonurie)
- ± NFS, CRP, ionogramme, urée, créatininémie, bêta HCG si fille pubère
- ± selon étiologie suspectée : transaminases, lipasémie, réserve LDH, GDS (pancréatite)
- Échographie abdomino-pelvienne : 1re intention
- ASP : indiqué si suspicion d'ingestion d'un corps étranger, suspicion d'occlusion ou de perforation
- TDM abdominale : cas douteux d'appendicite après échec d'une échographie et sur avis chirurgical, suspicion d'abcès appendiculaire, appendicite rétrocæcale ou hépatique, pancréatite

● DIAGNOSTIC

- Interrogatoire **rigoureux** : antécédents personnels et familiaux, caractère de la douleur (date, siège, intensité), signes associés (fièvre, altération de l'état général, signes fonctionnels urinaires), rythme du transit, alimentation, date des dernières règles, traumatismes, voyage...
- Examen de l'abdomen de l'enfant déshabillé, en décubitus dorsal, jambes demi-fléchies, orifices herniaires, cicatrices, testicules
- Examen général complet de l'enfant : faciès, T°, TA, pouls, haleine, examen clinique complet (ORL, pulmonaire, neurologique, etc.)

TRAITEMENT ET PRISE EN CHARGE

- Si doute sur une urgence chirurgicale → avis chirurgical après un bilan clinique et paraclinique minimal sauf si suspicion de torsion testiculaire : avis chirurgical d'emblée
- Si diagnostic imprécis
  - Hospitalisation de courte durée
  - ± Laisser à jeun, réhydratation
  - Examens répétés abdominaux et somatiques
  - ± Examens complémentaires simples selon orientation : NFS, CRP, radio pulmonaire, ASP, BU, échographie, bilan pré-opératoire, sérologie *H. pylori*...
  - Si fièvre, prescrire des antipyrétiques
  - Penser aux antalgiques
- ± Autorisation parentale d'opérer et consultation anesthésique

HÉMORRAGIES DIGESTIVES

1/2

DÉFINITION

Extériorisation sanguine : hématémèse, méléna, rectorragie

EXAMENS COMPLÉMENTAIRES

- NFS, plaquettes (HemoCue selon abondance), ionogramme, hémostase, CRP, groupe sanguin, Rhésus, RAI
- Coproculture virologie et parasitologie des selles (hémorragie basse)
- Recherche de sang dans les selles au laboratoire si doute sur hémorragie basse

DIAGNOSTIC

- **Hémorragies digestives hautes**
  - Hématémèse, méléna
  - Retentissement : anémie (retardée : 2-3 heures), tachycardie (signe précoce), hypotension (signe tardif), collapsus
- **Hémorragies digestives basses**
  - Stries sanglantes
  - Saignements importants (avec selles ou afécal)

ÉTIOLOGIES SELON L'ÂGE

	Hémorragie haute	Hémorragie basse
Nouveau-né	Œsophagite peptique du RGO Carence en vitamine K (allaitement maternel) Sang dégluti (de la mère) Crevasse mamelon si allaitement maternel	Entérocolite Carence en vitamine K (allaitement maternel) Ulcération thermométrique Volvulus (urgence chirurgicale) Allergie protéine de lait de vache Fissure anale
Nourrisson-Enfant	Gastroduodénite virale avant médicamenteuse Syndrome de Mallory-Weiss Ulcère Œsophagite Épistaxis déglutie	Fissure annale Colite hémorragique ou ecchymotique Colite infectieuse (salmonelle, *Shigella*, etc.) Invagination intestinale aiguë Diverticule de Meckel SHU Purpura rhumatoïde Maladies inflammatoires du tube digestif Malformations vasculaires, polypes

TRAITEMENT ET PRISE EN CHARGE

- Si abondante : scope, pouls, TA, FR, diurèse, conscience, oxygénothérapie, 2 VVP sérum salé avec débit adapté à l'âge, laisser le patient à jeun pour endoscopie en urgence
- **Hémorragie minime :** pas de retentissement clinique ni déglobulisation
  - Endoscopie ambulatoire si rectorragie et échec du traitement symptomatique (fissure, constipation, etc.), si suspicion de maladie inflammatoire du tube digestif, si hématémèse : endoscopie si échec du traitement probabiliste d'un syndrome de Mallory-Weiss
- **Hémorragie modérée :** hémoglobine abaissée sans retentissement hémodynamique
  - Oméprazole et surveillance en hospitalisation si hémorragie haute, endoscopie si échec du traitement symptomatique ou suspicion de maladie inflammatoire du tube digestif
- **Hémorragie sévère :** retentissement hémodynamique, collapsus (faire hématocrite toutes les 2 heures, HemoCue)
  - Sonde gastrique au sac avec lavage au sérum salé isotonique froid ou liquide hémostatique : Gelox® ($^1/_4$ flacon) ou Ulcar® (3 cp + 1 L d'eau glacée)
  - 2 VVP : NaCl 0,9 % 20 cc/kg sur 20 minutes
  - Transfusion selon l'âge et le poids afin d'obtenir un hématocrite > 30 % ou Hb autour de 10 g/dL
  - Oméprazole à la dose de 1 à 2 mg/kg/j en IVL d'une heure
  - Si hypertension portale : Glypressine® 30 µg/kg puis 15 µg/kg toutes les 3 à 6 heures sans dépasser 12 µg/kg/j ou somatostatine 2 µg/kg IVD puis 4 µg/kg/h IVSE
  - Si hémorragie cataclysmique, penser à la sonde de Blackmore
  - Si transfusion massive, penser à alterner avec du plasma frais congelé 1PFC/2CGR. PFC 10-20 mL/kg chez le nouveau-né/nourrisson
- **Hémorragies digestives basses**
  - Avis chirurgical et discuter de l'indication d'imagerie si endoscopie normale (scintigraphie ou exploration chirurgicale)

L'ASTUCE D'URG'PÉDIATRIE

Ne pas hésiter à rechercher l'hématémèse par sonde gastrique (sang rouge dans l'estomac) et au TR (méléna) devant tout signe de collapsus ou tachycardie inexpliquée.

L'anémie (taux d'Hb et d'Ht) peut être retardée de 2-3 heures après l'épisode de saignement.

Urgences digestives

VII.6 HERNIE INGUINALE

DÉFINITION

- Pathologie congénitale (le plus fréquent) par défaut de fermeture du canal inguinal
- 1 à 4 % des enfants, 50 % avant l'âge de 1 an
- 85 % de garçon

DIAGNOSTIC DIFFÉRENTIEL

- Autres formes de hernie : hernie inguinale directe, hernie crurale ou fémorale
- Hydrocèle
- Kyste du cordon, torsion testiculaire
- Ectopie testiculaire ou cryptorchidie
- Adénopathies inguinales

COMPLICATIONS

- Étranglement
- Pleurs inhabituels, vomissements, tuméfaction douloureuse, tendue, irréductible, arrêt des matières et des gaz, augmentation de volume du testicule ou de l'ovaire
- Torsion du pédicule spermatique

DIAGNOSTIC

Hernie inguinale non compliquée

- Garçon
  - Douleurs inguinales ou abdominales
  - Tuméfaction inguinale ou inguino-scrotale, arrondie, molle, indolore, intermittente, réductible soit spontanément, soit par pression douce **vers le haut et en dehors** (axe du canal inguinal), avec sensation de gargouillement, impulsive aux cris chez le nourrisson, à la toux chez l'enfant plus grand
  - Testicule homolatéral palpé dans la bourse
- Fille
  - Tuméfaction inguinale ou de la grande lèvre, ferme, ovalaire, bien limitée, roulant sous le doigt
  - Chez le nourrisson : hernie de l'ovaire ou intestin
  - Examen controlatéral : rechercher hernie de l'ovaire bilatérale, fréquente chez le prématuré
  - > 1 an : hernie inguinale à contenu intestinal ; a les mêmes caractéristiques que chez le garçon

Hernie étranglée évoluée : signes inflammatoires locaux, syndrome occlusif (refus alimentaire, vomissements), altération de l'état général

TRAITEMENT ET PRISE EN CHARGE

- Réanimation et corrections des troubles hydro-électrolytiques selon état clinique
- Intervention chirurgicale : incision horizontale dans le pli abdominal inférieur, puis résection du processus vaginal avec ou sans ouverture du canal inguinal
- **Hernie inguinale non compliquée** → programmation dans les jours suivants
- **Hernie de l'ovaire non compliquée** → urgence ou semi-urgence, dans les 2-3 jours
- **Hernie inguinale compliquée**
  - Intervention urgente, équipe spécialisée
  - Possibilité de réduction par taxis thérapeutique (permet de repousser l'intervention) :
    - antalgique, prémédication par diazépam IR (0,5 mg/kg), repos 30 minutes au calme dans une pièce sombre, possibilité d'application d'une compresse chaude sur la hernie
    - réintégrer le contenu de la hernie en réalisant une pression ferme et prolongée en haut et en dehors, toujours dans l'axe du canal inguinal
    - CI au taxis : hernie de l'ovaire étranglée, hernie inguinale étranglée évoluée
  - Réduction impossible → intervention en urgence
- **Hernie inguinale et cryptorchidie** → cure chirurgicale de hernie inguinale associée à l'abaissement testiculaire

L'ASTUCE D'URG'PÉDIATRIE

- Penser à demander l'ancienneté des signes avec si possible l'heure précise
- Soulager la douleur ++ → recours à la morphine possible
- Avis chirurgical au moindre doute
- Il n'y a pas d'âge minimum pour opérer une hernie inguinale

HERNIE OMBILICALE

COMPLICATIONS

Étranglement : ne se voit pratiquement jamais

DIAGNOSTIC

Tuméfaction ombilicale réductible qui déplisse l'ombilic et le retourne lors des cris

TRAITEMENT ET PRISE EN CHARGE

- Rassurer les parents sur l'aspect bénin
- Bandage inutile
- Avis chirurgical au-delà de 2 ans
- Évolution : guérison vers l'âge de 18 mois à 2 ans

INVAGINATION INTESTINALE AIGUË

DÉFINITION

Pénétration d'un segment intestinal dans le segment sous-jacent (retournement en doigt de gant) le plus souvent iléo-cæcale, possible iléo-iléale

ÉPIDÉMIOLOGIE

- 2 garçons pour 1 fille
- Prépondérance entre 2 mois et 2 ans (un pic entre 4 et 9 mois)
- Souvent consécutive à une virose ORL ou respiratoire ou digestive avec adénolymphite mésentérique

SIGNES DE GRAVITÉ

- Altération de l'état général
- État de choc
- Trouble de la conscience
- Occlusion
- Déséquilibre hydro-électrique
- Rectorragies majeures

EXAMENS COMPLÉMENTAIRES

- Examen clé : **échographie** (image en sandwich ou en cocarde) et Doppler pour examen de la vascularisation
- ASP : permet parfois de voir le boudin d'invagination
- Lavement aux hydrosolubles : fait le diagnostic (contre-indiqué si pneumopéritoine ou niveaux hydro-aériques, peu fiable si invagination iléo-iléale)
- Biologie : NFS, plaquettes, CRP, ionogramme sanguin et urinaire, urée, créatininémie, glycémie, TP, TCA
- Groupe Rhésus, RAI seulement si signes de gravité ou avant prise en charge chirurgicale

DIAGNOSTIC

- Crises douloureuses paroxystiques répétitives, avec pâleur, vomissement et refus du biberon
- Cris et pleurs inhabituels, de survenue brutale
- Les crises durent quelques minutes et cèdent spontanément
- Forme pseudo-neurologique : enfant atone entre les pleurs
- Intervalle libre ± long = **INTERCRISE**
- Transit normal au début puis absence de transit
- FID anormalement dépressible (mais difficile à percevoir)
- Boudin d'invagination souvent difficilement palpable
- Sang dans les selles (stries sanglantes dans la couche, rectorragies franches) ou au TR
- Vomissements pouvant être absents initialement

TRAITEMENT ET PRISE EN CHARGE

- Prise en charge en milieu radio-chirurgical pédiatrique
- Voie veineuse
- Antalgiques
- Maintien à jeun ± sonde gastrique en aspiration douce
- Lavement thérapeutique aux hydrosolubles en présence du chirurgien : 3 tentatives maximum (risque de perforation)
  - CI : altération importante de l'état général, signes de choc, occlusion, pneumopéritoine, épanchement liquidien intrapéritonéal abondant
  - En cas de succès, cessation immédiate des douleurs
- Traitement chirurgical en cas d'échec ou de CI au lavement

L'ASTUCE D'URG'PÉDIATRIE

Un examen clinique négatif n'élimine pas une invagination intestinale aiguë ; seul le lavement permet de l'éliminer formellement.

PÉRITONITE AIGUË

DÉFINITION

État inflammatoire aigu de la séreuse péritonéale avec œdème, hyperhémie et hypersécrétion **= urgence médico-chirurgicale !**

EXAMENS COMPLÉMENTAIRES

- **Biologie complète** (désordres hydro-électrolytiques, syndrome inflammatoire et infectieux), procalcitonine, groupe sanguin, Rhésus, RAI, hémocultures
- **Imagerie :** utilité avant tout étiologique
  - Échographie abdomino-pelvienne : épanchement péritonéal diffus, appendicite...
  - Scanner abdominal avec injection : permet d'orienter diagnostic étiologique
  - Radio pulmonaire : pour le diagnostic différentiel des formes ambiguës
  - ASP : aucune utilité

ÉTIOLOGIES

- **Grand enfant**
  - Péritonite communautaire secondaire (appendiculaire, diverticule de Meckel, perforation traumatique)
  - Péritonite communautaire primitive, idiopathique ou spontanée
  - Péritonite nosocomiale (post-interventionnelle)
- **Nourrisson**
  - Appendiculaire (le plus fréquent)
  - Diverticule de Meckel
  - Plus rare, perforation biliaire spontanée, traumatique, perforation du kyste de l'ouraque infecté
- **Nouveau-né**
  - Entérocolite du prématuré (++)
  - Perforations digestives spontanées
  - Péritonites méconiales

DIAGNOSTIC

- Douleurs abdominales intenses, volontiers de survenue brutale et initialement localisées
- Vomissements
- Troubles du transit (arrêt gaz et matières)
- Fièvre importante : 39-40 °C
- État général altéré
- Signes de déshydratation
- Palpation : défense et/ou contracture (pathognomonique d'irritation péritonéale)

SIGNES DE GRAVITÉ

- Altération de l'état général marquée
- Trouble de la conscience
- État de choc
- Troubles hydro-électriques importants

TRAITEMENT ET PRISE EN CHARGE

- **Avis chirurgical en urgence** → urgence médico-chirurgicale
- Mise en place d'une sonde naso-gastrique
- Voie veineuse
- Réanimation hydro-électrolytique
- Antalgique
- Antibiothérapie précoce, à large spectre aéro- et anaérobie : en accord avec le chirurgien et/ou le réanimateur, commencer :
  - **1re intention :** C3G + métronidazole
  - **Si allergie :** lévoflaxine + genta + métronidazole
  - Durée : 5 jours

REFLUX GASTRO-ŒSOPHAGIEN

DÉFINITION

- Remontée passive du contenu gastrique dans l'œsophage
- Les régurgitations sans effort ni douleur après le repas du nouveau-né et du nourrisson ne sont pas pathologiques
- RGO pathologique : remontées tardives importantes, pneumopathies ou infections ORL récidivantes, apnées, asthme, voire malaise
- 20 à 30 % des nourrissons, 5 % chez l'enfant

CLINIQUE

- **Nourrissons**
  - Régurgitations, parfois teintées de sang
  - Toux nocturne
  - Pleurs, irritabilité, anomalie de posture
  - Hoquet
  - Asthme compliqué malgré traitement bien conduit
  - Stridor, croup, *wheezing*, laryngites, otites à répétition
  - Malaise : accès de pâleur ou de cyanose, avec ou sans hypertonie, suivie d'hypotonie
- **Enfant**
  - Régurgitations, vomissements
  - Pleurs, irritabilité, douleur épigastrique
  - Pyrosis, douleur rétrosternale, dysphagie
  - Anémie, méléna, hématémèse
  - Asthme compliqué malgré traitement bien conduit, sinusite, œsophagite
  - Anomalie de posture
  - Hoquet, refus alimentaire, anorexie
  - Stridor, croup, *wheezing*, laryngite, otite

DIAGNOSTIC DIFFÉRENTIEL

- Allergie aux protéines du lait de vache

EXAMENS COMPLÉMENTAIRES

- PH-métrie : doute diagnostique, infection ORL ou pulmonaires récidivantes
- Endoscopie digestive : recherche œsophagite, béance du cardia, hernie hiatale, endo-brachy-œsophage, gastrite
- Examens non indiqués si :
  - RGO non compliqué
  - RGO évident, même compliqué (hors malaise du nourrisson)
  - RGO qui répond bien au traitement ou qui guérit spontanément à l'âge de la marche

TRAITEMENT ET PRISE EN CHARGE

Rassurer les parents ++++, maladie bénigne

- Abstention si régurgitation simple
- Mesures diététiques et épaississement
  - Correction des erreurs diététiques (suralimentation), position proclive nocturne
  - Épaississement : laits « confort » ou « AR » ou épaississants (Gumilk®, Gélopectose®)
- Pansement œsophagien : si reflux compliqué → gel de Polysilane®, Gaviscon®. Efficacité sur le pyrosis
- Antisécrétoires
  - Inhibiteurs de la pompe à protons (IPP) : ésoméprazole 1 à 2 mg/kg/j sous forme de granules à dissoudre dans l'eau
- Chirurgie (indication très rare) : opération de Nissen

L'ASTUCE D'URG'PÉDIATRIE

La position ventrale (> 30°) est abandonnée du fait des risques de mort subite du nourrisson. Les autres modalités (sur le dos, sur le côté, proclive) n'ont pas démontré d'efficacité.

STÉNOSE HYPERTROPHIQUE DU PYLORE

DÉFINITION

Affection fréquente, caractérisée par une hypertrophie sténosante évolutive du muscle pylorique, faisant obstacle à la vidange gastrique.

EXAMENS COMPLÉMENTAIRES

- Échographie : fait le diagnostic
- ASP : après 4 heures de jeûne : distension stomachale, poche à air volumineuse, aéroïléie et aérocolie faibles
- Transit gastro-duodénal si échographie douteuse
- Biologie
  - NFS, plaquettes, CRP, ionogramme sanguin, urée, créatininémie, glycémie, TP, TCA, groupe sanguin, Rhésus, RAI, albuminémie
  - À la recherche de : alcalose métabolique, hypochlorémie, hypokaliémie, déshydratation extracellulaire, baisse des facteurs de coagulation, hypoalbuminémie

ÉPIDÉMIOLOGIE

- Plus fréquente chez le garçon que chez la fille (4 pour 1)
- Plus fréquente chez le premier né
- Âge : 3 à 6 semaines
- Lorsqu'un des parents a été opéré d'une sténose du pylore, le risque est accru pour la descendance

DIAGNOSTIC DIFFÉRENTIEL

- Reflux gastro-œsophagien
- Erreurs diététiques
- Intolérances alimentaires
- Vomissements de cause infectieuse ou métabolique
- Volvulus gastrique
- Dyskinésies antrales (exceptionnelles)

COMPLICATIONS

- Troubles hydro-électrolytiques souvent au premier plan faisant de la sténose du polype une urgence médicale avant une urgence chirurgicale

DIAGNOSTIC

- Vomissements, minimes au début, puis abondants, en jets, blancs, souvent faits de lait caillé, survenant généralement à distance des repas
- État général conservé au début puis cassure de la courbe de poids
- Constipation
- Oligurie ± signes de déshydratation
- Ictère quelquefois
- ± Ondulations péristaltiques de l'hypochondre gauche à l'inspection
- Palpation hypochondre droit : olive pylorique (rarement retrouvée)

TRAITEMENT ET PRISE EN CHARGE

- Scope
- Voie veineuse
- Réanimation hydro-électrolytique en fonction du bilan
- Aspiration gastrique
- Sonde gastrique en aspiration douce
- Hospitalisation en milieu chirurgical pour bilan, réanimation préopératoire et intervention
- **Traitement chirurgical**

L'ASTUCE D'URG'PÉDIATRIE

L'arrêt du transit et de la prise alimentaire n'est pas toujours présent au début de la maladie.

SYNDROME OCCLUSIF

● EXAMENS COMPLÉMENTAIRES

- **ASP :** niveaux hydro-aériques, ± stercolithe appendiculaire
- **Échographie :** image en cocarde (invagination intestinale aiguë), masse solide (tumeur) ou liquidienne (abcès), calcifications
- **Lavement aux hydrosolubles :** occlusions néonatales
- **Scanner avec et sans injection :** indications limitées chez le jeune enfant (interface tissu/graisse plus faible, images de moins bonne qualité) ; intérêt chez les grands enfants, avec des antécédents chirurgicaux ou médicaux (maladies inflammatoires chroniques de l'intestin)
- **Biologie :** NFS, plaquettes, CRP, ionogramme sanguin, urée, créatininémie, glycémie, TP, TCA, groupe sanguin, Rhésus, RAI, réserve alcaline, bilan hépatique

● ÉTIOLOGIES

- **Occlusions intestinales mécaniques hautes**
  - Volvulus du grêle
  - Sténose du pylore
  - Atrésie duodénale ou jéjunale proximale (+ nourrisson)
- **Occlusions intestinales mécaniques basses**
  - Occlusion sur bride
  - Hernie inguinale étranglée
  - Invagination intestinale aiguë (+ nourrisson)
  - Iléus méconial (occlusion néonatale)
  - Syndrome du bouchon méconial (nourrisson)
  - Malformation ano-rectale (nourrisson)
  - Sténose colique post-entérocolite (+ nourrisson)
  - Microcôlon gauche (+ nourrisson)
- **Occlusions fonctionnelles**
  - Maladie de Hirschsprung (+ nourrisson)
  - Pseudo-obstruction intestinale chronique
  - Occlusion « réactionnelle » : infectieuse (péritonite, abcès appendiculaire, post-opératoire), sanguine (hémopéritoine post-traumatique), chyleuse (chylopéritoine post-opératoire)

L'ASTUCE D'URG'PÉDIATRIE

Les examens complémentaires (ASP, échographie, scanner) précisent la cause de l'occlusion mais ne doivent pas retarder l'avis chirurgical et la mise en route du traitement.

● DIAGNOSTIC

Plus l'enfant grandit, plus la symptomatologie se rapproche de celle de l'adulte

- Vomissements : symptôme majeur de l'occlusion du nouveau-né et du nourrisson
- Douleur intense
- Arrêt des matières et des gaz
- Altération de l'état général, pâleur, déshydratation
- Ballonnement abdominal (absent dans les occlusions hautes)
- Palpation des orifices herniaires
- Palpation d'une masse abdominale

Classification des occlusions

On peut classer les occlusions intestinales selon leur localisation :

- basse : arrêt du transit + vomissements (alimentaires puis bilieux verts) + ballonnement
- haute : vomissements bilieux + arrêt retardé du transit (vidange d'aval possible sous forme de selles liquides) + ventre plat

● SIGNES DE GRAVITÉ

- Altération de l'état général importante
- Pâleur
- Fièvre
- Hypotension
- Oligurie
- État de choc

● TRAITEMENT ET PRISE EN CHARGE

Avis chirurgical en urgence

- Voie veineuse et réhydratation
- Antalgiques
- Sonde d'aspiration digestive naso-gastrique en aspiration douce (-50)
- Rééquilibration hydro-électrolytique adaptée à l'ionogramme
- Surveillance diurèse

VOMISSEMENTS DU NOURRISSON

EXAMENS COMPLÉMENTAIRES

- ASP de face prenant les coupoles : niveaux hydroaériques grêliques, distension en amont, absence d'air dans le cæcum, absence de granité cæcal devant aile iliaque droite, pneumopéritoine
- Lavement hydrosoluble : suspicion d'invagination intestinale
- Échographie : boudin d'invagination, adénopathies mésentériques

DIAGNOSTIC

- Recherche d'antécédents néonataux, chirurgicaux, familiaux, prise de médicaments, courbe de croissance/poids
- Interrogatoire : chronologie (aigu ou chronique), habitudes alimentaires, signes associés (digestifs, infectieux, neurologiques)
- Examen clinique
  - État général dégradé, déshydratation, dénutrition, complications respiratoires
  - Douleur abdominale intense, d'installation aiguë
  - Rectorragies
  - Arrêt des matières et/ou des gaz, ballonnement abdominal
  - Vomissements (devenant bilieux ou fécaloïdes)
  - Syndrome infectieux
  - Syndrome tumoral intra-abdominal
  - Pleurs paroxystiques inexpliqués, arrêt brutal des activités/jeux

ÉTIOLOGIES

Causes chirurgicales

- Brides, hernie, tumeur abdominale
  - 1 mois :
    - sténose du pylore : vomissements en jet, stagnation ou cassure pondérale, appétit conservé
  - 3 mois à 5 ans :
    - invagination intestinale aiguë : crise douloureuse, refus de boire, selles sanglantes
    - volvulus du grêle
- Appendicite, péritonite, hernie inguinale, crurale

Causes non chirurgicales ou médicales

- Iléus paralytique infectieux : salmonellose, méningite bactérienne
- Hypokaliémie
- Maladies métaboliques : acidocétose diabétique, cétose de jeûne, hyperammoniémie, hypoglycémie (± cétose), galactosémie, fructosémie, syndrome de perte de sels
- Affections digestives et nutritionnelles : allergie aux protéines de lait de vache, intolérance aux disaccharides, intolérance au gluten, intoxication alimentaire, RGO
- Causes neurologiques : dilatation ventriculaire, lésion intratrachéale, hématome sous-dural ou TC non compliqué
- Causes infectieuses : gastro-entérite virale ou bactérienne, méningite, infection ORL, infection urinaire, infection respiratoire

TRAITEMENT ET PRISE EN CHARGE

- Traitement étiologique chirurgical ou médical
- Traitement symptomatique
  - Anti-émétisant : Vogalène® suppo 5 mg : 1 mg/kg/24 heures en 3 prises, max 10 mg/prise et 30 mg/24 heures
  - En cas de déshydratation → solutés de réhydratation ou perfusion

PARTIE VIII

Urgences uro-néphrologiques

BALANITE

DÉFINITION

Inflammation (le plus souvent d'origine infectieuse) de la muqueuse du gland, de l'extrémité du pénis et du sillon prépucial

ÉTIOLOGIES

- Phimosis
- Défaut d'hygiène
- Allergie à un médicament, un savon ou un produit utilisé pour le nettoyage des sous-vêtements
- Dermatose (psoriasis, lichen, eczéma)
- Candidose, gale, herpès, syphilis, gonococcie, trichomonase, infection streptocoque/staphylocoque

DIAGNOSTIC

- Œdème du gland et du prépuce chez l'enfant non circoncis
- Douleur à la palpation
- Petites éruptions roses ou rouges ± érosion de la surface de la muqueuse balanique
- Antécédents d'érythème fessier
- Démangeaisons

TRAITEMENT ET PRISE EN CHARGE

- Lavage au savon neutre, séchage et changement de couches chez le bébé
- Désinfection avec de la Bétadine® ou chlorexidine aqueuse (bains quotidiens)
- Traitement chirurgical nécessaire si permanence d'une inflammation liée à la persistance d'un phimosis
- Décalottage fréquent du phimosis chez l'enfant
- Nettoyage du gland au savon
- Éviter l'érythème fessier (changer les couches fréquemment)

CYSTITE AIGUË DE L'ENFANT

DÉFINITION

Bactériurie ≥ 1 000 à 100 000 germes/mL selon la bactérie ± leucocyturie ≥ 10 000/mL

EXAMENS COMPLÉMENTAIRES

- BU : recherche de leucocyturie, nitrites, hématurie, protéinurie
- ECBU : bactériurie ≥ 100 000 germes/mL, avec ou sans leucocyturie ≥ 10 000/mL, identification du germe pour réalisation de l'antibiogramme
- Échographie sus-pubienne si 1re infection urinaire (sans urgence)

FACTEURS FAVORISANTS

- Mauvaise hygiène périnéale
- Phimosis
- Vulvo-vaginite et oxyurose
- Hydratation insuffisante
- Constipation
- Immaturité et instabilité vésicales (urgences mictionnelles, culotte mouillée diurne et énurésie nocturne)

BILAN MORPHOLOGIQUE

- Échographie sus-pubienne si 1er épisode
- Cystite isolée : pas de bilan si pas de troubles de la miction
- Cystites à répétition ou avec troubles de la miction (énurésie, miction impérieuse, pollakiurie) : échographie rénovésicale ± complétée d'une cystographie rétrograde ou cystomanométrie après avis spécialisé, hors contexte d'urgence

DIAGNOSTIC

- Absence de fièvre
- Dysurie, pollakiurie, brûlures mictionnelles
- Douleurs pelviennes, voire abdominales
- Troubles mictionnels
- Apparition d'une énurésie
- Absence de douleur lombaire
- Hématurie
- Absence d'hyperleucocytose et de syndrome inflammatoire biologique

CAS PARTICULIER DU NOUVEAU-NÉ ET DU NOURRISSON

- Toute infection urinaire même sans fièvre est une pyélonéphrite aiguë jusqu'à preuve du contraire
- Évaluation clinique, bilan biologique inflammatoire, hospitalisation et traitement antibiotique IV à large spectre au moindre doute

TRAITEMENT ET PRISE EN CHARGE

- Traitement symptomatique : antalgique
- Traitement antibiotique oral pendant 5 à 7 jours
  - Cotrimoxazole (6 mg/kg/j) + triméthoprime (30 mg/kg/j) = Bactrim® (CI nouveau-né/prématuré)
  - Céfixime = Oroken® 8 mg/kg/j en 2 prises
  - Amoxicilline associé à l'acide clavulanique : 80 mg/kg/j en 3 prises
- Boissons abondantes et mictions fréquentes

L'ASTUCE D'URG'PÉDIATRIE

- Pas de traitement minute en pédiatrie
- Toute BU positive avec leucocytes et/ou nitrites doit conduire à la réalisation d'un ECBU
- Piège : méconnaître une PNA (*cf.* fiche VIII.7 PYÉLONÉPHRITE AIGUË DE L'ENFANT) chez le nourrisson et le nouveau-né
- Émergence des souches productrices de BSLE de plus en plus fréquentes

GLOMÉRULONÉPHRITE AIGUË

DÉFINITION

Inflammation des reins avec lésions glomérulaires, conséquence d'une réaction immunitaire inappropriée

SIGNES DE GRAVITÉ

- Décompensation cardiaque, voire œdème pulmonaire si rétention hydrosodée sévère
- Convulsions, amaurose secondaires à l'HTA
- Coma

DIAGNOSTIC

- Âge : 3 ans jusqu'à l'âge adulte
- Insuffisance rénale évoquée devant :
  - Protéinurie
  - Hématurie microscopique ou macroscopique
  - HTA
  - Prise soudaine de poids/œdème par rétention hydrosodée et/ou syndrome néphrotique associé
  - Oligurie
- **2 formes cliniques**

Aiguë	• Début brutal • Syndrome inflammatoire • Rétention sodée : HTA et œdèmes • Oligurie, protéinurie et hématurie • Altération aiguë de la fonction rénale
Rapidement progressive	• Subaiguë • Évolution spontanément et rapidement défavorable vers l'insuffisance rénale terminale • Urgence néphrologique

- Rechercher pharyngite, angine, cellulite, infection à streptocoque ou virale (MNI, hépatite, etc.) dans les 3 semaines précédentes

EXAMENS COMPLÉMENTAIRES

- NFS, CRP, ionogramme sanguin, urée, créatinine, protidémie
- Radio pulmonaire (cardiomégalie, épanchement pleural)
- ECBU (hématurie, cylindres hématiques, protéinurie)
- Hypocomplémentémie initiale (C3, C4, C50), urée élevée, créatinine variable, hyperkaliémie, hyperphosphorémie, hypocalcémie
- Rechercher le streptocoque : hémoculture, ASLO (sensibilité et spécificité insuffisante)

TRAITEMENT ET PRISE EN CHARGE

- Avis pédiatrique pour prise en charge spécialisée
- **Traitement symptomatique**
  - Repos
  - Restriction hydrosodée
  - Furosémide 1 à 2 mg/kg/j en 2 à 3 prises
  - Inhibiteur calcique : Loxen® IV 1-4 mg/kg/min si TA menaçante
  - Anti-hypertenseurs : avis pédiatrique
  - Kayexalate® fonction de la kaliémie
  - Dialyse péritonéale temporaire : avis pédiatrique
- **Traitement préventif**
  La majorité des angines sont à streptocoques, donc l'antibiotique de choix (sauf allergie) est une pénicilline : par ex., amoxicilline (100 mg/kg/j)
- **Traitement à action sur le système immunitaire (en fonction de l'étiologie)**
  Corticoïde, plasmaphérese, immunosuppresseurs...
- Guérison dans 95 % des cas environ ++

INSUFFISANCE RÉNALE AIGUË

DÉFINITION

- Altération rapide de la fonction rénale, avec ou sans oligurie (< 0,5 mL/kg/heure chez les nourrissons et < 10 mL/h chez l'enfant plus grand)
- Risques : hyperkaliémie, hyperhydratation, acidose

DIAGNOSTIC

Symptômes évocateurs :
- Pâleur (anémie chronique)
- Œdèmes
- Oligo-anurie ou à l'inverse polyurie (IRC à diurèse conservée)
- Tachycardie
- HTA
- Vomissements
- Léthargie
- Signes d'hypervolémie : convulsions, coma, troubles du comportement, décompensation cardiaque

EXAMENS COMPLÉMENTAIRES

- Ionogramme sanguin, urée, créatininémie, réserve alcaline, protidémie, calcémie, phosphorémie, syndrome inflammatoire, NFS plaquettes (anémie)
- Ionogramme urinaire, BU/HLM (hématurie ?), protéinurie/créatininémie, protéinurie des 24 heures
- Selon orientation diagnostique et contexte : recherche de toxique ; ASP ; échographie rénale ; scanner ; artériographie ; complément C3, C4, CH50 ; anticorps anti-DNA natif, anticorps anti-cytoplasme des polynucléaires neutrophiles (ANCA), anticorps anti-membrane basale glomérulaire (anti-MBG), cryoglobuline..., ponction pour biopsie rénale

ÉTIOLOGIE

Différencier IRA rénale et prérénale

	Fonctionnelle (prérénale)	Organique (rénale)
Na_u/K_u	< 1	> 1
Natriurèse	< 20 meq/L	> 40 meq/L
Osmolatité urinaire	> 500 mOsm/kg	< 350-400 mOsm/kg
U_u/U_p	> 10	< 10

Na_u : sodium urinaire ; K_u : potassium urinaire ; U_u : urée urinaire ; U_p : urée plasmatique.

- IRA prérénale par diminution de la perfusion rénale : choc hypovolémique, déshydratation, sepsis, iléus avec 3ᵉ secteur, médicaments à impact vasomoteur...
- IRA rénale : glomérulonéphrite aiguë, SHU, nécrose tubulaire aigue, néphrites interstitielles aiguës, néphrotoxicité (médicaments, lyse tumorale)...
- IRA post-rénale ou obstructive : valves de l'urètre postérieur, obstruction sur rein unique (lithiase, tumeur, malformation), tumeur pelvienne...

TRAITEMENT ET PRISE EN CHARGE

- Apports liquidiens en fonction de l'origine prérénale ou rénale : remplissage vasculaire, restriction hydrique
- Traitement des désordres métaboliques (hyperkaliémie, acidose, hyperphosphatémie et hypocalcémie)
- Traitement de l'HTA
- Traitement adjuvant de l'anémie (érythropoïétine), de l'hypocalcémie (vitamine D1 alpha hydroxylée), de l'acidose (bicarbonate)
- Traitement étiologique : antibiotique post-GNA, sepsis...
- Traitement médicamenteux de l'IRA dans certaines circonstances : Lasilix®
- Épuration extrarénale
- Surveillance : bilan entrées-sorties, ionogramme sanguin et urinaire

L'ASTUCE D'URG'PÉDIATRIE

- ÉVITER autant que possible tout médicament néphrotoxique (AINS, acide acétylsalicylique, etc.) = CI si insuffisance rénale avérée
- Adapter les posologies des traitements néphrotoxiques en fonction de la clairance de la créatinine, calculée, chez l'enfant, par la formule de Schwartz :

Clairance (en mL/min/1,73 m²)
= (K × taille en cm) / créatinine en µmol/L

K = 29 chez le nouveau-né prématuré, K = 40 pour les enfants < 2 ans, K = 49 pour les enfants > 2 ans, K= 62 pour les garçons > 13 ans

ORCHI-ÉPIDIDYMITE

DÉFINITION, ÉPIDÉMIOLOGIE

- Orchite : inflammation aiguë ou chronique du testicule. Souvent bilatérale, rare avant la puberté, suggère plutôt une atteinte virale (parotidite + orchite ourlienne) ou un purpura rhumatoïde
- Épididymite : inflammation de l'épididyme, très souvent associée à l'orchite

Rares à l'âge pédiatrique, survenant le plus souvent chez le nourrisson, plus fréquentes chez l'adolescent

ÉTIOLOGIES

- Infection de proximité : cystite, uréthrite, prostatite. Le plus souvent à collibaciles, parfois *Pseudomonas*, gonoccoque
- Infection par voie hématogène : oreillons, infections à méningocoque, fièvre typhoïde, lèpre, tuberculose
- Syphilis congénitale

DIAGNOTIC DIFFÉRENTIEL

- Torsion du testicule : douleur brutale, très vive, testicule surélevé, pas de syndrome septique, Doppler pathologique
- Traumatisme testiculaire : parfois caché par le patient, apparition secondaire de l'hématome
- Hernie inguinale étranglée : douleur abdominale associée, signes d'occlusion
- Cancer à début aigu

CLINIQUE

- **Orchite**
  - Grosse bourse inflammatoire aiguë d'emblée, souvent très douloureuse ; érythème et tuméfaction du scrotum
  - Réflexe crémastérien normal
  - Syndrôme infectieux général, fièvre à 38-39 °C, frissons, altération de l'état général
  - Signes urinaires (dysurie, brûlures mictionnelles), souvent absents chez l'adolescent
  - Palpation très douloureuse
- **Épididymite**
  - Palpation : gros épididyme (masse indurée) coiffant un testicule normal

Le plus souvent association des 2 symptomatologies → Rechercher une cause malformative (40 à 50 % des cas) : obstacle urétral (reflux de l'urine dans les vésicules séminales), abouchement ectopique d'un uretère simple, antécédents de chirurgie des voies urinaires, sonde à demeure (orchi-épididymite chronique)

EXAMENS COMPLÉMENTAIRES

- ECBU toujours, spermoculture parfois
- Échographie scrotale, rénale, vésicale + Doppler couleur : bilan de la maladie et de sa cause
- Selon contexte : scintigraphie, cystographie, UIV

TRAITEMENT ET PRISE EN CHARGE

- Hospitalisation si signes de gravité, repos
- Antibiothérapie large par voie veineuse, rapidement adaptée au germe en cause et relais *per os* à 48 heures d'apyrexie : ceftriaxone (= Rocéphine® 50 mg/kg/j) ± aminosides type gentamicine (= Gentalline® 3 mg/kg/j en 2 injections) ou cotrimoxazole (= Bactrim® amp. de 5 mL, 2 mL/5kg/j IV puis relais *per os* Bactrim® suspension 1 mesure/5 kg/j en 2 prises, max 8 mesures/j)
- Antalgiques
- Suspensoir scrotal à porter 3 semaines

L'ASTUCE D'URG'PÉDIATRIE

Attention aux infections sexuellement transmissibles chez les adolescents.

PARAPHIMOSIS

DÉFINITION

- Étranglement du gland par l'anneau préputial sténosé et œdématié
- Risque de nécrose du fourreau de la verge

DIAGNOSTIC

- Garçon < 10 ans
- Facteur favorisant : le décalottage artificiel
- Œdème en anneau situé à la base du gland, dont l'importance est corrélée à la durée d'évolution
- Douleur intense et lancinante

TRAITEMENT ET PRISE EN CHARGE

- La prise en charge est urgente du fait de la douleur
- Rassurer l'enfant et la personne accompagnante
- Entonox® en l'absence de CI
- Xylocaïne® 2 % gel sur la zone œdématiée (dès que l'enfant est détendu) → attendre 2 à 3 minutes
- Vider le gland en exerçant une pression bidigitale sur celui-ci pendant 30 secondes
- Réduire l'anneau préputial en le recalottant progressivement → la réduction survient brutalement
- En cas de réduction, l'enfant peut retourner à domicile avec des antalgiques simples
- En cas d'échec après deux tentatives → avis chirurgical

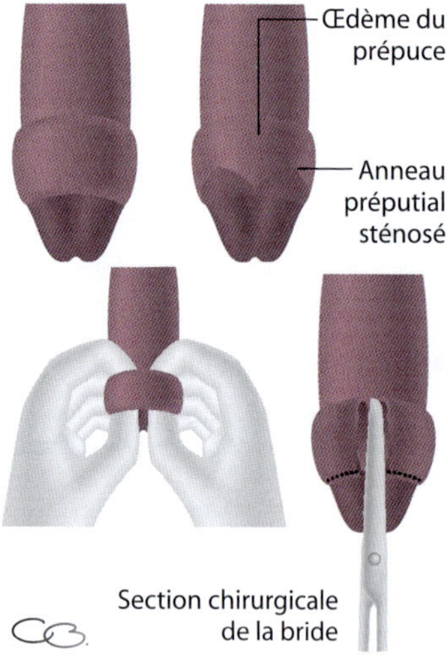

PYÉLONÉPHRITE AIGUË DE L'ENFANT

DÉFINITION

Infection urinaire fébrile avec atteinte du parenchyme rénal. Toute PNA est une indication à un bilan urologique à la recherche d'une obstruction urinaire (malformation, lithiase, vessie neurologique) et d'un reflux vésico-urétéral

ÉTIOLOGIES

- Entérobactéries (BGN) 90 à 95 % : germes de la flore fécale, contamination par contiguïté (*Escherichia coli* le plus fréquent, *Proteus mirabillis*, *Klebsiella pneumoniae*, entérocoques, *Pseudomonas*)
- Cocci à gram + : rares (streptocoque D, staphylocoque)

EXAMENS COMPLÉMENTAIRES

- NFS, CRP, hémocultures, ionogramme sanguin, urée, créatininémie : syndrome infectieux et inflammatoire
- BU : leucocyturie, nitrites, hématurie, protéinurie
- ECBU : bactériurie ≥ 100 000/mL (fait le diagnostic) ± leucocytes ≥ 10 000/mL. Permet l'identification du germe + antibiogramme. Condition de prélèvement stricte, avec poche stérile adhésive chez le bébé, après désinfection par Dakin®, à laisser en place moins de 30 minutes (sinon contamination par germes périnéaux)
- Échographie rénovésicale : dilatation des cavités excrétrices + recherche de la cause (lithiase, malformation des voies urinaires)
- Cystographie rétrograde et mictionnelle à la recherche d'un reflux vésico-urétéral, à faire à distance de l'infection
- Uro-IRM ou uro-scanner en cas d'uropathie obstructive

CLINIQUE

- **Typique, chez le grand enfant**
  - Fièvre élevée
  - Douleurs abdominales ou lombaires unilatérales
  - Brûlures urinaires, pollakiurie, urines troubles, voire hématurie macroscopique
  - Troubles digestifs
- **Moins typique chez le nourrisson**

Tableau clinique fébrile non spécifique avec :

- Troubles digestifs
- Fièvre
- Altération de l'état général

- **Trompeuse chez le nouveau-né et le nourrisson < 6 mois**
  - Absence de fièvre possible
  - Fièvres à répétition ou inexpliquées
  - Choc septique sans point d'appel infectieux évident
  - Anorexie, stagnation pondérale
  - Déshydratation

SIGNES DE GRAVITÉ

- Altération de l'état général
- Septicémie
- Collapsus, état de choc

TRAITEMENT ET PRISE EN CHARGE

C'est une urgence !

- Traitement symptomatique : antalgique et antipyrétique
- Traitement antibiotique probabiliste puis secondairement adapté à l'antibiogramme

- **Nouveau-né, nourrisson ≤ 3 mois et enfant avec syndrome infectieux sévère → hospitalisation**
  - C3G IV (céfotaxime (Claforan®) 100 mg/kg/j en 3 injections IV ou ceftriaxone (Rocéphine®) 50 mg/kg/j en 1 injection)
    Enfant de moins d'un mois, la ceftriaxone ne doit pas être administrée avec des perfusions contenant du calcium
  - \+ aminoside (amikacine = Amiklin® 30 mg/kg/j) en dose unique, puis monothérapie C3G IV (selon antibiogramme) 48 à 72 heures, puis relais par monothérapie orale adaptée à l'antibiogramme pendant 10 jours
- **Enfant > 3 mois avec PNA bien tolérée → traitement ambulatoire possible**
  - C3G ± aminosides IM pendant 24 heures, puis monothérapie orale 10 jours (cefixime = Oroken® 8 mg/kg/j chez l'enfant > 6 mois ou cotrimoxazole si > 1 mois) adaptée à l'antibiogramme
- Contrôle ECBU à 36-48 heures, à l'arrêt du traitement et 48 heures avant une cystographie
- Mesures hygiéno-diététiques associées

L'ASTUCE D'URG'PÉDIATRIE

- Toute fièvre isolée de l'enfant doit faire évoquer le diagnostic de PNA
- Attention avant 2 ans : risque de faux négatif à la bandelette urinaire → ECBU facile

SYNDROME NÉPHRITIQUE AIGU

EXAMENS COMPLÉMENTAIRES

- BU, ECBU protéinurie des 24 heures, protéinurie/créatininémie
- Ionogramme, urée, créatininémie, protidémie, calcémie, phosphorémie
- Complément C3, C4, CH50
- Sérologie streptococcique (ASLO, antistreptodornase)
- Sérothèque
- Ponction pour biopsie rénale pour certaines indications
- Selon le contexte : BU chez les parents, recherche de signes extrarénaux de maladies de système

ÉTIOLOGIE

- **Intra- ou post-infectieuse**
  - Glomérulonéphrite aiguë post-infectieuse (enfant de 2 à 10 ans, 6 à 20 jours après un épisode infectieux, souvent due au streptocoque)
  - Néphropathie à IgA : maladie de Berger, purpura rhumatoïde
  - Révélation d'une néphropathie glomérulaire chronique
- **En dehors de toute infection**
  - Glomérulonéphrites membrano-prolifératives ou extramembraneuses
  - Néphropathie hématuriques familiales
  - Maladies de système

DIAGNOSTIC

- Hématurie généralement macroscopique et protéinurie d'apparition brutale
- ± HTA, IRA organique, syndrome œdémateux
- Rechercher un épisode infectieux dans le mois précédent (ORL le plus souvent)
- Prise de poids, HTA

TRAITEMENT ET PRISE EN CHARGE

- Hospitalisation
- Traitement symptomatique en fonction du contexte et selon avis spécialisé
  - Régime désodé
  - Restriction hydrique
  - Diurétiques
  - Inhibiteurs calciques si HTA
  - Antibiothérapie : pénicilline 10 jours
  - Corticothérapie dans certains cas
  - Dialyse si anurie
- Surveillance poids, TA, diurèse, bilan entrées-sorties

SYNDROME NÉPHROTIQUE

DÉFINITION

- Protéinurie ≥ 50 mg/kg/24 heures
- Hypoprotidémie < 60 g/L
- Hypoalbuminémie < 30 g/L

DIAGNOSTIC CLINIQUE

- Prise de poids : peser l'enfant ++
- TA (risque HTA)
- BU
- T° : sensibilité aux infections
- Œdèmes francs, blancs, déclives, indolores, prenant le godet, bouffissure du visage le matin, parfois anasarque
- Parfois simples traces profondes des draps sur la peau le matin au réveil, persistantes
- Rechercher épanchement pleural, ascite, hydrocèle...
- Rechercher un foyer infectieux, des signes de thromboses artérielles et veineuses

ÉTIOLOGIE

- Néphrose lipoïdique (80 %)
- Syndrome néphrotique secondaire (LEAD, purpura rhumatoïde, etc.)
- Syndrome néphrotique infantile

SIGNES DE GRAVITÉ

- Choc hypovolémique, ischémie mésentérique (hypovolémie relative mais efficace)
- Infections (péritonites, infections ORL, pulmonaires, à pneumocoque, *E. coli*, etc.)
- Thromboses (embolie pulmonaire, thrombose rénale, thrombose des sinus crâniens)
- Insuffisance rénale

L'ASTUCE D'URG'PÉDIATRIE

Attention aux fausses hyponatrémies provoquées par l'augmentation des lipides.

EXAMENS COMPLÉMENTAIRES

- NFS, plaquettes, ionogramme, urée, créatinine, protidémie, albuminémie, calcémie, phosphorémie, CRP, électrophorèse des protéines : l'hypoalbuminémie profonde est un facteur de risque majeur de thrombose veineuse
- Sérologie hépatite B : éliminer une glomérulonéphrite extramembraneuse d'origine virale
- TP, TCA, fibrinogène, antithrombine III, D-dimères
- Bilan lipidique à jeun : cholestérol, triglycérides
- Hémocultures si fièvre, ECBU, ponction et mise en culture d'une ascite ou d'un épanchement pleural
- Ionogramme urinaire, protéinurie des 24 heures, BU, ECBU
- Radio pulmonaire (pneumopathie, pleurésie, silhouette cardiaque)

TRAITEMENT ET PRISE EN CHARGE

- Hospitalisation lors de la 1re poussée
- Pas d'immobilisation (risque de thrombose)
- Restriction hydrosodée (Nacl : 0,3 à 0,5 mEq/kg/j) : exclusion de tous les aliments à goût salé mais aussi du pain et des pâtisseries industrielles
- Régime normoprotidique pauvre en sucres
- Corticothérapie (début pas obligatoire en urgence, consultation pédiatrique spécialisée) → prednisone : 60 mg/m^2/j en 2 prises (8 h-16 h) pendant 4 semaines (max 80 mg/j) + mesures adjuvantes (calcium, vitamine D)
- Antibiotiques si infection bactérienne
- Diurétiques
- Anticoagulant AVK/héparinothérapie/anti-agrégants plaquettaires à discuter selon la clinique et la biologie → à voir avec le pédiatre
- Informer les parents qu'ils doivent consulter en urgence en cas de douleur thoracique, abdominale, dyspnée, malaise, fièvre
- **Surveillance**
  - Diurèse des 24 heures BU/j et bilan entrées-sorties
  - Poids 2 fois/j
  - TA, T° 3 fois/j

TORSION DES GONADES

DÉFINITION

Ce sont les seules urgences chirurgicales nécessitant une intervention sans délai dès le diagnostic posé, chez le garçon comme chez la fille.

TORSION DU CORDON SPERMATIQUE

DÉFINITION

- Urgence fonctionnelle
- Torsion du cordon sur lui-même réalisant une ou plusieurs spires jusqu'à provoquer l'ischémie et la nécrose du testicule. La torsion d'annexe ne concerne que l'hydatide de Morgani, le testicule restant intact

TYPES ANATOMIQUES

- Torsion intravaginale : fréquente à l'adolescence
- Torsion supravaginale : nouveau-né/période anténatale

DIAGNOSTICS DIFFÉRENTIELS

- **Torsion d'annexe épididymo-testiculaire** (hydatide de Morgagni le plus souvent)
  - Clinique moins intense et moins aiguë
  - Palpation : nodule douloureux au pôle supérieur d'un testicule, testicule non rétracté ± hydrocèle
  - Chirurgie urgente (ablation de l'hydatide)
- **Orchi-épididymite**
  - Fièvre et signes urinaires (dysurie, pollakiurie)
  - Bourse inflammatoire douloureuse
  - Soulèvement testiculaire = diminution de la douleur
- **Œdème idiopathique scrotal**
  - Inflammation scrotale débordant en ailes de papillon sur pubis, verge, périnée, cuisses
  - Palpation testiculaire normale et non douloureuse
  - Résolution spontanée en 24-48 heures sans séquelles
- **Traumatisme testiculaire**
  - Notion de traumatisme (! souvent dissimulé)
  - Signes cutanés de traumatisme
  - Échographie : hématome ou rupture de l'albuginée
- **Hernie inguino-scrotale étranglée**
- **Tumeur**

EXAMENS COMPLÉMENTAIRES

- Souvent aucun : diagnostic clinique
- Examen des urines de routine
- Écho-doppler : absence de flux sanguin testiculaire

DIAGNOSTIC

- Notion de marche, vélo, masturbation
- **Forme typique de l'adolescent**
  - Douleur violente au niveau d'une bourse
  - Irradiation inguinale ou fosse iliaque
  - Nausées ± vomissements
  - Bourse inflammatoire, augmentée de volume
  - Peau scrotale rouge, œdématiée, lisse sans plis
  - Palpation (difficile du fait de la douleur) : testicule ascensionné (signe de Gouverneur), rétracté à l'anneau
  - Réflexe crémastérien aboli du côté atteint
  - Signe de Prehn négatif : pas de diminution de la douleur à la surélévation du testicule
  - Orifices herniaires libres
  - Testicule controlatéral normal
- **Formes subaiguës**
  - Fréquentes et trompeuses
  - Début progressif (plusieurs heures à plusieurs jours)
  - Signes locaux peu intenses
- **Torsion sur testicule ectopique**
  - Ectopie abdominale droite : simule une appendicite
  - Ectopie inguinale : simule une hernie étranglée ou une adénite aiguë
- **Torsion récidivante**
  - Douleurs scrotales brutales spontanément résolutives
- **Formes néonatales**
  - Chez le nouveau-né :
    - gros testicule indolore (car la torsion s'est produite en anténatal), avec tuméfaction scrotale unilatérale, ferme, non douloureuse, peau rouge ou bleuâtre, lisse sans pli
    - ou anorchidie (bourse vide)

TRAITEMENT ET PRISE EN CHARGE

- **Détorsion manuelle (exceptionnelle)**
  - Sens horaire (testicule G), anti-horaire (testicule D)
  - Doit soulager immédiatement
  - Aléatoire (ignorance sens de torsion/nombre de tours)
- **Exploration chirurgicale**
  - Après autorisation parentale d'opérer et information sur les risques d'orchidectomie et d'hypofertilité ultérieure
  - Voie scrotale (orchidotomie) ou par voie inguinale
  - Détorsion, application de sérum tiède, infiltration de vasodilatateurs
  - Fixation testicule atteint et controlatéral
  - Torsion d'hydatide : résection de ce reliquat embryonnaire et fixation du testicule
  - Chez le nouveau-né : torsion ancienne, testicule nécrosé, donc pas d'indication opératoire immédiate

▼ TORSION DE L'OVAIRE

● DÉFINITION

Torsion de l'ovaire sur son pédicule, entraînant la trompe et conduisant à la nécrose ischémique de la gonade.

● EXAMENS COMPLÉMENTAIRES

Échographie abdomino-pelvienne : c'est l'examen de choix

- Se pratique vessie pleine (ne pas faire uriner ! !), retrouve ovaire augmenté de volume, recherche les flux sanguins au Doppler
- Fait le diagnostic différentiel avec kyste ou tumeur

● DIAGNOSTIC DIFFÉRENTIEL

- Pyélonéphrite aiguë
- Appendicite aiguë
- Diverticule de Meckel
- Volvulus intestinal
- Acidocétose

● DIAGNOSTIC CLINIQUE

Deux tableaux cliniques :

- **torsion chez le nouveau-né :**
  - provoquée par la présence d'un kyste
  - torsion anténatale, parfois retrouvée à l'échographie durant la grossesse
  - ovaire nécrotique à la naissance
- **torsion d'annexe saine de l'adolescente :**
  - douleur brutale, abdomino-pelvienne, unilatérale, syncopale
  - nausées ± vomissements associés
  - altération de l'état général
  - défense abdominale localisée
  - signe de choc à un stade avancé
  - parfois formes sub-aiguës, moins typiques, avec douleur moins intense, malaise

● TRAITEMENT

- C'est l'exploration chirurgicale en urgence pour permettre une récupération de l'annexe par détorsion
- Fixation des deux ovaires pour prévention des récidives

L'ASTUCE D'URG'PÉDIATRIE

- Toute bourse aiguë est une torsion jusqu'à preuve chirurgicale du contraire
- Examiner les bourses devant toute douleur abdominale aiguë : la pudeur des enfants les empêche parfois de désigner le siège initial de la douleur
- Aucun examen paraclinique n'a d'intérêt diagnostique devant un tableau typique d'une torsion aiguë du cordon spermatique
- Aucun examen complémentaire ne peut éliminer formellement le diagnostic de torsion
- Aucun examen ne doit retarder l'exploration chirurgicale en cas de suspicion de torsion du cordon spermatique
- Échographie facile devant une douleur pelvienne chez la jeune fille

VULVITE ET VULVO-VAGINITE

DÉFINITION

Infection des muqueuses vulvaires et vaginales, motif le plus fréquent de consultation en gynécologie pédiatrique

EXAMENS COMPLÉMENTAIRES

- Aucun le plus souvent
- Prélèvement vaginal indispensable si suspicion d'abus sexuel, symptomatologie bruyante, persistance ou récidive après traitement local, antibiothérapie par voie générale envisagée
- ECBU si troubles urinaires
- Scotch-test si suspicion d'oxyurose

DIAGNOSTIC

- **Terrain :** fille entre 2 et 7 ans majoritairement, favorisé par le pH vaginal alcalin ou neutre (par absence d'œstrogènes)
- **Clinique :** examen complet de l'enfant
  - Signes fonctionnels : douleur, prurit vulvaire, dysurie
  - Examen gynécologique, réalisé avec douceur (examen aussi de l'anus et du périnée) : érythème vulvaire, lésions de grattage ou fissures
  - Leucorrhées inconstantes et lumière vaginale indemne en cas de vulvite simple
  - Leucorrhées louches abondantes en cas de vulvo-vaginite

ÉTIOLOGIE

- **Vulvo-vaginite non spécifique :** cause très fréquente, par erreurs ou défaut d'hygiène chez la petite fille de 3 à 6 ans ; évolution souvent chronique par vulvites récurrentes ; prélèvements inutiles (flore périnéale)
- **Infections spécifiques :** beaucoup plus rares, tableau différent : accès aigu, brutal, intensité des symptômes ++ ; prélèvements obligatoires → germes respiratoires, digestifs ou cutanés : streptocoque A ++, entérobactéries, *Shigella*
- **Abus sexuel :** vulvo-vaginite récidivante, présentation souvent banale, parfois associée à des troubles du comportement ; prélèvements obligatoires → recherche germes de l'adulte (rarement retrouvés) : gonocoque (leucorrhées abondantes et purulentes, vulvite intense), *Trichomonas* (leucorrhées abondantes, verdâtres et fétides), *Chlamydia*, herpès
- **Mycoses vulvaires :** rares en prépuberté ; vulvite prurigineuse : contexte particulier (diabète, antibiotique, dermatose) ; *Candida albicans* le plus souvent
- **Oxyurose**
- **Réactions de contact ou allergiques**
- **Corps étranger :** 4 % des vulvo-vaginites ; leucorrhées abondantes, fétides, striées de sang, résistant à tout traitement (même antibiotique oral) ; vaginoscopie parfois nécessaire pour extraction

TRAITEMENT ET PRISE EN CHARGE

Vulvite simple

- Toilette avec savon antiseptique acide ou neutre 1 à 2 fois/j, bains de siège au Septivon®
- Mesures d'hygiène : essuyage de l'anus d'avant en arrière, lavage des mains
- Récidives fréquentes : éviter lotion ou produits de toilette agressifs → toilette avec eau + savon à pH acide ; privilégier les sous-vêtements en coton

Vulvo-vaginite

- Traitement local : Polyginax Virgo® : 1 application le soir pendant 6 jours
- Traitement général
  - Vaginite gonococcique : ceftriaxone 50 mg/kg IM en dose unique (max 250 mg)
  - Vaginite non gonococcique :
    - *Chlamydia trachomatis* ou mycoplasme : doxycycline (après 8 ans) 4 mg/kg/j (max 200 mg/j) en 2 prises × 7 jours ou roxythromycine 8 mg/kg/j en 2 prises × 7 jours
    - *Gardnerella :* Polyginax Virgo® : 1 application le soir pendant 6 jours
    - *Trichomonas vaginalis :* métronidazole 15-25 mg/kg/j en 3 prises × 7 jours
    - *Streptococcus pnemoniae :* amoxicilline 50 mg/kg/j en 3 prises × 10 jours
    - Cervicovaginite mucopurulente : ceftriaxone 250 mg IM puis doxycycline 4 mg/kg/j (max 200 mg/j × 7 jours) 2 prises (après 8 ans)
    - Candidose vaginale : Gyn Hydralin® + miconazole = Daktarin® gel 2 % : 1 application matin et soir + Daktarin® oral 30 mg/kg/j en 3 prises × 7 jours
    - Herpès : aciclovir 200 mg 5 fois/j × 10 jours, demi-dose pour l'enfant ≤ 2 ans

L'ASTUCE D'URG'PÉDIATRIE

- Penser à effectuer les sérologies Chlamydia, HIV, syphilis, hépatite C, statut hépatite B en cas de MST
- Récidive de vulvo-vaginite : penser aux oxyures, défaut d'hygiène et aux causes locales (corps étranger, pH alcalin)

PARTIE IX

Urgences endocriniennes et hydro-électriques

ACIDOCÉTOSE DIABÉTIQUE

DÉFINITION

- Glycémie $\geq$ 2 g/L (11 mmol/L)
- Glycosurie $\geq$ 2 + cétonurie $\geq$ 2 et/ou cétonémie (capillaire) $\geq$ 1 mmol/L
- pH $\leq$ 7,30 et/ou bicarbonates $\leq$ 15

SIGNES DE GRAVITÉ

- pH < 7
- Déshydratation sévère, troubles hémodynamiques
- Âge < 5 ans (nourrissons +++)
- Somnolence, coma
- Hyperglycémie majeure (hyperosmolarité)
- Hypocapnie (PCO_2 $\leq$ 15 mmHg)

EXAMENS COMPLÉMENTAIRES

- ECG
  - Hyperkaliémie : ondes T amples, positives, symétriques, troubles de conduction
  - Hypokaliémie : diminution ou disparition de T, sous-décalage ST, onde U, augmentation de PR
- Glycémie/cétonémie capillaire – BU (sucre-cétone)
- Biologie : glycémie veineuse, natrémie, kaliémie, réserve alcaline, protidémie, urée, créatininémie, calcémie, phosphorémie, GDS (veineux), NFS, CRP, hémoculture, ECBU si fièvre
- Radiographie thorax si déshydraté (taille du cœur ?)
- TDM cérébrale si signes d'œdème cérébral

DIAGNOSTIC

- Syndrome polyuro-polydypsique (rechercher une énurésie secondaire)
- Asthénie, amaigrissement, polyphagie d'aggravation récente
- Signes d'acidose : dyspnée de Küssmaul (inspiration profonde – pause – expiration profonde), somnolence, coma
- Signes de cétose : haleine odeur de « pomme »
- Signes déshydratation : agitation, soif, sécheresse des muqueuses...
- Douleurs abdominales ± vomissements mimant un tableau chirurgical
- Signes d'œdème cérébral : troubles neurologiques dans les heures qui suivent le début du traitement, aggravation ou apparition de troubles de la conscience (parfois précédés de céphalées), biologie souvent rassurante, vomissements, incontinence, ralentissement ou accélération inexpliquée de FC → **urgence vitale**

PRISE EN CHARGE

- Évaluer le degré d'hydratation : poids, collapsus
- Pose de 2 VVP (ne pas prélever sur la 1re) : débuter avec du sérum physiologique à 0,9 % et prévoir une voie en Y pour le traitement (sérum et insuline)
- Scope FC FR
- TA automatisée
- SaO_2

● TRAITEMENT

Correction de la déshydratation et des troubles métaboliques

- **Collapsus :** sérum physiologique 20 mL/kg IVL 20 minutes à répéter jusqu'à normalisation de l'hémodynamique
- **Acidose :** si pH < 7 et/ou bicarbonates < 5
  Bicarbonate 14 ‰ = 5 mL/kg IVL 30 minutes uniquement si persistance de l'acidose après début de la réhydratation et après accord du réanimateur pédiatrique
  ⚠ Absence de preuve de la nécessité de l'administration de bicarbonates au cours de l'acidocétose et risque d'acidose paradoxale dans LCR et œdème cérébral → À retenir dans les cas extrêmes et selon avis spécialisé
- **Déshydratation et troubles ioniques**
  - avant les résultats de la natrémie (H0-H2) : sérum physiologique 0,9 % + KCl 1,5 g/L (après ECG et 1re miction) à 5 mL/kg/h chez < 5 ans ou 7 mL/kg/h (sans dépasser 166 mL/h)
  - après résultats biologiques, raisonner en natrémie corrigée

    Na corrigée = Na mes + [(gly mes – 5)] / 3

    - si hyperkaliémie asymptomatique (ECG normal) : attendre la reprise de la diurèse puis s'adapter au Tab. 2
    - si hyperkaliémie symptomatique (ECG anormal) : ne pas ajouter de K même si diurèse préservée

    ⚠ 3 L/m^2/24 heures et 4 L/24 heures (risque d'œdème cérébral si l'on dépasse ces volumes)

    SC (m^2) = [4 + 7] / [Poids (kg) + 90]

    NB : on ne cherche pas à normaliser rapidement la natrémie (risque d'œdème cérébral) : soit correction de 0,5 à 1 mmol/L et par heure (idem pour la glycémie : max 1 g/L/h)
- **Schéma thérapeutique**
  - Au début : sérum physiologique (débit selon Tab. 1) +/- KCl (selon Tab. 2) ± phosphore (Phocytan® 10 mL/L si pH < 0,8 mmol/L) + gluconate de calcium 1 g/L
  - Puis dès que la glycémie atteint 2,5 g/L : G5 % + NaCL 4 à 6 g/L selon la natrémie corrigée (débit selon Tab. 1) ± KCl (selon Tab. 2) ± phosphore + gluconate de calcium 1 g/L
    NB : si glycémie à nouveau > 2,5 g/L : maintenir le G5 + électrolytes (adaptés au ionogramme) et augmenter le débit d'insuline (*cf.* Tab. 3), ne jamais reprendre une perfusion avec du sérum physiologique
  - Puis dès que la glycémie atteint 2 g/L : G10 % + électrolytes (adaptés au ionogramme) (débit selon Tab. 1) ± KCl (selon Tab. 2) ± phosphore + gluconate de calcium 1 g/L
    NB : si glycémie à nouveau > 2 g/L : maintenir G10 % + électrolytes (adaptés au ionogramme) et augmenter débit d'insuline (selon Tab. 3), ne jamais reprendre une perfusion avec du G5

Tableau 1. Débit de perfusion de base.

Natrémie corrigée	< 130	130-135	135-150	> 150
mL/kg/h	5	5-7	7-8	8-10 max

Tableau 2. Apport de KCl.

Kaliémie corrigée	< 3	3-3,5	3,5-5	> 5
g/L de perfusion	3 g sur 3 heures en IVSE	4 g	2-3 g	1-2 g

Insulinothérapie : à débuter en même temps sur 2e VVP

- Novorapid®/Apidra®/Humalog® pour voie IVC, selon dilution suivante :

	Novorapid®/Apidra®/Humalog® 1 flacon : 100 UI = 1 mL/1 stylo prérempli : 300 UI = 3 mL	Après dilution
Seringue 50 mL	Novorapid®/Apidra®/Humalog® 50 UI (0,5 mL) + 49,5 mL sérum physiologique	1 mL = 1 UI

- Débit initial d'insuline
  - Primodécouverte et enfant de > 20 kg : débuter à 0,1 UI/kg/h (0,1 mL/kg/h)
  - Diabétique connu et/ou enfant de < 20 kg : débuter à 0,05 UI/kg/h (0,05 mL/kg/h)
  - Puis à partir de H1 : adaptation secondaire du débit d'insuline selon la glycémie capillaire horaire (Tab. 3)
  - La glycémie capillaire ne doit pas chuter de plus de 0,5-1 g/L/h (risque œdème cérébral) : si tel est le cas, ralentir le débit d'insuline
  - Ne jamais arrêter l'insuline : en cas d'hypoglycémie symptomatique, faire 1 amp. de G30 % (1/2 pour les < 20 kg) en IVD + appel pédiatre et diminuer le débit d'insuline à son minimum

Tableau 3. Débit d'insuline en fonction de la glycémie.

Glycémie (g/L)	Débit insuline/débit précédent
> 3	↗ de 0,2 mL/h
2,5-3	↗ de 0,1 mL/h
2-2,5	Débit identique
1,5-2	Débit identique
1-1,5	↘ de 0,1 mL/h
< 1	↘ de 0,2 mL/h

Œdème cérébral = URGENCE VITALE

- Mannitol (10 %) : 1 g/kg IVL 20 minutes
- Restriction hydrique 60-80 mL/kg/j
- Transfert réanimation

Surveillance

- Clinique
  - Hémodynamique : FC, TA, FR tous les $^1/_4$ h jusqu'à normalisation clinique, puis toutes les 4 heures (plus si collapsus initial)
  - Diurèse, BU à chaque miction, recherche cétonurie
  - Neurologique H4-H12 : altération de la conscience, céphalées, agitation, désorientation, hallucinations, somnolence – coma (signes d'œdème cérébral)

L'ASTUCE D'URG'PÉDIATRIE

Les décès ne sont pas rares en particulier par hypokaliémie, inhalation liquide gastrique et œdème cérébral d'où l'intérêt d'une surveillance rigoureuse.

DÉSHYDRATATION AIGUË

● ÉTIOLOGIES

- **Pertes extrarénales :** pertes digestives ++++ (GEA), coup de chaleur
- **Pertes rénales :** uropathie, diabète insipide, insuffisance surrénale, diabète sucré
- Mucoviscidose

● EXAMENS COMPLÉMENTAIRES

Si déshydratation > 5 % ou à la recherche d'une étiologie (à refaire si anormaux/4-6 heures)

- **Hémoconcentration :** protidémie ↑, Ht ↑, hyperosmolarité sanguine et urinaire
- **ionogramme sanguin :** hyper- ou hyponatrémie, kaliémie à interpréter en fonction du pH, calcémie
- **Insuffisance rénale aiguë fonctionnelle** (↑↑ urémie, ↑ créatininémie, urée urinaire/urée plasmatique > 10, Na/K urinaire < 1)
- **Ionogramme urinaire :** surtout si hyponatrémie ou insuffisance rénale
- **GDS :** si pH < 7,2 et réserve alcaline (RA) effondrée = déshydratation grave
- Hypo/hyperglycémie, hypocalcémie
- Bilan infectieux selon état clinique

● COMPLICATIONS

- Hémodynamiques : choc hypovolémique avec risque vital
- Neurologiques : convulsions, coma (hyponatrémie, œdème cérébral, hématome sous-dural, thrombose des veines cérébrales, hypoglycémie, hypocalcémie ++)
- Rénales : oligurie, hématurie (insuffisance rénale, thromboses des veines rénales)

● DIAGNOSTIC

Déshydratation extracellulaire (DEC)

- Perte de poids : calcul de la proportion = poids actuel – poids récent / poids récent
  - Si < 5 % = DEC minime (peu ou pas de signe clinique)
  - De 5 à 10 % = DEC modérée (signes cliniques nets)
  - > 10 % = DEC sévère
- Trouble hémodynamique : ↑ FC, ↑ TRC (> 3 sec), ↓ TA, marbrures, extrémités froides, collapsus (à partir de DEC ≥ 15 %)
- Oligurie : ↓ diurèse (< 1 mL/kg/h)
- Pli cutané franc, yeux cernés, dépression fontanelle antérieure

Déshydratation intracellulaire (DIC)

- Sécheresse des muqueuses (langue, face interne des joues)
- Hypotonie des globes oculaires
- Soif intense
- Fièvre
- Trouble conscience et tonus
- Dépression de la fontanelle antérieure

● SIGNES DE GRAVITÉ

Pronostic grave si : nourrisson < 3 mois, perte de poids > 10 %, hyperthermie > 40 °C, choc prolongé, retard de traitement, hypernatrémie > 170 mmol/L ou pH < 7,20

● TRAITEMENT ET PRISE EN CHARGE

Déshydratation minime à modérée (< 10 %)

- Réhydratation orale (en l'absence de vomissement répété) : SRO 200-250 mL/kg (tous les SRO se reconstituent de la même façon : 200 mL d'eau pour un sachet ; à donner de préférence frais), surtout si diarrhée associée
  - 100 mL/kg dans les 6 premières heures

- Puis 100-150 mL/kg les 18 heures suivantes, si possible au biberon sinon à la cuillère, frais, par petite quantité tous les $^{1}/_{4}$ d'heure pendant 4-6 heures puis toutes les 3-4 heures
- Si le traitement est compris par la famille et la surveillance possible : retour au domicile avec surveillance pondérale 2 à 3 fois par jour (vérifier aux urgences que l'enfant boit et ne vomit pas ou n'émet pas une selle profuse après avoir bu)
- Prise alimentaire fractionnée (50 mL/prise) répétée toutes les 15 minutes, *ad libidum*

Déshydratation sévère (entre 10 et 15 %) ou échec de réhydratation orale

- Hospitalisation en urgence, avec pose d'une voie veineuse ou osseuse au besoin
- But
  - Restauration rapide de l'hémodynamique
  - Rétablir la diurèse > 1 mL/kg/h en 4 à 6 heures
  - Rétablissement du poids en 24-48 heures
- **Si déshydratation grave (> 15 %)** → avis du réanimateur ++
- Si collapsus : remplissage par sérum physiologique 0,9 % 20 à 30 mL/kg sur 20 minutes, à renouveler en fonction de FC, TA, diurèse
- Si acidose métabolique sévère (pH < 7,20 et RA < 15) : bicarbonate isotonique à 1,4 % (= 5 mL/kg IVL 30 minutes uniquement sur avis du réanimateur pédiatrique)
- Si hypernatrémie (*cf.* fiche IX.5 Hypernatrémie) : ne pas corriger trop vite (< 1 mmol/h) car risque d'œdème cérébral
- **En l'absence de choc**
  - Pas de réhydratation trop rapide ni trop abondante
    - < 6 mois : 150 mL/kg/24 heures
    - entre 6 et 12 mois : 120 mL/kg/24 heures
    - > 12 mois : 2-3 L/m²/24 heures

Surface corporelle (m²) = [4P (kg) + 7] / [P (kg) + 90]

  - Soluté standard après avoir éliminé un diabète (sinon *cf.* fiche IX.1 Acidocétose diabétique) : G5 % + NaCl 4 g/L en attendant les résultats de la natrémie + KCl 2 g/L (en l'absence d'hyperkaliémie et si diurèse conservée) gluconate de calcium seulement si enfant de moins d'un mois
  - Adapter secondairement aux résultats des ionogrammes sanguins (initial ± secondaires) et à la reprise du poids et de diurèse, contrôle toutes les 8 heures

Traitement étiologique

- Surtout règles hygiéno-diététiques si diarrhée
- Antidiarrhéique

Surveillance

- Si reprise de diurèse : adapter les débits en fonction de la clinique (poids, FC, TA)
- Si absence de reprise de diurèse après 4-6 heures
  - Réévaluer l'hydratation : cliniquement, FC, TRC, TA...
  - Remplissage selon FC, TA, discuter dopamine 3-5 γ/kg/min après avis spécialisé
  - Accélérer le débit de perfusion si déshydratation persistante

L'ASTUCE D'URG'PÉDIATRIE

- Ne pas corriger une natrémie trop rapidement

HYPERKALIÉMIE

DÉFINITION

- Nourrisson < 1 mois : kaliémie > 6 mmol/L
- Enfant > 1 mois : kaliémie > 5,5 mmol/L
- Sévère > 7 mmol/L → **Urgence vitale (risque d'arrêt circulatoire)**

DIAGNOSTIC

- Paresthésies
- Faiblesse musculaire
- Paralysie flasque ascendante
- Palpitation, syncope, arythmie, arrêt cardiaque
- Nausée, vomissement, iléus

EXAMENS COMPLÉMENTAIRES

- ECG : onde T pointue et ample, allongement de l'espace PR, élargissement de QRS, perte de l'onde P, fusion QRS et onde T (aspect sinusoïdal), fibrillation ventriculaire
- Ionogramme sanguin, urée, créatinine, pH sanguin
- Ionogramme urinaire

ÉTIOLOGIE

- **Rénale :** insuffisance rénale, hypo-aldostéronisme, néphropathies tubulo-interstitielles, acidose tubulaire rénale distale de type 1, syndrome de Gordon
- **Redistribution du potassium :** acidose métabolique, catabolisme et destruction cellulaire (rhabdomyolyses, hémopathies), paralysie périodique familiale
- **Médicamenteuse :** diurétiques épargneurs de potassium, AINS, IEC, héparine, intoxication à la digoxine, bêtabloquants

TRAITEMENT ET PRISE EN CHARGE

- **Hyperkaliémie > 7 mmol/L ou symptomatique**
  - Blocage effet toxique du potassium → gluconate de calcium (amp. de 10 mL à 10 %, non diluée) : 0,5 à 1 mL/kg IV en 2 à 3 minutes en urgence, action brève, CI = digitaliques
  - Diminution de la kaliémie par redistribution du potassium :
    - Bicarbonate de sodium 4,2 % : 1 à 2 mmol/kg en 5 minutes, si acidose métabolique sévère associée (pH < 7,20)
    - Glucose-insuline ++ : G10 % → perfusion en 30 minutes de 2 mL/kg (> 5 ans) à 5 mL/kg (< 5 ans) puis perfusion prolongée de 1 à 2 mL/kg/h + insuline ordinaire 10 UI dans 100 mL de NaCl 0,9 %, bolus de 1 mL/kg IV → action en 30 minutes
    - Salbutamol IV : 4 à 5 mcg/kg en 15-20 minutes, renouvelable, inhalation (100 mcg/inhalation) : 100 mcg/3 kg/dose (min 2 inhalations/dose, max 10 inhalations/dose) renouvelable
  - Élimination du potassium : résines échangeuses d'ions ± épuration extrarénale dans les hyperkaliémies réfractaires
- **Hyperkaliémie modérée < 7 mmol/L**
  - Arrêt des apports
  - Résines échangeuses d'ions *per os* ou par lavement (voie la plus rapide) : Kayexalate® 1 à 3 g/kg dilué dans G5 % en 2-4 fois/j
  - Traiter la cause
- **Surveillance**
  - Monitorage cardiaque continu
  - ECG pluriquotidien si nécessaire
  - Ionogramme sanguin

L'ASTUCE D'URG'PÉDIATRIE

Éliminer une pseudo-hyperkaliémie par hémolyse (garrot), thrombocytémie ou leucocytose.

HYPERNATRÉMIE

● DÉFINITION

- Natrémie > 145 mmol/L, osmolarité plasmatique > 300 mOsmol/L
- Encéphalopathie métabolique si natrémie
  - > 150 mmol/L lors d'une hypernatrémie aiguë (installation en moins de 48 heures)
  - > 160-170 mmol/L lors d'une hypernatrémie chronique (installation en plus de 48 heures)

● RAPPEL PHYSIOPATHOLOGIQUE

Hypernatrémie → diminution du volume intracellulaire → diminution du volume cellulaire cérébral, d'où prépondérance des troubles neurologiques avec risque accru d'hémorragie cérébrale et/ou sous-arachnoïdienne

● DIAGNOSTIC

- Soif ++, polyurie, plis cutanés, fièvre, troubles neurologiques, troubles hémodynamiques plus tardifs
- Faiblesse générale
- Encéphalopathie métabolique
  - Na > 145-150 : irritabilité, nausées, vomissements, malaise
  - Na > 150-155 : céphalées, somnolence
  - Na > 155-160 : réflexes vifs, convulsions, coma, décès

● SIGNES DE GRAVITÉ

- Signes neurologiques
- Collapsus

● ÉTIOLOGIES

- **Perte hydrique extrarénale**
  - Gastro-intestinale : vomissements, aspiration de suc gastrique, diarrhée, fistules entérocutanée, agents cathartiques (lactulose)
  - Cutanée : perte hydrique cutanée ou respiratoire non compensée, brûlure
- **Perte hydrique rénale**
  - Origine rénale : diurétiques de l'anse, diurèse osmotique (dextrose, glucose, mannitol, urée), diurèse post-obstructive, phase polyurique dans le cadre d'une IRA, néphropathies d'autres origines
  - Diabète insipide :
    - central : post-traumatique, tumoral, tuberculose, sarcoïdose, méningite, encéphalite, Guillain-Barré, prise d'alcool (effet transitoire), idiopathique
    - rénal congénital
    - rénal acquis : néphropathie, hypercalcémie, hypokaliémie, médicamenteux (Foscarnet, amphotéricine B, lithium, etc.)
- **Gain sodé hypertonique**
  - Perfusion de bicarbonate
  - Nutrition hypertonique
  - Absorption accrue de NaCl (par ex., perfusion de NaCl hypertonique)
  - Lavement hypertonique

TRAITEMENT ET PRISE EN CHARGE

- Traitement causal
- Traitement symptomatique
  - Remplacement liquidien si hypernatrémie due à une perte hydrique : le déficit d'eau peut être calculé à partir de la formule suivante :

    Déficit H_2O (L) = 0,6 × poids (kg) × [1-(140/Na mes (mmol/L))]
  - En pratique :

    - privilégier l'administration orale (SRO en sonde gastrique en continu 150-180 mL/kg/j) ; sinon G5 % + électrolytes (min 5 g tot de NaCl/L de G5) en perfusion (5 mL/kg/h) avec contrôle ionogramme toutes les 4-6 heures

    - correction lente sinon risque œdème cérébral (jusqu'à 145 mmol/L : 50 % en 8 à 12 heures puis le reste sur 24-48 heures, vitesse de correction de 0,5 mmol/L/h ou 10 mmol/24 heures, jusqu'à 1 mmol/L/h si hypernatrémie aiguë
- Apport en potassium en fonction du ionogramme sanguin
- Si collapsus : remplissage par NaCl 0,9 % sous surveillance

L'ASTUCE D'URG'PÉDIATRIE

- 1 g de NaCl = 17 mmol
- Sérum physiologique NaCl 0,9 % = 153 mmol/L

HYPOGLYCÉMIE DE L'ENFANT DIABÉTIQUE INSULINODÉPENDANT CONNU

DÉFINITION

Dextro < 0,7 g/L (glycémie de laboratoire ≤ 3,9 mmol/L)

ÉTIOLOGIES

À rechercher devant toute hypoglycémie

- Vomissements
- Saut de repas, absence de féculents aux repas
- Exercice physique inhabituel sans adaptation de l'alimentation et/ou de la dose d'insuline
- Surdosage en insuline, erreur de dose ou d'horaire
- Si cause non retrouvée : considérer que la dose d'insuline est excessive, donc diminuer dès le lendemain

EXAMENS COMPLÉMENTAIRES

- Glycémie capillaire, ± HbA1c, ionogramme, fonction rénale

FACTEURS DE RISQUE

- Jeune âge de l'enfant
- Mauvais contrôle glycémique (HbA1c > 9 %)
- Dose totale d'insuline journalière > 1 UI/kg
- Fréquence des hypoglycémies modérées (en particulier nocturnes)

DIAGNOSTIC

- **Hypoglycémie modérée**
  - Signes adrénergiques : pâleur, sueurs, tremblements, céphalées, palpitations
  - Signes neuroglycopéniques : asthénie, vertige, trouble de l'attention ou du comportement avec ivresse, agitation, somnolence
  - Faim
  - Tout signe inhabituel d'apparition brutale chez un enfant diabétique connu doit faire pratiquer un dextro, d'autant que les hypoglycémies sont peu symptomatiques chez le jeune enfant
- **Hypoglycémie sévère**
  - Trouble de la conscience
  - Convulsion
  - Coma

TRAITEMENT ET PRISE EN CHARGE

Hypoglycémie et enfant conscient

- Sucres rapides : 1 à 2 morceaux de sucre (5-10 g) (1 si entre 0,50 et 0,70 g/L, 2 si < 0,5 g/L)
- Sucres lents : 1 à 2 biscuits type « petit beurre » (5-10 g glucides lents/20 kg de poids, max 3 biscuits) et seulement si glycémie < 0,5 g/L
- À renouveler jusqu'à normalisation de la glycémie capillaire contrôlée après 15-20 min
- Rechercher une étiologie : si pas de cause retrouvée, diminuer l'insulinothérapie selon Tab. 1

Tableau 1. Protocole d'administration de l'insuline adapté en cas de malaise hypoglycémique.

Heure du malaise	Diminuer
Entre l'injection du matin et 12 h 00	Insuline rapide du lendemain matin
Entre l'injection du soir et 0 h 00	Insuline rapide du lendemain soir
Entre 16 h 00 et l'injection du soir	Insuline rapide du midi et du goûter
Entre 0 h 00 et le réveil	Insuline lente du lendemain soir

Hypoglycémie sévère

- Préciser rapidement
  - Dernière injection d'insuline : heure, type d'insuline et dose
  - Type de malaise : heure, sévérité avec perte de connaissance ou non, glycémie capillaire
  - Traitement administré avant l'arrivée aux urgences : sucres (nature, quantité), Glucagon, auteur du traitement (parents, SMUR, pompiers)
  - Dextro et glycémie sanguine connus
- Traiter par
  - Glucagon (Glucagen®) en 1re intention si non fait : 0,5 mg si poids < 20 kg, 1 mg si > 20 kg en IM, resucrer PO dès la reprise de conscience
  - Si échec au Glucagen® : G30 % IVL : 10 mL/20 kg avec arrêt de l'injection dès la reprise de la conscience
  - Perfusion de G10 % : 1,5 L/m²/24 heures
  - Insuline (ne pas l'arrêter) :
    - si l'enfant peut s'alimenter : administrer la dose d'insuline prévue pour son repas ± baisser la dose si hypoglycémie très symptomatique
    - si l'enfant ne peut pas s'alimenter et que l'heure de l'injection suivante arrive : perfusion de G10 % (1,5 L/m²/24 heures) et perfusion d'insuline IVSE, dose sur 24 heures à adapter au dextro
    - rechercher une étiologie : si pas de cause retrouvée, diminuer l'insulinothérapie

Surveillance

- Dextro
- Conscience
- Tolérance digestive

L'ASTUCE D'URG'PÉDIATRIE

- Les hypoglycémies sévères provoquent souvent des troubles digestifs secondaires à type de nausées et de vomissements de même qu'une confusion post-hypoglycémie prolongée (malgré glycémie normale) empêchant une réalimentation rapide.
- 1 sucre en morceau = 1 cuillère à café de sucre en poudre.

HYPOKALIÉMIE

DÉFINITION

- Kaliémie < 3,5 mmol/L
- Sévère si < 2,5 mmol/L

EXAMENS COMPLÉMENTAIRES

ECG : allongement du PR, aplatissement puis inversion de l'onde T, apparition onde U, sous-décalage de ST ± allongement du QU puis troubles du rythme ventriculaire (extrasystoles, tachycardie, torsades de pointes, FV)

DIAGNOSTIC

- Signes cardio-vasculaires : douleurs, malaises, ECG perturbé
- Signes neuromusculaires : fatigabilité, crampe, myalgie, parésie, abolition des ROT
- Constipation, iléus paralytique, dilatation gastrique, parésie vésicale
- Signes rénaux : polyurie, polydipsie
- Alcalose métabolique

ÉTIOLOGIE

- Pertes digestives (Ku < 10) : diarrhée, vomissements, stomies, aspirations digestives, occlusions, abus de laxatifs, carences d'apports, anorexie mentale
- Pertes rénales (Ku > 10) : hyper-aldostéronisme, néphropathies interstitielles, syndrôme de Bartter, de Liddle, levée d'obstacle, hypomagnésémie, diurétiques
- Redistribution du potassium : réalimentation d'un dénutri, insulinothérapie, β2-mimétiques, catécholamines, alcalose, paralysie périodique hypokaliémique
- Pathologie tumorale (par consommation)
- Intoxication (chloroquine, baryum)

TRAITEMENT ET PRISE EN CHARGE

- **Hypokaliémie modérée et sans signe ECG**
  - Supplémentation potassique orale généralement suffisante
    - Diffu K®, sirop de Potassium Richard® : 2 à 4 mEq/kg/jour *per os* à adapter en fonction du ionogramme, des pertes observées
    - Aliments riches en potassium (fruits secs et frais, légumes, viandes, chocolat)
- **Hypokaliémie sévère ou compliqué de trouble cardiaque**
  - Voie veineuse recommandée pour une restauration rapide d'une kaliémie > 3 mmol/L
  - La concentration du soluté perfusé doit être < 50 mmol/L (élévation trop rapide = risque de bradycardie, d'arrêt circulatoire et veinotoxicité), max 3 g/L de Kcl dans une perfusion
  - En perfusion lente (**IVD contre-indiquée**) : vitesse < 15 mmol/h et < 0,5 mmol/kg/h pour éviter les surdosages
- **Forme aiguë symptomatique (troubles du rythme cardiaque)**
  - KCl molaire dilué dans SG5 % : 0,5 à 1 mEq/kg en 3 heures puis 2 à 4 mEq/kg en 24 heures (pour rappel : 1 g de K^+ = 13 mEq, KCl 7,5 % : 1 mL = 1 meq = 1mmol)
- **Surveillance (périodicité en fonction sévérité et tolérance)**
  - Surveillance scope en continu
  - ECG de contrôle
  - Ionogramme sanguin de contrôle

L'ASTUCE D'URG'PÉDIATRIE

Si traitement inefficace ou correction trop lente, suspecter hypomagnésémie.

HYPONATRÉMIE

DÉFINITION

- Hyponatrémie = Na < 135 mmol/L
- Hyponatrémie sévère si Na < 120 mmol/L
- Osmolarité plasmatique < 280 mOsmol/L

EXAMENS COMPLÉMENTAIRES

Biologie : glycémie, kaliémie, fonction rénale, état d'hydratation, mesures répétées de l'osmolalité et des ionogrammes sanguins et urinaires, examens plus spécialisés (mesure de l'ADH, cortisol, activité rénine plasmatique ou autres dosages hormonaux)

Osmolarité efficace = Na (mmol/L) × 2 + gly (mmol/L)

RAPPEL PHYSIOPATHOLOGIQUE

- Hyponatrémie aiguë : absence d'adaptation du cerveau, d'où œdème cérébral, engagement, décès par HTIC (attention fausse hyponatrémie par hyperglycémie/hyperlipidémie)
- Hyponatrémie chronique : adaptation cérébrale à l'hypotonicité plasmatique par diminution de l'osmolalité du contenu intracellulaire

DIAGNOSTIC

- **Interrogatoire :** rechercher prise de diurétiques, lavements, régime sans sel strict, signes en faveur acidocétose diabétique/hyperlipémie familiale, insuffisance surrénalienne
- **Examen clinique**
  - Si installation lente et progressive : longtemps asymptomatique
    - altération de l'état général
    - trouble progressif du comportement
    - trouble neurologique grave si hyponatrémie profonde
    - risque neurologique lié au traitement : correction très lente de l'hyponatrémie chronique
  - Si installation rapide = **encéphalopathie hyponatrémique** avec signes digestifs et neurologiques :
    - dégoût de l'eau, nausées et vomissements
    - céphalées, obnubilation, confusion ou délire, coma, convulsions, voire arrêt cardio-respiratoire sur engagement cérébral

TRAITEMENT ET PRISE EN CHARGE

Les modalités de traitement différent en fonction du volume extracellulaire (VEC) :

VEC normal : restriction hydrique

VEC diminué : perfusion de NaCl 0,9 %

VEC augmenté : restriction hydrosodée associée à un diurétique de l'anse

- Encéphalopathie sur hyponatrémie aiguë → **urgence thérapeutique**
  - Objectif : revenir rapidement à une natrémie proche de 125 mmol/L
  - NaCl hypertonique si signes neurologiques majeurs : apporter 1,5 mmol Na/kg IVL 15 minutes soit NaCl 3 % soit 3 mL/kg ou NaCl 20 % : 0,45 mL/kg puis idem en 2 heures si besoin (si persistance troubles conscience/convulsion)

Puis si persistance des signes neurologiques, apporter Nacl (mmol) à perfuser en un temps déterminé (par ex. 4 h, avant nouveau contrôle ionogramme)

= [Na désirée (visée natrémie max de 125 mmol/L) – Na mes] × 0,6 × poids (kg)

- Vitesse de correction initiale : 1 à 2 mmol/L/h puis ralentir dès disparition des manifestations aiguës, au total la vitesse de correction ne doit pas excéder 8 à 12 mmol/L/j
- Stopper dès que le patient devient asymptomatique ou que la natrémie est aux environs de 125 mmol/L
- Surveillance régulière du bilan liquidien et des ionogrammes sanguins et urinaires

- Hyponatrémie chronique
  - Hospitalisation
  - Perfusion de NaCl hypertonique à discuter, et de façon beaucoup plus lente que précédemment, adapter selon ionogramme
- Hyponatrémie symptomatique avec urines concentrées (> 200 mOsm/kg)
  - Si hypervolémie ou euvolémie : NaCl hypertonique + furosémide pour éviter une trop grande expansion du VEC
  - Si hypovolémie : NaCl isotonique, hormonothérapie si suspicion d'insuffisance surrénale ou thyroïdienne
- Hyponatrémie symptomatique avec urines diluées (< 200 mOsm/kg)
  - Si symptomatologie modérée : restriction hydrique souvent suffisante
  - Si encéphalopathie : NaCl hypertonique
- Hyponatrémie hypotonique asymptomatique :
  - En cas de SIADH : restriction hydrique ± furosémide
- Hyponatrémies non hypotoniques et/ou hypervolémiques
  - Furosémide en cas d'absorption de solutions d'irrigation
  - Hémodialyse ou hémofiltration en cas d'insuffisance rénale
  - Amélioration de l'hémodynamique + IEC en cas d'insuffisance cardiaque

● ÉTIOLOGIES

- **Osmolarité normale (280-290 mosmol/L) :** hyponatrémie factice (hypertriglycéridémie ou hyperprotidémie)
- **Osmolarité augmentée (> 290 mOsmol/L) :** perfusion hyperosmolaire ou intoxication
- **Osmolarité diminuée (< 280 mosmol/L) :** évaluer le VEC

- **Hyponatrémies avec déshydratation ou hypovolémie, VEC diminué (= perte d'eau et de selles)**
  - Diurétiques : cause fréquente chez l'adulte âgé, plus rare chez l'enfant
  - Néphropathies tubulo-interstitielles
  - GEA : diarrhées sécrétoires (choléra, *Shigella*, staphylocoque, *Clostridium*, *Campylobacter jejuni*, pyocyanique) ou osmotiques (virales : rotavirus ++)
  - Déficit en minéralo-corticoïdes : insuffisance surrénale évoquée devant hyponatrémie hyovolémique + natriurèse élevée + insuffisance rénale + hyperkaliémie + kaliurèse faible
  - Cutanées : coup de chaleur (↑ pertes de NaCl), mucoviscidose (hypochloro-natrémie, déshydratation, alcalose métabolique, diurèse normale)
  - Syndrome hyponatrémie-hypertension : diurèse élevée, natriurèse élevée et protéinurie massive. Le traitement de l'hypertension permet la normalisation du ionogramme
  - Syndrome de perte de sel d'origine cérébrale : association hyponatrémie + natriurèse élevée, diagnostic différentiel avec un SIADH difficile (voir Tab. 1)

Tableau 1. Principales différences entre le syndrome de sécrétion inappropriée d'hormone antidiurétique (SIADH) et le syndrome de perte de sel d'origine cérébrale (CSWS).

	SIADH	CSWS
Volume extracellulaire	Normal ou augmenté	Diminué
Hypotension orthostatique	Non	Oui
Activité rénine plasmatique	Diminuée	Augmentée (parfois diminuée)
Rapport urée/créatinine plasmatique	Normal	Augmenté
Uricémie avant restriction **Uricémie après restriction**	Diminuée Normale	Diminuée Diminuée
Fraction d'excrétion acide urique • **avant restriction** • **après restriction**	 Augmentée Normale	 Augmentée Augmentée

- **Hyponatrémies avec surcharge hydrosodée ou œdèmes, VEC augmenté (= rétention d'eau et de sel)**
  - Syndrome néphrotique : phase de poussée évolutive de la maladie
  - Insuffisance hépatique et cirrhose
  - Insuffisance cardiaque
  - Insuffisance rénale
- **Hyponatrémies sans modifications du secteur extracellulaire (isovolémiques), VEC normal (= rétention d'eau)**
  - Syndrome de sécrétion inappropriée d'ADH : association hyponatrémie + hypo-osmolalité plasmatique + natriurèse élevée (> 20 mmol/L), d'étiologie variée (post-opératoire, méningites, encéphalites, hydrocéphalie, tumeurs cérébrales, pneumonie, asthme, ventilation en pression positive, tumeurs, VIH, causes médicamenteuses
  - Apport excessif de liquides hypotoniques : sodas, jus dilués, thé, apport parentéral iatrogène post-opératoire
  - Déficit en glucocorticoïdes
  - Hypothyroïdie (myxœdème)

L'ASTUCE D'URG'PÉDIATRIE

- Dans plus de 50 % des cas, l'hyponatrémie est acquise à l'hôpital (diurétique).
- Attention aux fausses hyponatrémies lors des hyperlipidémies ou des hyperprotidémies (hyponatrémies isotoniques) ou lors d'hyperglycémies (hyponatrémies hypertoniques).
- NaCl 3 % contient 0,5 mmol de Na/mL, NaCl à 20 % contient 3,4 mmol de Na/mL

INSUFFISANCE SURRÉNALE AIGUË

DÉFINITION

Déficit en glucocorticoïde et/ou minéralocorticoïde majeur = urgence diagnostique et thérapeutique

EXAMENS COMPLÉMENTAIRES

- Ionogramme sang et urine (première miction) + glycémie
  - Déficit en minéralocorticoïdes (syndrome de perte de sel (urinaire) :
    - hyponatrémie (< 132 mmol/L)
    - natriurèse élevée (> 20 mmol/L)
    - hyperkaliémie (> 6 mmol/L)
  - Déficit en glucocorticoïdes :
    - cortisolémie effondrée
    - hypoglycémie (< 0,4 g/L = 2,2 mmol/L pour nouveau-né ; < 0,7 g/L = 3,5 mmol/L sinon)
    - tendance à l'acidose (hyperkaliémique), hémoconcentration
- Dosages hormonaux (si insuffisance surrénale aiguë sur hyperplasie congénitale des surrénales) : cortisol et aldostérone normaux ou abaissés, 17-hydroxyprogestérone élevée, rénine élevée, ACTH élevée
- ECG : signes d'hyperkaliémie (voir fiche IX.3 Hyperkaliémie)
- Bilan infectieux

DIAGNOSTIC

- **Période néonatale :** intervalle libre de quelques jours/naissance
  - Altération de l'état général, déshydratation à prédominance extracellulaire
  - Tachycardie, hypotension pouvant aller au collapsus
  - Convulsions, malaises
  - Confusion
  - Absence de prise de poids
  - Chez la fille : virilisation des OGE
  - Accentuation de la pigmentation (plis, OGE) : ACTH élevée
- **Chez l'enfant plus grand**
  - Révélatrice ou déclenchée par un événement intercurrent (chirurgie, infection aiguë, GEA, etc.)
  - Fatigabilité, amaigrissement
  - Douleurs abdominales, vomissements
  - Hypotension artérielle
  - Pigmentation cutanée : mélanodermie (plis, cicatrices et muqueuses)
  - Céphalées

● ÉTIOLOGIES

- **Origine périphérique** (ACTH élevée) : hyperplasie congénitale des surrénales par bloc enzymatique (déficit en 21-hydroxylase ++ : autosomique récessif), hypoplasie congénitale des surrénales, hypo-aldostéronisme congénital, hémorragie bilatérale des surrénales, autres déficits enzymatiques
- **Origine centrale :** déficit isolé ou non d'ACTH

● TRAITEMENT ET PRISE EN CHARGE

C'est une pathologie grave dont le traitement ne souffre aucun retard : il faut donc traiter de façon urgente, même sans certitude diagnostique → transfert en réanimation

- Mise en condition : déshabiller (état d'hydratation, poids), monitorage cardio-respiratoire complet, SaO_2, 2 VVP (ne pas prélever sur la 1re)
- Réhydratation : sérum physiologique 0,9 % 20 mL/kg IVD ou G5 % ou G10 % (si hypoglycémie persistante) + NaCl sans KCl
  - Pour le nouveau-né : 150 mL/kg/j ou 180 mL/kg/j si très déshydraté
  - Pour l'enfant plus grand : 2,5-3 L/m²/24 heures

Surface corporelle (m²) = (4P en kg + 7) / (P en kg + 90)

- Apports en sodium : la correction de la natrémie ne doit pas dépasser 1 mmol/L/h
  - Pour le nouveau-né : 10-15 mmol/kg/j (1 g NaCl = 17 mmol Na)
  - Pour l'enfant plus grand : 10-15 mmol/kg/2 heures sans dépasser 408 mmol/24 heures (= 24 g NaCl)
- Apports hormonaux
  - Glucocorticoïdes : hémisuccinate d'hydrocortisone (2-4 mg/kg/6 heures IVD)
  - Minéralocorticoïdes :
    - pour le nouveau-né : acétate de désoxycortone (Syncortyl®) en IM 2 mg/24 heures
    - pour l'enfant plus grand : acétate de désoxycortone (Syncortyl®) en IM 3-5 mg/24 heures en une prise
- Hyperkaliémie → **risque vital engagé**
  - Si pas d'élargissement du QRS à l'ECG :
    - salbutamol IV 5 γ/kg IVL 20 minutes
    - kayexalate 1 g/kg *per os* et 1 g/kg en lavement
    - si pH acide ou bicarbonates abaissés : bicarbonates à 14 ‰ : 1-3 mEq/kg (6 mL = 1 mEq)
  - Si QRS élargi à l'ECG : gluconate de calcium 10 % (0,5 mL/kg) puis lactate de sodium molaire
- Surveillance initiale
  - Clinique : poids, diurèse, FC, TA, FR, conscience, état d'hydratation
  - Biologie : glycémie capillaire, ionogramme sanguin et urinaire, glycémie veineuse, calcémie à répéter en fonction des résultats toutes les 6-8 heures
  - ECG : tant que persiste l'hyperkaliémie

PARTIE X

Urgences infectieuses

ANGINE AIGUË

DÉFINITION

Inflammation aiguë du tissu lymphoïde du pharynx, en particulier des amygdales palatines.

EXAMENS COMPLÉMENTAIRES

- Tests rapides d'identification des angines à streptocoques du groupe A : si test négatif, pas de traitement antibiotique
- MNI-test et NFS : si fausses membranes

ÉTIOLOGIE

- Deux tiers des angines sont virales et ne nécessitent pas de traitement antibiotique
- Bactéries : streptocoque A bêta-hémolytique, seule bactérie qui peut entraîner des complications générales
- Angine pseudo-membraneuse : MNI ou diphtérie
- Angines vésiculeuses : herpès ou herpangine

DIAGNOSTIC

- Dysphagie fébrile ± céphalées ± malaise
- Adénopathies cervicales
- Douleur abdominale, splénomégalie, hépatomégalie
- Angine érythémateuse : pharynx rouge, amygdales tuméfiées, œdème des piliers, du voile et de la luette
- Angine érythématopultacée : enduit blanc crémeux, se décollant facilement laissant découvrir une muqueuse congestive
- Angine cryptique : cryptes contenant un dépôt caséeux
- Angine pseudo-membraneuse (MNI, diphtérie, staphylocoque) : pellicules blanches nacrées ou grisâtres, fermes, épaisses, adhérentes et parfois extensives
- Angines vésiculeuses (virus coxsackie, herpangine) : vésicules en nappes ou ulcérations minimes à contours polycycliques

COMPLICATIONS

- Complications locorégionales : adénite (tuméfaction cervicale douloureuse unilatérale), abcès pharyngé (fièvre élevée, altération de l'état général, torticolis, voussure pharyngée), phlegmon péri-amygdalien (trismus, œdème de la luette, voussure d'un pilier) → dans tous ces cas, avis ORL
- Syndromes post-streptococciques : rhumatisme articulaire aigu (rarissime aujourd'hui), glomérulonéphrite aiguë, scarlatine
- MNI : complications neurologiques, pulmonaires et hépatiques
- Diphtérie : maladie mortelle dans 30 % des cas (soit par asphyxie par les fausses membranes laryngées, soit par complications neurologiques ou cardiaques dues à la toxine diphtérique) → maladie à déclaration obligatoire
- Décès

TRAITEMENT ET PRISE EN CHARGE

- Amoxicilline (Clamoxyl®) : 50 mg/kg/j en 2-3 prises pendant 6 jours (sauf MNI)
- Allergie à la pénicilline
  - Macrolide (Josacine®) 50 mg/kg/j en 2 prises pendant 5 jours
  - Ou azithromycine 20 mg/kg/j en une prise pendant 3 jours (maxi 500 mg/j)
  - Ou clarithromycine 15 mg/kg/j en 2 prises (max 500 mg/j) pendant 5 jours
- Si échec : C3G (Oroken® ou Orelox® 8 mg/kg/j)
- MNI : aucun traitement antibiotique souhaitable, traitement symptomatique ++ car souvent hyperalgique, AINS type Surgam®
- Traitement non antibiotique : paracétamol : 15 mg/kg/6 heures, collutoire chez les grands enfants (Hexaspray®, Colludol®)
- Éviction scolaire si diphtérie ou scarlatine
- Avis ORL : si complications locales
- Avis pédiatre si complications générales ou doute diagnostique

L'ASTUCE D'URG'PÉDIATRIE

Examen ORL chez tout enfant consultant pour douleur abdominale.

ARTHRITE SEPTIQUE

DÉFINITION

- Réaction inflammatoire aiguë avec synovite et épanchement intra-articulaire purulent due à la présence d'un germe dans l'articulation (staphylocoque doré le plus souvent)
- Origine : diffusion hématogène, contamination par contiguïté (ostéomyélite voisine), inoculation directe du germe (accident ou iatrogène)

EXAMENS COMPLÉMENTAIRES

- NFS, VS, CRP, hémocultures, BU, ionogramme, urée, créatinémie, bilan infectieux complet (ECBU, prélèvement de tout foyer apparent, LCR si signes neurologiques sans signe de localisation, procalcitonine)
- Radiographie
  - Clichés précoces normaux ou gonflement des parties molles ± simple déminéralisation épiphysaire
  - Clichés tardifs : lésions destructrices ostéocartilagineuses, chondrolyse (pincement de l'interligne), érosions, géodes, déformations (lésions capsulo-ligamentaires associées)
- Échographie : affirme l'épanchement dans articulation profonde (hanche, épaule) ou, quand de faible abondance, dans articulation superficielle (cheville, poignet)
- Scintigraphie utile dans le diagnostic des sacro-iliites
- Ponction articulaire, au bloc, sous AG : seul moyen d'affirmer le diagnostic → culture du liquide de ponction avec étude cytologique et chimique
- IRM de l'articulation suspecte (plus discriminant que la scintigraphie osseuse réalisée si suspicion d'arthrite sans localisation précise)

DIAGNOSTIC

- Douleur articulaire d'apparition brutale
- Impotence fonctionnelle totale
- Syndrome infectieux (fièvre, frissons, sueurs, etc.)
- Tuméfaction, signes inflammatoires locaux
- Fréquente adénopathie régionale sensible
- Épanchement articulaire
- Chercher une porte d'entrée
- Chez le nourrisson
  - Cris anormaux accrus par la mobilisation
  - Asymétrie de la gesticulation spontanée
  - Pseudo-paralysie d'un ou plusieurs membres

DIAGNOSTIC DIFFÉRENTIEL

- Hydarthrose et hémarthrose traumatique : liquide mécanique non inflammatoire
- Rhume de hanche (peu fébrile, pas d'inflammation, CRP < 20)
- Arthrite virale (mono-articulaire, liquide lymphocytaire)
- Arthrite réactionnelle (corps étranger, Lyme)
- Rhumatisme articulaire aigu
- Arthrite chronique juvénile
- Collagénoses

TRAITEMENT ET PRISE EN CHARGE

- Hospitalisation
- VVP
- Antalgique
- Avis chirurgical
- Ponction articulaire, le plus rapidement possible, avant tout traitement d'antibiotique (faite par le chirurgien)
- Antibiothérapie
  - En 1re intention : amoxicilline/acide clavulanique
  - Puis bi-antibiothérapie anti-staphylococcique IV ajustée secondairement à l'antibiogramme
    - > 5 ans : Bristopen® + aminoside
    - < 5 ans : céfotaxime + fosfomycine
- Attelle antalgique ou traction douce pour les membres inférieurs

L'ASTUCE D'URG'PÉDIATRIE

Toute arthrite aiguë doit être considérée comme septique jusqu'à preuve du contraire.

COQUELUCHE

DÉFINITION

Maladie respiratoire très contagieuse due à *Bordetella pertussis* (bacille à Gram négatif).

EXAMENS COMPLÉMENTAIRES

- NFS : hyperlymphocytose
- Ionogramme sanguin (hyponatrémie), PCR sur écouvillonnage naso-pharyngé
- Radio pulmonaire : distension thorax, adénopathies hilaires, syndrome bronchique, atélectasies, foyers alvéolaires
- Sérologie directe et indirecte

DIAGNOSTIC BIOLOGIQUE

- **La sérologie n'est plus recommandée**
- **Culture ou PCR en temps réel possible :** dans les 15 premiers jours
- **15e au 21e jour :** seule la PCR est utile

SIGNES DE GRAVITÉ

- Âge < 6 mois
- Apnées, cyanose, bradycardies
- Tachycardie sans quinte et sans fièvre
- Atteinte neurologique
- Troubles hémodynamiques
- Hyponatrémie < 130 mEq/L
- Hyperlymphocytose > 50 000/mm^3
- Thrombocytose > 500 000/mm^3

DIAGNOSTIC

- **Forme typique**
  - *Incubation :* silencieuse, 7 à 15 jours
  - *Phase catarrhale :* 3 à 7 jours, rhinite aqueuse, toux sèche avec éternuements, fébricule à 38 °C, pharyngite modérée, injection conjonctivale discrète, contagiosité +++
  - *Phase des quintes :* 2 à 4 semaines, quintes de toux caractéristiques, recrudescence nocturne, spontanées ou à l'effort de toux, de cris, de déglutition... → inspiration profonde, puis 5 à 20 secousses expiratoires, congestion ou cyanose du visage, reprise inspiratoire bruyante (chant du coq), expectoration mousseuse
  - *Phase de convalescence :* 1 à 3 mois, toux séquellaire coqueluchoïde
- **Forme du nourrisson non vacciné**
  - Phase catarrhale raccourcie
  - Tableau atypique : absence de reprise inspiratoire bruyante, accès de secousses expiratoires, apnées, cyanose (60 % des cas), pâleur, hypotonie, bradycardie, malaises graves (syncope des quintes asphyxiantes)
  - Complications neurologiques : convulsions (anoxiques)
  - Déshydratation et dénutrition
- **Forme de l'enfant sans rappel vaccinal**
  - Formes moins sévères
  - Toux prolongée de plus de 8 jours, plus ou moins quinteuse, parfois émétisante

COMPLICATIONS

- **Infectieuses :** pneumopathie (*B. pertussis*, streptocoques, *H. influenzæ*, staphylocoques), otite
- **Mécaniques :** pneumothorax, emphysème pulmonaire/médiastinal, rupture diaphragme, rupture du frein de la langue, vomissements, hématémèse (Mallory-Weiss), hernie, prolapsus rectal, purpura pétéchial du visage, hémorragies sous-conjonctivales, fausses routes
- **Neurologiques :** convulsions hyperthermiques, anoxiques ou encéphalitiques, troubles de la conscience

TRAITEMENT ET PRISE EN CHARGE

- **Mesures symptomatiques**
  - Hospitalisation ± unité de soins intensifs selon aggravation des quintes, isolement du patient
  - Aspirations naso-pharyngées (à condition qu'elles ne provoquent pas de quintes)
  - Oxygènothérapie si hypoxémie
  - Alimentation orale arrêtée, réhydrater et alimenter par voie parentérale ou gavage gastrique
  - Traitement antireflux associé (mais attention aux interactions cisapride et macrolides)
- **Antibiothérapie** à débuter dans les 3 premières semaines de la symptomatologie
  - Macrolides : azithromycine 20 mg/kg/j en 1 prise (max 500 mg/j) pendant 3 jours ou clarithromycine 15 mg/kg/j en 2 prises, pendant 7 jours
  - Recours : triméthoprime-sulfaméthoxazole (Bactrim®) : $^{1}/_{2}$ cuillère mesure/5 kg/j
- **Surveillance en milieu hospitalier :** monitoring cardio-respiratoire
- **Antibioprophylaxie possible :** Le risque de transmission est de 21 jours. Même traitement et posologie pour les contacts proches non ou mal vaccinés et contacts occasionnels si sujet à risque non vacciné (nourrisson, BPCO, asthme, immunodéprimé, femme enceinte)

L'ASTUCE D'URG'PÉDIATRIE

- La coqueluche doit être évoquée devant tout épisode de toux apnéisante, asphyxiante, cyanosante et émétisante ou syncopale.
- La kinésithérapie est contre-indiquée.
- Port de masque pour le personnel soignant en cas de toux suspecte et avant confirmation diagnostique.

GALE

DÉFINITION

- Dermatose prurigineuse et contagieuse due à un parasite : *Sarcoptes scabiei hominis* (acarien cytophage)
- Transmission interhumaine par contact direct intime et prolongé (cutané) et indirect (vêtements et linge)
- Période d'incubation de 2 à 6 semaines

EXAMENS COMPLÉMENTAIRES

Mise en évidence de *Sarcoptes* par grattage d'un sillon ou d'une vésicule au microscope

SIGNES DE GRAVITÉ

- Promiscuité
- Population pédiatrique élevée
- Mauvaise observance du traitement
- Absence de traitement des sujets contacts

DIAGNOSTIC

- **Gale du nourrisson :** ASPECT PARFOIS TROMPEUR
  - Agitation, pleurs
  - Lésions vésiculo-papuleuses ± surinfectées
  - Siège : aisselles, ombilic, fesses, cuir chevelu, plantes des pieds +++, parfois le visage ; épargnent généralement les doigts
- **Gale de l'enfant**
  - Prurit continu, diurne et nocturne, tenace
  - Papules, vésicules, sillons scabieux et lésions de grattage
  - Siège : espaces interdigitaux +++, épargnent généralement le visage, le dos, les paumes des mains et la plante des pieds

TRAITEMENT ET PRISE EN CHARGE

- Traitement
  - Oral : ivermectine 200 µg/kg × 2 prises à 14 jours d'intervalle, CI chez enfant < 15 kg
  - Local :
    - benzoate de benzyle (Ascabiol® lotion) :
    enfant < 2 ans : 12 heures
    enfant > 2 ans : 24 heures
    - pyrétrinoïdes de synthèse : CI asthme
    - lindane : (Élénol® crème) :
    CI : enfant < 2 ans
    enfant > 2 ans : 6 heures
    - si impétignisation : antibiothérapie orale
- Repérer les sujets contacts à traiter
- Éviction scolaire jusqu'au 3e jour de la guérison des lésions
- Certificat nécessaire de retour en classe
- Désinfection du linge et de la literie, lavage à + de 60 °C, ± insecticide en spray

MALADIE DE LYME (BORRÉLIOSE)

DÉFINITION

- Maladie infectieuse due à une bactérie de la famille des spirochètes, du genre *Borrelia*, transmise par la piqûre de tique de genre *Ixodes Ricinus*
- Sites de contamination : balades dans les forêts et sous-bois. Fréquentes aux États-Unis, Europe et certaines zones rurales d'Asie

EXAMENS COMPLÉMENTAIRES

- Le diagnostic est clinique à la phase primaire d'érythème migrant
- Sérologie ± PCR si doute ou phases plus tardives (mais d'interprétation encore difficile)

DIAGNOSTIC CLINIQUE

- **Phase primaire :** apparition d'un **érythème migrant** 3 à 30 jours après la piqûre
  - Lésion rouge inflammatoire centrée par la piqûre qui s'étend et disparaît spontanément en quelques semaines
  - Érythème unique ou multiple parfois distant d'un point de piqûre
  - Parfois fièvre associée avec signes généraux
- **Phase secondaire :** après quelques semaines à quelques mois, apparition de manifestations articulaires, cutanées (nouvelle poussée d'érythème migrant), cardiaques, oculaires, neurologiques ou générales (asthénie chronique)
- **Phase tertiaire :** après quelques années, signes articulaires, cutanés, cardiaques ou musculaires

COMPLICATIONS

- **Précoces :** 1 à 3 mois : neuroborréliose précoce (avec ou sans méningite), méningite lymphocytaire isolée, paralysie faciale. Arthrite de Lyme (genoux ++), atteinte oculaire ou cardiaque (BAV)
- **Tardives :** neuroborréliose tardive : encéphalomyélite, polyneuropathies sensitives, manifestations psychiatriques, rhumatismes chroniques, asthénie, acrodermite atrophiante chronique

TRAITEMENT ET PRISE EN CHARGE

- Traitement antibiotique oral **en cas d'érythème migrant**
  - En 1re ligne : amoxicilline 50 mg/kg/j pendant 14 jours ou doxycycline 4 mg/kg/j en 2 prises pendant 14 jours (enfant de plus de 8 ans)
  - En 2e ligne en cas de CI aux autres traitements : azythromycine ou céfuroxime-axétil
- Traitement antibiotique adapté selon les complications
  - Paralysie faciale : doxycycline ou amoxicilline
  - Forme neurologique : ceftriaxone IV
  - Arthrites aiguës : doxycycline
  - Atteinte cardiaque : cefriaxone IV
- En cas de piqûre : extraire mécaniquement la tique à l'aide d'une pince plate ou un tire-tique
- Une antibioprophylaxie peut être discutée dans les zones d'endémie à haut risque, au cas par cas : long délai d'attachement (> 48 heures), piqûres multiples → amoxicilline 50 mg/kg/j pendant 10 jours

L'ASTUCE D'URG'PÉDIATRIE

Pas d'examen complémentaire sérologique à la phase primaire d'érythème migrant, le diagnostic est clinique.

MÉNINGITE

EXAMENS COMPLÉMENTAIRES

- NFS, CRP, procalcitonine, ionogramme sanguin, fonction rénale glycémie, si sepsis sévère : + hémostase, bilan hépatique complet, GDS, lactates
- Hémoculture
- PL : cytologie, biochimie, lactates, antigène soluble pneumocoque selon contexte, examen direct et culture, PCR selon contexte HSV 1 et 2, entérovirus... ; CI en cas de thrombopénie < 50 000/mm^3 ou de trouble respiratoire ou hémodynamique important ou si déficit neurologique (signes de focalisation neurologique, hoquet même si scanner normal, signes cliniques ou scanner d'engagement)
- Scanner cérébral (avant PL) en cas de déficit neurologique et/ou si convulsion (si hémicorporelles avant 5 ans : faire scanner au préalable) et/ou GSC ≤ 11

SIGNES DE GRAVITÉ

- Purpura
- Coma
- Défaillance cardio-respiratoire
- Étiologie bactérienne
- Antécédent de TC/méningite/chirurgie de la base du crâne, rhinorrhée, début brutal
- Signes neurologiques

DIAGNOSTIC

- Fièvre
- Céphalées, vomissements, photophobie, hyperesthésie
- Raideur méningée, signe de Kernig (flexion douloureuse des genoux lors de l'élévation des membres inférieurs), signe de Brudzinski (flexion des membres inférieurs lors de la flexion de la nuque, avec douleur lombaire)
- Hypotonie, fontanelle bombante hors des pleurs chez le jeune nourrisson
- Trouble du comportement (par ex., refus du biberon, apathie)
- Immunodépression, signes de rhombencéphalite, formule panachée orientent vers la listériose, troubles du comportement, confusion, désorientation, mouvements anormaux orientent vers une infection HSV

DIAGNOSTIC BIOLOGIQUE

Lecture de la PL aux urgences (voir fiche X.12 Ponction lombaire) : un liquide louche, une cellularité importante (> 500/mm^3, polynucléaires altérés), une hypoglycorrachie (< 0,4 g/L et glycorrachie/glycémie < 0,5), une hyperprotéinorrachie (> 1 g/L), un syndrome inflammatoire sanguin important et la présence de germes à l'examen direct sont en faveur d'une méningite bactérienne

ORIENTATION ÉTIOLOGIQUE

- Association avec otite, sinusite, pneumopathie, asplénie, infection à VIH → pneumocoque
- Notion d'épidémie, purpura → méningocoque (maladie à déclaration obligatoire)
- Âge < 5 ans, absence de vaccination → *Haemophilus influenzae*

TRAITEMENT ET PRISE EN CHARGE

Prise en charge hors méningite néonatale

- **Antibiothérapie** (à adapter dès le résultat bactériologique et selon antibiogramme et CMI/CMB)
  - En l'absence de signe d'orientation étiologique et de signe de gravité :
    - < 3 mois : céfotaxime 200 mg/kg/j en 4 injections ± amoxicilline 200 mg/kg/j en 4 injections et gentamycine 6 mg/kg/24 heures (peu importe l'âge de l'enfant) en une injection IVL de 30 minutes
    - > 3 mois : céfotaxime 200 mg/kg/j en 4 injections

- Orientation vers méningocoque ou *H. influenzae* : céfotaxime 200 mg/kg/j en 4 injections
- Orientation vers pneumocoque et/ou présence de signes de gravité : quel que soit l'âge, céfotaxime 300 mg/kg/j en 4 injections
- Orientation ou doute sur *Listeria* : céfotaxime 200 mg/kg/j en 4 injections + amoxicilline (Clamoxyl®) 200 mg/kg/j en 4 injections et gentamycine (Gentalline®) 6 mg/kg/j en 1 injection IVL de 30 minutes + ciprofloxacine 15 mg/kg/12 heures
- Orientation vers *E. coli* : céfotaxime 75 mg/kg/6 heures + amikacine 15 mg/kg/24 heures en une injection 30 minutes + ciprofloxacine 15 mg/kg/12 heures

- Perfusion, en restriction hydrique : 80-100 mL/kg/j sauf si signes d'œdème cérébral
- Corticothérapie précoce : dexaméthasone IV (Soludécadron®) 0,6 mg/kg/j en 4 injections (évite les séquelles auditives) si suspicion pneumocoque ± *Haemophilus*
- Traitement antipyrétique et antalgique
- Si suspicion ou doute sur encéphalite à herpes simplex : aciclovir 500 mg/m²/8 heures IVL strict d'1 heure

Prise en charge de la méningite néonatale

- Deux tableaux différents
  - Formes précoces de J0 à J14 avec une prédominance de streptocoque B
  - Formes tardives de J15 à J45 avec une prédominance d'*E. coli*
- **Antibiothérapie :** à adapter dès le résultat bactériologique et selon antibiogramme et CMI/CMB
  - céfotaxime 200 mg/kg/j en 4 injections
    + amoxicilline 200 mg/kg/j en 4 injections
    + gentamycine 6 mg/kg/24 heures (chez le nouveau-né à terme, voir Tab. 1 pour prématuré) en une injection IVL de 30 minutes
    + ciprofloxacine (dans tous les cas +++ au moins les 4 premiers jours) à 10 mg/kg/12 heures si < 7 jours et 10 mg/kg/8 heures si > 7 jours
  - Ou rifampicine (à la place de la ciprofloxacine) si certitude d'un streptocoque du groupe B ou cocci à Gram + à l'examen direct
- Perfusion, en restriction hydrique : 80-100 mL/kg/j sauf si signes d'œdème cérébral
- Traitement antipyrétique et antalgique
- Si suspicion ou doute sur encéphalite herpétique ou si absence de certitude étiologique : aciclovir 60 mg/kg/j

Tableau 1. Posologie de la gentamycine chez le prématuré.

Terme	Dose
28-30 SA	2,5 mg/kg/18 heures
31-32 SA	2,5 mg/kg/16 heures
> 32 SA	4,5 mg/kg/24 heures

L'ASTUCE D'URG'PÉDIATRIE

La présence de troubles hémodynamiques et/ou respiratoires et/ou de localisation neurologique doit faire décaler la pratique de la PL, mais pas le début de l'antibiothérapie.

MONONUCLÉOSE INFECTIEUSE

DÉFINITION

- Infection virale aiguë bénigne fréquente, due à la primo-infection par EBV (groupe herpès virus)
- Mode de transmission : contact direct avec la salive « maladie du baiser » (maladie de l'adolescent et de l'adulte jeune)

EXAMENS COMPLÉMENTAIRES

Ils sont le plus souvent inutiles devant une angine virale bénigne. Si doute diagnostique :

- NFS : recherche un syndrome mononucléosique, inconstant : neutropénie relative (< 40 % des GB circulants), hyperlymphocytose (> 40 % de GB circulants), monocytose
- Plaquettes : thrombopénie modérée dans 50 % des cas
- CRP
- MNI test : recherche anticorps hétérophiles, résultat rapide mais sensibilité faible
- Recherche des anticorps spécifiques anti-EBV : nécessaire que si tableau atypique et diagnostique précis indispensable, complications
- Bilan hépatique : cytolyse hépatique fréquente

DIAGNOSTIC CLINIQUE

- Incubation : 2 à 6 semaines
- **Clinique**
  - Fièvre aux alentours de 38,5 °C (durée 15 jours)
  - Asthénie
  - Angine d'apparition décalée et persistante, multiforme :
    - érythémateuse ou érythémato-pultacée (souvent, œdème pharyngien de la luette associé, voix nasonnée, gêne respiratoire)
    - pseudo-membraneuse respectant la luette (amygdales très hypertrophiées, recouverte d'un enduit pultacé, dysphagie importante)
    - ulcéro-nécrotique
  - Purpura pétéchial du voile (signe évocateur mais non spécifique)
  - Adénopathies diffuses à prédominance cervicale, parfois douloureuses
  - Splénomégalie
  - Exanthème fugace
  - Hépatomégalie modérée
- Amélioration clinique en 2 à 3 semaines

DIAGNOSTIC DIFFÉRENTIEL

- Diphtérie (si angine pseudo-membraneuse)
- Leucémie aiguë (syndrome mononucléosique)
- Autres éruptions fébriles
- Primo-infection par le VIH, infection à CMV

COMPLICATIONS

- Méningo-encéphalite, polyradiculonévrite
- Rupture de la rate
- Hépatite, quasi constante, le plus souvent infraclinique, mais avec des chiffres élevés de transaminases
- Anémie hémolytique auto-immune, thrombopénie
- Péricardite, myocardite
- Fatigue chronique

Le pronostic de ces complications est excellent chez l'immunocompétent

TRAITEMENT ET PRISE EN CHARGE

Le traitement est symptomatique :

- Repos
- Paracétamol
- Corticothérapie dans les formes sévères, manifestations auto-immunes : cortisone à 1-2 mg/kg
- Pas d'aspirine ni de pénicilline (risque d'exanthème intense en cas de prescription d'ampicilline)
- Pas d'éviction scolaire

OSTÉOMYÉLITE AIGUË

● DÉFINITION

Infection hématogène de l'os en croissance, atteignant, de préférence, la métaphyse des os longs et généralement due au staphylocoque → **urgence thérapeutique**

● EXAMENS COMPLÉMENTAIRES

- NFS, VS, CRP, hémocultures
- Ponction métaphysaire à visée diagnostique
- Radiographie : petite plage de déminéralisation localisée
- Échographie ± ponction guidée
- ± Scintigraphie
- IRM ++

● DIAGNOSTIC

- Touche plus souvent le garçon
- Âge moyen : 6 ans
- Syndrome infectieux sévère
- Boiterie ou refus d'appui
- Douleur métaphysaire avec tuméfaction
- Rougeur
- Articulation adjacente libre
- Rechercher une porte d'entrée

● DIAGNOSTIC DIFFÉRENTIEL

- SAPHO (synovite, acné, pustulose, hyperostose, ostéite)
- Ostéomyélite multifocale chronique récidivante
- Tumeurs osseuses et articulaires
- Localisation osseuse des hémopathies
- Tuberculose osseuse

● TRAITEMENT ET PRISE EN CHARGE

- Prise en charge en milieu médico-chirurgical
- VVP
- Antalgique
- Bi-antibiothérapie IV (Tab. 1)
- Immobilisation antalgique (attelle, plâtre bi-valve)
- Chirurgie si abcès sous-périosté
- Demander un avis chirurgical

L'ASTUCE D'URG'PÉDIATRIE

- Nécessité d'un diagnostic et prise en charge thérapeutique précoces (séquelles ++)
- Informer le chirurgien de pédiatrie orthopédique de garde

Tableau 1. Antibiothérapie.

Âge	Germes	Premier choix	Recours
Nouveau-né	*Staphylococcus aureus* Entérobactéries Streptocoques B	Céfotaxime 100 mg/kg/j + fosfomycine 200 mg/kg/j réservée aux formes sévères (sepsis) sinon amoxicilline/acide clavulanique 100 mg/kg/j*	Vancomycine 40 mg/kg/j + gentamycine 3 mg/kg/j
Jeune enfant (2 mois à 6 ans)	*Staphylococcus aureus* *H. influenzae*	• Oxacilline 100 à 200 mg/kg/j + gentamycine 3 à 5 mg/kg/j en une injection ou amoxicilline/acide clavulanique 100 mg/kg/j* • Ou céfotaxime 100 mg/kg/j + fosfomycine 200 mg/kg/j	Imipenème 60 mg/kg/j en 4 perfusions
Enfant > 6 ans	*Staphylococcus aureus* Streptocoques	Idem jeune enfant : • Oxacilline 100 à 200 mg/kg/j + gentamycine 3 à 5 mg/kg/j en une injection • Ou céfotaxime 100 mg/kg/j + fosfomycine 200 mg/kg/j	Imipenème 60 mg/kg/j en 4 perfusions

* Voire ajouter 50 mg/kg/24 heures d'amoxicilline pour atteindre une dose max de 150 mg/kg/j sans dépasser la dose max d'acide clavulanique.

OTITE MOYENNE AIGUË

EXAMENS COMPLÉMENTAIRES

Otoscopie

- Phase initiale : aspect d'otite congestive (tympan rosé ou rouge vif avec des reliefs normaux, non bombé, sans épanchement rétrotympanique)
- Phase de surinfection bactérienne : tympan rouge, opaque, bombé avec des reliefs disparus
- Phase tardive : otite purulente, tympan spontanément perforé ± écoulement

ORIENTATION ÉTIOLOGIQUE

- Otite purulente chez adulte et enfant de plus de 3 mois : *H. influenzae* (30 à 40 %), *Streptococcus pneumoniae* (25 à 40 %) et *Branhamella catarrhalis* (5 à 10 %)
- Nourrisson en crèche : risque de PSDP

DIAGNOSTIC

- Fièvre
- Otalgie pulsative à prédominance nocturne
- Hypo-acousie
- Signes digestifs (diarrhées, refus alimentaire, etc.)
- Pic d'incidence à 9 mois

COMPLICATIONS

- Méningite purulente
- Mastoïdite
- Thrombophlébites cérébrales et abcès
- Passage à la chronicité

TRAITEMENT ET PRISE EN CHARGE

- Pratiquement toujours virale à la phase aiguë : paracétamol ± solution auriculaire
- Antibiothérapie
  - Systématique pour enfant < 2 ans, chez enfant > 2 ans si symptômes persistent après réévaluation à H48 ou si symptomatologie bruyante ou perforation tympanique
  - Premier choix : amoxicilline (80 à 90 mg/kg/j en 3 prises) ou amoxicilline + acide clavulanique (80 mg/kg/j en 3 prises)
  - Sinon en 2e ligne : cefpodoxime (Orelox®) ou cotrimoxazole si allergie
  - Durée :
    - ≤ 2 ans : 8 jours
    - > 2 ans : 5 jours
- Paracentèse devant une otite du nourrisson de moins de 3 mois ou en cas d'otite récidivante, hyperalgique ou de mastoïdite

PALUDISME DE L'ENFANT

DÉFINITION

Maladie parasitaire à *Plasmodium* due à la piqûre d'un moustique du genre *Anophèle* femelle. Il existe 5 espèces :

- *P. falciparum :* accès graves, seul mortel
- *P. vivax :* fièvre tierce bénigne, quelques formes graves
- *P. malariae :* fièvre quarte bénigne, risque de néphropathies
- *P. ovale :* fièvre tierce bénigne
- *P. Knwolesi :* rare, essentiellement Asie Sud-Est

ATTENTION !

Un frottis sanguin négatif ne doit pas faire conclure à l'absence d'accès palustre, mais faire pratiquer une goutte épaisse et un 2e frottis ainsi que, si possible, un QBC (malaria-test) ou un test sur bandelette. Seule la négativité de ces examens permet de conclure à l'absence d'accès palustre.

EXAMENS COMPLÉMENTAIRES

Bilan d'orientation :

- NFS, plaquettes (anémie ± leucopénie ± thrombopénie)
- CRP (syndrome inflammatoire)
- Ionogramme + GDS + lactates
- Glycémie
- Frottis sanguin [identification et calcul de la parasitémie (hyperparasitémie : ≥ 4 % chez le sujet non immun, ≥ 20 % chez le sujet immun)] ± QBC (malaria-test) ou un test sur bandelette (antigénémie rapide 15 minutes)
- Goutte épaisse : examen de référence mais lecture plus délicate et plus longue
- Hémocultures, ECBU, radio du thorax (autres étiologies infectieuses)
- Hémostase, fibrinogène
- Bilan hépatique
- ECG avec calcul du QTc : bilan préthérapeutique
- Radio pulmonaire (œdème pulmonaire)
- Si trouble de la conscience, convulsions : TDM cérébrale et PL

DIAGNOSTIC

- **Accès de primo-invasion (sujet non immun)**
  - Incubation : 7-20 jours, parfois plus
  - Fièvre (39-40 °C), frissons, céphalées, courbatures généralisées +++ Troubles digestifs (douleurs abdominales, nausées, diarrhée, vomissements)
  - Examen normal, parfois hépato-splénomégalie
  - Évolution : fièvre périodique, accès intermittent ou pernicieux
- **Paludisme grave (accès pernicieux) : *P. falciparum***

  Signes généraux (idem accès de primo-invasion) + **1 signe de gravité (→ avis réanimateur)**
  - Trouble de la conscience : somnolence, confusion
  - Neuropaludisme (GSC ≤ 9 ou Blantyre ≤ 3)
  - Convulsions répétées (plus d'une crise par 24 heures)
  - Prostration (alimentation ou position assise impossible)
  - Détresse respiratoire avec signes de lutte ± OAP
  - Ictère clinique
  - Acidose métabolique (pH < 7,35, bicarbonate < 15 mmol/L)
  - Anémie grave (Hb < 5 g/L, Ht < 15 %)
  - Hypoglycémie (< 2,2 mmol/L)

- Hyperparasitémie > 4 % ou 20 % sujet immun
- Hémoglobinurie macroscopique
- Insuffisance rénale : diurèse < 12 mL/kg/24 heures ou créatininémie élevée pour l'âge
- Collapsus circulatoire (avant 5 ans : TAS < 50 mmHg, sinon TAS < 80 mmHg)
- Augmentation des lactates (> 5 mmol/L)
- Thrombopénie sévère
- Saignement anormal
- Œdème pulmonaire (radiographie)

- **Neuropaludisme :** *P. falciparum* → fièvre, coma calme, GSC < 9 ou Blantyre < 3, convulsion

CRITÈRES D'HOSPITALISATION

- Enfant < 12 ans
- Au moins 1 critère de gravité
- Facteur de risque associé (cardiopathie, etc.)
- Mauvaise observance à domicile
- Signes digestifs avec vomissements, diarrhée

TRAITEMENT ET PRISE EN CHARGE

Plasmodium vivax, malariae ou *ovale*

- Chloroquine (Nivaquine®), cp 100 mg ou sirop 25 mg/cm, enfant > 5 ans : 10 mg/kg *per os* en 1 fois à J1, 10 mg/kg *per os* en 1 fois à J2, 5 mg/kg *per os* en 1 fois à J3
- Si intolérance gastrique : Nivaquine® injectable amp. de 100 mg pour 2 mL : 10 mg/kg en perfusion IVL sur 8 à 12 heures, puis 5 mg/kg toutes les 8 heures jusqu'à une dose totale de 25 mg/kg en 60 heures, CI : enfant < 5 ans
- La primaquine peut être utilisée (ATU) : 0,5 mg(base)/kg/j pendant 14 jours après avis spécialisé pour *P. vivax* et *P. ovale* selon la zone géographique, après élimination d'un déficit en G6PD

Plasmodium falciparum

- **Accès simple**
  - En 1re intention : 3 possibilités
    - Arthemeter-luméfantrine 20/120 mg (Riamet® cp dispersible ou Coartem®) : CI < 5 kg, 5-14 kg : 1 cp × 2/j, 15-24 kg : 2 cp × 2/j, 25-34 kg : 3 cp × 2/j, > 34 kg : 4 cp × 2/j pendant 3 jours
    - Atovaquone-proguanil (Malarone® enfant 62,5/25 ou adulte 250/100) → 5-8 kg : 2 cp enfant × 2/j, 9-10 kg : 3 cp enfant × 2/j, 11-20 kg : 1 cp adulte × 2/j, 21-30 kg 2 cp adulte × 2/j, 31-40 kg : 3 cp adulte × 2/j et > 40 kg : 4 cp adulte/j pendant 3 jours
    - Méfloquine (Lariam® cp 250 mg, quadri-sécables, pouvant être écrasés et dissous dans l'eau) : enfant > 3 mois et > 5 kg : 24 mg/kg/24 heures en 2 prises espacées de 12 heures (8-12 mg/kg/prise), CI : association au valproate de sodium (Dépakine®), insuffisance hépatique sévère, insuffisance rénale

- En 2e ligne
  - Quinine (Quinimax®, cp 125 mg, cp 500 mg), enfant > 9 kg : 24 mg/kg/24 heures, soit 8 mg/kg toutes les 8 heures par prise pendant 5-7 jours, CI : trouble de conduction intraventriculaire, fièvre bilieuse hémoglobinurique, déficit en G6PD, injection IM
  - Halofantrine [Halfan®, après ECG (si QTc < 0,44 sec), enfant > 10 kg] : 24 mg/kg/24 heures en 3 prises espacées de 6 heures (8 mg/kg/prise), à renouveler à J7 à demi-dose, CI : QT long (> 0,44 sec) congénital ou acquis, prise préalable de Lariam®, association à des médicaments favorisant les torsades de pointe, les bradycardies, les hypokaliémies, les inhibiteurs enzymatiques
- À noter : de plus en plus de résistance à l'artésunate et la méfloquine en Asie du Sud-Est (Thaïlande, Laos, Vietnam, Cambodge, Nyamnar) et résistance à la quinine en forêt de l'Asie du Sud-Est et Amazonie (association possible à la clindamycine après avis infectiologue)

- **Paludisme grave → HOSPITALISATION OBLIGATOIRE** avec surveillance en USI ou réanimation
  - Artésunate IV (Malacef® 60 mg) ATU : 2,4 mg/kg (3 mg/kg si < 20 kg), à H0, H12, H24 puis 1 dose/j pendant 3 jours ; relais par Riamet® *per os* dès que possible
  - Quinine (Quinimax®, amp. de 500, 250 et 125 mg) par voie IV, surveillance scopée, avec traitements de réanimation non spécifiques (réhydratation, O_2, diazépam si convulsion, intubation si coma, etc.)
  - Protocole : quinine 8 mg/kg toutes les 8 heures en perfusion IV sur 4 heures, pendant au moins 3 jours, dilution : 1 mg de quinine dans 1 mL G5 %, relais oral dès que possible, traitement 1 semaine minimum
  - CI : trouble de conduction intraventriculaire, fièvre bilieuse hémoglobinurique, déficit en G6PD, injection IM
  - Si suspicion d'infection bactérienne à l'admission : antibiothérapie empirique

Surveillance du traitement

- Clinique : diminution de la fièvre, hépatosplénomégalie régressive, amélioration de la conscience et de l'état général (état respiratoire, état d'hydratation, etc.)
- Surveillance scope
- Biologique : NFS, hydratation, parasitémie qui doit diminuer (tous les 2 jours), glycémie +++ (corriger les hypoglycémies)
- Quininémie : valeurs thérapeutiques 10-15 mg/L (inefficacité si < 8 mg/L, cardiotoxicité si > 20 mg/L), le dosage de la quininémie est indispensable pour adapter la posologie de la quinine en cas d'insuffisance rénale
- Contrôle GE : J3, J7, J28

L'ASTUCE D'URG'PÉDIATRIE

- TOUT signe clinique infectieux (surtout fièvre) au retour d'un pays d'endémie, même si prophylaxie correcte = PALUDISME jusqu'à preuve du contraire
- Formes trompeuses fréquentes chez l'enfant : inconstance de la fièvre, troubles digestifs, douleurs abdominales, syndrome grippal
- Aucune prophylaxie ne protège à 100 %
- IMPORTANCE de l'anamnèse (notion de voyage en zone d'endémie et chimioprophylaxie)

PAROTIDITE AIGUË OURLIENNE

DÉFINITION

Infection des glandes salivaires.

EXAMENS COMPLÉMENTAIRES

- Diagnostic clinique
- Isolement du virus ourlien : salive, LCR et éventuellement urines après le 8e jour
- Sérodiagnostic (2 prélèvements à 10 jours d'intervalle)

GERMES

Virus : paramyxovirus

DIAGNOSTIC

- **Phase d'invasion**
  - Inférieure à 2 jours, souvent inaperçue
  - Fièvre modérée
  - Otalgie
  - Céphalées
  - Douleur à la mastication
  - Rougeur du canal de Sténon
- **Phase d'état**
  - Syndrome infectieux : fièvre 38-40 °C durant 2 à 6 jours
  - Otalgie unilatérale, secondairement bilatérale
  - Parotide : augmentation du volume
  - Refoulement du lobe de l'oreille en haut et en dehors, comblement du sillon rétromaxillaire (aspect piriforme du visage)
  - Dans les formes débutantes, douleurs à la palpation des régions sous-angulomaxillaires
  - Adénopathies prétragiennes et sous-angulo-maxillaires
  - Rougeur de l'orifice du canal du Sténon

DIAGNOSTIC DIFFÉRENTIEL

- Adénopathies cervicales hautes, adénite
- Parotidite suppurée (la pression de la glande fait sourdre du pus par le canal de Sténon)
- Autres parotidites virales (coxsackie, para-influenza, chorio-méningite lymphocytaire)
- Parotidite lithiasique tumorale
- Parotidite récurrente ou dans le cadre de maladies de système (lupus érythémateux disséminé, maladie de Besnier-Boeck-Schaumann, de Gougerot-Sjögren)

COMPLICATIONS

- Orchite : ne se voit qu'après la puberté
- Méningite lymphocytaire aiguë (fréquence 16 %), souvent infraclinique
- Pancréatites, ovarites, thyroïdites, encéphalite et atteinte des nerfs crâniens (rares)

TRAITEMENT ET PRISE EN CHARGE

- Dans tous les cas, soins de bouche, antipyrétiques et antalgiques
- Corticothérapie (discutée) : prednisone 1 mg/kg/j en cure brève de 4 à 10 jours
- Isolement et éviction scolaire pendant 15 jours
- Vaccination
- Orchite : utilisation d'un suspensoir, repos et traitement antalgique adapté à l'âge et à l'intensité de la douleur
- Éviter les AINS et aspirine

Urgences X.12 infectueuses

PONCTION LOMBAIRE

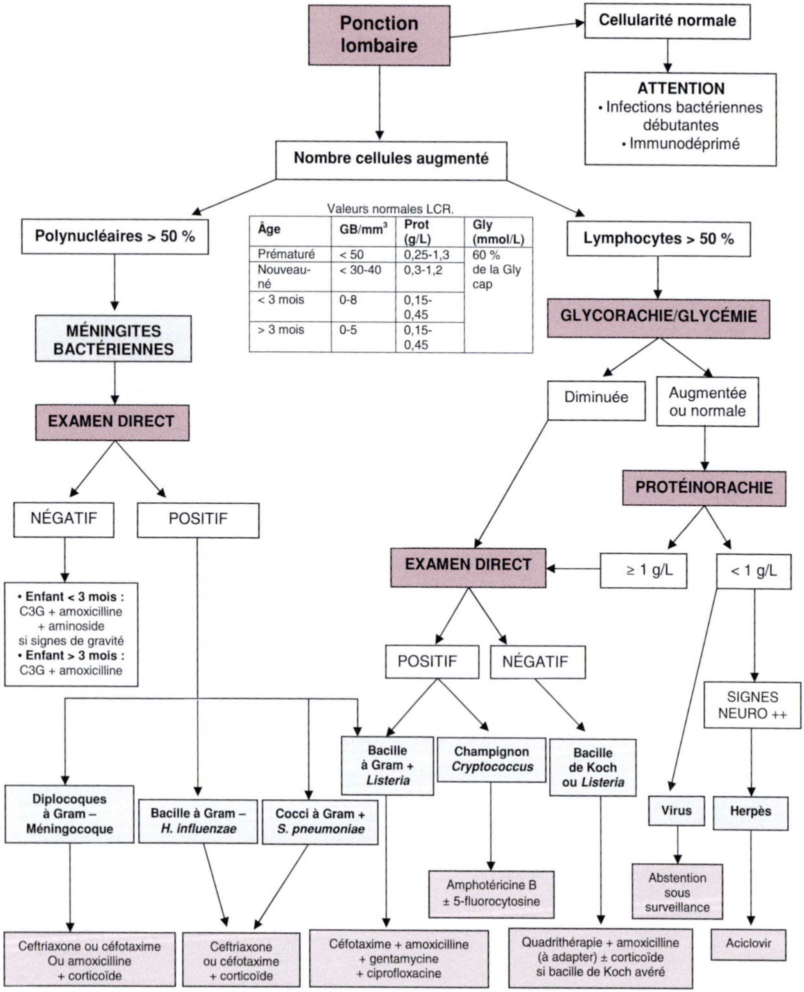

Valeurs normales LCR.

Âge	GB/mm³	Prot (g/L)	Gly (mmol/L)
Prématuré	< 50	0,25-1,3	60 % de la Gly cap
Nouveau-né	< 30-40	0,3-1,2	
< 3 mois	0-8	0,15-0,45	
> 3 mois	0-5	0,15-0,45	

Figure 1. Organigramme décisionnel.

PURPURA FULMINANS

● DÉFINITION

Purpura (lésion qui ne s'efface pas à la vitropression) dont les éléments s'étendent rapidement en taille et en nombre, avec au moins un élément nécrotique ou ecchymotique de plus de 3 mm de diamètre, associé à un syndrome infectieux sévère, non attribué à une autre étiologie.

● ÉTIOLOGIE

Septicémie à :

- Méningocoque, de loin le plus fréquent
- Pneumocoques (quasi exclusivement chez enfant drépanocytaire ou splénectomisé)
- Varicelle quand association avec streptocoque β-hémolytique du groupe A (très rare)

● EXAMENS COMPLÉMENTAIRES

- NFS, plaquettes, CRP, procalcitonine
- Hémostase
- Ionogramme sanguin, glycémie, phosphorémie, calcémie
- Hémoculture
- BU, ECBU
- Pas de PL en 1re intention : pas de méningite en cas de purpura fulminans, et PL contre-indiquée si trouble hémodynamique et CIVD

● SIGNES DE GRAVITÉ

- Hypotension, tachycardie, pâleur, froideur, TRC > 3 sec, anurie, sévérité du choc
- Jeune âge (< 1 an), rapidité d'évolution, absence de syndrome méningé (une méningococcémie avec paralysie faciale sans méningite est fréquente et associée à une plus grande mortalité)
- Importance des lésions cutanées et des ischémies distales
- Signes neurologiques : coma, HTIC, abcès ou empyème sous-dural
- Antécédent de TC/méningite/chirurgie de la base du crâne, rhinorrhée, début brutal

● DIAGNOSTIC

Tout purpura fébrile doit faire évoquer le diagnostic.

Survenue brutale chez enfant/nourrisson en bonne santé :

- **Fièvre :** souvent > 40 °C, avec altération de l'état général, algies diffuses, diarrhée, douleur abdominale (attention au diagnostic différentiel)
- **Purpura** (déshabiller entièrement l'enfant, regarder jusqu'aux espaces interdigitaux car une seule lésion nécrotique suffit au diagnostic !!!) :
  - éruption d'**extension rapide** : pétéchies et taches nécrotiques multiples ou lésions étendues d'aspect ecchymotique ou encore bulles hémorragiques
  - peut débuter par des éruptions morbilliforme trompeuses ou des éléments nécrotiques initialement isolés
- **Signes méningés** (présents dans la moitié des cas seulement) : céphalées, raideur de nuque, signe de Kernig, vomissements et/ou refus alimentaire, photophobie ; tableau souvent moins franc chez le nourrisson : bébé grognon, geignard, comportement inhabituel, somnolence, convulsions, tension de la fontanelle, signes neurologiques de focalisation
- **Signes de choc septique :** constant dans les méningococcémies, avec tachycardie (1er signe de choc), hypotension artérielle, teint gris ou pâle, allongement temps de recoloration, polypnée, extrémités froides, agitation, somnolence

● ORIENTATION ÉTIOLOGIQUE

- Notion d'épidémie, signes de chocs marqués, évolution rapidement défavorable → méningocoque
- Association avec otite, sinusite, pneumopathie, asplénie, drépanocytaire, infection à VIH → pneumocoque
- Âge < 5 ans, absence de vaccination → *Haemophilus influenzae*

● TRAITEMENT ET PRISE EN CHARGE

- Monitorage cardio-respiratoire et surveillance stricte (pouls, TA, SpO_2, glycémie, diurèse)
- 2 VVP de bon calibre : NaCl 0,09 %
- Voie intra-osseuse si choc et VVP impossible
- **Antibiothérapie le plus rapidement possible :** en URGENCE et sans attendre les résultats biologiques et avant les prélèvements et à la moindre défaillance
  - Ceftriaxone ou céfotaxime 50 mg/kg ou à défaut amoxicilline 50 mg/kg IV sans dépasser 1 g à renouveler à H2
  - Remplissage NaCl 0,09 % : 20 mL/kg sur 15 à 20 minutes si hypotension ou tachycardie
  - Perfalgan® 15 mg/kg
  - Prévention précoce de l'hypoglycémie (G10 %)
  - Hémisuccinate d'hydrocortisone 1 mg/kg/6 heures ou déxaméthasone 0,15 mg/kg/6 heures

→ **TRANSFERT EN RÉANIMATION**

- Après l'orientation par prélèvement/antécédents
  - Méningocoque : céfotaxime 200 mg/kg/j en 4 injections ou ceftriaxone 100 mg/kg en 2 IVL
  - Pneumocoque et/ou présence de signes de gravité : céfotaxime 300 mg/kg/j en 4 perfusions + vancomycine 60 mg/kg/j en 4 injections de 60' ou IVC après dose de charge 15 mg/kg
- Si hémodynamique instable après réévaluation
  - O_2 puis intubation orotrachéale précoce à séquence rapide avec analgésie efficace
  - Remplissage avec NaCl 0,09 % : 20 mL/kg en 15 à 20 minutes puis 60 mL/kg sur 1 heure → poser une VVC si besoin
  - Correction de l'hypoglycémie et/ou hypocalcémie si nécessaire
  - Surveillance hémodynamique et diurèse
- Si inefficace
  - Traitement vasoconstricteur : noradrénaline 0,05 à 0,1 µg/kg/min IVSE (d'emblée si le pronostic vital est engagé ou si PAM < valeur normale malgré remplissage)
  - ± Inotropes positifs : dobutamine (5 µg/kg/min) si ↓ du débit cardiaque, puis titrée par palier de 2,5 à 5 µg/kg/min toutes les 3 à 5 minutes
- Métabolique
  - Hypoglycémie à rechercher systématiquement, particulièrement chez le nourrisson, et à corriger : 3 mL/kg de glucose 10 % IVD, puis perfusion
  - Hypocalcémie présente dans 70 % des cas : 0,1 mL/kg de $CaCl_2$ 10 % en 30' IV

L'ASTUCE D'URG'PÉDIATRIE

- La présence de troubles hémodynamiques et/ou respiratoires doit faire décaler la pratique de la PL, mais pas le début de l'antibiothérapie
- Penser au traitement prophylactique des sujets contacts

RHINOPHARYNGITE AIGUË

DÉFINITION

Infection des fosses nasales et du pharynx.

EXAMENS COMPLÉMENTAIRES

Aucun

COMPLICATIONS

- Surinfection bactérienne : OMA, sinusite aiguë purulente ou angine bactérienne
- Bronchiolite

GERMES

Quasiment toujours virale : rhinovirus, coronavirus, *Myxovirus influenzae* et para-influenzae, VRS, adénovirus...

DIAGNOSTIC

- Fièvre
- Douleurs pharyngées
- Obstruction nasale
- Éternuements
- Rhinorrhée aqueuse puis mucopurulente
- Chez le nourrisson, parfois tableau trompeur de GEA

Fièvre et écoulement purulent ne sont pas synonymes d'infection bactérienne.

TRAITEMENT ET PRISE EN CHARGE

Le traitement est symptomatique

- Antipyrétiques : paracétamol ou AINS
- Aspiration des sécrétions nasales et lavage du nez avec du soluté physiologique (6 à 12 fois/j)
- Antibiothérapie que sur terrain immunodéprimé ou complication bactérienne

L'ASTUCE D'URG'PÉDIATRIE

- Ne pas céder à la demande pressante d'antibiothérapie devant une rhinopharyngite simple ! Les signes de complications que l'on peut rapporter à une infection bactérienne sont : OMA, sinusite ethmoïdale ou maxillaire, conjonctivite.
- L'aspect purulent ou mucopurulent des sécrétions nasales n'a pas de valeur de surinfection bactérienne.

ROUGEOLE

DÉFINITION

- La plus sévère des maladies infantiles
- Maladie virale très contagieuse due à paramyxovirus (virus à ARN, enveloppé)
- Rare depuis la vaccination, reste un fléau dans les pays en voie de développement
- Évolution épidémique

PARACLINIQUE

- Paraclinique obligatoirement maintenant pour la déclaration obligatoire : isolement du virus (salive, sang sur buvard)
- Sérologie
- RT-PCR sur échantillon sang-salive ou rhinopharyngé

DIAGNOSTIC

- **Incubation :** 10 à 12 jours, silencieuse
- **Phase d'invasion**
  - 3 à 4 jours
  - « Catarrhe oculo-naso-trachéo-bronchique fébrile »
  - Fièvre rapidement importante, malaise général, céphalées
  - Signe de Koplick uni- ou bilatéral
  - Poly-adénopathie discrète
  - Catarrhe oculaire (conjonctivite), nasale et trachéo-bronchique (toux)
  - Diarrhée fréquente
- **Phase d'état**
  - Exanthéme maculopapuleux : 3 à 4 jours après le début du catarrhe, 14 jours après le contage, non prurigineux, confluent avec des intervalles de peau saine, derrière les oreilles puis visage et tronc (évolution descendante), annoncée par ascension thermique
  - Aspect : maculo-papules rouges ± sombres, intervalles de peau saine, aspect « velouté » au toucher, parfois un peu hémorragiques
  - Disparition de la fièvre à la généralisation de l'exanthème
  - Desquamation (inconstante) en quelques jours
- **Évolution**
  - Éruption : dure 4 à 8 jours
  - Baisse progressive de la fièvre
  - Guérison spontanée
  - Fatigue et « fragilité » persistante aux infections bactériennes secondaires

DIAGNOSTIC DIFFÉRENTIEL

- Rubéole (catarrhe absent)
- Infections à entérovirus, adénovirus
- Mononucléose infectieuse
- Maladie de Kawazaki

COMPLICATIONS

- **Atteintes respiratoires :** bronchites, bronchiolite du nourrisson, laryngites aiguës, pneumopathie virale ou bactérienne, pneumonie interstitielle
- **Complications virales neurologiques**
  - Encéphalite aiguë morbilleuse (1/1 000) : entre J5 et J10, fièvre, convulsion, coma → $^1/_3$ guérison, $^1/_3$ séquelles, $^1/_3$ décès
  - Méningite virale
  - Encéphalite post-rougeoleuse retardée (fatale)
  - Troubles alimentaires
- **Forme « maligne »** si malnutrition ou immunodépression : état infectieux sévère, choc/défaillance multiviscérale, éruption hémorragique (« rougeole noire ») → décès fréquents
- **Pan-encéphalite sclérosante subaiguë** ou maladie de Van Bogaert (1/10 000 000) : apparition des mois, voire des années après la rougeole, déficit intellectuel progressif, troubles moteurs, convulsions rebelles → décès en moins de 1 an, inéluctable

TRAITEMENT ET PRISE EN CHARGE

- Pas de traitement spécifique : traitement symptomatique, antibiotique si surinfection
- Soins oculaires avec lavage, collyres antiseptiques et pommade antibiotique
- Sérothérapie : sujet immunodéprimé, insuffisant cardiaque ou insuffisant respiratoire
- Prévention → vaccin vivant atténué : 2 injections à 1 et 2 ans (ou 9 et 12-15 mois), couplé oreillons et rubéole (ROR® ou Priorix®), CI si immunodéprimé, rattrapage, notamment en post-partum et vaccination post-exposition
- Éviter contacts avec enfants et adultes non vaccinés, femme enceinte et sujet immunodéprimé
- Éviction scolaire jusqu'à guérison

SCARLATINE

DÉFINITION

- Exanthème écarlate dû à une toxine d'un streptocoque du groupe A d'origine pharyngée
- Réservoir humain
- Transmission par contact direct

EXAMENS COMPLÉMENTAIRES

- TDR positif
- Culture des prélèvements (gorge, pus, sérosités, sang), typage
- Anticorps spécifiques (ASLO) sensibles mais retardés (4 à 8 semaines)

DIAGNOSTIC

Incubation : 2 à 5 jours

Clinique

- Phase d'invasion : fièvre à début brutal 39-40 °C, frissons, dysphagie intense, adénopathie satellite, céphalées, vomissements
- Phase diagnostique
  - Angine rouge très douloureuse, aspect framboise de la langue
  - Énanthème, exanthème
  - Érythème généralisé sans intervalle de peau saine, atteint le thorax, puis les membres, les pieds, les mains (paume des mains et plante des pieds respectées), évolution en desquamation

Contagiosité : 10 à 21 jours sans traitement ou 48 heures avec le début de l'antibiothérapie

COMPLICATIONS

- Adénite cervicale
- Sinusite
- Septicémie
- Arthrite septique
- Glomérulonéphrite post-streptococcique
- Otite moyenne ou mastoïdite
- Abcès péri-amygdalien
- Méningite
- Rhumatisme articulaire aigu
- Ethmoïdite
- Pneumonie
- Ostéomyélite
- Insuffisance rénale aiguë

TRAITEMENT ET PRISE EN CHARGE

- Déclaration obligatoire
- Éviction de la crèche, de l'école jusqu'à la guérison
- Isolement à l'hôpital pendant 24 à 48 heures
- Antipyrétique
- Antibiotiques :
  - Amoxicilline 50 mg/kg/j en 3 prises (3 g/j max)
  - Ou azithromycine pendant 3 jours
  - Ou clarithromycne 5 jours si allergie à la pénicilline

SINUSITE

DÉFINITION

- Inflammation de la muqueuse tapissant les sinus de la face (souvent associée à une infection des VAS)
- Fréquent l'hiver
- Facteurs favorisant : déviation septale majeure, polypose nasosinusienne, allergie, RGO, mucoviscidose
- 2 cadres nosologiques
  - Ethmoïdite : seule sinusite possible chez le nourrisson, grave, menace l'œil homolatéral
  - Maxillaire, frontale : symptomatologie classique des sinusites

EXAMENS COMPLÉMENTAIRES

Ne sont indiqués qu'en cas :

- de formes atypiques
  - radiographie des sinus (Blondeau) : opacité totale du ou des sinus concernés
  - rhinoscopie antérieure
  - TDM en cas d'ethmoïdite
- de complications : méningite (PL), abcès intra-orbitaire ou endocrânien (TDM, IRM)
- dans les formes sévères : NFS, ionogramme, urée, créatinémie, CRP, hémocultures

COMPLICATIONS

- Cellulite
- Phlegmon ou abcès sous-périosté dans l'ethmoïdite avec menace oculaire
- Abcès intracrânien
- Méningite (rare)
- Thrombose du sinus caverneux
- Empyème cérébral

DIAGNOSTIC CLINIQUE

- Âge > 4 ans sauf ethmoïde (sinus non formés avant)
- Fièvre, enfant abattu
- **Sinusite maxillaire**
  - Céphalées ou douleur de la face : continue, pulsative, accentuée lorsque le malade penche la tête en avant, à prédominance vespérale et nocturne, insomniante
  - Obstruction nasale, mouchage purulent, parfois sanglant, homolatérale
  - Pression de la région sous-orbitaire douloureuse
  - Sinusite frontale : douleur spontanée sus-orbitaire et provoquée par la pression de l'angle supéro-interne de l'orbite
- **Ethmoïdite :** dès 6 mois, mais le plus souvent enfant 5 ans (« cellulite » du tissu graisseux péri-orbitaire)
  - non extériorisée (diagnostic difficile) : 39 °C + enfant abattu, sécrétions nasales purulentes prédominant d'un côté, discret œdème du canthus interne, douleur à la pression de l'angle interne de l'œil
  - extériorisée (extrasinusienne) : l'inflammation atteint l'orbite, avec œdème palpébral unilatéral, début à l'angle interne puis bilatéral, inflammatoire, douloureux, avec signes généraux intenses, sans conjonctivite → exophtalmie à un stade avancé

ÉTIOLOGIE

- Virus : rhinovirus, myxovirus, adénovirus, virus de la grippe...
- Bactéries : *S. pneumoniae*, *H. influenzae*, *Staphylococcus aureus*, *Moraxella catarrhalis*

TRAITEMENT ET PRISE EN CHARGE

- **Formes mineures**
  - Traitement symptomatique : antalgique, sérum salé hypertonique (pas de vasoconstricteurs locaux chez l'enfant)
  - Antiobiothérapie de 1er choix : amoxicilline + acide clavulanique (Augmentin®) : 80 mg/kg/j en 3 prises
  - Si CI ou 2e choix : cefpodoxime 8 mg/kg/j en 2 prises (Orelox®)
  - Corticothérapie courte (à discuter)
- **Formes sévères**
  - Hospitalisation
  - Traitement parentéral : ceftriaxone 50 mg/kg/j en 1 prise + fosfomycine 200 mg/kg/j en 3 perfusions de 4 heures (attention : apport sodé important avec la fosfomycine, peut entraîner une surcharge sodée)
  - Traitement 10 jours minimum, dont 5 jours IV
- **Ethmoïdite** au stade d'abcès, avec exophtalmie menaçante → chirurgie + antibiothérapie IV

L'ASTUCE D'URG'PÉDIATRIE

Pas de piscine en cas de sinusite.

SYNDROME DE KAWASAKI

DÉFINITION

Vascularite sytémique de l'enfant avec risque d'atteinte cardiaque (constitution d'anévrismes coronaires)

RECOMMANDATIONS

À évoquer chez un nourrisson ou un enfant devant toute fièvre supérieure à 5 jours et résistante aux antipyrétiques simples avec altération de l'état général +++

EXAMENS COMPLÉMENTAIRES

- NFS plaquettes, CRP (syndrome inflammatoire), VS, Na^+, Cl^-, urée, créatininémie, ASAT, ALAT, BU/ECBU (leucocyturie aseptique), hémocultures (négatives)
- ECG, échocardiographie précoce puis réitérée

DIAGNOSTIC CLINIQUE

- Fièvre depuis plus de 5 jours associée à 4 des 5 critères suivants :
  - Exanthème polymorphe du tronc +++ et du siège
  - Conjonctivite bulbaire bilatérale non purulente
  - Énanthème : stomatite, pharyngite, langue framboisée, chéilite
  - Atteinte des extrémités : œdème douloureux palmo-plantaire avec desquamation en doigts de gants tardive (à partir du 10e jour-3e semaine)
  - Adénopathie(s) cervicale(s) > 1,5 cm, pouvant mimer un torticolis
- Le tableau peut être incomplet ; autres signes évocateurs :
  - Altération de l'état général
  - Desquamation périnéale à partir du 5e jour
  - Hydrocholécyste, cholestase, pancréatite, hépatite
  - Douleur abdominale, diarrhée
  - Leucocyturie
  - Atteinte méningée
  - Arthralgies ou arthrites
  - Thrombocytose

TRAITEMENT ET PRISE EN CHARGE

- Hospitalisation et mise en condition
  - VVP et hydratation selon état clinique
  - Prise en charge par le pédiatre de garde + avis cardiologique précoce
- Traitement spécifique
  - Immunoglobines : perfusion de 2 g/kg d'Ig (Tegeline®/Clairyg®/Privigen®) en une seule injection : débit : 1 mL/kg pendant les 30 premières minutes puis augmentation progressive jusque max 4 mL/kg/h sous surveillance scope/tension/céphalées
  - Aspirine :
    - à dose anti-inflammatoire tant que persiste le syndrome inflammatoire biologique (80 à 100 mg/kg/j)
    - puis à dose anti-agrégant plaquettaire tant que persistent l'hyperplaquettose ou le risque cardiaque (3 à 5 mg/kg/j soit jusque 1 semaine après la normalisation de la VS)

L'ASTUCE D'URG'PÉDIATRIE

- Diagnostic rapide car le pronostic dépend de la précocité du traitement.
- La perfusion d'Ig doit améliorer la clinique dans les heures qui suivent.

VARICELLE

● DÉFINITION

- Infection contagieuse interhumaine due au VZV (herpès virus de type 3)
- Enfant entre 2 et 10 ans
- Contamination directe par voie aérienne

● FORMES CLINIQUES

- Formes bulleuses, ecchymotiques ou hémorragiques
- **Varicelle néonatale :** éruption varicelleuse 10 jours suivant la naissance, parfois grave (atteinte précoce), éruption cutanéo-muqueuse généralisée, ulcéro-nécrosante ou hémorragique, atteinte pulmonaire et/ou polyviscérale, méningo-encéphalite, mortalité 20 à 30 %

● DIAGNOSTIC

- **Incubation :** 14 à 16 jours
- **Phase d'invasion :** 24-48 heures, malaises, fièvre à 38 °C, céphalées
- **Phase de début**
  - Exanthème prurigineux, souvent du tronc, macule rosée (2 à 5 mm) puis maculo-papules surmontés de vésicules de 3 à 4 mm contenant un liquide clair, aréole rouge
  - Énanthème : vésicules puis petites érosions superficielles
- **Phase d'état :** exanthème généralisé ne respectant ni cuir chevelu ni extrémités, souvent abondant, parfois restreint
- **Évolution :** liquide trouble au 2e jour, vésicule affaissée, apparition d'une croûte brunâtre, prurigineuse qui tombe au 6e, 8e jour, puis tache rosée qui disparaît sans laisser de cicatrice sauf en cas de lésion de grattage
- **Durée :** 2 ou 3 poussées à 24-72 heures d'intervalle, total 10 à 12 jours, coexistence d'éléments d'âges différents
- **Signes généraux :** T° 38-38,5 °C, micropoly-adénopathie

● COMPLICATIONS

- **Les varicelles graves**
  - Déficit immunitaire (congénital ou acquis), corticothérapie, traitement immunosuppresseur, nouveau-né, petits nourrissons non protégés par des anticorps maternels
  - Fièvre élevée, altération de l'état général, éruption profuse, vésicules nécrotiques et hémorragiques, diffusion multiviscérale : hépatite fulminante, pancytopénie, CIVD, méningo-encéphalite, pneumonie interstitielle hypoxémiante, SDRA
- **Les surinfections bactériennes :** streptocoque A, staphylocoque doré, bactéries productrices de toxines
  - Cellulites : par extension au tissu cellulaire sous-cutané, abcès
  - Varicelle gangréneuse : talc + surinfection staphylococcique, nécrose de la peau et du derme
  - Fasciite nécrosante : inflammation et nécrose de la peau, du tissu cellulaire sous-cutané et des fascias musculaires, streptococcique, mortalité élevée, risque de séquelles, cellulite, douleurs +++, peau luisante et tendue puis violacée, nécrose, bulles hémorragiques, ischémie des extrémités, syndrome des loges

- **Complications post-infectieuses**
  - Encéphalite aiguë : 2-5 jours après éruption, ataxie aiguë cérébelleuse, myélite aiguë, encéphalomyélite, névrite optique, paralysie des nerfs crâniens, polyradiculonévrite (syndrome de Guillain-Barré)
  - Syndrome de Reye : rare, favorisé par la prise d'acide acétylsalicylique à la phase aiguë
  - Purpura fulminans varicelleux : choc, CIVD
  - Autres : purpura thrombopénique aigu post-varicelleux myocardite, pancréatite, hépatite, orchite, arthrite amicrobienne, thrombose veineuse (déficit transitoire en protéine S), atteinte rénale glomérulaire

TRAITEMENT ET PRISE EN CHARGE

- Ongles coupés courts, brossés au savon, solution antiseptique, anti-histaminique si prurit
- Ne pas mettre de talc ni d'autre produit localement en dehors des antiseptiques
- **Ne jamais donner d'AINS**
- Si immunodépression
  - Traitement prophylactique par Ig polyvalentes IV : 3 mL/kg d'une solution Ig IV à 5 % à répéter éventuellement 10 à 15 jours plus tard et aciclovir
  - Traitement curatif : aciclovir IV 10 à 15 mg/kg toutes les 8 heures
- Varicelle néonatale grave chez le nouveau-né : Ig + aciclovir IV 10 à 15 mg/kg/8 heures pendant 7 jours
- Fasciite nécrosante
  - Chirurgie : débridement large et précoce
  - Antibiothérapie (antistreptocoque et antistaphylocoque) : amoxicilline - acide clavulanique (80 mg/kg/j en 3 prises) ± clindamycine (20 à 40 mg/kg/j en 4 prises)
  - Gammaglobulines IV
- Surinfections bactériennes : antibiothérapie (amoxicilline - acide clavulanique ± clindamycine)
- Mesures préventives
  - Isolement du patient jusqu'à guérison clinique
  - **Vaccination :** la vaccination contre la varicelle n'est pas généralisée. Elle est réservée aux enfants, adultes ou femmes en âge de procréer sans antécédents de varicelle, aux enfants à partir de 12 ans exposés à la varicelle et aux enfants en attente de greffe d'organe solide dans les 6 mois avec sérologie négative (2 doses espacées de 4 à 8 semaines ou 6 à 10 semaines selon le vaccin)

PARTIE XI

Urgences dermatologiques

BRÛLURES CHEZ L'ENFANT

● QUI HOSPITALISER ?

- Toute brûlure circulaire d'un membre (risque ischémique), de la face (risque respiratoire et esthétique), des pieds ou des mains (risque fonctionnel) ou du périnée (risque infectieux)
- Toute brûlure électrique, chimique ou par incendie en espace clos
- Toute brûlure associée à une lésion respiratoire ou traumatique
- Tout nouveau-né quelle que soit l'étendue de la brûlure
- Tout nourrisson dont la surface cutanée brûlée (SCB) est > 5 %
- Tout enfant dont la SCB est > 10 %
- Toute suspicion de maltraitance (lésions d'âge différent, discours incohérent, retard de prise en charge, brûlure de cigarette) ou contexte social difficile (infections)
- Toute lésion non cicatrisée après 10 jours

● DIAGNOSTIC

- Le diagnostic est évident, il faut juger d'emblée de l'extension et de la profondeur
- L'évaluation de l'étendue des brûlures doit tenir compte de l'âge pour la tête, les cuisses et les jambes (règle des 9 de Wallace non adaptée)
- Cas particuliers
  - Intoxication au CO : altération de la conscience, doser HbCO
  - Intoxication cyanhydrique : cyanose persistante sous O_2, instabilité hémodynamique malgré le remplissage
  - Brûlure électrique : rhabdomyolyse
  - Brûlure chimique : hypocalcémie
- Lésions circulaires d'un membre : paresthésies, froideur d'un membre, absence de saignement en aval de la zone brûlée

● SCORE DE GRAVITÉ

Tableau 1. Surfaces cutanées brûlées (en pourcentage de surface corporelle).

	0 ans	1 an	5 ans	10 ans	15 ans
Tête (par $^1/_2$)	9,5	8,5	6,5	5,5	4,5
Cuisse (par $^1/_2$)	2,75	3,25	4	4,25	4,5
Jambe (par $^1/_2$)	2,5	2,5	2,75	3	3,25
Tronc (par $^1/_2$)	13	13	13	13	13
Main (par $^1/_2$)	1,25	1,25	1,25	1,25	1,25

Tableau 2. Profondeur de la brûlure.

Classification	Niveau d'atteinte	Aspect
1er degré	Couche cornée	Coup de soleil
2e degré superficiel	Épiderme : basale intacte	Douleur +++ Phlyctènes à paroi épaisse
2e degré intermédiaire	Épiderme : basale atteinte Derme papillaire atteint	Douleur +++ Phlyctènes à paroi épaisse
2e degré profond	Derme profond atteint Follicule pileux respecté	Douleur ++ anesthésie partielle Phanères adhérents Couleur blanche ± pétéchies rouges
3e degré	Épiderme détruit Derme profondément atteint	Anesthésie Couleur variable (blanc jaune) Texture cuir Phanères non adhérents

TRAITEMENT ET PRISE EN CHARGE

- **Premiers soins**
  - Extraction du brûlé
  - Déshabillage
  - Lavage à grande eau au moins 15 minutes à 15 °C (idéalement) sauf grand brûlé (risque hypothermie)
  - Après la douche, l'enfant doit être réchauffé et enveloppé dans une couverture isotherme
- **Prise en charge initiale en l'absence de signe de gravité**
  - Antalgiques :
    - paracétamol 15 mg/kg = 1,5 mL/kg IVL en 15 minutes
    - morphine : *per os* 300 μg/kg 45 minutes avant pansement ou IV 100 μg/kg 15 minutes avant pansement
  - Agitation : Hypnovel® IR . 0,25 mg/kg (max 10 mg)
  - Désinfection : chlorexidine diluée (Hibitane Champ® 0,5 %) ; 20 mL dans 100 mL d'eau stérile
  - Excision phlyctènes : nettoyer au sérum physiologique, pansement gras (tulle gras) et humide + Flammazine® : à renouveler tous les 2 jours
  - 2e degré profond et 3e degré : détersion (Élase®) + topique antiseptique (Flammazine®) → ne pas laisser sécher + greffe à distance (10-15 jours)
  - Consultation externe spécialisée si pas d'hospitalisation

- **Prise en charge initiale en présence de signe de gravité**
  - Perfusion : **règle de Carvajal**
  - 2 000 mL/m^2 de surface corporelle (besoins de base) de Ringer Lactate® + 5 000 mL/m^2 de surface cutanée brûlée par jour. La moitié à passer dans les 8 premières heures suivant le début de la brûlure
  - Surface corporelle (SC) = 4 × (poids + 7) / (poids + 90)
  - Surface brûlée (en m^2) : multiplier la SC par le pourcentage de surface brûlée
- **Évaluation des pertes liquidiennes**
  - Tachycardie sans hypotension systolique : 20 mL/kg
  - Hypotension, trouble de conscience, nausées, TRC >3 sec, tachypnée : 30 mL/kg
  - Pouls filant perte de conscience, oligoanurie : 40 mL/kg
- **Compensation des pertes liquidiennes sur le 1er nycthémère**
  - Passer la moitié dans les 8 premières heures, l'autre moitié sur les 16 heures suivantes
  - HEA : 20 mL/kg
  - Si hémodynamique non satisfaisante : albumine à 4 % 1 g/kg
  - État de choc, protidémie < 50/L : albumine 2 g/kg/24 heures
  - Objectifs : diurèse 30 mL/m^2/h (1 mL/kg/h) et hématocrite < 50 %
- **Détresse respiratoire ou circulatoire, brûlure de la face ou des voies aériennes, brûlure > 40 %**
  - Intubation et ventilation assistée
- **Cas particuliers**
  - Intoxication au CO : doser HbCO, traitement par O_2, voire O_2 hyperbare
  - Intoxication cyanhydrique : Cyanokit® (hydroxocobalamine) 50 mg/kg IV puis 50 mg/kg sur 4 heures
  - Brûlure électrique : remplissage + alcalinisation pour un objectif de diurèse = 50 mL/kg
  - Brûlure chimique : lavage prolongé (au moins 30 minutes), compensation de l'hypocalcémie (brûlure par acide fluorhydrique > 2 cm^2), couvrir la lésion par gel de gluconate de calcium
  - Lésions circulaires d'un membre : incision de décharge

ÉPIDERMOLYSES AIGUËS

DIAGNOSTIC

- **Syndromes de Stevens-Johnson et de Lyell**
  - Formes les plus graves de toxidermie
  - Selon la surface d'épiderme nécrosé (facteur majeur de gravité) :
    - $\leq$ 10 % = syndrome de Stevens-Johnson (SSJ)
    - > 10 % = syndrome de Lyell ou nécrolyse épidermique toxique (Lyell-NET)
  - Décollement de la jonction dermo-épidermique
  - Étiologie : médicaments inducteurs = sulfamides, anticomitiaux, AINS (oxicams), allopurinol, pénicillines
  - Clinique :
    - 10 jours après traitement inducteur
    - Signes peu spécifiques : fièvre, brûlures oculaires, pharyngite, éruption érythémateuse
    - En quelques heures à quelques jours : érosions muqueuses multifocales (ectodermose pluri-orificielle) et bulles cutanées avec signe de Nikolsky positif
    - SSJ : bulles et vésicules disséminées distinctes, de petite taille, zones de décollement par confluence limitée
    - Lyell-NET : vastes lambeaux d'épiderme décollés (derme à nu rouge vif) ou décollables (peau fripée)
    - Fièvre constante, altération grave de l'état général
    - Polypnée avec hypoxémie (nécrose de l'épithélium bronchique = très mauvais pronostic)
  - Évolution :
    - mortalité élevée (SSJ : 5 %, Lyell-NET : 30 %) par sepsis et/ou défaillance multiviscérale (détresse respiratoire ++)
    - ré-épithélialisation rapide (10 à 30 jours), séquelles fréquentes (troubles de la pigmentation et cicatrices muqueuses en particulier oculaires)
- **Épidermolyse aiguë staphylococcique** = *Staphylococcal Scalded Skin Syndrome* (SSSS) ou « syndrome des enfants ébouillantés » ou syndrome de Ritter
  - Due à une libération de toxines exfoliantes par *Staphylococcus aureus*
  - Décollement intra-épidermique très superficiel (couche granuleuse)
  - Touche les nouveau-nés, nourrissons, jeunes enfants
  - au début : infection focale muqueuse (rhinopharyngite, conjonctivite, otite), plus rarement cutanée (impétigo, varicelle ou herpès impétiginisé, abcès)
  - Enfant grincheux, fébrile
  - Exanthème scarlatiniforme douloureux sur le visage, les grands plis, les régions péri-orificielles
  - Extension rapide à tout le revêtement cutané (quelques heures) avec des décollements cutanés spontanés ou par frottement (signe de Nikolsky) laissant des surfaces rouges suintantes (tableau de « l'enfant ébouillanté »)
- **Autres dermatoses bulleuses**
  - Dermatoses bulleuses par agents externes (physique ou chimique)
  - Porphyries
  - Épidermolyses bulleuses héréditaires
  - Dermatoses bulleuses auto-immunes et autres toxidermies bulleuses
  - Érythème polymorphe

EXAMENS COMPLÉMENTAIRES

- NFS, TP, TCA, CRP, ionogramme, urée, créatinine, ASAT, ALAT, hémocultures, lactates, CPK
- Biopsie cutanée
- **Syndromes de Stevens-Johnson et de Lyell**
  - Biologie : leucopénie, thrombopénie, anémie, ↑ enzymes hépatiques et pancréatiques, parfois troubles hydro-électrolytiques résultant des déperditions cutanées
  - Biopsie cutanée : épiderme nécrosé sur toute son épaisseur, derme peu modifié (discret infiltrat lymphocytaire) ; immunofluorescence directe négative
- **Épidermolyse aiguë staphylococcique**
  - Biopsie cutanée : clivage intra-épidermique superficiel, sous-corné

TRAITEMENT ET PRISE EN CHARGE

- **Syndromes de Stevens-Johnson et de Lyell**
  - Hospitalisation en USI spécialisée ou centre de brûlés
  - Arrêt du (des) médicament(s) suspect(s) en urgence
  - Traitement symptomatique : remplissage et équilibre hydro-électrolytique, ventilation mécanique si besoin
  - Prévention des surinfections
  - Soins locaux cutanés et des muqueuses
- **Épidermolyse aiguë staphylococcique**
  - Antibiothérapie adaptée par voie générale → guérison rapide sans séquelles
  - Si survenue en collectivité : enquête épidémiologique à la recherche des porteurs de germe
- **Autres dermatoses bulleuses**
  - Prise en charge symptomatique et spécialisée

DIAGNOSTICS DIFFÉRENTIELS

- **Syndromes de Stevens-Johnson et de Lyell**
  - Érythème polymorphe majeur (le plus souvent post-herpétique)
  - Épidermolyse staphylococcique
  - Dermatose bulleuse auto-immune (pas de nécrose épidermique, dépôt d'anticorps en immunofluorescence directe)
  - Brûlures (absence de lésions muqueuses, nécrose épidermique de profondeur variable)
- **Épidermolyse aiguë staphylococcique**
  - Psoriasis pustuleux exanthématique
  - Pustulose amicrobienne exanthématique
  - Syndromes de Lyell et de Stevens-Johnson
- **Autres dermatoses bulleuses**
  - Érythème polymorphe majeur (le plus souvent post-herpétique)
  - Épidermolyse staphylococcique
  - Dermatose bulleuse auto-immune (pas de nécrose épidermique, dépôt d'anticorps en immunofluorescence directe)
  - Psoriasis pustuleux exanthématique
  - Pustulose amicrobienne exanthématique
  - Syndromes de Lyell et de Stevens-Johnson

L'ASTUCE D'URG'PÉDIATRIE

- Degré d'urgence directement lié à l'étendue des lésions ++
- Traitement symptomatique et étiologique précoce en cas de lésions étendues

ÉRUPTIONS FÉBRILES

● ÉTIOLOGIES

Toujours penser : infections, maladies de système et causes médicamenteuses

● RECHERCHER UNE URGENCE

- **Purpura fébrile :** taches nécrotico-hémorragiques extensives ± syndrome méningé (voir fiche X.6 MÉNINGITE)
- **Maladie de Kawasaki :** fièvre persistante et résistante (voir fiche X.18 SYNDROME DE KAWASAKI)
- **Syndrome de Lyell :** décollements cutanés sur tout le corps

L'ASTUCE D'URG'PÉDIATRIE

Ne jamais donner d'aspirine, d'ibuprofène ou d'AINS devant une éruption cutanée.

Tableau 1. Tableau synoptique.

Pathologie	Agent en cause	Âge moyen	Incubation	Clinique	Bilan	Traitement
Roséole	Virus	10 mois	10 jrs	Hyperthermie de 3 jrs puis chute de la fièvre suivie d'une éruption maculaire généralisée	Aucun	Symptomatique de la fièvre
Rougéole (voir fiche X.15)	Para-myxovirus		10 jrs	Fièvre, catarrhe, AEG, énanthème, Koplick, exanthème d'évolution descendante	Aucun	Symptomatique de la fièvre
Rubéole	Togavirus		2 à 3 sem	Asymptomatique (50 %), fièvre, macules, pétéchies voile du palais, éruption maculo-papuleuse pâle descendante respectant les extrémités	Aucun	• Symptomatique de la fièvre • Complications rares • Attention aux femmes enceintes
Mégalérythème épidermique (= 5^{e} maladie)	Parvovirus B19	2 à 10 ans	7 à 14 jrs	Fébricule + joues souffletées puis macules en carte géographique à centre pâle	Aucun	Symptomatique de la fièvre
Varicelle	VZV	Petit enfant	14 jrs	Contagiosité +++ Prurit +++ Fièvre Éruption généralisée vésicules → pustules → croûtes Coexistence d'éléments d'âges différents	Aucun	• Éviction scolaire • Anti-histaminiques • Traitement symptomatique de la fièvre • CI : AINS, aspirine, ibuprofène, talc • Prévention : vaccination chez enfants immuno-déprimés

Pathologie	Agent en cause	Âge moyen	Incubation	Clinique	Bilan	Traitement
Purpura infectieux (voir fiche X.13 PURPURA FULMINANS)	Méningocoque 95 %	Tout âge		Purpura nécrotico-hémorragique extensif, AEG +++ avec apparition rapide de troubles de la conscience, fièvre résistante aux antipyrétiques	Ne pas retarder l'antibiothérapie PL si pas de troubles hémodynamiques, hémocultures, NFS, ionogramme, fonction rénale/hépatique/hémostase CRP, PCT (surtout si fièvre < 24 heures)	Urgence +++ • ceftriaxone (Rocéphine®) 50 mg/kg IV/12 heures ou IM ou bien céfotaxime 50 mg/kg IV /6 heures ou IM • Mise en condition • Avis réanimateur pédiatre +++ • Traitement prophylactique en fonction du germe identifié
Maladie de Kawasaki (voir fiche X.18 SYNDROME DE KAWASAKI)		80 % avant l'âge de 5 ans		Fièvre > 5 jrs **et** 4 des 5 critères : • Exanthème polymorphe du tronc +++ et du siège • Conjonctivite bilatérale non purulente • Exanthème : stomatite, pharangite, langue framboisée et chéilite • Atteinte des extrémités : œdème douloureux palmo-plantaire avec desquamation en doigts de gants tardive • Adénopathie(s) cervicale(s) > 1,5 cm pouvant mimer un torticolis	Diagnostic clinique Bilan infectieux VS, ECG, échocardiographie	• Ig à fortes doses par voie veineuse : 2 g/kg en une perfusion/j • Aspirine PO si possible : 60-80 mg/kg/j en 4 prises pour débuter puis après 24 heures apyrexie, dose anti-agrégante
Syndrome de Lyell (voir fiche XI.2 ÉPIDERMOLYSES AIGUËS)	AINS +++ Sulfamides Anticonvulsivants Pénicilline	Peut se voir à tout âge		Fièvre puis 2 jrs après érythème généralisé avec décollement cutané (Nicolski +) puis AEG et atteinte multiviscérale	Bilan infectieux	• Hospitalisation en USI • Stop médicament en cause • Hydratation IV • Remplissage • Compensation hydro-électrolytique

VZV : virus varicelle zona ; AEG : altération de l'état général.

INFECTIONS CUTANÉES

PORTES D'ENTRÉE

- Excoriation, piqûre, brûlure, morsure
- Eczéma, psoriasis
- Varicelle

FACTEURS FAVORISANTS

- Mauvaise hygiène
- Corticothérapie
- Immunodéficience
- Macération
- Diabète

Tableau 1. Infections le plus souvent streptococciques.

Pathologie	Germes	Facteurs favorisants	Localisation	Clinique	Conduite à tenir
Dermo-hypodermite non nécrosante = érysipèle	• 70 % streptocoque pyogène A • Anaérobies fréquents dans les fasciites • *Staphylococcus aureus* fréquent, flore mixte parfois	Lésion cutanée initiale	• 85 % membre inférieur • 10 % visage	• Signes généraux, fièvre parfois intense • Placard rouge chaud luisant et douloureux • Risque de complications sévères quand localisé à la face • Entourer les lésions	• Hospitalisation, prélèvement • Traitement local +++ • Antalgiques • Antibiothérapie IV : pénicilline G 50 000 UI/kg/j en 3 ou 4 fois ou amoxicilline/acide clavulanique (Augmentin®) 25 mg/kg × 4/j ± clindamycine 30 mg/kg/j en 3 fois ou érythromycine (Érythrocine®) 40 mg/kg/j en 4 perfusions d'1 heure
Fasciite nécrosante = gangrène streptococcique Infection du tissu sous-cutané détruisant les aponévroses et la graisse, évoluant très rapidement de manière dramatique (50 % de mortalité)		• Varicelle + AINS • Obésité • immunodépression (cancer, diabète, corticothérapie) • Lésions cutanées	Toute localisation possible	• Signes généraux majeurs : fièvre ou hypothermie, installation rapide d'un état de choc, oligurie, confusion, teint terreux • Placard inflammatoire, peau cartonnée, phlyctènes nécrotiques, emphysème sous-cutané, odeur nauséabonde, nécrose, zone d'hypo-esthésie	• **Urgence médico-chirurgicale** • Excision chirurgicale urgente des zones nécrotiques • Hospitalisation en réanimation • Traiter le choc • Antibiothérapie IV : pénicilline G 100 000 UI/kg/j en 3 ou 4 fois (max 250 000 UI/kg/j) 200 000 UI/kg/j chez nouveau-né (max 750 000) + métronidazole 20 à 30 mg/kg/j + gentamycine 3 mg/kg/j ou co-amoxiclav 50 mg/kg × 3/j chez le nourrisson, × 4/j chez l'enfant ou clindamycine (Dalacine®) 40 mg/kg/j en 3 ou 4 fois + aminoside • Oxygénothérapie hyperbare si gangrène gazeuse

Tableau 2. Infections le plus souvent staphylococciques.

Pathologie	Facteurs favorisants	Germes	Clinique	Conduite à tenir
Impétigo	• Grattage d'une dermatose préexistante • Contagiosité +++	Streptocoque A *Staphylococcus aureus*	Croûtes jaunâtres localisées (quelques lésions) à ± étendues	• Antisepsie locale biquotidienne • Antibiothérapie voie générale obligatoire si plus de 3 lésions ou si récidive : amoxicilline/acide clavulanique 80-100 mg /kg/j (1 dose poids/8 heures) • Traitement adjuvant : anti-histaminique
Folliculite	Rasage	*Staphylococcus aureus*	Pustule centrée par un poil	• Hygiène avant rasage • Antiseptique après rasage
Furoncle = nécrose de l'appareil pilosébacé			• Pustule jaunâtre entourée d'une zone indurée rouge, chaude et douloureuse • Attention : si localisée à la zone médiane du visage → risque staphylococcie maligne	• Désinfection locale ± crème antibiotique (Fucidine®) • Hospitalisation avec antibiothérapie IV anti-staphylocoque en cas de staphylococcie maligne
Antrhax = infection disséminée des follicules pileux	Rare		• Tuméfactions, érythème douloureux, chaud, avec pus d'une zone ± étendue de peau poilue • Présence de signes généraux	• Antibiothérapie voie générale 10 jours (pénicilline M) • Pansement alcoolisé • Incision
Staphylococcie maligne de la face	Manipulation d'un furoncle le plus souvent		• Signes généraux + AEG • Frissons, hyperthermie • Adénopathies • Œdème du visage • Risque de thrombophlébite des sinus caverneux	• Hospitalisation en réanimation • Bilan biologique + prélèvement • Hémocultures • Héparinothérapie • Antibiothérapie IV anti-staphylocoque en urgence : pénicilline G + aminosides ou vancomycine (Vancocine®) 40 mg/kg/j + clindamycine dans toute lésion cutanée sévère 30 mg/kg/24 heures en 3 injections (min 48 heures)

AEG : altération de l'état général.

PURPURA RHUMATOÏDE

DÉFINITION

- Éruption purpurique par vascularite à Ig A
- Plus souvent le garçon de 3 à 10 ans

EXAMENS COMPLÉMENTAIRES

- Plaquettes, NFS, CRP, VS, urée, créatinine, BU ± ECBU (hématurie), protéinurie/créatininurie/protéinurie des 24 heures ± C3C4CH50 (si suspicion de lupus érythémateux disséminé)
- Recherche de sang dans les selles
- Échographie si douleur abdominale ou atteinte rénale

COMPLICATIONS

- Digestives : invagination intestinale aiguë
- Rénale
  - Fréquente hématurie + protéinurie minime : pas d'indication de PBR, traitement des foyers infectieux, surveillance simple mais à long terme
  - Néphropathie sévère (25 %) : protéinurie > 1 g/24 heures (voire syndrome néphrotique), insuffisance rénale ou HTA

DIAGNOSTIC

- Éruption purpurique déclive (sous la ceinture ++, peut atteindre les membres supérieurs, rarement le visage), infiltrée
- Pas ou peu fébrile
- Souvent précédé d'infection ORL
- Absence de signe de choc
- Arthralgie (pouvant être œdémateuse)
- Douleur abdominale, vomissements, hémorragie digestive, douleur testiculaire
- Hématurie

DIAGNOSTIC DIFFÉRENTIEL

- Purpura fulminans ++++ (urgence diagnostique majeure)
- Purpura plaquettaire : thrombopénie
- Purpura immuno-allergique (lupus, PAN, etc.) : rare

TRAITEMENT ET PRISE EN CHARGE

- Antalgie selon douleur (pouvant aller jusqu'au morphinique)
- Repos décubitus strict
- Si atteinte digestive : discuter corticothérapie/nutrition entérale continue/discontinue par sonde gastrique
- Évolution favorable en 2 à 3 semaines avec multiples crises, notamment à la reprise de l'orthostatisme

PARTIE XII
Urgences hématologiques

Urgences hématologiques XII.1

COAGULATION INTRAVASCULAIRE DISSÉMINÉE AUX URGENCES

● ÉTIOLOGIE

- Infectieuses : bactériennes (germes à Gram négatif), virales, parasitoses (*Plasmodium falciparum*)
- Malignes
- Post-chirurgie lourde
- Incompatibilité transfusionnelle
- Pancréatite aiguë
- Morsure de serpent

● CLINIQUE

- **CIVD biologique** (sans manif clinique)
- **CIVD clinique :** avec manifestation hémorragique (purpura, saignement diffus)
- **CIVD compliquées :** manifestation hémorragique engageant le pronostic vital ou avec défaillance d'organe

● EXAMENS CLÉS

- **Bilan biologique comprenant**
  - Temps de Quick, TCA : allongés ou normaux (parfois courts)
  - Plaquettes : thrombopénie habituelle mais non spécifique (sa présence élimine une fibrinolyse primitive)
  - Fibrinogène : hypofibrinogénémie (attention aux autres causes : insuffisance hépatique grave, traitement thrombolytique, dysfibrogénémie, traitement par asparaginase)
  - PDF : élevés
  - Temps de thrombine : allongé
  - Test à l'éthanol positif : présence de complexes solubles
  - Antithrombine III : diminuée
  - Activité fibrinolytique sanguine : normale
  - Chute des facteurs II, VII, VIII, X et diminution marquée du facteur V
- **D-dimères augmentés + 1 critère majeur ou 2 critères mineurs**
  - Critères majeurs :
    - plaquettes ≤ 50 G/L
    - TP < 50 %
  - Critère mineur :
    - 50 < plaquettes < 100 G/L
    - 50 ≤ TP < 65 %
    - Fibrinogène < 1 g/L

● TRAITEMENT D'URGENCE

- Conditionnement
  - Pose de 2 voies veineuses
  - Compression des points hémorragiques
  - Traitement de la pathologie causale : indispensable
  - Traitement de l'hypoxie (oxygénothérapie) et de l'acidose
- Si choc hémorragique : remplissage/catécholamines
- Si anémie secondaire aux hémorragies : culots globulaires
- CP **si** plaquettes < 50 000/mL **et** geste invasif à réaliser obligatoirement (par ex., PL) **ou** hémorragie grave
- PFC **si** TP < 40 % : 5 à 10 mL/kg
- Pas d'indication du fibrinogène
- Hospitalisation en service de réanimation

! RECOMMANDATIONS

Éviter les gestes invasifs (VVC, sondage urinaire, PL, chirurgie).

CRISE VASO-OCCLUSIVE DRÉPANOCYTAIRE (CRISE DOULOUREUSE)

DÉFINITION

- Crises douloureuses par ischémie avec acidose et inflammation au niveau des veinules post-capillaires
- Complication fréquente

LES PIÈGES

- Appendicite
- Cholécystite
- Ostéo-arthrite
- Ostéomyélite
- Infections

EXAMENS COMPLÉMENTAIRES

Échographie abdominale : outre la séquestration splénique, l'enfant drépanocytaire n'est pas à l'abri d'une invagination, d'une appendicite, d'une colopathie...

DIAGNOSTIC

- Douleur de siège et d'intensité très variables
- Fièvre 38-38,5 °C
- Syndrome inflammatoire modéré
- CVO abdominales
  - Douleur spasmodique
  - Ballonnements
- CVO osseuses et musculaires : douleurs + signes d'inflammation locale
- Nourrisson, enfant de moins de 5 ans : « syndrome mains-pieds » (gonflement des parties molles du dos des pieds et des mains)
- Enfant > 5 ans : os longs (fémur, squelette de la jambe, humérus, grill costal et chez le plus grand le rachis)

TRAITEMENT ET PRISE EN CHARGE DE LA DOULEUR

Douleur légère (EVA < 3, EVENDOL < 4)

- Antalgiques de palier 1
  - Paracétamol *per os* ou IV 60 mg/kg/j en 4 prises
  - ± Aspirine 60 mg/kg/j en 4 prises (si douleurs osseuses)
  - ± Ibuprofène 30-40 mg/kg/j en 4 prises ou plus
  - ± Spasfon® ou Viscéralgine® (si douleurs abdominales)

Douleur modérée (3 < EVA < 7, EVENDOL ≥ 4 < 7)

- Palier 1 + palier 2
  - Codéine *per os* : 0,5 à 1 mg/kg/4-6 heures si plus de 12 ans
  - Efferalgan codéine® cp = 500 mg paracétamol + 30 mg codéine (≥ 15 kg)
  - Codoliprane® cp = 400 mg paracétamol + 20 mg codéine (> 6 ans)
  - Nubain® IVL ou IR (pas IM ni SC) : 0,2 mg/kg/4-6 heures ou IV continu 1,2 mg/kg/24 heures soit 1 amp. (2 mL) = 20 mg à diluer dans 18 mL de sérum physiologique pour obtenir une solution à 1 mg/mL

Douleur intense (EVA/EVENDOL ≥ 7) ou échec des traitements précédents

- Inhalation de MEOPA (soulagement et pose VVP)
- Traitement morphinique
  - Morphine *per os* (Actiskenan® AMM > 6 mois) 1 à 2 mg/kg/j en 6 prises ou morphine IV : dose de charge : 0,1 mg/kg en 5 minutes (max 5 mg) en titration (0,025 mg/kg IVL/5 minutes jusqu'à soulagement sauf si sédation excessive)
  - Morphine IV PCA (> 7 ans) : débit continu 0,02 mg/kg/h et bolus 0,025-0,030 mg/kg toutes les 7 minutes
  - Morphine IV continue : 1 mg/kg/24 heures et jusqu'à sédation de la douleur
  - Surveillance : saturomètre, TA, FR et conscience, évaluation de la douleur → si FR < 10 (enfant) ou 20 (nourrisson) et/ou trouble de la conscience : Narcan® (1 amp. de 1 mL = 0,4 mg = 400 µg) 5 µg/kg à renouveler jusqu'à reprise de la respiration puis reprendre morphine en ↓ posologie
- Hyper-hydratation à raison de 2 L/m2/j si anémie sévère ou insuffisance cardiaque ou syndrome thoracique sinon 3 L/m²/j
- Oxygénothérapie systématique : 3 L/min

Douleur résistante

- Transfusion globulaire
  - Si Hb < 7 g/L → selon tolérance et Hb de base de l'enfant, on vise l'Hb de base de l'enfant
  - Quantité à transfuser (mL) = (Hb visée – Hb avant transfusion) × (3,5) × poids en kg = culot globulaire en mL, déleucocyté, phénotypé. 1 culot sur 2 à 3 heures (4 à 8 mL/h) sauf Hb < 5 g/dL
  - Hémogramme après transfusion, saignée si Hb > 12 g/dL (retrait de 5 mL/kg → ↓ Hb de 1 g/dL)
- Échange transfusionnel partiel (exsanguino-transfusion partielle) en USI ou réanimation
  - But : échanger 50 à 60 mL/kg (2/3 masse sanguine) pour obtenir un taux d'hémoglobine S après échange < 30 % :
    - saignée 5-10 mL/kg en 1 heure si Hb > 8 g/dL
    - soluté de remplissage en compensation
    - transfusion de sang reconstitué 40-50 mL/kg en 2-3 heures (2/3 culot globulaire, 1/3 soluté de remplissage)
  - Indications :
    - syndrome thoracique aigu avec détresse respiratoire majeure si Hb > 9 et échec transfusion simple
    - AVC
    - défaillance viscérale grave
    - thrombose de l'artère centrale de la rétine
    - septicémie sévère non contrôlée
    - priapisme : avis chirurgical
    - anesthésie longue avant chirurgie
- Analgésie locorégionale
- Inhalation de MEOPA 20-30 minutes
- Kétamine à petite dose

L'ASTUCE D'URG'PÉDIATRIE

Il faut penser à une infection devant une fièvre > 39 °C jusqu'à preuve du contraire.

DRÉPANOCYTOSE ET COMPLICATIONS

DIAGNOSTIC

1. **Crise douloureuse vaso-motrice :** voir fiche XII.2 CRISE VASO-OCCLUSIVE DRÉPANOCYTAIRE
2. **Syndrome thoracique aigu** = URGENCE VITALE (mortalité ++)
- Pneumopathie hypoxémiante rapidement évolutive : condensation pulmonaire radiologique + douleur thoracique parfois fébrile + hypoxie (saturation en air ambiant < 95 %) + dyspnée d'intensité variable, parfois détresse respiratoire sévère
- Secondaire à infection virale ou bactérienne, micro-embols graisseux provenant d'infarctus médullaires osseux, hypoventilation alvéolaire locale lors de douleurs aboutissant à la vaso-occlusion pulmonaire
3. **AVC** = URGENCE VITALE (mortalité ++)
- Manifestation neurologique : impotence fonctionnelle indolore à type de monoparésie ou monoplégie, hémiparésie ou hémiplégie, amaurose, aphasie, atteinte des nerfs crâniens, convulsions, voire coma
- Absence de fièvre et de céphalée
4. **Priapisme :** érection et risque de nécrose des corps caverneux
5. **Infarctus rénal :** hématurie ± douloureuse ± HTA
6. **Accident ischémique rétinien :** trouble visuel d'apparition récente
7. **Anémie aiguë :** Hb < 5,5-6 g/dL (habituellement ≈ 8 ± 1), asthénie, pâleur des conjonctives, tachycardie, dyspnée
- Par séquestration splénique aiguë = URGENCE VITALE
  - Anémie aiguë avec hypovolémie : splénomégalie croissante, douleurs abdominales, vomissements
  - Enfant < 6 ans : déglobulisation brutale (perte > 2 g/dL) régénérative + thrombopénie ± leucopénie
- Par séquestration hépatique : hépatomégalie et cytolyse
8. **Érythroblastopénie aiguë** = infection à parvovirus B19 : réticulocytopénie (fait le diagnostic)
9. **Hyper-hémolyse secondaire** à une infection virale récente ou contemporaine d'une crise vaso-occlusive : hyper-réticulocytose constante
10. **Infections** = cause majeure de mortalité des < 5 ans, 1re cause de décès des < 3 ans
- Avant 5 ans : pneumocoque (même chez les enfants vaccinés par le Pneumo 23® et sous oracilline), et *Haemophilus influenzae* type b
- Après 10 ans : *E. coli* et *Klebsiella* surtout
- Autres : méningocoque, salmonelle, staphylocoque (surinfection osseuse)
- Principales infections : pneumopathies, méningites, septicémies, choc septique, purpura fulminans
  - Pneumopathie : sémiologie classique (fièvre > 38,5 °C, douleur thoracique ou abdominale, détresse respiratoire, SaO_2 < 95 %)
  - Infections ORL : otites et sinusites
  - Infections osseuses : ostéomyélite, ostéo-arthrite :
    - fièvre > 39 °C avec altération de l'état général
    - impotence fonctionnelle, diminution de la mobilité du membre
    - douleur transfixiante à la palpation, douleur diffuse à la palpation
11. **Sepsis sévère, septicémie, méningite**
- Fréquence ↑ et risque d'évolution foudroyante en quelques heures
- Clinique classique
12. **Fièvre sans foyer infectieux retrouvé**

EXAMENS COMPLÉMENTAIRES

- Bilan complet : NFS, réticulocytes, LDH, bilirubinémie totale/conjuguée, libre, haptoglobine, bilan inflammatoire, hémocultures, BU ± ECBU, radiographie thoracique
- Examen ORL et stomatologique
- Fonction de la clinique (sans retarder l'ETP)
- TDM ou IRM cérébrale, abdominale, rénale, osseuse...
- Échographie abdominale et rénale
- Écho-Doppler rénal
- Ponction biopsie de moelle osseuse
- Ponction diagnostique au bloc opératoire, scintigraphie au gallium

TRAITEMENT ET PRISE EN CHARGE

1. **Crise douloureuse vaso-motrice :** voir fiche XII.2 CRISE VASO-OCCLUSIVE DRÉPANOCYTAIRE
2. **Syndrome thoracique aigu**
- Hydratation 2 L/m²/j, oxygénothérapie et antalgiques + transfusion lente et précoce (débit horaire ≤ 35 mL/m²/h)
- Échange transfusionnel pour les formes les plus graves avec un taux d'Hb > 9 g/dL)
- Antibiothérapie probabiliste : céfotaxime IV 25-37,5 mg/kg/6 heures + macrolide *per os* (50 mg/kg) ± vancomycine IV (si suspicion PSDP, 10 mg/kg/6 heures IV à passer sur 1 heure) ± gentamycine IV 3 mg/kg/j en 1 perfusion de 30 minutes
- Aérosols de bêta-2-mimétiques/3-4 heures ± kinésithérapie incitative/2-3 heures
- Jamais de corticoïdes par voie systémique (contre-indiqués chez le drépanocytaire avant d'avoir éliminé une infection sévère)
3. **AVC**
- Hydratation 2 L/m²/j, oxygénothérapie et antalgiques + ETP en urgence (simple transfusion lente en urgence si Hb < 6 g/dL à l'arrivée)
4. **Priapisme**
- Hydratation 2 L/m²/j, oxygénothérapie et antalgiques majeurs
- Avis chirurgical en urgence pour injection intracaverneuse d'Effortil® 0,6 mL (10 mg/mL) sous anesthésie locale associée à la ponction intracaverneuse jusqu'à ce que le sang soustrait soit rouge
- Si pas de résultat à 20 minutes : ETP, rachi-anesthésie...
5. **Infarctus rénal :** hydratation 2 L/m²/j, oxygénothérapie et antalgiques + ETP en semi-urgence
6. **Accident ischémique rétinien**
- Hydratation 2 L/m²/j, oxygénothérapie et antalgiques + ETP si thrombose artère centrale de la rétine
- Avis ophtalmologique en urgence
7. **Anémie aiguë**
- Hydratation 2 L/m²/j, oxygénothérapie et antalgiques ± remplissage vasculaire 20 mL/kg si collapsus
- Transfusion de culot globulaire phénotypé et déleucocyté : tenir compte des GR relargués par la rate. Par ex., si taux d'Hb de base = 7 g/dL et Hb = 4,5 g/dL à l'arrivée aux urgences, le volume séquestré est estimé à 2,5 g/dL (7-4,5). Le taux après transfusion est de 8 g/L pour ne pas dépasser 10,5 g/dL en cas de relargage
- Splénectomie à froid en cas de récidive si séquestration splénique aiguë
- Antibiothérapie initiale antipneumococcique

8. **Érythroblastopénie aiguë**

- Hydratation 2 L/m^2/j, oxygénothérapie et antalgiques + transfusion indispensable si Hb = 10,5 g/dL

9. **Hyperhémolyse**

- Hydratation 2 L/m^2/j, oxygénothérapie et antalgiques ± transfusion en fonction de la tolérance clinique

10. **Infections**

- Pneumopathie
  - Hydratation 2 L/m^2/j, oxygénothérapie et antalgiques + macrolides *per os* + amoxicilline *per os* 100 mg/kg/j
  - Hospitalisation pour surveillance (aggravation de l'anémie et/ou infarctus surtout)
  - Si absence d'amélioration à H48 de traitement antibiotique : envisager PSDP et/ou infarctus pulmonaire
- Infections ORL
  - Otites et sinusites : amoxicilline + acide clavulanique *per os* 80 mg/kg/j
  - Angine : amoxicilline *per os* 100 mg/kg/j pendant 6 jours
  - Si altération de l'état général ou vomissements : céfotaxime IV 25-37,5 mg/kg/6 heures ± vancomycine + gentamycine 3 mg/kg/j en 1 perfusion de 30 minutes
- Signes de l'infarctus osseux
  - Hydratation 2 L/m^2/j, oxygénothérapie et antalgiques + antibiothérapie antistaphylocoque et antisalmonelle : céfotaxime IV 25 mg/kg/6 heures + fosfomycine IV 50 mg/kg/6 heures en IV sur 3 heures + gentamycine IV 3 mg/kg/j en 1 perfusion de 30 minutes + avis chirurgical

11. **Sepsis sévère, septicémie, méningite**

- Hydratation 2 L/m^2/j, oxygénothérapie et antalgiques + céfotaxime 50 mg/kg/6 heures + Gentalline® 3 mg/kg/j IVL sur 30 minutes + vancomycine 10 mg/kg/6 heures IV sur 60 minutes

12. **Fièvre sans foyer infectieux retrouvé**

- Si altération de l'état général : antibiothérapie probabiliste : céfotaxime IV 50 mg/kg/6 heures + gentamycine 3 mg/kg/j IVL sur 30 minutes + vancomycine 10 mg/kg/6 heures IVL sur 60 minutes + hospitalisation pour bilan complet

HÉMOPHILIE

DÉFINITION

- Maladie hémorragique héréditaire récessive liée à l'X (garçons malades, filles saines ou porteuses)
  - Hémophilie A : déficit en facteur VIII (85 % des cas)
  - Hémophilie B : déficit en facteur IX (15 % des cas)
- Sévère si facteur < 1 %, modérée si facteur entre 1 et 5 %, mineure si facteur entre 5 et 30 %

EXAMENS COMPLÉMENTAIRES

- Allongement du TCA, TP et plaquettes normaux
- Diminution du facteur VIII (hémophilie A) ou du facteur IX (hémophilie B)
- Sévérité de l'hémophilie (taux de facteur/plasma)
- Identification du gène si cas index connu (diagnostic prénatal possible)

DIAGNOSTIC

Circonstances de découverte :

- Accident hémorragique après traumatisme minime :
  - intervention chirurgicale minime très hémorragique
  - volumineux céphal-hématome
  - hématome au point d'injection des vaccinations
  - plaie hémorragique
- Accident hémorragique apparu spontanément : hématomes, hémarthroses au moment de la marche
- Saignements profonds, articulaires et/ou musculaires
- Dépistage chez famille connue porteuse du gène (cas index connu)

DIAGNOSTIC DIFFÉRENTIEL

- Maladie de Willebrand
- Auto-anticorps anti-facteur VIII : post-partum, syndrome paranéoplasique, lymphomes, sujet âgé
- Déficit en facteur XII
- Anticoagulant circulant (ACC) : affections auto-immunes (lupus érythémateux, etc.), néoplasiques, infectieuses, idiopathiques

TRAITEMENT ET PRISE EN CHARGE

Perfusion du facteur déficitaire

- Facteur VIII : la perfusion d'1 U/kg de poids augmente le taux circulant d'environ 2 % (15 à 40 UI/kg)
- Facteur IX : 1 U/kg augmente le taux sanguin de 1 % en moyenne (15 à 40 UI/kg)

- Calcul de dose :
  - Nombre d'UI à perfuser = poids en kg × augmentation souhaitée du taux de facteur VIII (en %) × 0,5 (par ex., enfant 22 kg et on veut augmenter de 30 % : 22 × 30 × 0,5 = 330 UI à passer) ; pour le facteur IX : poids en kg x augmentation souhaitée du facteur IX (en %) x 1
- Vérifier le taux circulant : si discordances entre le taux théorique et le taux réellement obtenu, **rechercher ACC** (le rechercher systématiquement avant la 1re injection pour un accident hémorragique donné puis si absence d'amélioration clinique rapide). Le taux circulant de facteur anti-hémophilique augmente en fin de perfusion puis décroît progressivement en fonction de la demi-vie
  - Facteur VIII : entre 8 et 22 heures (moyenne 11 heures) → hémophilie A, perfusions toutes les 8 heures
  - Facteur IX : entre 20 et 25 heures → hémophilie B, perfusions toutes les 12 heures

- Avant injection, vérifier le nombre d'UI contenu dans le flacon : si supérieur à la dose calculée nécessaire, aucun inconvénient à injecter la totalité du flacon (pas de risque de surdosage sauf chez le petit nourrisson lors des premières injections : respecter les unités calculées), flacon à température ambiante
- Injection strictement IVD, vitesse de 2 mL/min, sans dilution (ne pas mettre dans le flacon de perfusion) puis compression du point d'injection pendant 10 minutes
- Noter sur le carnet de l'hémophile et sur la fiche hospitalière de pharmacie le type de facteur VIII ou IX utilisé, la quantité injectée et le numéro du lot (traçabilité du produit)
- Réactions allergiques extrêmement rares et le plus souvent peu sévères (céphalées, T° > 38 °C, pâleur, urticaire) : anti-histaminiques *per os*
  - Si réaction modérée, ne pas arrêter l'injection
  - Si manifestations plus graves (choc anaphylactique) : arrêter injection, traitement classique du choc
- Traitement adjuvant : compression manuelle du point de saignement sans garrot, vessie de glace et mise au repos du groupe musculaire/articulation atteinte, antalgique, Exacyl® 20 mg/kg/j en 3-4 prises si saignement buccal/digestif, Coalgan® et pommade HEC® si épistaxis ± corticothérapie si articulation porteuse
  - Si ACC connu : inefficacité du facteur correspondant → injection de facteur VII activé (Novoseven®/Feiba®) selon protocole du patient et/ou avis du centre de référence du patient

● COMPLICATIONS DU TRAITEMENT

- Infectieuses
  - Hépatites transfusionnelles → privilégier les FAH recombinants (Tab. 1)
- Immunologiques
  - Apparition d'un ACC +++ → indication de FAH particuliers (Novoseven®, Acset®, Feiba®)

● CONTRE-INDICATIONS CHEZ L'HÉMOPHILE

- Injection IM
- Acide acétylsalicylique et AINS
- Prise de la température rectale
- Mobilisation brutale des membres
- Relatives : voies d'abord veineuses centrales sous-clavière ou fémorale, la VVP doit être privilégiée
- Plâtre circulaire (si nécessaire, le fendre sur toute sa longueur et le maintenir avec bandes type Velpeau®)

Tableau 1. Facteurs anti-hémophiliques disponibles (FAH).

Type	Nom commercial (conservation +2 à +8 °C)	Indications	Présentation	Administration	Posologie
Facteur VIII recombinant	Advate® Helixate® Kogenate® Recombinate® Refacto®	Hémophilie A sans inhibiteur anti-facteur VIII	Flacons à 250, 500, 1 000, 2 000 UI (avec solvant et nécessaire d'injection à usage unique)	IVL en 1 fois sans dépasser 2 mL/min Toutes les 8 heures	1 UI/kg augmente le taux plasmatique de 2 %
Facteur VIII humain	Factane® Monoclate P®				
Facteur IX recombinant	Bene Fix®	Hémophilie B sans inhibiteur anti-facteur IX	Flacons à 250, 500, 1 000 UI (avec solvant et nécessaire d'injection à usage unique)	IVL en 1 fois sans dépasser 2 mL/min Toutes les 12 heures	1 UI/kg augmente le taux plasmatique de 1 %
Facteur IX humain	Betafact® Mononine® Octafix®				
Facteur VIIa recombinant	Novoseven®	Hémophilie A et B avec inhibiteur anti-facteur VIII ou IX	Flacons à 60, 120, 240 UI (solvant = EPPI)	Bolus IV en 2 à 5 minutes Toutes les 2 heures jusqu'à amélioration clinique (demi-vie = 2h30)	4,5 UI/kg toutes les 2 heures puis espacer les intervalles
Facteur VIIa humain	Acset®		Flacon de 5 000 UI + 10 mL d'EPPI	IVL en 1 fois sans dépasser 4 mL/min (demi-vie = 2h30)	150 à 300 UI/kg à renouveler après 4 heures, puis selon efficacité
Fraction plasmatique humaine (facteurs VIIa, IX, X)	Feiba®	• Hémophilie A avec inhibiteur anti-facteur VIII • Hémophilie B « fort répondeur » avec inhibiteur anti-facteur IX après échec facteur VIIa	Flacon de 500 ou 1 000 UI + 20 mL d'EPPI	IVL sans dépasser 2 UI/kg/min	80 UI/kg × 3/j sans dépasser 240 UI/kg/j et 100 UI/kg par injection

MALADIE DE WILLEBRAND

DÉFINITION

- Maladie hémorragique héréditaire la plus fréquente
- Anomalie quantitative ou qualitative du facteur von Willebrand (protéine de transport du facteur VIII facilitant l'adhésion des plaquettes) intervenant dans l'hémostase primaire (Fig. 1)

EXAMENS COMPLÉMENTAIRES

- Temps de saignement et TCA allongés ou normaux
- Tests spécialisés

DIAGNOSTIC

- Découverte fortuite péri-opératoire
- Hémorragies cutanéo-muqueuses (ecchymoses, gingivorragies, méno-métrorragies, hémorragies digestives, etc.) spontanées ou provoquées par un traumatisme minime
- Hématomes, hémarthroses, saignements profonds dans les formes graves
- 3 types : 1 (le plus fréquent), 2 et 3 (le plus sévère)

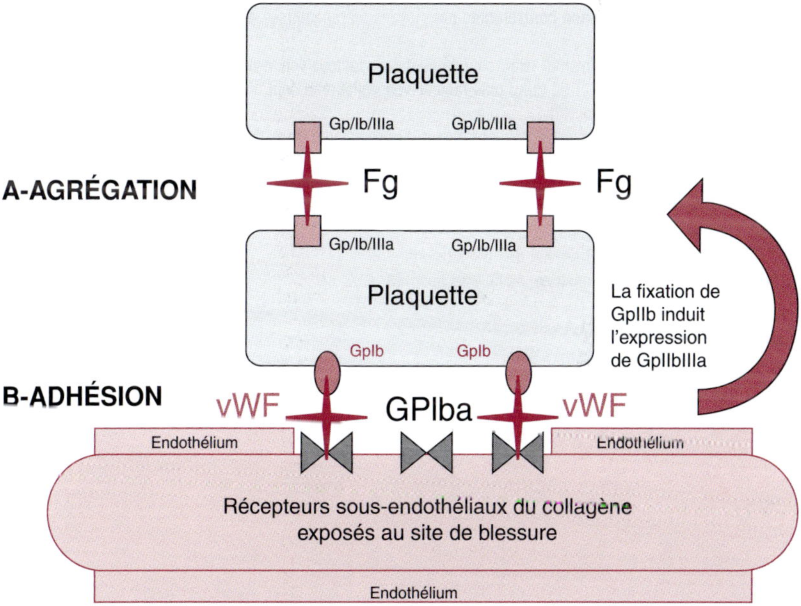

Figure 1. Rôles du facteur von Willebrand (vWF) (d'après Kroonen LT, Gillingham BL, Provencher MT. Orthopedic manifestations and management of patients with von Willebrand disease. *Orthopedics* 2008 ; 31 : 263-7).
A. Agrégation et adhésion plaquettaire (hémostase primaire). B. Transport du facteur VIII (hémostase secondaire).
Fg : fibrinogène.

DIAGNOSTIC DIFFÉRENTIEL

Hémophilie A mineure

TRAITEMENT ET PRISE EN CHARGE

- **Prise en charge pluridisciplinaire**
- **Mesures ponctuelles :** compression, méchage...
- **Hémorragies mineures** contrôlables par moyens thérapeutiques simples ou chirurgie mineure (maladie de Willebrand type 1/2, chirurgie dentaire)
  - Pas d'injection de facteurs en systématique
  - ± Acide tranexamique (Exacyl®) 20 mg/kg/j (CI : insuffisance rénale, convulsion)
  - ± Desmopressine (Minirin®) dans type 1 ± 2 (voie nasale : 1 pulvérisation si < 50 kg, 1 dans chaque narine si > 50 kg, voie IVL : 0,3 µg/kg, renouvelable toutes les 12 heures, attention au risque d'hyponatrémie)
- **Hémorragies sévères ou non contrôlables** par moyens thérapeutiques simples (par ex., hémorragie digestive) ou nécessité chirurgie
  - Injection de facteur avant tout bilan complémentaire : facteur von Willebrand + facteurs VIII initialement (si déficit associé) : Wilstart® 50 UI/kg puis facteur von Willebrand seul (Wilfactin® 30 UI/kg/12 heures)
  - Acide tranexamique (Exacyl®)
- Tout traumatisme crânien chez un patient atteint d'une maladie de Willebrand sévère nécessite l'injection de facteurs **PUIS** une éventuelle imagerie cérébrale
- Les gestes invasifs à risque hémorragique doivent être encadrés par un traitement substitutif et les gestes simples (ponctions veineuses, etc.) doivent faire l'objet d'une vigilance particulière, notamment de l'équipe paramédicale
- Vaccination anti-hépatite B en vue des transfusions
- Éviter les sports violents, aspirine, AINS, injections IM

PURPURA THROMBOPÉNIQUE IDIOPATHIQUE

DÉFINITION

- Trouble de coagulation le plus fréquent chez l'enfant, d'origine auto-immune
- Destruction plaquettaire par phagocytose induite par des anticorps dirigés contre les plaquettes
- Touche 3 à 5/100 000 enfants de moins de 15 ans par an

EXAMENS COMPLÉMENTAIRES

- NFS, plaquettes : thrombopénie profonde isolée
- Coagulation : normale
- Sérologies EBV, CMV, rubéole, HIV + VHB et VHC si transfusion prévisible (signes de gravité), sérothèque
- FAN, anticorps antiphospholipides chez la fille et/ou PTI chronique
- FO si plaquettes < 10 000 ou si signes de gravité
- Myélogramme (pendant l'hospitalisation) à la recherche d'une hémopathie
  - Enfant de moins de 1 an et plus de 15 ans
  - À la moindre anomalie des autres lignées
  - À la moindre anomalie de l'examen clinique

CLINIQUE

- Âge 2 à 10 ans
- Taches rouges pourpre cutanéo-muqueuses (pétéchiales, ecchymotiques) ne s'effaçant pas à la vitropression
- Notion de vaccination ou virose dans les semaines précédentes
- Syndrome hémorragique isolé : pas de syndrome tumoral ni infectieux associé

SIGNES DE GRAVITÉ (SCORE DE BUCHANAN > 3)

- Hémorragie active
- > 2 bulles hémorragiques des muqueuses
- Hémorragie au FO
- Purpura cutané extensif, gros hématomes
- Hémorragies cérébro-méningées (0,2 %)

DIAGNOSTIC DIFFÉRENTIEL

- Purpura vasculaire (rhumatoïde, fulminans)
- Purpura immunologique (CMV, HIV, HSV)
- Purpura immuno-allergique médicamenteux (pénicilline, acide valproïque, quinidiniques, sulfamides, héparine, etc.)
- Purpura thrombopénique non immun (CIVD, SHU)

TRAITEMENT ET PRISE EN CHARGE

Avis pédiatrique : le traitement dépend plus de la clinique que du taux de plaquettes. Malgré tout, des chiffres indicatifs sont donnés.

- **Formes modérées**
  - Abstention si plaquettes > 50 000, surveillance clinique et biologique par médecin traitant. CI : AINS et aspirine, injections IM et intra-artérielles, faire du vélo, sports violents
  - Traitement à discuter si 20 000 < plaquettes < 50 000, en hospitalisation ou en externe
  - Hospitalisation si < 20 000, contrôler numération par cytologiste, traitement par Ig ou corticothérapie
- **Formes sévères**
  - Prednisone 4 mg/kg/j pendant 7 jours (sans dépasser 180 mg/j) puis 2 mg/kg/j pendant 7 jours, puis 1 mg/kg/j pendant 7 jours puis stop (traitement 3 semaines)
  - ou Ig polyvalentes 1 000 mg/kg/j en une injection unique sur 4 à 6 heures
- **Formes graves :** hémorragie intracrânienne
  - Ig polyvalentes 1 000 mg/kg/j pendant 1 ou 2 jours
  - Prednisone 30 mg/kg/j pendant 3 jours
  - Transfusions de plaquettes (seule indication possible dans les PTI où les plaquettes exogènes sont immédiatement détruites par les auto-anticorps)
  - Splénectomie en urgence
  - Vaccination pneumocoque

SÉCURITÉ TRANSFUSIONNELLE

Tableau 1. Transfusion de produits sanguins labiles (PSL) aux urgences.

1	**INFORMATION orale sur les risques liés à la transfusion** (complétée par une trace écrite qui devra figurer dans le dossier transfusionnel)	
2	**Prélèvements des examens (groupage sanguin)**	• Deux prélèvements par 2 IDE différents (nom, fonction et signature de la personne ayant effectué le prélèvement, date, heure et service) • Identité correcte sur les demandes et tubes (nom, prénom, sexe, date de naissance) • Identification au lit du malade (se donner les moyens de contrôle)
3	**Examens prétransfusionnels**	• Groupe sanguin ABO Rh (D) : 2 déterminations • RAI (validité 72 heures) • Phénotype érythrocytaire standard Rh Kell (polytransfusé, femme non ménopausée) • Phénotype érythrocytaire étendu à d'autres systèmes de groupes sanguins (hémoglobinopathies majeures) • Épreuve de compatibilité si la RAI est positive • Bilan sérovirologique prétransfusionnels (VIH, VHC, ALAT)
4	**Commande de PSL (ordonnance médicale)**	• Identification complète du patient (nom, prénom, date de naissance, sexe) • Informations relatives à la transfusion : - nature des PSL (CGR, plaquettes, plasma) - quantité de PSL + mention des qualifications (phénotypé, irradié, CMV-, etc.) - date et heure de la demande + date et heure prévue de la transfusion - notion d'urgence vitale ou transfusion prévisionnelle • Éléments cliniques (indications de la transfusion) et biologiques (taux d'Hb pour les CGR, numération plaquettaire et poids du patient pour les plaquettes, indications pour le plasma)
5	**Réception de PSL au lit du patient (poche et document présents)**	• Vérifier identité du patient et concordance poche/carton prétransfusionnels • Vérifier la qualification du produit (CMV-, irradié, etc.) • CGR : vérifier compatibilité ABO entre le patient et la poche pour chaque CGR au lit du patient • Plaquettes : toute discordance ABO entre le concentré plaquettaire et le document de groupe au nom du patient impose, si le receveur n'est pas de groupe O, de s'assurer de l'absence d'anticorps hémolysant dans le produit sanguin
6	**Surveillance de la transfusion**	• Rester auprès du malade les premières minutes de la transfusion • Surveiller le débit • Ne rien ajouter sur la voie d'abord de transfusion • Contrôler les constantes toutes les 30 minutes : T°, TA, pouls, fréquence respiratoire • Surveiller la diurèse • Vérifier l'efficacité transfusionnelle • Noter toutes les informations sur le dossier transfusionnel et de soins infirmiers

SYNDROME DRÉPANOCYTAIRE MAJEUR

DÉFINITION

- Hémoglobinopathie héréditaire autosomique récessive avec production d'hémoglobine S anormale
- Syndrome drépanocytaire majeur uniquement si homozygotie SS, double hétérozygotie SC, SD Punjab, S β-thalassémique, SO Arab

EXAMENS COMPLÉMENTAIRES

- Hémogramme, numération des réticulocytes, agglutinines irrégulières, ionogramme sanguin, urée, créatinine, CRP, ferritinémie
- En fonction du contexte clinique : radiographie du thorax, GDS, bilan hépatique, hémoculture, ECBU, échographie abdominale, sérologie érythrovirus ± parvovirus B19, examen tomodensitométrique cérébral ou IRM cérébrale
- Les examens d'imagerie ostéo-articulaire ne sont pas indiqués en 1re intention

FACTEURS FAVORISANT LES CRISES

- Déshydratation
- Ralentissement de la circulation sanguine : garrot (un vêtement trop serré par ex.), mauvaise position, froid, fièvre, infections
- Consommation exacerbée d'oxygène : efforts avec essoufflements, efforts musculaires concentrés sur un muscle, vie en altitude, voyages en avion, mer, piscine (écarts de température entre l'air et l'eau), alcool, tabac

DIAGNOSTIC

- **Chez le nourrisson**
  - Pâleur, anorexie, asthénie, fièvre, ictère
  - Crise douloureuse des extrémités : gonflement du dos des mains et des pieds associé souvent à un gonflement des doigts (syndrome pieds-mains)
  - Hypersplénie augmentant brutalement
  - Anémie majeure
  - Défaillance cardiaque
- **Chez l'enfant**
  - Crises douloureuses vaso-occlusives : concernent membres, articulations, abdomen et thorax (côtes et sternum)
  - Douleur isolée ou associée à une tuméfaction, érythémateuse avec augmentation de chaleur locale
  - Puis : pâleur, anorexie, asthénie, fièvre, ictère, anémie, splénomégalie

COMPLICATIONS AIGUËS

- Syndrome thoracique aigu, avant tout
- Anémie sévère, dont la séquestration splénique aiguë
- Séquestration splénique (pouvant être fatale sur tout nourrisson)
- Déshydratation
- Complications neurologiques (infarctus ou hémorragie cérébrale, accident ischémique transitoire, convulsions)
- Cholécystite
- Priapisme
- Complications infectieuses : pneumococcie fulminante (nourrisson), infections à parvovirus (enfant)

TRAITEMENT ET PRISE EN CHARGE

- Réchauffer le patient
- Hyper-hydratation orale : 3 L/m^2/j ou IV : 2,5 L/m^2/j de B27 (↓ à 2 L/m^2/j si STA, insuffisance cardiaque ou anémie sévère)
- Oxygénothérapie systématique : 3 L/min
- Antalgie (*cf.* Traitement et prise en charge de la douleur dans fiche XII.2 CRISE VASO-OCCUSIVE DRÉPANOCYTAIRE)
- Transfusion
- Pas de vessie de glace, bain froid, draps mouillés
- Pas d'arrêt de bronchodilatateurs de fond, kinésithérapie respiratoire incitative
- Traitement des complications
- Avis hématopédiatrique pour prise en charge spécialisée

SYNDROME HÉMOLYTIQUE ET URÉMIQUE

DÉFINITION

Association de :
- anémie hémolytique par fragmentation (présence de schizocytes)
- insuffisance rénale aiguë
- thrombopénie avec ou sans purpura

Touche en général le nourrisson de moins de 2 ans

ÉTIOLOGIE

- Infection par germes produisant des vérotoxines (VTEC) : *E. coli* 0157 (H7 +++), plus rarement *Shigella*, pneumocoque
- Contamination par viande de bœuf hachée insuffisamment cuite +++, parfois lait non stérilisé, eau contaminée

COMPLICATIONS

- Insuffisance rénale aiguë persistante (parfois plus de 15 jours)
- Insuffisance rénale chronique (fréquente)
- OAP
- Pancréatite
- Myocardite aiguë
- Décès

CLINIQUE

- Signes généraux : fièvre, asthénie, HTA
- Signes digestifs, apparaissant en premier : diarrhée aqueuse mais parfois glairo-sanglante, douleurs abdominales, vomissements
- Signes neurologiques : convulsions, déficits focaux par AVC
- Signes cutanéo-muqueux : pâleur cutanéo-muqueuse reflétant une anémie parfois profonde, purpura
- Signes urinaires (surviennent souvent dans les jours suivants) : urines foncées, oligo-anurie, voire hématurie macroscopique

EXAMENS COMPLÉMENTAIRES

- NFS, plaquettes, haptoglobine (effondrée), LDH, réticulocytose, bilirubinemie totale/libre : anémie hémolytique, schizocytes > 2 %, thrombopénie
- Urée, créatininémie : insuffisance rénale aiguë (l'association anémie hémolytique + schizocytes+ insuffisance rénale suffit à porter le diagnostic)
- CRP, ionogramme sanguin, TP, TCA, lipasémie, sérologie(s), groupe sanguin, Rhésus, ECBU, HLM, protéinurie
- Coproculture : recherche de VTEC (retrouvés dans 30 à 50 % des cas)

TRAITEMENT ET PRISE EN CHARGE

- VVP
- Avis pédiatrique pour prise en charge spécialisée en USI ± réanimation pédiatrique
- Remplissage vasculaire prudent si hypovolémie
- Anti-calciques ou bêtabloquants si HTA et en l'absence de défaillance cardiaque
- Dialyse en cas d'insuffisance rénale anurique, d'hyperkaliémie, de surcharge hydrosodée
- Transfusion sanguine en fonction de la biologie et/ou de la tolérance clinique
- Transfert en service de réanimation
- Pas de traitement antibiotique
- Pas de ralentisseurs du transit intestinal

TRANSFUSION DE CONCENTRÉ DE GLOBULES ROUGES AUX URGENCES

POSOLOGIE

Enfant : 3 mL/kg de CGR augmentent le taux d'Hb de 0,7 à 1 g/dL et l'Ht de 2 % → **volume CGR à transfuser (mL) = 3 × (Poids) × (Hb désirée-Hb initiale)**

INDICATIONS

- Anémie aiguë ou chronique entraînant une hypoxie tissulaire - syndrome hémorragique
- On admet qu'il faut transfuser si anémie
  - < 10 g/dL ou < 8 g/dL symptomatique chez le nourrisson
  - < 8 g/dL symptomatique chez l'enfant et l'adolescent

Pas de limite d'Hb inférieure validée chez l'enfant

TRAITEMENT D'URGENCE

- **Urgence vitale immédiate** (pas de groupe ni de tube si impossible) : transfusion sans délai de GR de groupe O Rhésus négatif, de préférence Rh : 123+4+5 K : 1, prélèvement au moment de poser la voie pour transfusion iso-groupe iso-rhésus des poches suivantes
- **Urgence vitale :** délai < 30 minutes (vérification du groupe, RAI souvent trop tardive) → GR de phénotype identique ou compatible pour la 1re (GR de groupe O iso-rhésus, iso-Kell)
- **Urgences à 2-3 heures :** transfusion GR groupe, Rhésus et RAI conformes

CLASSIFICATION DES SYMPTÔMES EN FONCTION DE L'IMPORTANCE DES PERTES SANGUINES CHEZ L'ENFANT

- **Perte sanguine < 15 % de la masse sanguine totale**
  - PA normale
  - FC augmentée de 10 à 20 %
  - Pas de modification du TRC
- **Perte sanguine comprise entre 20 et 25 % de la masse sanguine totale**
  - FC > 150 bpm
  - Diminution de l'amplitude du pouls
  - Tachypnée > 35-40/min
  - Allongement du TRC
  - Hypotension orthostatique > 0-15 mmHg
  - Diminution de la PA
  - Débit urinaire > 1 mL/kg/h
- **Perte sanguine comprise entre 30 et 35 % de la masse sanguine totale**
  - Tous les signes précédents présents
  - Somnolence, vomissements, sueurs, agitation
  - Débit urinaire < 1 mL/kg/h
- **Perte sanguine > 50 % de la masse sanguine totale**
  - Pouls non palpable
  - Obnubilation

INDICATIONS SELON LA QUALIFICATION ET/OU LA TRANSFORMATION

- **CGR phénotypé**
  - Obligatoire pour les filles jusqu'à la fin de la période de procréation, les receveurs avec RAI positive et les polytransfusés itératifs (ou futurs) : thalassémiques, drépanocytoses
  - Conseillée pour les enfants, les urgences vitales (RAI en cours) et les patients immunisés anti-HLA
  - CGR phénotype étendu : en cas d'allo-immunisation préexistante
- **CGR compatibilisé :** obligatoire pour les receveurs avec RAI positive, les femmes enceintes, les polytransfusés itératifs, les nouveau-nés
- **CGR CMV négatif :** indiqué pour les immuno-immatures (prématurés, nouveau-nés), les femmes enceintes CMV négatif et/ou inconnu, les immunodéprimés CMV négatif ou inconnu, les patients en attente de greffe ou greffés sous immunosuppresseurs et pour les transfusions fœtales
- **CGR irradié :** indiqué pour les patients atteints de déficit immunitaire cellulaire sévère, les transfusions fœtales et/ou nouveau-nés, les greffes de moelle et les dons intrafamiliaux (groupes sanguins rares)
- **CGR déplasmatisé :** pour les cas d'intolérance aux protéines du plasma, d'antécédents d'accident transfusionnel avec urticaire géante, de choc anaphylactique, de bronchospasme ou d'œdème de Quincke, de déficit en IgA avec présence d'anticorps anti-IgA
- **CGR cryoconservé :** pour phénotypes érythrocytaires rares, RAI positive avec allo-anticorps multiples
- **CGR avec réduction de volume :** cas exceptionnel de risque majeur de surcharge volémique

RECOMMANDATIONS

- Vérifier que les règles de sécurité transfusionnelles ont bien été suivies.
- Toujours surveiller le bon déroulement d'une transfusion

TRANSFUSION DE PLASMA FRAIS CONGELÉ AUX URGENCES

DÉFINITION

Plasma frais congelé viro-atténué : risque viral diminué mais non nul. Utilisable comme source de facteurs de coagulation (fibrinogène, facteurs II, V, VII, VIII, IX, X, XI, XII, XIII)

COMPLICATIONS

- Frissons et hyperthermies (10 % des cas)
- Réactions anaphylactiques mineures : urticaires (1 %)
- Exceptionnelles : réactions anaphylactiques majeures, OAP lésionnel, hémolyse (incompatibilité ABO)
- Risque non exclu de transmission d'infection

PRINCIPES D'UTILISATION

- **Indications**
  - Hémorragie d'intensité modérée, peu évolutive ou contrôlée (guidée en priorité par les tests de laboratoire avec un ratio temps de Quick patient/témoin > 1,5)
  - Choc hémorragique et situations à risque d'hémorragie massive, en association à des CGR avec un ratio PFC :CGR compris entre 1 :2 et 1 :1
  - CIVD associée à une hémorragie active ou potentielle (acte invasif)
  - Micro-angiopathie thrombotique (purpura thrombotique thrombocytopénique et SHU avec critères de gravité)
- **Non-indications**
  - Au cours de l'insuffisance hépatocellulaire, sauf chute des concentrations de facteurs de coagulation associée à un saignement ou geste invasif envisagé
  - Brûlures étendues sauf coagulopathie de consommation à l'origine d'un syndrome hémorragique
  - SHU post-diarrhéique

COMPOSITION DU PRODUIT

- Contenu > 200 mL
- Protéine > 50 g/L
- Fibrinogène > 2 g/L
- Facteur V et VIII > 0,7 UI/mL
- K^+ < 1 mmol
- Na+ = 13 mmol

TRAITEMENT D'URGENCE

- **Posologie :** 10 à 20 mL/kg
- **En pratique**
  - Informer la famille
  - Prescription commune à tous les PSL (voir fiche XII.7 Sécurité transfusionnelle)
  - Prescription spécifique aux CP : poids, taille, numération plaquettes
  - 2 déterminations ABO, Rhésus D
  - Examens prétransfusionnels : antigène HBs, VHC, VIH, ALAT
  - Respecter les indications
  - Respecter les consignes de sécurité
  - Surveillance de la transfusion
- **Règles d'emploi :** RÈGLES INVERSES de celles de la transfusion de GR
  - Receveur A, B, AB, O : plasma AB
  - Receveur A, O : plasma A
  - Receveur B, O : plasma B
  - Receveur O : plasma O
  - Compatibilité Rhésus à respecter

! RECOMMANDATIONS

- Le PFC ne doit pas être utilisé comme soluté de remplissage.
- Il doit être utilisé précocement dans les traumatismes sévères très hémorragiques (polytraumatismes) avant que des troubles graves de la coagulation ne surviennent.

TRANSFUSION DES CONCENTRÉS PLAQUETTAIRES (CP) AUX URGENCES

CAS PARTICULIERS

- **Plaquettes CMV (-)**
  - Nouveau-né
  - Femme enceinte
  - Immunodéprimés en attente de greffe
- **Plaquettes irradiées**
  - Nouveau-né
  - Immunodéprimés
  - Greffe de moelle
  - Chimiothérapie lourde (Hodgkin, etc.)
  - Transfusion intrafamiliale

ATTENTION !

CI = thrombopénies d'origine immunologique

ÉTIOLOGIES DES THROMBOPÉNIES

- **Centrale** (rare)
  - Envahissement médullaire, aplasie, maladie de Fanconi, myélodysplasie...
- **Par destruction** (fréquente)
  - Virus : varicelle, grippe, CMV, EBV, VIH, ROR
  - Allo-immune, auto-immune
  - Immuno-allergique
- **Pathologie de l'hémostase** (fréquente)
  - Maladie de Willebrand
  - Paludisme, dengue
  - SHU, micro-angiopathie thrombotique
  - CIVD
- **Répartition** (rare)
  - Transfusion massive
  - Hypersplénisme
  - Hémangiome

COMPLICATIONS

- Frissons et hyperthermies (10 % des cas)
- Réactions anaphylactiques mineures : urticaires (1 %)
- Exceptionnels : réactions anaphylactiques majeures (justifiant l'utilisation ultérieure de CP déplasmatisés), OAP lésionnel
- Risque non exclu de transmission d'infection
- À moyen et long terme : allo-immunisation anti-HLA (20 à 40 % des polytransfusés, à prévenir chez eux par la transfusion de CP déleucocytés) ou anti-plaquettes (à rechercher en cas de transfusions inefficaces répétées)

INDICATIONS

- **Thrombopénie d'origine centrale** (aplasie, chimiothérapie)
  - $\leq$ 20 000/mm^3 : transfuser même en l'absence de tout saignement
  - $>$ 20 000/mm^3 et $\leq$ 40 000/mm^3 : transfuser en cas de saignement, infection ou héparinothérapie
- **Thrombopénie d'origine périphérique :** saignement, infection, type de chirurgie, âge, biologie, médicaments associés
  - $\leq$ 20 000/mm^3 : transfuser en cas de saignement
  - $>$ 50 000/mm^3 : hémostase correcte
  - Entre 50 000 et 100 000/mm^3 : transfuser si chirurgie du SNC, ophtalmologique, ORL
- **Thrombopathie**
  - Rechercher une étiologie (constitutionnelle ou acquise)
  - Risque hémorragique élevé si chirurgie orthopédique, hépatique, obstétricale et urologique

TRAITEMENT

La dose à administrer est *en théorie* de 0,5 à 0,7 × 10^{11} plaquettes pour 7 kg de poids et ***en pratique* de 0,1 à 0,3 unité plaquettaire/kg de poids**

- Concentré de plaquettes standard (MCP)
  - Contient 2 à 5 × 10^{11} plaquettes, obtenu à partir du sang total de plusieurs donneurs
  - Le nombre de plaquettes est augmenté de 10 000/mm^3 par MCP
- Concentré de plaquettes d'aphérèse (CPA)
  - Contient 2 à 8 × 10^{11} plaquettes, obtenu par cytaphérèse à partir d'un seul donneur
  - Prix élevé et pas toujours disponible
  - Le nombre de plaquettes est augmenté de 50 000/mm^3 par CPA
- Respecter les règles de compatibilité ABO, et rhésus chez les receveurs Rh D négatif, surtout de sexe féminin. En cas d'indisponibilité de CP Rh D négatif, injecter 100 µg d'Ig anti-Rhésus

PARTIE XIII

Urgences ophtalmologiques

BRÛLURE CHIMIQUE DE L'ŒIL

● DÉFINITION

Projection de produit toxique au niveau oculaire
- Produits à pH acide : brûlures d'emblée maximales
- Produits à pH basique : lésions qui vont s'aggraver à mesure de la diffusion du produit dans les tissus oculaires

● TRAITEMENT ET PRISE EN CHARGE

- **Rincer immédiatement et abondamment** l'œil concerné avec du sérum physiologique (ou de l'eau du robinet si à domicile)
- Ne pas instiller de produits neutralisants
- Instiller une goutte d'anesthésique local si douleur
  - Oxybuprocaïne (Cébésine®) : contre-indiquée chez enfant < 30 mois
  - Ne pas répéter cette prescription
- Ne pas faire de pansement oculaire
- Déterminer la nature du produit en cause (par ex., déterminer le pH d'un produit est toujours possible par un laboratoire hospitalier)
- **Consultation spécialisée :** indispensable en urgence si les symptômes persistent et/ou si le liquide a un pH basique

L'ASTUCE D'URG'PÉDIATRIE

Le geste principal est le lavage-rinçage précoce et abondant.

CONTUSIONS DE L'ŒIL

ÉPIDÉMIOLOGIE

- Fréquentes chez les enfants (plus souvent chez les garçons)
- Entre 6 et 14 ans (pic à 8 ans)
- 20 % auront des séquelles
- Contusions dans 75 % des cas, plaies du globe dans 25 % des cas

EXAMEN

- Anamnèse précise et horaire de survenue
- Examen oculaire, bilatéral et comparatif, recherche
  - Œdème de paupières
  - Toucher bidigital prudent pour apprécier le tonus oculaire
  - Examen de tout le globe, si possible, en ouvrant les paupières même si difficile
  - Examen de la cornée à la fluorescéine, recherche des érosions cornéennes qui se colorent en vert
  - Segment antérieur : examen de la réactivité de la pupille à la lumière, régularité pupillaire
  - Acuité visuelle (comparatif) et état visuel antérieur

EXAMEN CLINIQUE

- **Contusion bénigne** (choc sur l'œil, probable absence de plaie) (Fig. 1)
  - Diagnostic facile
  - Ouverture des paupières doucement car risque d'expulsion du cristallin ou du vitré si plaie
  - Circonstances de survenue : coup de doigt, choc léger
  - Examen : segment antérieur normal, pupille réactive, peu ou pas de photophobie, hémorragie sous-conjonctivale bénigne, pression intra-oculaire normale, fond d'œil normal

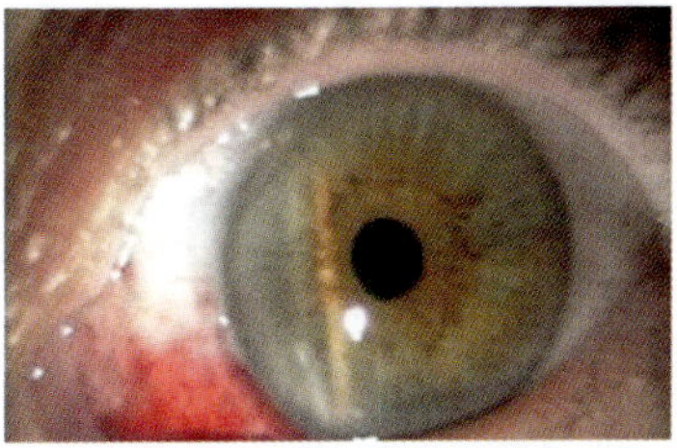

Figure 1. Hémorragie sous-conjonctivale.

- **Contusion sévère** (choc violent, plaie probable) (Fig. 2)
  - Traumatisme violent par balle de petit diamètre (tennis ou squash), club de golf, pistolet à billes, carabine à plomb ou bouchon de champagne (dramatique)
  - Douleur importante, nausées et/ou vomissements
  - Examen : rougeur oculaire importante, hyphéma (sang dans la chambre antérieure), pression intra-oculaire élevée au-delà de 25 ou 30 mmHg
  - Complications : rupture de sclère en arrière, perforation minime ou importante

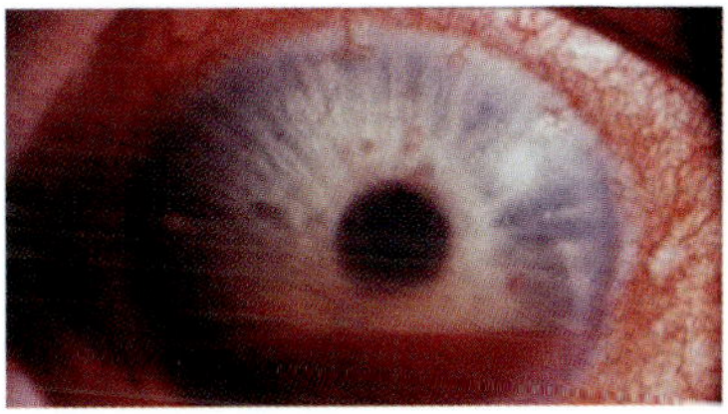

Figure 2. Contusion grave de l'œil (hyphéma).

- **Hématocornée** (opacité cornéenne par infiltration sanguine, vision nulle) (Fig. 3)
  - Évolution longue, récupération de l'acuité visuelle variable
  - Pronostic : fonction des lésions rétiniennes (contusion du pôle postérieur, œdème de Berlin, décollement de rétine)
  - Bilan : échographie, angiographie (œdème maculaire), OCT

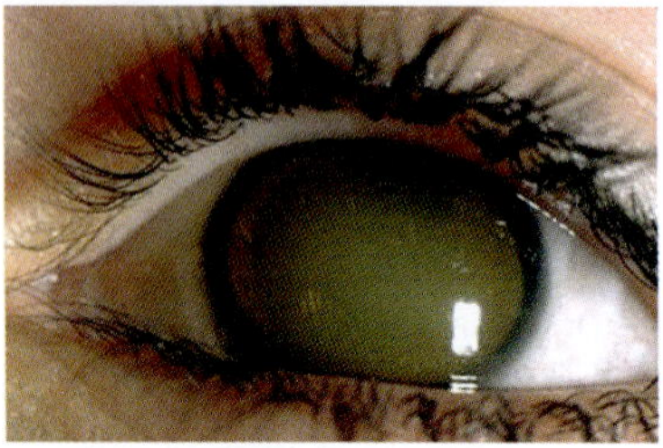

Figure 3. Hématocornée.

● TRAITEMENT ET PRISE EN CHARGE

- **Contusions bénigne :** traitement local (anti-inflammatoire et/ou antiseptique), antalgiques *per os*
- **Contusions sévère (choc violent, plaie probable)**
  - Hospitaliser, traitement spécialisé, surveillance régulière de la pression intra-oculaire
  - Risque à terme pour la rétine, le cristallin, la sclère

→ Avis spécialisé ++

- **Hématocornée :** limiter l'hypertonie, traiter chirurgicalement à 7 jours (lavage, ablation des caillots, kératoplastie)

EXAMEN CLINIQUE

Kératite aiguë

- Ulcération(s) superficielle(s), baisse d'acuité visuelle, douleurs oculaires superficielles importantes, photophobie, blépharospasme
- Examen : diminution de transparence cornéenne ± localisée, myosis, cercle périkératique
- Test à la fluorescéine : oriente vers l'étiologie
  - Kératite à adénovirus :
    - petites ulcérations disséminées (kératite ponctuée) (Fig. 1)
    - évolution favorable, opacités sous-épithéliales lentement régressives
  - Kératite herpétique (+++) :
    - ulcération cornéenne arborescente, dendritique ou en carte de géographie (Fig. 2)
    - évolution favorable sous traitement
    - récidives, kératite profonde, baisse d'acuité visuelle définitive, perforation cornéenne si corticothérapie locale
  - Kératites zostériennes : zona ophtalmique, ulcérations cornéennes superficielles, contemporaines de l'épisode aigu du zona, soit secondairement (Fig. 3)
  - Kératites bactériennes, mycosiques et parasitaires :
    - abcès de cornée par surinfection bactérienne d'une ulcération traumatique (coup d'ongle, branche d'arbre) ou survenant sous une lentille de contact (+++)
    - examen : plage blanche d'infiltration cornéenne, parfois niveau liquide purulent dans la chambre antérieure = hypopion (« ulcère à hypopion »)
    - prélèvement : doit être effectué pour examen direct, mise en culture et antibiogramme
    - évolution favorable si traitement précoce, risque d'endophtalmie, de perforation cornéenne, de taie cornéenne centrale (baisse d'acuité visuelle définitive)

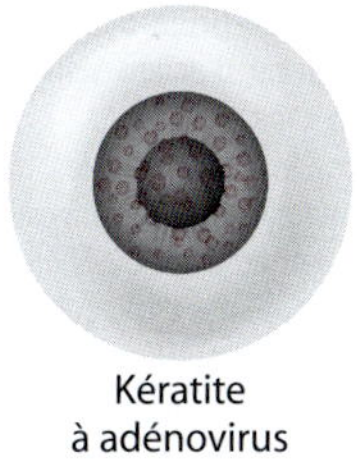

Figure 1. Kératite ponctuée.

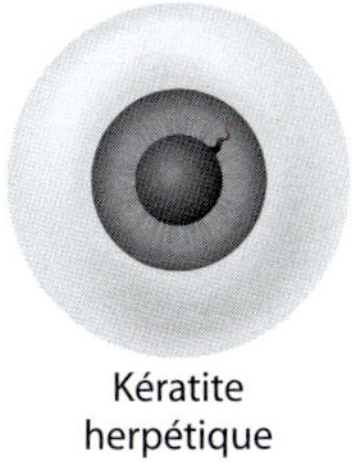

Figure 2. Kératite herpétique.

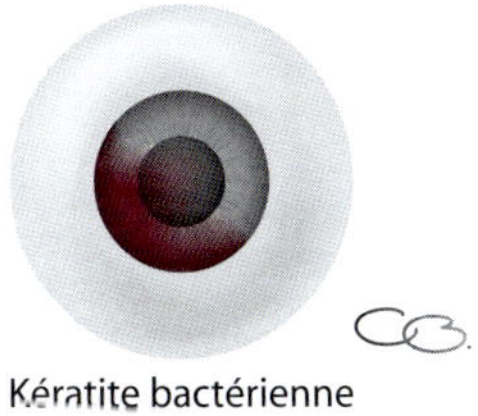

Figure 3. Kératite zostérienne.

Uvéites antérieures (irido-cyclite)

- Œil rouge, baisse d'acuité visuelle, douleurs profondes, modérées
- Examen : cercle périkératique, transparence cornéenne normale, pupille en myosis
- Examen à la lampe à fente : phénomène de Tyndall (présence de protéines et de cellules inflammatoires circulant dans l'humeur aqueuse) (Fig. 4), précipités rétrocornéens (dépôts de cellules inflammatoires à la face postérieure de la cornée) (Fig. 5), synéchies irido-cristalliniennes

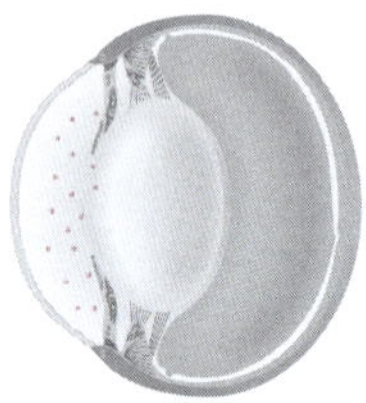

Figure 4. Tyndall.

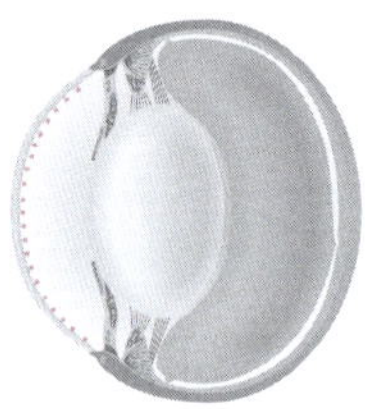

Figure 5. Dépôts rétrocornéens.

- Étiologie : infectieuse, arthrite juvénile idiopathique (+++), toxocarose, maladie de Kawasaki, spondylarthrite ankylosante, sarcoïdose, maladie de Behçet

Glaucome aigu par fermeture de l'angle : rare

- Douleurs très profondes, irradiant dans le territoire du trijumeau, nausées, vomissements, baisse d'acuité visuelle brutale et massive. Rare chez l'enfant
- Examen : œil rouge, œdème cornéen diffus (transparence diminuée), semi-mydriase aréflectique, angle irido-cornéen fermé, tonus oculaire élevé (> 50 mmHg), dureté du globe oculaire à la palpation bidigitale

● TRAITEMENT ET PRISE EN CHARGE

- **Kératite à adénovirus :** traitement symptomatique
- **Kératite herpétique (+++) :** antiviraux locaux (aciclovir pommade ou ganciclovir en gel) pendant 1 semaine
- **Kératites bactériennes, mycosiques et parasitaires :** collyres antibiotiques toutes les heures puis, après avis ophtalmologique, collyres à forte concentration préparés à partir de préparations pour injections IV (réalisés en milieu hospitalier)
- **Uvéites antérieures (irido-cyclite) :** collyres mydriatiques à l'atropine (prévention ou suppression des synéchies postérieures) et corticoïdes locaux (collyre ou en injections sous-conjonctivales), traitement étiologique
- **Glaucome aigu par fermeture de l'angle :** acétazolamide (Diamox®) par voie IV, mannitol à 25 %, collyres hypotonisants, collyre myotique instillé toutes les heures, iridotomie au laser

ŒIL ROUGE DOULOUREUX SANS BAISSE D'ACUITE VISUELLE

EXAMEN CLINIQUE

Épisclérite :

- Nodule rouge violacé sur la sclère, souvent très douloureux mais sans baisse visuelle
- Perforation sclérale (uniquement si maladies de système ou rhumatismales)
- Examen du segment antérieur normal
- Bilan étiologique : maladie infectieuse, inflammatoire (collagénose) ou rhumatismale

TRAITEMENT ET PRISE EN CHARGE

- Corticothérapie locale (collyre)
- Traitement de la cause

RÈGLE ABSOLUE

Ne jamais prescrire une corticothérapie locale sans avoir éliminé une kératite herpétique.

L'ASTUCE D'URG'PÉDIATRIE

Œil rouge et douloureux non traumatique = **3 urgences :**

- Glaucome aigu par fermeture de l'angle
- Uvéites
- Infections de type abcès cornéen ou endophtalmie

ŒIL ROUGE NON DOULOUREUX SANS BAISSE D'ACUITÉ VISUELLE

EN URGENCE

Savoir identifier une pathologie simple ne menaçant pas la vision d'une pathologie grave menaçant la vision et/ou l'intégrité du globe oculaire

EXAMEN CLINIQUE

- **Hémorragie sous-conjonctivale spontanée :** rougeur conjonctivale localisée, en nappe, fréquente
- **Conjonctivite bactérienne**
  - Rougeur conjonctivale diffuse, prédominant dans le cul-de-sac conjonctival inférieur, bilatérale, acuité visuelle conservée, sécrétions muco-purulentes, collant les paupières le matin au réveil, douleurs superficielles modérées, sensation de grains de sable
  - Prélèvement pour examen bactériologique non nécessaire en 1re intention
  - Germes à Gram positif (notamment streptocoque ou staphylocoque)
- **Conjonctivites virales à adénovirus :** épidémiques, bilatérales, sécrétions claires, adénopathie prétragienne
- **Conjonctivites allergiques :** saisonnières, bilatérales, récidivantes, sujets atopiques, larmoiement, prurit, œdème palpébral, rhinite allergique, papilles palpébrales ± volumineuses entraînant des complications cornéennes
- **Conjonctivites à chlamydiae**
  - Conjonctivite chronique à chlamydiae (« conjonctivite des piscines ») :
    - bilatérale, mucopurulente, à évoquer devant une conjonctivite chronique
    - le diagnostic peut être fait par une PCR sur un grattage conjonctival
  - Trachome (conjonctivite à *Chlamydia trachomatis*) : conjonctivite avec atteinte cornéenne, puis fibrose du tarse, trichiasis (déviation des cils venant frotter la cornée) et entropion, ulcères cornéens, cornée opaque
- **Syndrome sec oculaire**
  - Rougeur oculaire, sensation de grains de sable, douleurs oculaires superficielles, test de Schirmer positif, test au vert de lissamine positif
  - Étiologie : Gougerot-Sjögren, syndrome sec, traitement parasympatholytique par voie générale

TRAITEMENT ET PRISE EN CHARGE

- **Hémorragie sous-conjonctivale spontanée :** surveillance
- **Conjonctivite bactérienne :** antibiothérapie locale : collyre à large spectre type rifamycine, tobramycine (6 g/j pendant 7 jours), azithromycine (2 g/j pendant 3 jours). Pommade antibiotique au coucher
- **Conjonctivites virales à adénovirus :** nettoyage au sérum physiologique, collyre antiseptique (picloxydine), éviction scolaire, hygiène des mains et du linge
- **Conjonctivites allergiques :** éviction de l'allergène si possible, anti-histaminique H1 *per os*, collyre neutre ou anti-allergique (si > 4 ans), collyre corticoïde dans les cas les plus graves
- **Conjonctivites à chlamydiae :** azythromycine (une dose orale) ou collyre à la tétracycline
- **Syndrome sec oculaire :** instillation de substituts des larmes

PLAIES DE L'ŒIL

EXAMEN CLINIQUE ET PRISE EN CHARGE

- **Plaies non perforantes (corps étrangers cornéens)**
  - Douleur +++, insomnie, œdème localisé de la cornée (Fig. 1)
  - Ablation du corps étranger avec matériel stérile
  - Traitement antiseptique pendant quelques jours, pommade vitamine A, pansement oculaire occlusif, antalgique
- **Ulcères de cornée traumatiques (classique coup d'ongle)**
  - Douleur +++, photophobie, céphalées
  - Test à la fluorescéine (lampe à fente) : ulcère aux bords irréguliers, superficiel, plus ou moins étendu sur la cornée (Fig. 2)
  - Traitement : collyres antibiotique et cicatrisant, avec un pansement oculaire d'au moins 24 heures
- **Plaies perforantes** (Fig. 3, 4 et 5)
  - Graves, douleur plus ou moins importante
  - Examen : pupille déformée, hernie d'iris hors de la cornée, lésion cornéenne, signe de Seidel (test à la fluorescéine en lumière bleu cobalt : si perforation, l'humeur aqueuse dilue la fluorescéine), tonus oculaire effondré à la palpation bidigitale
  - Radiographie des orbites pour visualiser le corps étranger, TDM pour le repérer dans l'espace avant extraction chirurgicale
- **Lésions associées**
  Bien examiner l'œil devant :
  - fracture de l'orbite
  - plaies des paupières
  - polytraumatisme

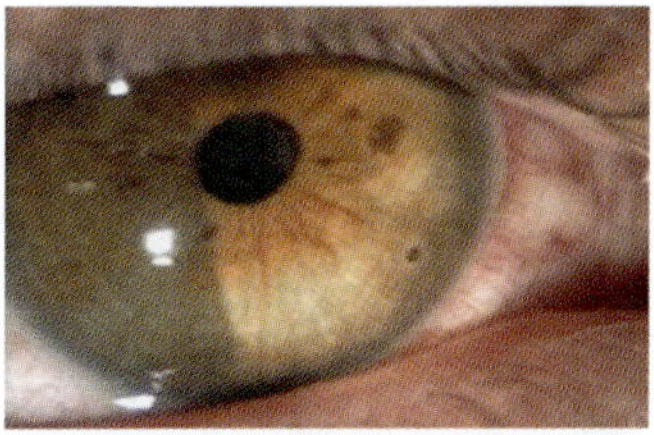

Figure 1. Grain métallique cornéen.

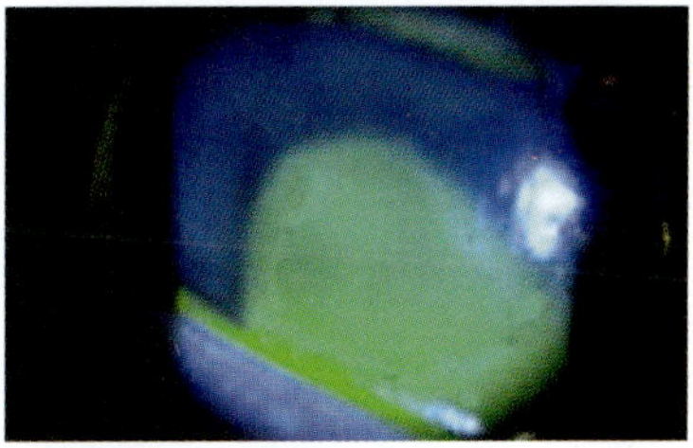

Figure 2. Ulcère cornéen.

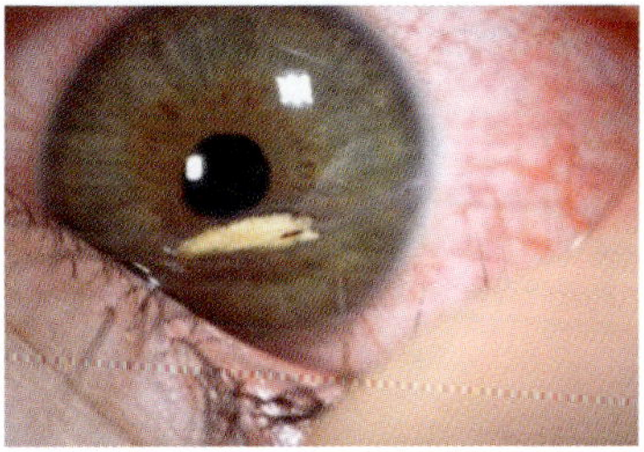

Figure 3. Corps étranger dans l'œil (fragment de bois).

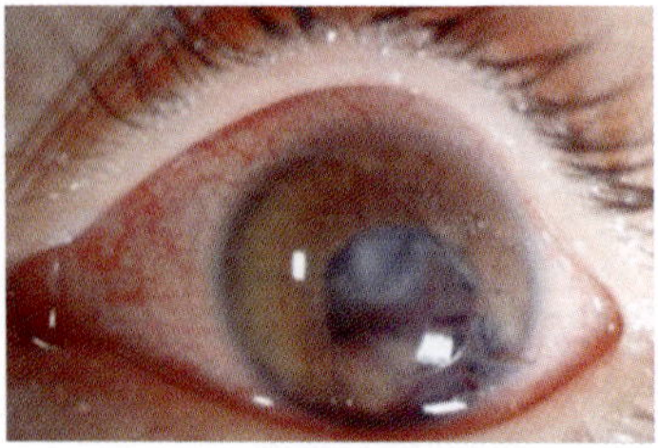

Figure 4. Plaie oculaire sévère et contuse.

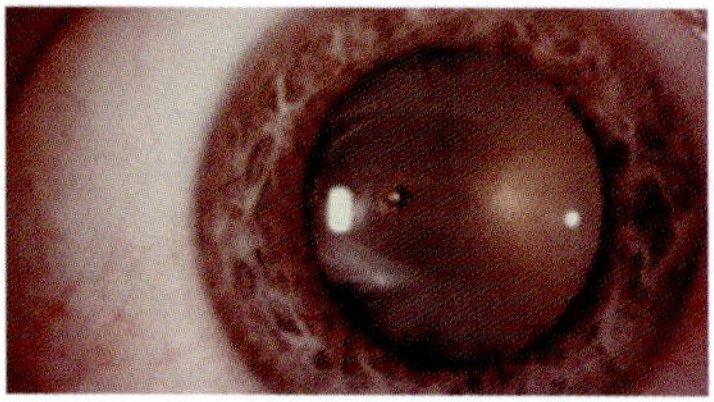

Figure 5. Corps étranger métallique intra-oculaire planté dans le cristallin.

L'ASTUCE D'URG'PÉDIATRIE

Le plus grand risque est de ne pas diagnostiquer une plaie oculaire.

PARTIE XIV

Urgences oto-rhino-laryngologiques/stomatologiques

ÉPIGLOTTITE

DÉFINITION

Laryngite supra-glottique bactérienne grave de l'enfant de moins de 7 ans, due le plus souvent à *Haemophilus infuenzae b.*

EXAMENS COMPLÉMENTAIRES

- Écouvillonnage de l'épiglotte, hémocultures, BU
- ± Radio pulmonaire, PL en fonction des signes d'appel (localisations pulmonaire et méningée d'*Haemophilus influenzae*)

DIAGNOSTIC CLINIQUE

- Fièvre élevée (40 °C), altération de l'état général, adénopathies cervicales
- Dyspnée inspiratoire d'installation brutale
- Dysphagie croissante, hypersialorrhée fétide
- Voix étouffée, toux claire ou absente
- Attitude caractéristique de l'enfant : assis, penché en avant, bouche ouverte, langue tirée, tête en hyperextension, refus de la position allongée

RECOMMANDATIONS

Éviter les gestes à risque :
- Ne pas examiner le pharynx avec un abaisse-langue
- Ne pas allonger un enfant qui adopte une position assise
- Éviter les déplacements et manipulations non obligatoires
- Les examens complémentaires ou la mise en place d'une voie veineuse ne doivent pas retarder le traitement (libérer les voies aériennes et antibiothérapie)

DIAGNOSTIC DIFFÉRENTIEL

Tableau 1. Comparaison des symptômes entre laryngite sous-glottique et épiglottite.

	Épiglottite	Laryngite sous-glottique
Âge	3-7 ans, adultes	6 mois-3 ans
Début des signes d'obstruction	6-24 heures	24-72 heures
Fièvre	Souvent > 39,5 °C	< 38,5 °C
Altération de l'état général	Marquée	État général souvent conservé
Hypersialorrhée	Fréquente	Absente
Toux	Claire ou absente	Rauque
Voix	Étouffée	Rauque
Attitude	Assis, bouche ouverte	Normale

TRAITEMENT ET PRISE EN CHARGE

- Transfert médicalisé en réanimation
- Ne pas allonger
- Oxygénothérapie en position assise
- Restaurer la liberté des voies aériennes : intubation recommandée devant le moindre signe de gravité
  - Intubation en position assise
  - Sonde endotrachéale de diamètre inférieur aux normes d'âge
  - Risque d'intubation difficile, matériel de trachéotomie à disposition
- Antibiothérapie en urgence : C3G pendant 10-15 jours (ceftriaxone IM ou IV 100 mg/kg/j en 1 injection ou céfotaxime IV 50-100 mg/kg/j en 3 injections)
- Corticoïdes inefficaces
- Aérosols d'adrénaline (1 mg + SSI QSP 5 mL)

L'ASTUCE D'URG'PÉDIATRIE

- Affection rare depuis la généralisation de la vaccination anti-haemophilus.
- Mortalité proche de 0 % si les voies aériennes peuvent être libérées, proche de 6 % dans le cas contraire.

ÉPISTAXIS

DÉFINITION

- Écoulement de sang extériorisé par le nez
- Fréquent chez l'enfant entre 2 et 10 ans

EXAMENS COMPLÉMENTAIRES

- Radio OPN, TDM faciale (si grave)
- NFS, plaquette, bilan hémostase, groupe Rhésus si déglobulisation ou syndrome hémorragique

DIAGNOSTIC

- Évident
- Pouls, TA, saturation
- Quantifier la perte : tachypnée, pâleur, signes de choc hémorragique
- Éliminer un saignement postérieur
- Rechercher :
  - Traumatisme :
    - corps étranger intranasal
    - grattage, mouchage
  - Épistaxis « essentiel » (surtout chez l'adolescent) : soleil, émotion, fatigue
  - Rhinopharyngite, rhinite allergique
  - Poussée HTA
  - Purpura rhumatoïde, purpura plaquettaire
  - Hémophilie
  - Intoxication médicamenteuse (aspirine, anti-agrégant, AVK)
  - Chez l'adolescent à partir de 12 ans : fibrome nasopharyngien (tumeur bénigne très vascularisée pouvant donner des hémorragies majeures)

TRAITEMENT ET PRISE EN CHARGE

- Épistaxis simple
  - Mouchage
  - Compression bidigitale, tête en avant pendant 5 à 10 minutes (montre en main)
  - Compression par tampon hémostatique
    - Si persistance de l'hémorragie ou signe de choc
  - VVP
  - Surveillance pouls, TA, conscience
  - Avis ORL pour méchage

L'ASTUCE D'URG'PÉDIATRIE

Tamponnement antérieur et postérieur par sonde urinaire dans l'attente de la prise en charge ORL en cas d'hémorragie active malgré méchage.

ETHMOÏDITE

EXAMENS COMPLÉMENTAIRES

- Scanner des sinus en urgence : confirme le diagnostic (opacité ethmoïdo-maxillaire, collection rétroseptale extra-orbitaire ou intra-orbitaire) et élimine une ostéomyélite aiguë du maxillaire supérieur, une dacryocystite aiguë ou une staphylococcie maligne de la face
- Prélèvement nasal
- Hémocultures
- Recherche d'antigènes solubles

COMPLICATIONS

- **Abcès orbitaire** (risque de cécité par fonte purulente de l'œil)
  - Paralysie oculomotrice partielle ou complète (immobilité du globe)
  - Mydriase paralytique
  - Anesthésie cornéenne
- **Thrombophlébite du sinus caverneux** (voire méningo-encéphalite ou abcès intracérébral)
  - Fièvre oscillante avec frissons
  - Syndrome méningé

CLINIQUE

Touche le jeune enfant (de 6 mois à 5 ans)
Complication d'une rhinopharyngite

- **Ethmoïdite aiguë simple** (œdémateuse ou fluxionnaire)
  - Fièvre élevée (39-40 °C)
  - Œdème palpébral très douloureux, débutant à l'angle supéro-interne
  - Suppuration nasale homolatérale inconstante, parfois hémorragique
  - Pas de pus conjonctival (élimine une dacryocystite ou une conjonctivite)
- **Ethmoïdite aiguë suppurée collectée**
  - Augmentation des signes précédents avec douleur insupportable
  - Chémosis énorme (œdème conjonctival)
  - Refoulement du globe en dehors et en avant (exophtalmie) sans trouble visuel ni trouble de l'oculomotricité

DIAGNOSTIC DIFFÉRENTIEL

- Ostéomyélite aiguë du maxillaire supérieur (exceptionnelle)
  - Œdème prédominant à la paupière inférieure
  - Tuméfaction gingivale et palatine
- Staphylococcie maligne de la face consécutive à un furoncle de l'aile du nez ou de la lèvre supérieure
- Érysipèle

TRAITEMENT ET PRISE EN CHARGE

- Hospitalisation et avis spécialisé +++
- Bi-antibiothérapie IV à large spectre en urgence
  - Germes visés : *Haemophilus influenzae*, staphylocoque, pneumocoque
  - en 1re intention amoxicilline/acide clavulanique 100 mg/kg/24 heures en 3 injections ± amoxicilline 50 mg/kg/24 heures (pour total amoxicilline 150 mg/kg/j sans dépasser dose max d'acide clavulanique)
  - Si forme grave : céfotaxime (50 mg/kg/j en 3 injections) + fosfosmycine (150 mg/kg/j en 3 injections)
  - Adaptation secondaire aux prélèvements bactériologiques
- ± Corticothérapie après 48 heures d'antibiothérapie efficace : bétaméthasone 0,1 à 0,4 mg/kg/j pendant 5 jours
- Antipyrétiques, antalgiques, désinfection rhino-pharyngée et soins oculaires
- En cas de collection ou d'atteinte oculaire avec troubles de mobilité
  - Drainage chirurgical (et prélèvements bactériologiques)
  - ± Adénoïdectomie dans le même temps chirurgical ou à distance de l'épisode en l'absence de drainage chirurgical
- Surveillance ophtalmologique
- Scanner de contrôle selon l'évolution clinique

L'ASTUCE D'URG'PÉDIATRIE

Un « gros œil fébrile » est une urgence diagnostique (scanner dès le diagnostic évoqué) et thérapeutique (antibiothérapie parentérale en milieu hospitalier) avec mise en jeu du pronostic vital (complications neurologiques) et fonctionnel (cécité).

LARYNGITES SOUS-GLOTTIQUES

DÉFINITION

- Inflammation d'origine virale de la sous-glotte (sous les cordes vocales) et éventuellement la trachée et les bronches
- Virus : *Myxovirus parainfluenzae* +++, adénovirus, VRS, coxsachie, influenzae...
- Âge : 1-3 ans

DIAGNOSTIC

- Fièvre peu élevée et coryza au début
- Bradypnée inspiratoire (FR < 40/min chez le nourrisson et < 30/min chez l'enfant) avec inspiration lente, active (tirage), prolongée et bruyante = **cornage**
- Toux/voix rauque et stridor (toux « aboyante »)
- Tirage sus-sternal
- État général conservé
- Auscultation libre souvent
- Position semi-assise
- Prise alimentaire et hydrique parfois gênée par la dyspnée : risque de déshydratation

RECOMMANDATIONS

Éviter les gestes à risque :
- Ne pas examiner le pharynx au moyen d'un abaisse-langue
- Ne pas allonger un enfant qui adopte une position assise

PRISE EN CHARGE EN FONCTION DU SCORE

Tableau 1. Score de sévérité de Westley (SCW).

Signes		*Score*
Stridor	Aucun	*0*
	Au repos avec stéthoscope	*1*
	Au repos sans stéthoscope	*2*
Tirage	Aucun	*0*
	Léger	*1*
	Modéré	*2*
	Sévère	*3*
Murmure vésiculaire	Normal	*0*
	Diminué	*1*
	Très diminué	*2*
Cyanose	Absente	*0*
	À l'agitation	*4*
	Au repos	*5*
Conscience	Normale	*0*
	Altérée	*5*

Tableau 2. Gravité en fonction du score SCW et prise en charge.

3 < SCW	Laryngite non dyspnéisante	Consultation et humidification à domicile
3 < SCW < 5	Laryngite dyspnéisante	Consultation aux urgences si l'enfant s'améliore après traitement par aérosol et milieu familial capable d'assurer la surveillance post-urgence
5 < SCW < 8	Laryngite dyspnéisante sévère	Adrénaline, corticoïdes et hospitalisation en pédiatrie
SCW > 8	Laryngite grave	Adrénaline, corticoïde, oxygène et surveillance en soins intensifs

TRAITEMENT ET PRISE EN CHARGE

- Rassurer l'enfant
- Respecter la position qu'il adopte (ne pas allonger l'enfant s'il est assis !)
- Humidification de l'air, surtout à domicile (le mettre dans salle de bains fermée et remplir le lavabo d'eau très chaude)
- Corticoïdes par voie inhalée : budésonide (Pulmicort®) 2 mg à l'arrivée et à H1
- Corticoïdes par voie orale, IV ou IM : bêtaméthasone (Célestène®) 10 gouttes/kg *per os* ou dexaméthasone 0,6 mg/kg IV ou IM si voie orale impossible (dyspnée ++)
- Adrénaline par aérosol : 0,5 mg/kg d'une solution 1/1 000 : max 5 mg dans 5 mL de sérum physiologique : 5 mg/15 minutes
- **Évolution**
  - Si pas d'amélioration dans les 30 minutes suivant la prise en charge → hospitalisation d'urgence : il s'agit d'une épiglottite ou d'une laryngite sous-glottique sévère
  - Si aggravation : intubation naso-trachéale (par opérateur entraîné, en position assise, oxygénation préalable par insufflateur manuel, afin d'éviter l'ACR)
  - Si amélioration : surveillance puis retour domicile (corticoïdes pendant 4 jours)

L'ASTUCE D'URG'PÉDIATRIE

- L'utilisation d'un score de gravité peut être une aide utile à la décision thérapeutique.
- Le diagnostic est clinique.

ŒDÈME DE QUINCKE

DÉFINITION

Angio-œdème de la peau ou des muqueuses, isolé ou associé à une urticaire aiguë ou chronique

EXAMENS COMPLÉMENTAIRES

Prélever un tube sec de sang : dosage tryptase et histamine sériques (marqueurs de l'allergie) au cours de la réanimation ou même après un éventuel décès

SIGNES DE GRAVITÉ

- Dyspnée par bronchospasme et laryngospasme
- Perte de conscience
- Hypotension artérielle et tachycardie majeure

DIAGNOSTIC DIFFÉRENTIEL

- Inhalation de corps étranger
- Eczéma de contact
- Érysipèle du visage

DIAGNOSTIC

- Tuméfaction ferme, mal limitée, ni érythémateuse ni prurigineuse, provoquant une sensation de tension douloureuse
- Peut toucher (comme l'urticaire) n'importe quelle partie de la peau ou muqueuse avec une prédilection pour le visage
- Signes ORL : dysphonie, hypersalivation
- Signes cutanéo-muqueux : prurit, flush, urticaire, angiœdème, conjonctivite
- Signes respiratoires : rhinite, gonflement de la luette, du pharynx, stridor, dyspnée
- Signes généraux : hypotension, collapsus, malaise
- Signes gastro-intestinaux : syndrome de Lessof (prurit oro-pharyngé, œdème labial + palais + luette), nausées, vomissements, douleur abdominale, diarrhée sanglante
- Contexte évocateur : début des signes dans les 30 à 60 minutes après un contact avec un allergène connu comme tel ou inaugural

TRAITEMENT ET PRISE EN CHARGE

- Scops, TA, pouls, saturation
- Adrénaline : IM 0,01 mg/kg ou IV 1 µg/kg à répéter toutes les 10 minutes si besoin
- Oxygénation au masque haute concentration
- Anti-histaminique H1 : Polaramine® (2,5 mL si âge < 30 mois, 5 mL si âge > 30 mois)
- Corticoïdes (Solumédrol® 1 mg/kg)
- Bronchospasme : bronchodilatateur inhalé type β2-mimétique d'action rapide
- **État de choc**
  - Voie veineuse
  - Position couchée, jambes surélevées
  - Adrénaline IVL : 0,1 µg/kg/min (prendre 0,3 mg/kg = 0,3 mL/kg d'adrénaline pure, compléter QSP 50 mL de sérum physiologique, démarrer à 1 mL/h = 0,1 µg/kg/min)
  - Remplissage : sérum physiologique 20 mL/kg IVD lente à renouveler si nécessaire
  - Intubation si nécessaire
- **Manifestations anaphylactiques modérées**
  - Anti-histaminiques et corticoïdes
  - Surveillance au moins 12 heures car risque de rechute

OREILLONS

DÉFINITION

- Maladie virale souvent bénigne due à paramyxovirus
- Vaccination recommandée

DIAGNOSTIC

- Incubation silencieuse 18 à 21 jours
- Phase d'invasion
  - Hyperthermie modérée
  - Malaise général : céphalée, vomissements, otalgie unilatérale majorée par la déglutition
  - Parotidite souvent unilatérale devenant bilatérale (70 %) : douleur à la pression, canal de Sténon inflammatoire
- Phase d'état
  - Déformation piriforme du visage, tuméfaction parotidienne élastique, tendue, sillon rétro-auriculaire comblé, lobe de l'oreille soulevé
  - Absence de vaccination, notion de contage
- Autres formes cliniques
  - **Méningite :** céphalée, fièvre, léthargie, vomissements, lymphocytose dans le LCR
  - **Orchite :** augmentation douloureuse du volume testiculaire, fièvre, malaise, vomissements, épididyme douloureux à la palpation (cordon sensible)
  - **Pancréatite aiguë :** douleurs abdominales, abdomen sensible à la palpation, diarrhée, vomissements
  - **Arthrites :** mono- ou poly-arthralgies parfois migratrices avec signes inflammatoires en regard des genoux, coudes, poignets, chevilles et épaules
  - **Encéphalite ourlienne :** rare (< 0,05 ‰)
  - **Atteintes glandulaires exceptionnelles :** ovarite, mammite, thyroïdite fébriles

DIAGNOSTIC DIFFÉRENTIEL

- Parotidite virale (para-influenza, entérovirus) ou bactérienne
- Adénopathie intraparotidienne ou cervicale
- Lithiase du canal de Sténon
- Hémangiome parotidien
- Pancréatite isolée
- Méningite isolée

EXAMENS COMPLÉMENTAIRES

- Aucun dans la plupart des cas
- Sérologie : anticorps spécifiques élevés
- Isolement du virus
- NFS : normale ou discrète hyperlymphocytose parfois neutropénie
- Amylasémie et amylasurie élevées (pancréatite associée)
- Cytolyse hépatique

COMPLICATIONS

- Méningite
- Encéphalite
- Syndrome de Guillain-Barré
- Pancréatite
- Atteinte cardiaque (rare)
- Orchite
- Myélite aiguë transversale
- Orchi-épididymite
- Arthrite
- Surdité

TRAITEMENT ET PRISE EN CHARGE

- **Curatif**
  - Pas de traitement spécifique
  - Antalgiques forts
  - Antipyrétiques
  - Orchite :
    - immobilisation des bourses
    - corticoïde parfois proposé (efficacité non prouvée) : prednisone 1 mg/kg/j
- **Préventif**
  - Isolement des malades, notamment de l'école, jusqu'à guérison clinique
  - La contagiosité s'étale d'une semaine avant le début clinique à une semaine après

STOMATITE HERPÉTIQUE

DÉFINITION

- Inflammation aiguë de la muqueuse buccale par primo-infection HSV1 le plus souvent
- Petit enfant à partir de 6 mois le plus souvent (quand les anticorps maternels ont disparu)

EXAMENS COMPLÉMENTAIRES

- Aucun (diagnostic essentiellement clinique)
- Diagnostic direct par écouvillonage du liquide vésiculaire puis culture virale, PCR ou recherche d'antigènes par immunofluorescence ou ELISA dans les formes de diagnostic difficile

DIAGNOSTIC CLINIQUE

- Incubation de 3 à 6 jours
- Vésicules puis érosions de la muqueuse buccale et des gencives avec enduit blanchâtre, gencives tuméfiées, saignantes
- Lésions péribuccales associées (vésicules en bouquets ou croûteuses sur les lèvres ou le menton)
- Adénopathies cervicales sensibles
- Dysphagie +++, hypersialorrhée, haleine fétide
- Fièvre souvent > à 39 °C
- Évolution favorable en 10-15 jours (mais formes graves chez atopique, immunodéprimé, nouveau-né)

DIAGNOSTIC DIFFÉRENTIEL

- Stomatite candidosique (muguet) : aspect vernissé et sec de la muqueuse au début, puis dépôts blanchâtres
- Stomatites à virus Coxsackie
  - Syndrome pieds-mains-bouche : stomatite antérieure, pauci-lésionnelle mais douloureuse, éruption 24 à 48 heures plus tard sur les mains et les pieds
  - Herpangine : stomatite postérieure (voile, luette, pharynx, amygdales), douloureuse
- Syndrome de Steven-Johnson, syndrome de Kawasaki (langue framboisée puis chéilite)
- Aphtose
- Érythème polymorphe : réaction immuno-allergique, atteinte possible de toutes les muqueuses même oculaires, signes généraux parfois importants

TRAITEMENT ET PRISE EN CHARGE

- **Si lésions sévères et/ou enfant à risque de complications (atopique, immunodéprimé)**
  - Hospitalisation, arrêt alimentaire, perfusion pour hydratation
  - Aciclovir (Zovirax®) IV :
    - plus de 3 mois : 5 mg/kg/8 heures pendant 8 à 10 jours
    - Moins de 3 mois (= herpès néonatal) : 250 mg/m^2/8 heures (perfusion de 1 heure) pendant 10 à 21 jours
  - Antipyrétiques et antalgiques
  - Bains de bouche en fonction de l'âge (si l'enfant n'avale pas) :
    - Lidocaïne injectable 1 % 1 flacon
    - Eludril® 40 cc, Hextril®
- **Sans refus alimentaire et peu de lésions**
  - Retour à domicile
  - Alimentation surtout lactée froide
  - Bains de bouche avant les repas en fonction de l'âge (*cf.* protocole ci-dessus)
  - En général : pas de traitement par aciclovir *per os*
  - Antalgiques

L'ASTUCE D'URG'PÉDIATRIE

L'herpès néonatal est rare mais grave, ne pas hésiter à utiliser les antiviraux par voie générale dans les formes graves.

TRAUMATISME DENTAIRE DE L'ENFANT

● FORMULE DENTAIRE ENFANT

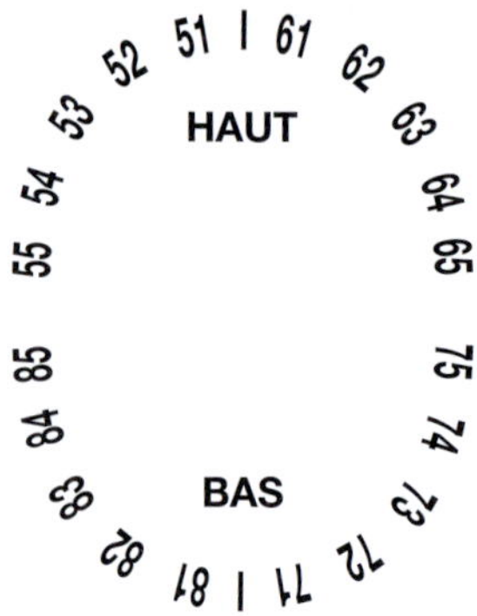

● DIAGNOSTIC

- Luxation dentaire
  - Incomplète
  - Complète (perte d'une ou plusieurs dents)
- Fracture dentaire
  - Si la pulpe est mise à nu, la douleur est intolérable et domine le tableau

● LOCALISATIONS

- Fracture de l'émail
- Fracture coronaire émail/dentine
- Fracture coronaire avec exposition de la pulpe
- Fracture radiculaire

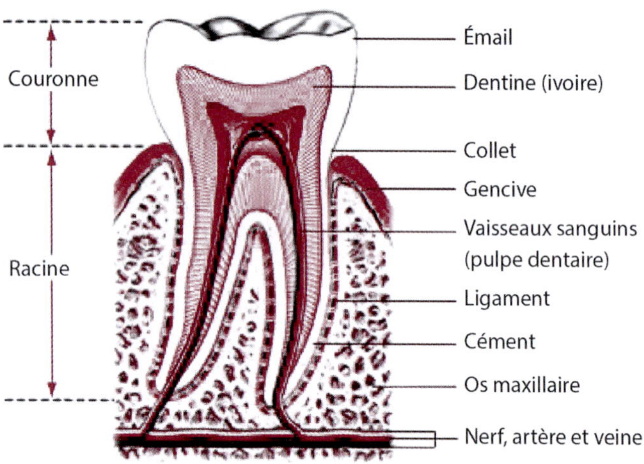

Figure 1. Anatomie de la dent.

● TRAITEMENT ET PRISE EN CHARGE

- **Luxation dentaire**
  - Luxation partielle : immobilisation et surveillance de la vitalité
  - Luxation complète (perte de dent) :
    - *pas de réimplantation pour les dents de lait*
    - tentative de réimplantation dans les autres cas : antibiothérapie par amoxicilline (clindamycine si allergie) en cas de réimplantation
- **Fracture dentaire**
  - Fracture de l'émail : traitement par polissage, protection par vernis et surveillance
  - Fracture coronaire émail/dentine : protection de la pulpe nécessaire immédiatement
  - Fracture coronaire avec exposition de la pulpe : c'est une urgence du fait de la douleur → consultation odonto-stomatologique rapide pour anesthésie et recouvrement par gel ou résine
  - Fracture radiculaire : il existe des possibilités de conservation d'où consultation odonto-stomatologique rapide
- Demander aux parents de chercher la dent perdue : si introuvable → **radio pulmonaire pour rechercher une inhalation de la dent**

L'ASTUCE D'URG'PÉDIATRIE

- Chez l'enfant, le germe de la dent est sous forme de gelée. Lors de tentative de réimplantation, il existe un risque de compression non négligeable de la dent de lait, donc toute réimplantation est contre-indiquée.
- Les conséquences d'un traumatisme dentaire chez l'enfant sont souvent tardives, il faut donc noter toutes les lésions dentaires sur le certificat médical initial.

PARTIE XV

Urgences traumatologiques

AVULSION DE LA TUBÉROSITÉ TIBIALE ANTÉRIEURE

● ÉPIDÉMIOLOGIE

Adolescent 12-15 ans

● EXAMENS RADIOLOGIQUES

Radiographie du genou de face et de profil

● TRAITEMENT ET PRISE EN CHARGE

- Antalgique
- En fonction du type
  - **Types 1 et 2 :**
    - fracture extra-articulaire non déplacée : plâtre cruro-pédieux en extension
    - fracture extra-articulaire déplacée : chirurgie
  - **Type 3 :**
    - fracture intra-articulaire : chirurgie
    - durée d'immobilisation : 4 à 6 semaines, appui autorisé

● DIAGNOSTIC

- **Clinique**
  - Douleur intense du genou
  - Impotence fonctionnelle totale du genou
  - Œdème du genou
- **Mécanisme**
  - Contraction violente contrariée du quadriceps (saut en longueur)
  - Flexion brutale du genou avec quadriceps contrariée (réception saut en longueur)

CAS PARTICULIER

Tuméfaction douloureuse de la TTA lors de la maladie d'Osgood-Schlatter : gêne fonctionnelle disparaissant avec la croissance

● CLASSIFICATION

Classification : Watson-Jones modifiée par Ogden

- Type 1 : le trait traverse le centre d'ossification secondaire de la TTA
- Type 2 : le trait passe entre le centre primaire et le centre secondaire
- Type 3 : le trait se prolonge à travers le noyau épiphysaire (= Salter III)

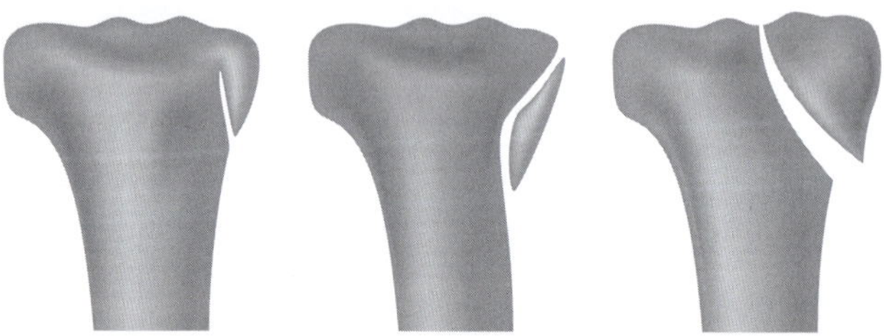

Type 1 Type 2 Type 3

FRACTURE-DÉCOLLEMENT ÉPIPHYSAIRE DU TIBIA PROXIMAL

● ÉPIDÉMIOLOGIE

Souvent adolescent 13-16 ans

● EXAMENS RADIOLOGIQUES

Radiographie du genou de face et de profil

● DIAGNOSTIC

- **Clinique**
  - Douleur intense du genou
  - Impotence fonctionnelle qui peut être totale
  - Œdème du genou
  - Hémarthrose parfois
- **Mécanisme**
  - Traumatisme en hyperextension ++ du genou

● COMPLICATIONS IMMÉDIATES

- Lésion du ligament croisé antérieur et du ligament latéral interne : rare
- Lésion de l'artère poplitée, tibiale postérieure et antérieure si déplacement postérieur

● TRAITEMENT ET PRISE EN CHARGE

- Antalgique
- Avis chirurgical pour prise en charge spécialisée
  - **Salter 1 et 2** → réduction orthopédique puis immobilisation cruro-pédieuse (chirurgie si instable)
  - **Salter 3 et 4** → réduction anatomique par voie chirurgicale
- Immobilisation : 6 semaines

● CLASSIFICATION

- Déplacement
  - Plan frontal : souvent médial
  - Plan sagittal : souvent postérieur (lésion vasculaire ++)
- En fonction du type épiphysaire : classification de Salter (Fig. 1)

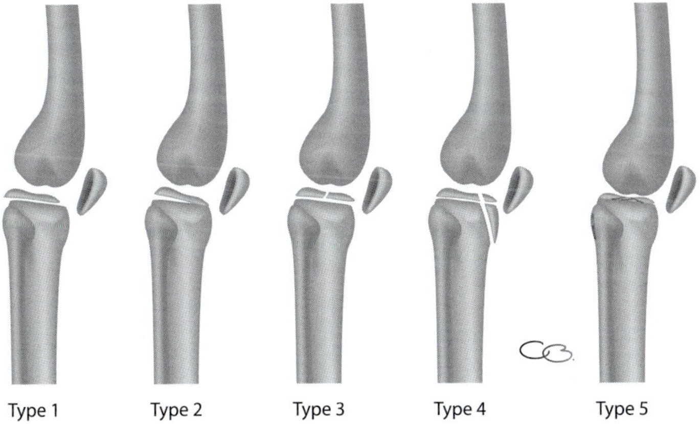

Figure 1. Les 5 types épiphysaires de Salter.

FRACTURE DE LA CHEVILLE

● ÉPIDÉMIOLOGIE

Fréquente surtout chez le garçon, à partir de l'âge de 11 ans

● EXAMENS RADIOLOGIQUES

Radiographie : cheville de face et de profil (jambe face/profil fonction de la clinique)

● DIAGNOSTIC

- **Clinique**
  - Douleur intense de la cheville
  - Impotence fonctionnelle totale
  - Œdème de la cheville
  - Déformation de la cheville
- **Mécanisme**
  - Le plus fréquemment indirect
  - Traumatismes en varus, valgus ou en torsion ainsi que les mouvements en flexion et extension forcées

● CLASSIFICATION

Classification de Salter et Harris

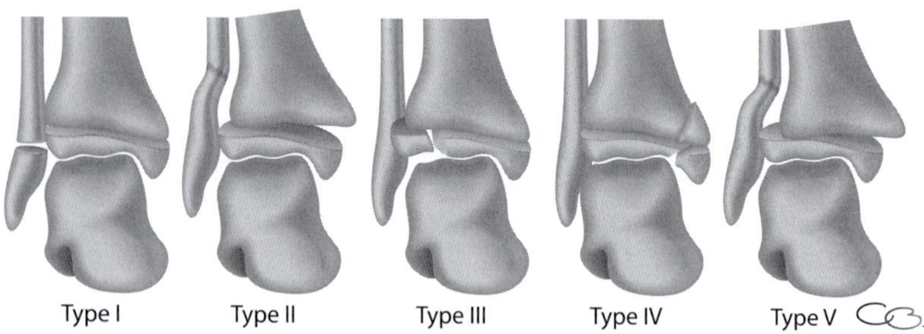

● TRAITEMENT ET PRISE EN CHARGE

- Antalgique
- **Fracture non déplacée**
  - Plâtre cruro-pédieux 3 semaines puis botte 3 semaines
  - Durée d'immobilisation totale : 6 semaines
  - Appui proscrit
- **Fracture déplacée**
  - Avis chirurgical pour prise en charge spécialisée
  - Métaphysaire et Salter I et II :
    - réduction + plâtre
    - si instable : brochage, vissage
  - Salter III ou IV (> 2 mm) : réduction ouverte, vissage ou brochage

FRACTURE DE LA CLAVICULE

● ÉPIDÉMIOLOGIE

Très fréquente, de la naissance à l'âge adulte.

● EXAMENS RADIOLOGIQUES

Radiographie : clavicule de face + incidence acromio-claviculaire face ± pulmonaire de face

● DIAGNOSTIC

- Mécanisme : choc direct ou indirect, chute sur le moignon de l'épaule ou sur le bras
- Douleur claviculaire à la mobilisation
- Déformation de la clavicule
- Abaissement du moignon de l'épaule
- Ecchymose, dermabrasion, hématome et/ou œdème en regard de la clavicule
- Saillie douloureuse sous la peau (fragment interne déplacé)
- Plaie en regard de la clavicule (fracture ouverte)

● CLASSIFICATION

- **En fonction du siège** (Fig. 1)
  - 1/3 moyen +++
  - 1/3 distal
  - 1/3 proximal
  - Pseudo-luxation sterno-claviculaire *(A)* : il s'agit d'un décollement épiphysaire Salter I ou II (voir fiche XV.25 Traumatismes du squelette chez l'enfant)
  - Pseudo-luxation acromio-claviculaire *(B)* : il s'agit d'un décollement épiphysaire

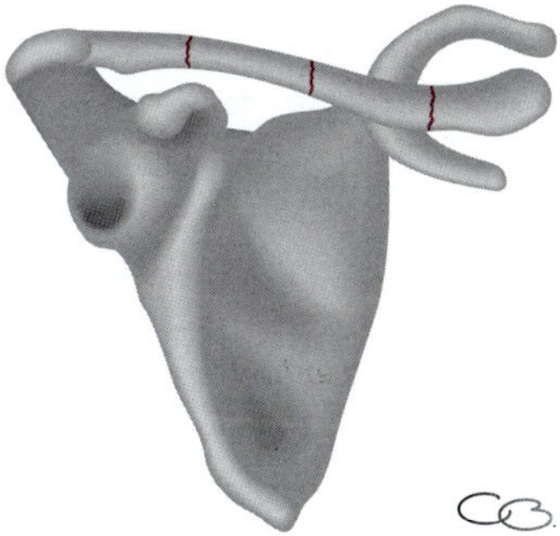

Figure 1. Classification des fractures de la clavicule.

● COMPLICATIONS

- Ouverture cutanée
- Lésions vasculaires associées (artères/veines sous-clavières : abolition du pouls radial)
- Lésion du plexus brachial
- Complications pleuro-pulmonaires

● TRAITEMENT ET PRISE EN CHARGE

- Antalgique
- Bandage en 8 durant 3 semaines (ou anneaux claviculaires)
- Élastoplaste en épaulette si âge < 3 ans
- Consultation à J8
- **Avis chirurgical si**
  - Fractures très déplacées
  - Fracture ouverte
  - Lésion neuro-vasculaire
  - Risques cutanés et vasculaires
  - Décollement épiphysaire

FRACTURE DE LA DIAPHYSE FÉMORALE

ÉPIDÉMIOLOGIE

- 3e localisation par ordre de fréquence des fractures de l'enfant
- Surtout les garçons

EXAMENS COMPLÉMENTAIRES

- Radiographie : bassin de face, fémur de face et profil prenant les articulations sus- et sous-jacentes
- Biologie : NFS, plaquettes, TP, TCA, groupe sanguin, Rhésus

DIAGNOSTIC

- **Mécanisme**
  - Fracture obstétricale (accouchement difficile)
  - Maltraitance (syndrome de Silvermann)
  - Accident de la voie publique ou accident sportif
  - Chute de lieu élevé ou de sa propre hauteur
  - Fracture pathologique
- **Clinique**
  - Douleur intense
  - Déformation de la cuisse
  - Attitude vicieuse associant : raccourcissement, une adduction et une rotation externe

CLASSIFICATION

- **En fonction de la localisation**
  - 1/3 proximal
  - 1/3 moyen
  - 1/3 distal
- **En fonction du type**
  - Transverse
  - Spiroïde
  - Oblique
  - En cheveu

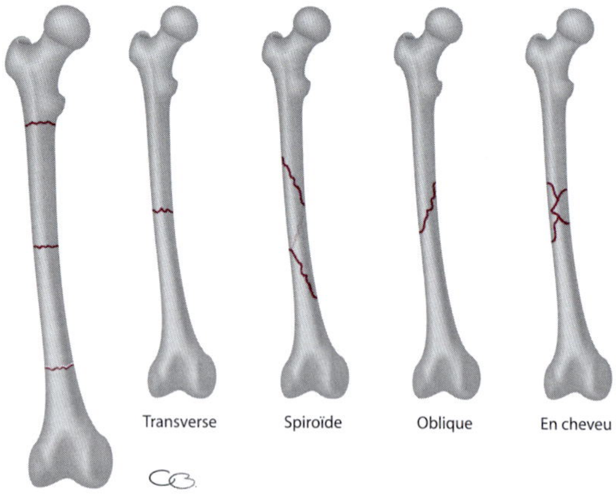

TRAITEMENT ET PRISE EN CHARGE

- Voie veineuse
- Antalgique
- **En urgence :** réduire par traction collée douce en abduction et rotation interne
- Avis chirurgical pour prise en charge spécialisée

FRACTURE DE LA DIAPHYSE HUMÉRALE

● ÉPIDÉMIOLOGIE

- Peu fréquente, plus souvent à l'adolescence
- Chez l'enfant de moins de 3 ans, penser au syndrome de Silverman

● EXAMENS RADIOLOGIQUES

Radiographie :

- Humérus de face et de profil
- Coude de face et de profil
- Épaule de face

● DIAGNOSTIC

- **Mécanisme**
  - Choc direct
  - Torsion
- **Clinique**
  - Douleur du bras
  - Impotence fonctionnelle totale du bras
  - Déformation du bras
  - Troubles vasculo-nerveux (nerf radial)

● CLASSIFICATION

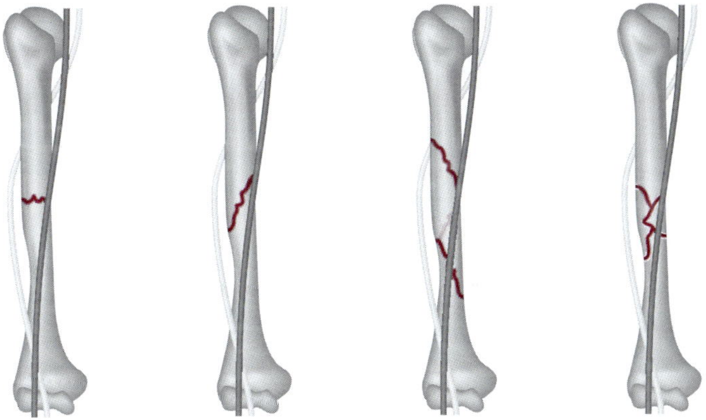

Transverse — Oblique — Spiroïde — En cheveu

● COMPLICATIONS

- Paralysie du nerf radial
- Lésion de l'artère humérale
- Ouverture cutanée (rare)

● TRAITEMENT ET PRISE EN CHARGE

- **Traitement orthopédique :** Dujarrier 6 semaines
- **Traitement chirurgical**
  - Fracture très déplacée qui reste instable après réduction
  - Complication associée
  - Polytraumatisé

FRACTURE DE LA DIAPHYSE TIBIALE

● ÉPIDÉMIOLOGIE

Fréquente, surtout les garçons, âge moyen 8 ans

● EXAMENS RADIOLOGIQUES

Radiographie de la jambe de face/profil prenant les articulations sus- et sous-jacentes

● DIAGNOSTIC

- **Clinique**
  - Douleur intense de la jambe
  - Impotence fonctionnelle totale
  - Déformation
- **Mécanisme**
  - Torsion : fracture spiroïde ou oblique (1/3 moyen ou inférieur)
  - Flexion : fracture spiroïde courte ou oblique (1/3 moyen)
  - Choc direct : trait transversal 1 ou 2 os de la jambe
  - Compression : trait complexe
  - Rechercher un syndrome de Silverman

● CLASSIFICATION

- **Fractures stables**
  - A. Fracture spiroïde du tibia
  - B. Fracture transverse du tibia
  - C. Fracture oblique du tibia
  - D. Fracture transverse des deux os de la jambe
- **Fractures instables**
  - E. Fracture oblique des deux os de la jambe
  - F. Fracture comminutive
- **Cas particuliers**
  - Fracture « en cheveu » : fracture sous-périostée chez nourrisson ou jeune enfant. Trait de fracture difficilement visible sur la 1re radio et mieux visible sur la radio à J10 (→ Immobilisation cruro-pédieuse ou botte 15 jours à 3 semaines)
  - Fracture tibiale métaphysaire proximale médiale : risque de valgus progressif durant la 1re année mais amélioration spontanée à long terme
  - Fracture sur courbure tibiale antéro-latérale : risque majeur de pseudarthrose « congénitale » du tibia (50 % associés à la neurofibromatose)
  - Fracture pathologique : le plus souvent sur un fibrome non ossifiant

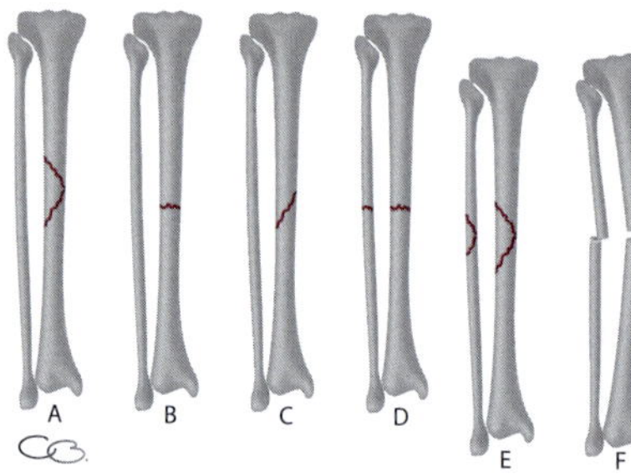

● TRAITEMENT ET PRISE EN CHARGE

- Antalgique
- Traitement orthopédique +++ → **attention à la confection du plâtre !**
  - Fracture non déplacée :
    - plâtre cruro-pédieux, genou fléchi (90° si petit enfant ou 30° si enfant plus grand)
    - immobilisation 3 à 4 semaines
  - Fracture déplacée :
    - réduction sous AG puis plâtre cruro-pédieux
    - traitement chirurgical (rare) : fractures ouvertes, polytraumatisme

FRACTURE DE LA PATELLA

ÉPIDÉMIOLOGIE

- Âge > 15 ans
- Exceptionnelle chez le petit enfant

EXAMENS RADIOLOGIQUES

Radiographie du genou de face et de profil (attention, peut paraître normale)

DIAGNOSTIC

- **Clinique**
  - Douleur du genou
  - Déformation du genou
  - Œdème du genou
  - Impotence fonctionnelle totale du genou
  - Hémarthrose post-traumatique
  - Extension impossible du genou
- **Mécanismes**
  - Choc direct le plus souvent
  - Contraction contrariée de l'appareil extenseur

CLASSIFICATION

- A. Fracture-avulsion du pôle proximal (= arrachement du tendon quadricipital)
- B. Fracture transversale du corps
- C. Fracture-avulsion du pôle inférieur (= arrachement du tendon rotulien)

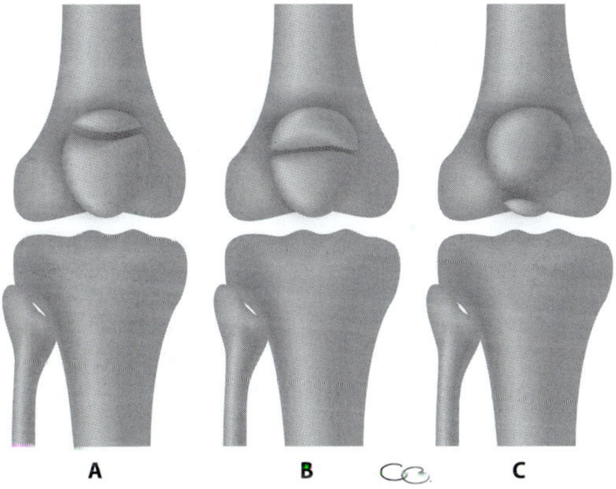

TRAITEMENT ET PRISE EN CHARGE

- Antalgique
- **Traitement orthopédique +++**
  - Fracture non déplacée : plâtre cruro-pédieux ou malléolaire (appui autorisé très rapidement)
  - Fracture déplacée → CHIRURGIE
- Immobilisation : 4 à 6 semaines

FRACTURE DE L'EXTRÉMITÉ DISTALE DES DEUX OS DE L'AVANT-BRAS

● ÉPIDÉMIOLOGIE

Les plus fréquentes des fractures de l'enfant

● EXAMENS RADIOLOGIQUES

Radiographie de l'avant-bras englobant les articulations sus- et sous-jacentes

● CLASSIFICATION

En fonction du type de fracture :

- Fracture en motte de beurre : fracture métaphysaire unicorticale stable (Fig. 1A)
- Fracture en bois vert : rupture d'une corticale
- Fracture métaphysaire complète (Fig. 1B) : radius seul ou les 2 os
- Décollement épiphysaire : le plus souvent Salter II (parfois Salter I) surtout le radius, plus rarement l'ulna

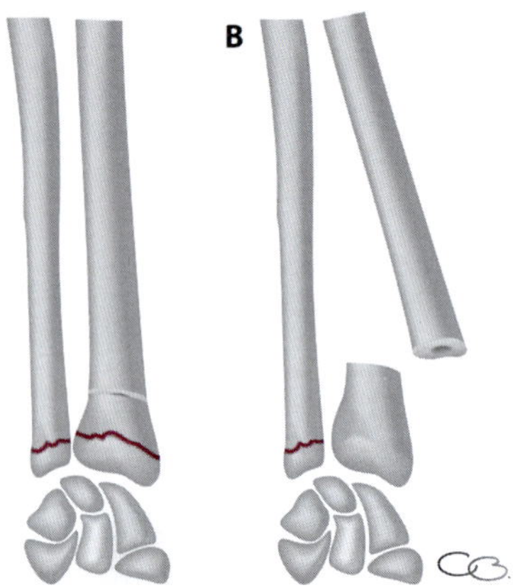

Figure 1. Fracture métaphysaire unicorticale stable (A) et complète (B).

● DIAGNOSTIC

- **Mécanisme**
  - Le plus souvent chute avec réception sur la main
- **Clinique**
  - Douleur
  - Impotence fonctionnelle totale
  - Œdème et angulation (Fig. 2)

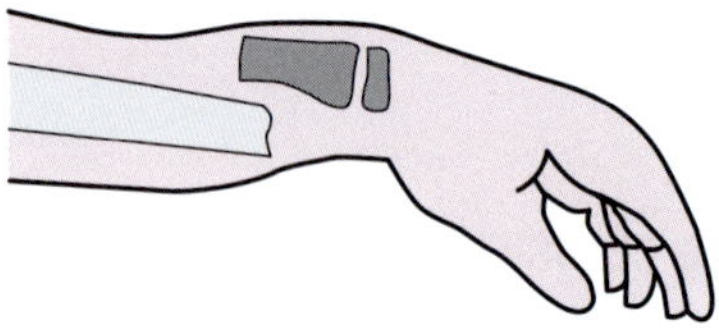

Figure 2. Œdème et angulation.

● COMPLICATION

Atteinte du nerf médian (rare)

● TRAITEMENT ET PRISE EN CHARGE

- Antalgique
- Traitement orthopédique : presque toujours
- Réduction si nécessaire puis plâtre brachio-anté-brachial-palmaire ou manchette
- Fracture en motte de beurre : manchette/3 semaines
- Fracture Salter II : réduction facile, plâtre brachio-anté-brachial/4 semaines
- Fracture en bois vert : réduction facile, plâtre brachio-anté-brachial/3 semaines puis manchette/3 semaines
- Fracture métaphysaire complète : réduction chirurgicale, plâtre brachio-anté-brachial/3 semaines puis manchette/3 semaines
- Reprise sport : 1 mois après retrait plâtre
- Pas de kinésithérapie

FRACTURE DE L'EXTRÉMITÉ SUPÉRIEURE DE L'HUMÉRUS

● ÉPIDÉMIOLOGIE

Très fréquente, surtout à l'adolescence.

● EXAMENS RADIOLOGIQUES

Radiographie : épaule de face et de profil (toujours)

● DIAGNOSTIC

- **Mécanisme**
  - Choc direct sur le moignon de l'épaule
  - Choc indirect avec réception sur la main
- **Clinique**
  - Douleur au niveau du col huméral
  - Impotence fonctionnelle du bras
  - Déformation visible dans les fractures en abduction
  - Hématome thoraco-brachial

● CLASSIFICATION

Fracture décollement épiphysaire Salter II ou, plus rarement, Salter I (plus fréquent chez l'adolescent)

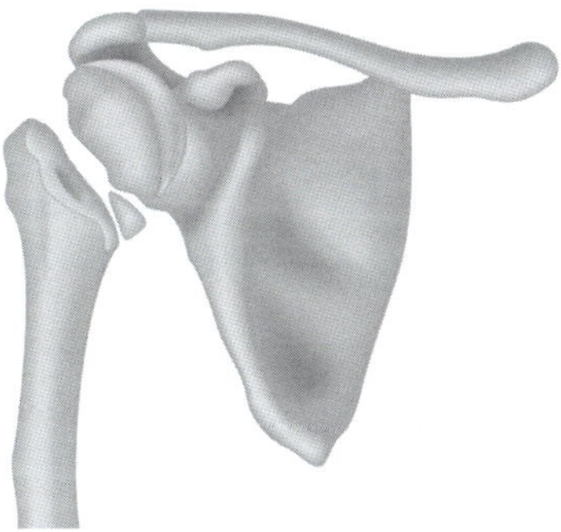

Figure 1. Fracture métaphysaire et métaphyso-diaphysaire (plus fréquent avant 10 ans).

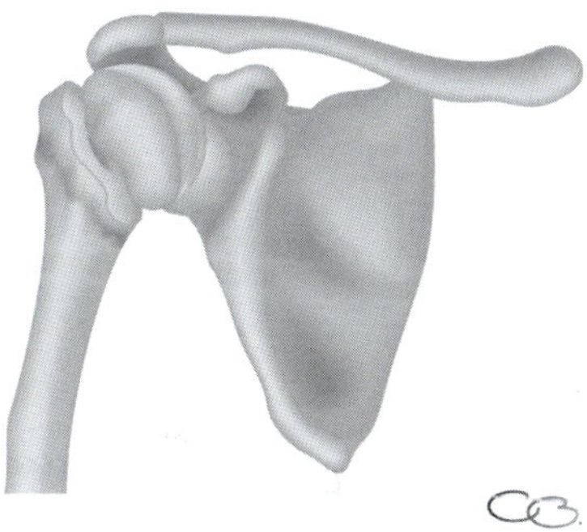

Figure 2. Fracture pathologique (sur kyste essentiel par ex.).

● COMPLICATIONS

- **Cutanées :** l'ouverture est rare
- **Musculaires :** deltoïde, tendon du biceps, interposition dans la fracture empêchant la réduction
- **Vasculaires :** lésions des vaisseaux axillaires (pouls) (rares)
- **Nerveuses :** lésions du plexus brachial (rares), du nerf circonflexe, du radial

● TRAITEMENT ET PRISE EN CHARGE

- Antalgique
- Traitement orthopédique +++ : bandage de Dujarier 3 semaines, puis écharpe 2 semaines
- Arrêt sport 8 semaines
- Consultation à J8
- Avis chirurgical : fracture très déplacée qui reste instable après réduction

FRACTURE DES ÉPINES TIBIALES

ÉPIDÉMIOLOGIE

- Rare
- Chute de vélo, athlétisme

EXAMENS RADIOLOGIQUES

Radiographie du genou de face et de profil

DIAGNOSTIC

- **Clinique**
  - Douleur intense du genou
  - Impotence fonctionnelle du genou
  - Hémarthrose du genou
- **Mécanisme**
  - Mécanisme de rupture du ligament croisé antérieur : flexion/rotation, hyper-extension

CLASSIFICATION

Classification Meyers et Mac Keever

- Type 1 : fracture incomplète, déplacement minime de la partie antérieure
- Type 2 : fracture complète, persistance d'une charnière cartilagineuse postérieure
- Type 3 : déplacement complet
- Type 4 : comminutive

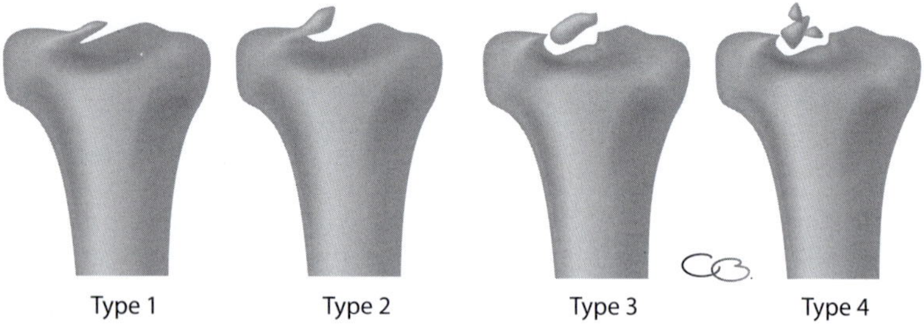

TRAITEMENT ET PRISE EN CHARGE

- Antalgique
- En fonction du type
  - **Type 1 :**
    - plâtre cruro-pédieux ou malléolaire en extension, appui autorisé
    - consultation à J4 avec orthopédiste
  - **Type 2 à 4 :** avis chirurgical pour prise en charge spécialisée
- Immobilisation : 6 semaines

FRACTURE DIAPHYSAIRE DE L'AVANT-BRAS

● ÉPIDÉMIOLOGIE

- 5 % des fractures de l'enfant
- 2 pics : 5-8 ans (chute) et 12-14 ans (sport)

● EXAMENS RADIOLOGIQUES

Radiographie de l'avant-bras englobant les articulations sus- et sous-jacentes (éliminer la luxation des articulations radio-ulnaires distale ou proximale)

● DIAGNOSTIC

- **Mécanisme**
  - Le plus souvent indirect : chute sur la paume de la main
  - Rarement choc direct
- **Clinique**
  - Douleur
  - Déformation
  - Recherche d'une ouverture cutanée

● TRAITEMENT ET PRISE EN CHARGE

- Antalgique
- Attelle postérieure BABP
- Avis chirurgical pour une prise en charge spécialisée

● CLASSIFICATION

En fonction du type

- Fracture incomplète
  - Déformation plastique : peut s'accompagner d'une luxation de la tête radiale
  - Fracture en bois vert
  - Fracture sous-périostée en cheveu
- Fracture complète
  En fonction de la localisation :
  - 1/3 proximal
  - 1/3 moyen
  - 1/3 distal

Formes cliniques

- Fracture de Monteggia (Fig. 1C) : fracture de l'ulna avec luxation de la tête radiale
- Fracture de Galéazzi (Fig. 1B) : fracture du radius avec luxation de la tête ulnaire

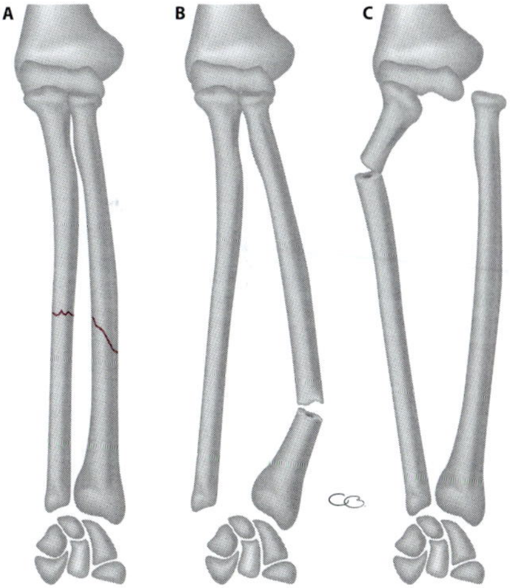

Figure 1. Classification des fractures diaphysaires de l'avant-bras.
A. Fracture non déplacée des 2 os
B. Fracture de Galéazzi
C. Fracture de Monteggia

FRACTURE DU COL DU FÉMUR

● ÉPIDÉMIOLOGIE

Rare mais grave.

● EXAMENS COMPLÉMENTAIRES

- Radiographie : bassin de face, hanche de face et profil
- Biologie : NFS, plaquettes, TP, TCA, groupe sanguin

● DIAGNOSTIC

- **Mécanisme**
  - Accident de la voie publique
  - Chute d'un lieu élevé
- **Clinique**
  - Impotence fonctionnelle
  - Douleur intense
  - Attitude vicieuse : raccourcissement, adduction et rotation externe

● CLASSIFICATION

Classification de Delbet en 4 types

- Type I : Salter I
- Type II : transcervicale
- Type III : basicervicale
- Type IV : pertrochantérienne

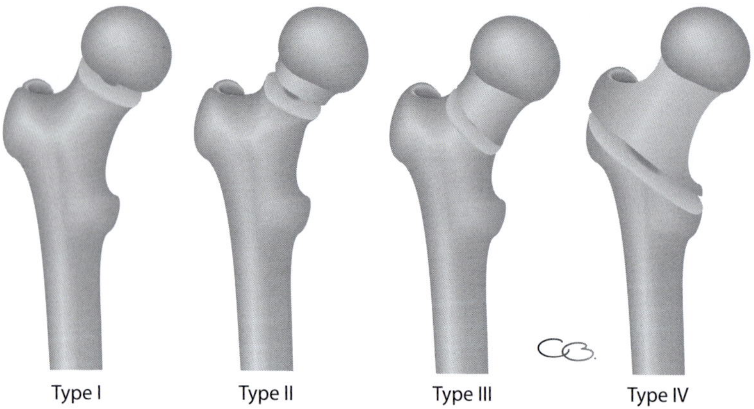

● TRAITEMENT ET PRISE EN CHARGE

- Voie veineuse
- Antalgique
- **En urgence :** réduire par traction collée douce en abduction et rotation interne
- Avis chirurgical pour prise en charge spécialisée

FRACTURE DU COL RADIAL

● ÉPIDÉMIOLOGIE

- 10 % des fractures du coude de l'enfant
- Lésions associées (luxation du coude, fracture de l'épicondyle médial, fracture de l'olécrane, etc.)
- Âge : 4 à 15 ans

● EXAMENS RADIOLOGIQUES

Radiographie du coude face/profil et avant-bras : rechercher une fracture de l'ulna

● DIAGNOSTIC

- **Mécanisme :** chute sur la main avec le coude en valgus
- Douleur élective en regard de l'extrémité supérieure du radius
- Douleur à la mobilisation du coude
- Impotence fonctionnelle relative du coude
- Œdème du coude

● CLASSIFICATION

Classification de Judet

- Grade 1 : non déplacé
- Grade 2 : déplacement latéral < 50 %, angulation < 30°
- Grade 3 : angulation > 30°, < 60°
- Grade 4 : angulation > 60°

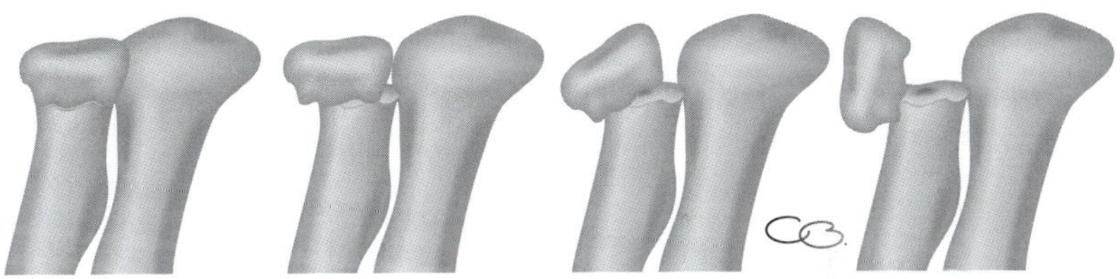

Grade 1 Grade 2 Grade 3 Grade 4

● SIGNES DE GRAVITÉ

Complication immédiate : paralysie radiale (rare)

● TRAITEMENT ET PRISE EN CHARGE

- Antalgique
- **Grade 1**
  - Plâtre brachio-anté-brachial palmaire pour 3 semaines
  - Consultation à J4
  - Pas de kinésithérapie
- **Grades 2, 3, 4**

→ **Avis chirurgical** pour prise en charge spécialisée

FRACTURE DU CONDYLE LATÉRAL

● ÉPIDÉMIOLOGIE

- Fréquent vers 6 à 8 ans
- Fracture articulaire

● EXAMENS COMPLÉMENTAIRES

- Radiographie du coude face/profil
- Échographie

● CLASSIFICATION

Classification de Lagrange et Rigault

- Grade 1 : non déplacé (< 2 mm)
- Grade 2 : déplacé (> 2 mm), déplacement latéral du fragment condylien
- Grade 3 : déplacement majeur, translation et rotation du fragment condylien

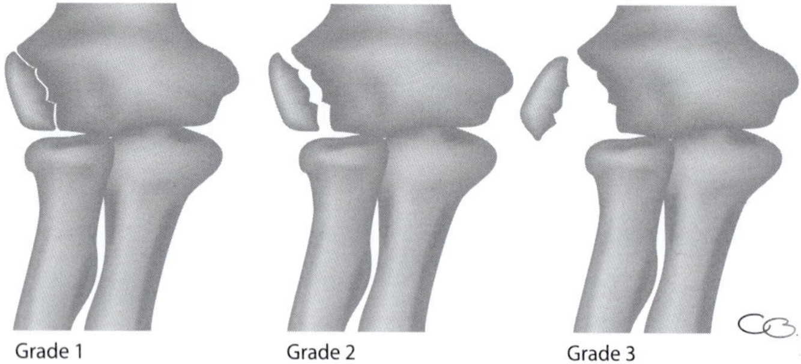

● DIAGNOSTIC

- **Mécanisme**
  - Compression en extension : la tête radiale percute le condyle latéral
  - Compression en flexion : l'olécrane percute le condyle latéral
  - Traction en extension, varus et supination : les muscles épicondyliens arrachent le condyle latéral
- **Clinique**
  - Douleur à la mobilisation du coude
  - Impotence fonctionnelle totale
  - Œdème du coude

● TRAITEMENT ET PRISE EN CHARGE

- **Stade 1**
  - Immobilisation orthopédique : BABP
  - Consultation d'orthopédie pédiatrique à J10 avec une échographie pour vérifier l'intégrité de la charnière cartilagineuse
  - Immobilisation 4 à 6 semaines
  - Pas de kinésithérapie
- **Stades 2, 3**

→ Avis chirurgical pour prise en charge spécialisée et embrochage

FRACTURE DU FÉMUR DISTAL

● ÉPIDÉMIOLOGIE

- Accidents de sport
- Accidents de deux roues

● EXAMENS COMPLÉMENTAIRES

- Radiographie du fémur : face et profil prenant les articulations sus- et sous-jacentes
- Biologie : NFS, plaquettes, TP, TCA, groupe sanguin, Rhésus (fonction de la prise en charge spécialisée)

● CLASSIFICATION

En fonction du type : fracture métaphysaire Salter I, II, III, IV

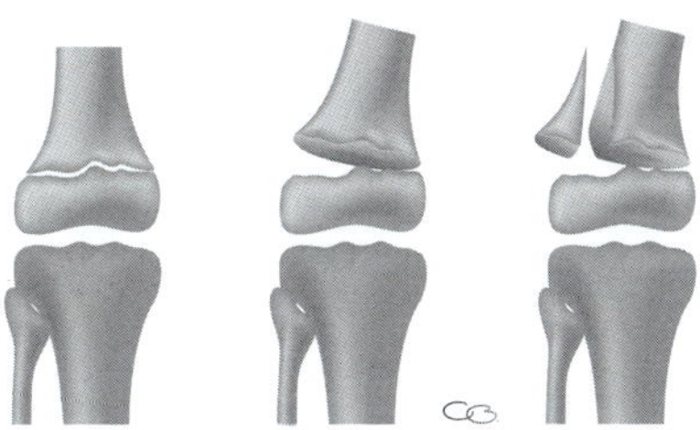

Salter de type 1 sans décollement épiphysaire — Salter de type 1 avec décollement épiphysaire — Salter de type 2 décollement épiphysaire associé à une fracture métaphysaire

● DIAGNOSTIC

- **Clinique**
  - Douleur intense du genou
  - Impotence fonctionnelle totale du genou
  - Œdème important
  - Troubles vasculo-nerveux associés
  - Lésions ligamentaires associées
- **Mécanisme**
  - Traumatisme en varus ou en valgus
  - Traumatisme en hyperextension
  - Traumatisme direct sur genou fléchi

● COMPLICATIONS IMMÉDIATES

- Atteinte sciatique poplité externe (décollement en varus ou en hyperextension)
- Atteinte artère poplitée (traumatisme en hyperextension)

● TRAITEMENT ET PRISE EN CHARGE

- VVP
- Antalgique
- Attelle cruro-pédieuse postérieure
- Avis chirurgical pour prise en charge spécialisée
- En fonction du type de fracture métaphysaire
  - **Salter I ou II :**
    - réduction orthopédique
    - plâtre pelvi-pédieux ou cruro-pédieux en fonction de l'âge
  - **Salter III ou IV :**
    - réduction anatomique
    - durée d'immobilisation : 6 semaines

Urgences traumatologiques XV.17

FRACTURE ÉPICONDYLE MÉDIAL (ÉPITROCHLÉE)

● ÉPIDÉMIOLOGIE

- 7 à 15 ans
- Luxation postéro-latérale du coude associée (50 % des cas)
- 20 % sont incarcérées dans l'articulation (grade III)

● EXAMENS COMPLÉMENTAIRES

- Radiographie coude face/profil
- Si doute diagnostique
  - Échographie
  - IRM

● COMPLICATION

Paralysie ulnaire

● CLASSIFICATION

Classification de Watson-Jones

- Grade 1 : non déplacée ou déplacement < 5 mm
- Grade 2 : déplacée > 5 mm
- Grade 3 : incarcération intra-articulaire (cela correspond à une luxation du coude réduite associée à une fracture à grand déplacement)
- Grade 4 : associé à une luxation du coude

● DIAGNOSTIC

- **Mécanisme**
  - Chute sur la main en hyperextension et valgus du coude
- **Clinique**
  - Œdème et ecchymose face interne du coude
  - Mobilisation douloureuse surtout en valgus
  - Coude déformé si luxation associée
  - Souffrance du nerf ulnaire (à rechercher)

● TRAITEMENT ET PRISE EN CHARGE

- Antalgique
- **Grade** 1
  - Plâtre brachio-anté-brachial palmaire en pronation pour 5 à 6 semaines
  - Consultation de contrôle à J4 et J8
  - Pas de kinésithérapie
- **Grades 2, 3, 4**

→ Avis chirurgical pour prise en charge spécialisée

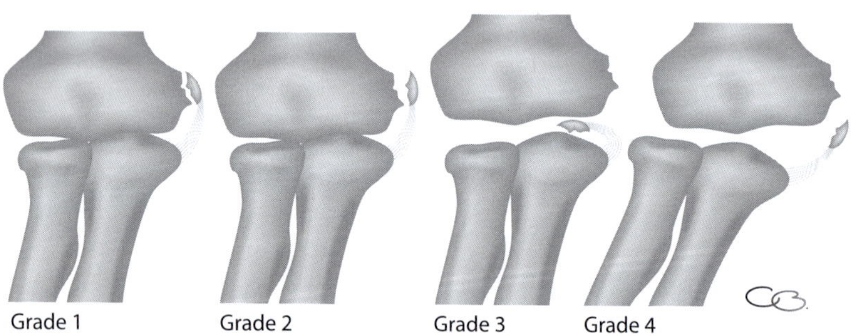

FRACTURE SUPRACONDYLIENNE

● ÉPIDÉMIOLOGIE

- Très fréquente : 60 % des fractures du coude de l'enfant, surtout aux alentours de 7 ans
- Fracture en extension : 95 %
- Fracture en flexion : 5 %

● EXAMENS RADIOLOGIQUES

Radiographie :
- Humérus de face/profil
- Coude de face/profil
- Épaule de face

● DIAGNOSTIC

- **Mécanisme**
  - Chute sur la main, coude en flexion ou en extension
- **Clinique**
  - Impotence fonctionnelle du bras
  - Déformation du coude
  - Hématome
  - Troubles vasculo-nerveux (à rechercher)

● CLASSIFICATION

Classification de Lagrange et Rigault

- Fracture en extension
  - Stade 1 : uniquement la corticale antérieure est rompue, non déplacée
  - Stade 2 : fracture des 2 corticales, bascule postérieure pure, le périoste postérieur reste toujours intact
  - Stade 3 : dès qu'il y a une rotation ou une translation, mais les 2 fragments restent en contact l'un avec l'autre
  - Stade 4 : déplacement complet, il n'y a plus de contact entre les fragments
- Fracture en flexion
  - Stade 1 : uniquement la corticale postérieure est rompue, non déplacée
  - Stade 2 : fracture des 2 corticales, bascule antérieure, contact persistant
  - Stade 3 : déplacement complet, il n'y a plus de contact

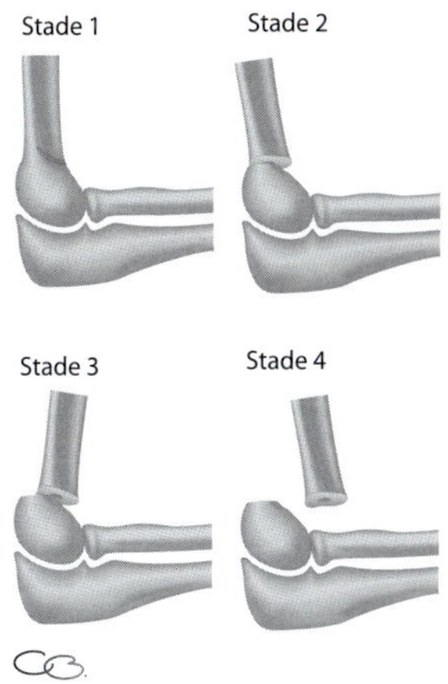

● L'ASTUCE D'URG'PÉDIATRIE

La présence d'une hémarthrose radiologique est quasi pathognomonique d'une lésion osseuse.

● COMPLICATIONS

- **Vasculaires :** occlusion de l'artère humérale (rare)
- **Nerveuses :** lésion du nerf interosseux antérieur, radial, médian et/ou ulnaire
- Ouverture cutanée (rare)

● TRAITEMENT ET PRISE EN CHARGE

- Antalgiques
- **Stade 1**
  - Plâtre brachio-anté-brachial palmaire
  - Immobilisation : 5 semaines
  - Consultation à J8
  - Pas de kinésithérapie
  - Reprise sport : 10 semaines
- **Stades 2, 3, 4**

→ Avis chirurgical pour une prise en charge spécialisée

POLYTRAUMATISME DE L'ENFANT

DÉFINITION

- Blessé grave porteur d'une ou plusieurs lésions dont une au moins engage le pronostic vital
- 1re cause de mortalité et de morbidité de l'enfant de plus de 1 an
- 80 % de traumatismes fermés
- 80 % associés à un TC
- 50 % des décès dus au TC
- Particularités anatomiques
  - Rapport volume tête/corps plus élevé → fréquence TC
  - Faible masse musculaire et graisseuse, élasticité cage thoracique → transmission plus importante de l'énergie aux organes sous-jacents

DIAGNOSTIC

Mécanisme

- < 2 ans : évoquer une maltraitance
- 2 à 5 ans : souvent des chutes de lieu élevé
- > 5 ans : traumatologie routière (piéton, vélo, etc.)

Clinique

- Établir le *Pediatric Trauma Score* (PTS) → évaluation de la gravité
- Rechercher (de haut en bas pour être systématique)
  - Crânio-facial : plaie du scalp, hématome en lunettes, fuite de LCR, fracture ou embarrure, otorragie, GSC adapté à l'âge
  - Rachis cervical : doit être immobilisé, recherche douleur à la palpation
  - Thorax : emphysème sous-cutané, lésion pariétale (volet thoracique), pleurale
  - Abdomen : défense, matité des flancs
  - Fosses lombaires : hématome (lésions rétropéritonéales, rachidiennes, vasculaires, rénales)
  - Bassin : fracture
  - Membres : fracture

EXAMENS COMPLÉMENTAIRES

- **Examens de débrouillage** (à faire en extrême urgence)
  - Radio du thorax de face : recherche fracture de côtes, rupture des gros vaisseaux, élargissement médiastinal, hémothorax, pneumothorax
  - Écho abdominale (FAST) en box de déchoquage : recherche hémopéritoine
  - Doppler transcrânien : recherche diminution de la pression de perfusion cérébrale
  - Radio du bassin de face : recherche fracas du bassin
  - Radio des membres si suspicion de fracture (*si l'état de l'enfant le permet*)
  - Bilan biologique exhaustif
- **Bilan lésionnel complet par** *body scanner* spiralé (rapidité ++ sensibilité ++)
  - Visualisation au *scout view* (radio de début d'examen) de lésions majeures telles que pneumothorax, hémothorax abondant, fracture du bassin
  - Puis à adapter selon la clinique :
    - ± TDM cérébrale sans injection et rachis cervical (recherche saignement, fracture/luxation rachis)
    - ± TDM injectée thoraco-abdominale : lésions vasculaires, fracture d'organe plein, perfusion rénale
    - ± Temps néphrographique en fin d'examen
    - ± Rachis dans son ensemble (*selon l'état du patient* car reconstructions lentes)

SCORE DE GRAVITÉ

- **Scores d'évaluation** (PTS)

Chaque item reçoit une cotation de - 1 à + 2 (Tab. 1). Le score total peut donc varier de - 6 à + 12, un score ≤ 7 indique un trauma potentiellement grave.

- **GSC (estimation des comas) :** voir fiche IV.10 Score de Glasgow

Tableau 1. Évaluation du PTS (*Pediatric Trauma Score*).

	+ 2	+ 1	- 1
Poids (kg)	> 20	10-20	< 10
Liberté des voies aériennes	Normale	Maintenue	Non maintenue
PAS (mmHg)	> 90	50-90	< 50
État neurologique	Normal	Obnubilation	Coma
Plaie	0	Minime	Majeure
Fracture	0	Fermée	Ouverte

TRAITEMENT ET PRISE EN CHARGE

- Recueil rapide des circonstances de l'accident
- Conditionnement : coquille, respect axe TCT (tête-cou-tronc), prévention hypothermie, analgésie efficace si non sédaté

Défaillances vitales neurologiques

- Taille, réactivité, symétrie des pupilles (l'hématome intracrânien est plus rare chez l'enfant)
- Recherche déficit neurologique (atteinte médullaire)
- Établir GSC : si ≤ 8 → intubations. Réglage respirateur : Vt = 10 mL/kg, FR = 20 à 40 selon l'âge
- Prévention des ACSOS : normoxie, normocapnie ou légère hypocapnie, normoglycémie, normothermie, maintien d'une PAM correcte
- Si apparition d'une anisocorie (signe d'engagement) : hyperventilation et mannitol 20 % (0,25 à 1 g/kg en 15 minutes), SSH 3-7,5 % (6 mL/kg 3 % ou en continu 0,1 à 1 mL/kg/h)

Défaillances vitales respiratoires

- FR, amplitude respiratoire, signes de lutte et d'épuisement
- Causes des détresses respiratoires
  - Causes liées à l'appareil respiratoire : obstruction des VAS +++ (fracas de la face), hémo- et/ou pneumothorax (si pneumothorax compressif : ponction face antérieure du thorax au 2e espace intercostal), lésions pariétales, contusions pulmonaires ++++
  - Autres causes : coma, choc hémorragique
  - Causes particulières à l'enfant : dilatation gastrique, augmentée par les cris et la ventilation au masque
- Prise en charge des détresses respiratoires
  - Libération des VAS
  - O_2 au MHC
  - Intubation oro-trachéale
    - $SaO_2 > 90$ %
    - taille sonde (numéro) = (âge année/4) + 4

    Un repère simple : la sonde doit avoir approximativement la taille de l'auriculaire de l'enfant
  - Protocole de sédation (CI à la sédation : allergie connue à l'une des molécules, autres CI rares. Non-indication : arrêt cardiaque → IOT sans sédation) :
    - intubation à 4 mains avec immobilisation du rachis cervical
    - pré-oxygénation au masque : idéal SaO_2 100 % au moment de l'IOT
    - atropine 0,02 mg/kg chez enfant < 2 ans
    - étomidate 0,3-0,5 mg/kg si > 2 ans ou kétamine 3-4 mg/kg si < 2 ans
    - suxaméthonium (Célocurine®) 2 mg/kg si < 18 mois, 1 mg/kg > 18 mois
    - sédation : midazolam (Hypnovel®) 0,05 à 0,1 mg/kg/h après bolus de 0,05 mg/kg à 0,1 mg/kg et sufentanil 0,2 à 0,5 γ/kg/h
  - Auscultation pulmonaire bilatérale pour vérification sonde en place, fixation de la sonde. En cas d'intubation difficile : masque laryngé (mais ne protège pas les voies aériennes des vomissements), ponction percutanée de la membrane intercricothyroïdienne (kit de cricothyroïdotomie)
  - Réglages du respirateur : FR selon âge, Vt entre 6 et 8 mL/kg, PEP = 0, monitorage SpO_2, $EtCO_2$ (objectif $PaO_2 > 100$ mmHg, PCO_2 35-38 mmHg)

Défaillances vitales hémodynamiques

- En cas de choc hémorragique (voir fiche II.3 CHOC HÉMORRAGIQUE)
  - Oxygénation
  - Contrôle des hémorragies extériorisées (plaies du scalp). Penser à l'autotransfusion d'un hémothorax
  - FAST écho
  - 2 VVP ou VVC fémorale ou VIO ou cathéter intra-osseux
  - Remplissage 20 mL/kg colloïdes ou cristalloïdes NaCl puis 10 mL/kg à répéter si besoin
  - Maintien d'une PAM correcte en fonction de l'âge (Tab. 2), voire au-dessus en cas de TC grave
  - Acide tranexamique = Exacyl® (< 30 kg : 10 mg/kg en 20 minutes puis 10 mg/kg/h, > 30kg : 1 g sur 20 minutes puis 1 g/8 heures)

- Si chute tensionnelle
  - Amine vasopressive : noradrénaline 0,1 µ/kg/min
  - Pose d'un pantalon antichoc adapté à la taille de l'enfant, surtout devant un fracas du bassin et seulement sur un enfant intubé et en l'absence de traumatisme thoracique
  - Transfusion en urgence si besoin (ratio 2 CGR/1 PFC)
  - Produits dérivés du sang (fibrinogène, facteur de la coagulation)
  - Chirurgie en urgence si choc toujours incontrôlable
- Autres causes de détresse hémodynamique
  - Contusion myocardique étendue
  - Tamponnade
  - Pneumothorax suffocant
  - Lésion médullaire avec sympatholyse → vasoplégie, pas de tachycardie réflexe

Détresse hémodynamique (en phase hospitalière)

- Hémorragie thoracique (hémothorax abondant, rupture gros vaisseaux) : drainage d'un hémothorax et auto-transfusion, thoracotomie en urgence si épanchement > 1,5 L et/ou > 500 mL/h
- Hémorragie abdominale (lésions spléniques ou hépatiques graves, plaies de gros vaisseaux) : si hémopéritoine à l'écho → laparotomie EN URGENCE
- Hémorragie rétropéritonéale (fracas bassin) avec hématome rétropéritonéal massif : pantalon antichoc + fixateurs externes du bassin, embolisation des artères pelviennes en radiologie interventionnelle

Tableau. 2. Pression artérielle moyenne (PAM) selon l'âge.

Âge	PAM
< 1 jour	> 35 mmHg
1 jour-1 mois	> 45 mmHg
1 mois-2 ans	> 50 mmHg
2-10 ans	> 60 mmHg
> 10 ans	> 65 mmHg

PRISE EN CHARGE EN FONCTION DE L'ÉTIOLOGIE

Traumatisme crânien

- Fréquent et responsable de séquelles lourdes
- Mécanisme : soit choc direct, soit ischémie secondaire liée à l'HTIC (très rapide chez l'enfant)
- Contusions cérébrales par ébranlement et lésions axonales diffuses : fréquent
- Hématome sous- et extraduraux rares : geste chirurgical rare

- Traitement essentiellement médical
  - Sédation, ventilation, position proclive, maintien TA, équilibre métabolique
  - Objectifs : PAM correcte, normoglycémie, oxygénation correcte avec normoventilation (IOT d'indication large), normo- voire légère hypocapnie (≈ 35 mmHg), normothermie, normonatrémie

Traumatisme de la face
- Fractures du massif facial souvent associé au TC
- Œdèmes +++, parfois à retardement, imposant une IOT initiale et rapide
- Plaies (à suturer) et lésions dentaires (à répertorier)
- Traitement : suture, limitation de l'œdème ± sédation, ventilation, chirurgie dans un 2e temps

Traumatisme du thorax
- Diagnostic par radio pulmonaire (même si TDM prévue)
- Par ordre de fréquence
  - Contusion pulmonaire +++ : mettre une PEEP à la ventilation
  - Pneumo/hémothorax : drainage
  - Autres lésions (médiastin, vaisseaux, trachée, bronches, etc.) : selon avis spécialisé, traitement parfois chirurgical

Traumatisme abdominal
- Par ordre de fréquence : rein +++, rate, foie, pancréas, organes creux
- Traitement : conservateur dans la majorité des cas. Splénectomie d'hémostase, chirurgie selon avis spécialisé

Traumatisme du rétropéritoine et du bassin
- Fracture complexe du bassin et instabilité hémodynamique : fixateurs externes du bassin (suffisent parfois à arrêter l'hémorragie), voire embolisation des artères pelviennes. Chirurgie délicate car trouble de l'hémostase +++ (transfusion GR et facteurs de coagulation)
- Traumatisme du bassin + urétrorragie : pas de sondage évacuateur et avis spécialisé

Traumatisme du rachis
- Cervical : C1 et C2 avec souvent fracture de l'odontoïde, absence de fracture mais lésions neurologiques importantes (du fait de la souplesse du rachis de l'enfant)

Traumatisme de l'appareil locomoteur
- 80 % des polytraumatismes
- Par ordre de fréquence : fémur, humérus, jambe, cheville, avant-bras, autres
- Fracture ouverte dans 10 % des cas → antibiothérapie par amoxicilline + acide clavulanique
- Traitement : immobilisation par ostéosynthèse d'indication large

L'ASTUCE D'URG'PÉDIATRIE

- L'intubation du petit enfant est souvent difficile du fait de la filière respiratoire : grosse tête, cou court, filière nasale étroite, grosse langue, épiglotte longue et rigide, trachée courte.
- La tachycardie chez l'enfant est le 1er signe du choc hémodynamique.
- La surface corporelle de l'enfant, beaucoup plus importante que sa masse entraîne des pertes thermiques importantes, il faut donc couvrir l'enfant pour prévenir l'hypothermie.

PRONATION DOULOUREUSE

DÉFINITION

Le ligament annulaire qui fait le tour de la tête radiale reste inséré par ses deux extrémités au cubitus et il n'est pas fixé au radius : il peut alors remonter et s'interposer entre la tête radiale et le condyle huméral

EXAMENS RADIOLOGIQUES

La radiographie n'est pas obligatoire mais permet d'éliminer une fracture en cas de doute diagnostique

DIAGNOSTIC

- Très fréquent entre 1 et 6 ans
- **Mécanisme**
  - Traction un peu brusque sur la main, coude en extension et avant-bras et main en pronation (enfant tiré par le bras)
- **Clinique**
  - Coude douloureux et demi-fléchi
  - Absence de déformation
  - Mobilisation douloureuse de l'avant-bras en pronation ou en supination

TRAITEMENT ET PRISE EN CHARGE

- **Calmer l'enfant en lui expliquant ce qui va être fait**
- **PRATIQUER LA RÉDUCTION**
  - Phase 1 : la main droite de l'opérateur doit empaumer fermement l'extrémité inférieure de l'humérus, le pouce au niveau de la tête radiale ; la main gauche prend la main de l'enfant qui est en pronation
  - Phase 2 : mouvement combiné de flexion du coude et de mise en supination progressive (on doit percevoir, avec le pouce placé en regard de la tête radiale, un claquement qui signe la réduction)
- Ne pas plâtrer l'enfant
- Si l'enfant a toujours mal, le revoir le lendemain
- Après réduction, l'enfant reprend l'usage fonctionnel de son membre supérieur

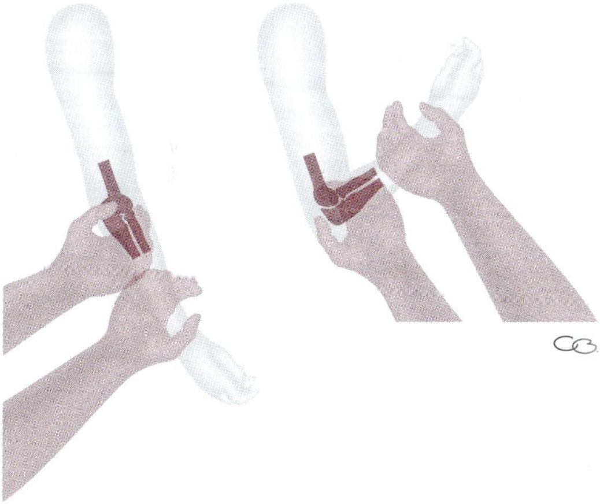

TRAUMATISME CRÂNIEN

ÉPIDÉMIOLOGIE

- 1er traumatisme de l'enfant en fréquence (60 à 90 % des accidents)
- 1re cause de mortalité chez les < 1 an, 1re cause de décès par accident chez les > 1 an
- < 2 ans : lésions par traumatisme obstétrical, chute de la table à langer, du couffin, syndrome de Silverman
- De 3 à 12 ans : chute de sa hauteur, défenestration, chute du lit, d'une mezzanine, escaliers, accident de la voie publique VL contre piéton ou 2 roues

PHYSIOPATHOLOGIE DES TC GRAVES

- **Lésions cérébrales primaires :** différentes de celles de l'adulte
  - Fracture du crâne, embarrure
  - Hématomes sous-duraux : 30 % des TC graves
  - Hématomes extraduraux : rares (< 1 % des TC et < 10 % des TC graves)
  - Hématomes intracrâniens : 5 à 10 % des TC graves (frontaux ou temporaux majoritairement)
  - Lésions axonales diffuses et gonflement cérébral diffus : > 90 % des TC graves de l'enfant
  - À noter : **45 % des enfants ayant un TC grave sont polytraumatisés** (tout TC grave doit être considéré comme un polytrauma → rechercher en priorité lésion associée du rachis cervical)
  - **Lésions secondaires : agressions cérébrales secondaires d'origine systémique (ACSOS)**
  - Source majeure de mortalité et de morbidité
  - Mêmes mécanismes que chez l'adulte : troubles cardio-respiratoires et métaboliques entraînés par le traumatisme
  - 3 mécanismes avec œdème vasoplégique, œdème cytotoxique et variations du débit sanguin cérébral avec constitution d'un œdème cérébral diffus et d'une HTIC évoluant vers l'ischémie cérébrale

CLINIQUE

- **Interrogatoire :** rechercher les circonstances précises de l'accident → description de la violence du choc, hauteur de chute, heure de l'accident, perte de connaissance initiale et sa durée, état neurologique depuis le choc, vomissements, âge
- **Examen clinique complet :** constantes (pouls, TA, FR), pose d'un collier cervical au moindre doute, GSC adapté à l'âge, symétrie et réactivité pupillaire, examen neurologique complet, précis et horodaté pour être comparatif, examen complet du rachis, examen somatique complet [risque de lésions associées (chute, accident de la voie publique, etc.)]
- **Recherche :** contusions, hématomes, plaies du scalp ou de la face, embarrure, altération de la conscience (GSC < 13), anisocorie, crises convulsives généralisées, signes neurologiques de focalisation

CLASSIFICATION

- **Niveau 1 :** asymptomatique, céphalées, sensations ébrieuses, hématome ou dermabrasion du scalp, absence de signes des groupes 2 et 3
- **Niveau 2 :** trouble de la conscience initial, céphalées progressives, intoxication associée, anamnèse imprécise, crise comitiale, vomissements, amnésie post-traumatique, lésions faciales sévères associées, enfant < 2 ans, polytraumatisme
- **Niveau 3 :** altération de la conscience avec GSC < 13, signes neurologiques focaux, diminution progressive de l'état de conscience, plaie pénétrante, embarrure probable

À noter : TC graves → GSC ≤ 8, troubles hémodynamiques ou ventilatoires, signes neurologiques focalisés

EXAMENS COMPLÉMENTAIRES

- **TDM cérébrale** : en cas de niveau 2 ou 3 et TC graves
- **Radiographie du rachis cervical** : indication large
- Bilan préopératoire si besoin

PRISE EN CHARGE

Niveau 1

- À garder 6 heures en surveillant toutes les heures : GSC, TA, FC, signes de localisation, symétrie et réactivité pupillaire
  - Si stable au bout de 6 heures et GSC à 15 avec surveillance possible par l'entourage durant 24 heures → sortie possible avec consignes précises de surveillance (si surveillance impossible : hospitaliser)
  - Si aggravation durant les 6 heures → scanner cérébral et discuter transfert en réanimation

Niveau 2

- Sans lésion cérébrale au scanner : hospitalisation pour surveillance 24 à 48 heures
- Lésions à la TDM ou sans lésion à la TDM initiale mais s'aggravant durant la surveillance ou GSC < 13 au bout de 6 heures d'observation → discuter transfert en réanimation neurochirurgicale

Niveau 3

- GSC ≤ 8
  - Appel réanimateur de garde
  - Lutte contre les ACSOS par :
    - **intubation oro-trachéale** (CI absolue de l'intubation naso-trachéale si trauma de la face) après sédation en séquence rapide : étomidate (Hypnomidate®) 0,3 à 0,5 mg/kg IVD si > 2 ans ou thiopental (Nesdonal®) 6 à 10 mg/kg IVDL ou kétamine (Ketalar®) 2 à 4 mg/kg si < 2 ans et suxaméthonium (Célocurine®) 1 mg/kg IVDL si > 2 ans, 2 mg/kg si < 2 ans
    - position tête légèrement surélevée en **procubitus**
    - **ventilation assistée :** lutte contre hypoxie et hypercapnie (qui favorisent HTIC), SaO_2 > 92 %, normo- voire légère hypocapnie (35 mmHg)
    - **stabilisation hémodynamique** : pour assurer la perfusion cérébrale, maintenir une PAS supérieure à la moyenne pour l'âge (Tab. 1) par remplissage modéré par NaCl 0,09 % (CI des glucosés hypotoniques) et amines pressives (adrénaline 0,05 à 0,1 mg/kg/min IVSE)
    - **Sédation** : midazolam (Hypnovel®) 0,1 mg/kg/h et fentanyl (Fentanyl®) 2 à 4 µg/kg/h
    - Si signes d'HTIC décompensée (anisocorie signant l'engagement) → mannitol 20 % : 0,5 g/kg en 20 minutes, sérum salé hypertonique
    - **Lutte contre hyperthermie, hypo- et hyperglycémie**
    - Transfert à la TDM cérébrale accompagné par le senior ou le réanimateur avec monitoring permanent
    - Avis neurochirurgical et transfert médicalisé

- GSC entre 10 et 13
  - Transfert à la TDM cérébrale accompagné par le senior ou l'interne sous monitoring
  - Surveillance 6 heures en soins continus si TDM cérébrale normale et GSC > 13
  - Transfert en neurochirurgie si TDM cérébrale anormale et/ou GSC < 13 persistant
- GSC > 13
  - Sortie à domicile si GSC à 15 à H8, TDM cérébrale normale, entourage présent pendant 24 heures, feuille de surveillance de TC remise au patient
  - Transfert en neurochirurgie si embarrure ou plaie pénétrante du scalp, anomalie scannographique justifiant un geste chirurgical, persistance d'un GSC entre 13 et 14 à H6 avec scanner normal à l'arrivée
  - Hospitalisation en pédiatrie ou service de chirurgie si GSC > 14 à H6 avec TDM cérébrale normale, sans signes focaux, ni plaie pénétrante, ni embarrure et surveillance impossible par l'entourage

Tableau 1. Pression artérielle systolique moyenne selon l'âge.

Âge	PAS (moyenne ± 2 DS)
6 mois	80 ± 20 mmHg
1 an	90 ± 15 mmHg
4 ans	95 ± 15 mmHg
10 ans	100 ± 15 mmHg

DS : déviation standard.

CONSIGNES DE SURVEILLANCE

Ramener l'enfant aux urgences si :

- Comportement inhabituel
- Impossibilité de réveiller l'enfant
- Convulsions
- Somnolence inhabituelle
- Impossibilité de bouger ou de sentir un membre
- Écoulement de liquide clair (nez ou oreille)
- Perte d'audition de l'une ou des 2 oreilles
- Confusion dans les noms et les endroits
- Céphalée qui s'aggrave
- Démarche instable
- Vomissements > 2 ou 3 fois
- Troubles de la vue
- Saignement de l'une ou des 2 oreilles

L'ASTUCE D'URG'PÉDIATRIE

- Noter l'heure de chaque examen clinique pour qu'il soit comparatif
- Ne jamais laisser sortir sans consignes de surveillance

TRAUMATISMES DE L'ABDOMEN

▼ Orientation diagnostique et thérapeutique

● ÉPIDÉMIOLOGIE

- Fréquent : accident de la voie publique, polytraumatisme, jeux, accidents domestiques (2 à 4 ans), sévices
- Traumatisme fermé dans 95 % des cas

● CLINIQUE

- **Fonctions vitales :** cardiaques, respiratoires et neurologiques → recherche état de choc, détresse respiratoire, évaluation du GSC adapté à l'âge
- **Examen de l'abdomen**
  - Interrogatoire : douleurs (siège, type, intensité, irradiation, facteurs de sédation), type de traumatisme
  - Inspection : dermabrasions, hématomes, ecchymoses, rythme respiratoire et mobilité respiratoire de l'abdomen
  - Recherche fracture du bassin (sang dans le scrotum, hématome des grandes lèvres), douleur à la pression sur les ailes iliaques, examen des OGE (signes de sévices)
  - Palpation : douleur, défense, contracture
  - Auscultation : bruits hydro-aériques (iléus réflexe)
  - À noter : examen abdominal répété notamment après mise en place sonde gastrique et vésicale

● PHYSIOPATHOLOGIE

- Toute lésion thoracique basse (surtout si pénétrante) peut toucher un organe intra-abdominal
- Particularités anatomiques
  - Cage thoracique souple et faible épaisseur pariétale → faible protection des organes intra-abdominaux
  - Péritoine avec capacités de résorption plus importantes → hémopéritoine
  - Rate avec capsule splénique plus épaisse → diminution de l'extension des lésions
- **Traumatismes fermés**
  - Traumatisme direct : lésion pariétale (érosion, hématome, ecchymose) et intra-abdominale
  - Traumatisme indirect : la décélération brutale entraîne une rupture d'organes pleins ou creux intra-abdominaux (rupture du tube digestif au niveau de l'angle de Treitz et/ou angle iléo-cæcal), fracture d'organe plein (rate, rein, foie)
  - Hyperpression brutale : suite à une explosion (blast) ou par choc direct, entraîne une rupture des parois de l'abdomen, du diaphragme surtout au niveau de la coupole gauche (non protégée par le foie), du périnée au niveau du rectum ou du vagin
- **Traumatismes pénétrants**

On décrit les plaies :
- par arme blanche ou arme à feu : lacération
- autres mécanismes non liés à des armes (accident)

EXAMENS COMPLÉMENTAIRES

Biologie : NFS, plaquettes, CRP, ionogramme, bilan hépato-pancréatique, urée, créatinine, TP, TCA, Groupe-Rhésus (2 déterminations), RAI, BU

Imagerie

- **Objectifs :** détecter un *épanchement* gazeux ou liquidien (hémorragie, liquide digestif, liquide urinaire), *localiser l'hémorragie* (cavité péritonéale ou rétropéritoine), *déterminer l'organe lésé* et donc le choix thérapeutique
- **Techniques**
  - Radio du thorax : utile dans le cadre d'un polytrauma (ASP : pas d'utilité)
  - Échographie abdominale : détecte 97 % des épanchements de très petite abondance (de l'ordre de 100 mL) mais décevante dans la détection des lésions. Donc un seul rôle : existe-il un hémopéritoine ? Si oui → TDM
  - TDM avec injection : examen de choix. *Bodyscan si polytrauma.* Première série de coupes sans injection de produit de contraste pour localiser les éventuels hématomes péri-viscéraux puis avec injection et temps tardif
- **Stratégies d'exploration**
- En cas de traumatisme pénétrant : échographie. Si hémopéritoine → TDM injectée ± exploration chirurgicale
  - En cas de traumatisme fermé :
    - patient stable sur le plan hémodynamique : échographie abdominale. Si présence d'un épanchement ± signes d'hématome → TDM pour préciser les lésions
    - patient instable sur le plan hémodynamique : échographie abdominale. Si présence d'un épanchement ± signes d'hématomes et patient instable malgré réanimation active → laparotomie en urgence

DIAGNOSTIC ÉTIOLOGIQUE ET PRISE EN CHARGE

Le traitement conservateur est la règle : 85 % des enfants présentant une hémorragie intra-abdominale ne seront pas opérés

- Lésions spléniques : souvent associées à une lésion du rein gauche
  - *Clinique :* douleur hypochondre gauche, douleur épaule gauche fréquente, fracture de côte, surélévation du diaphragme sur la radio du thorax, hémopéritoine à l'écho. Lésions précisées au TDM
  - *Traitement :* **90 % des cas non opérés**. Si intervention : **traitement conservateur** par sutures parenchymateuses, colle biologique, contention externe par filets résorbables. Traitement conservateur justifié par risque infectieux post-splénectomie majeur lorsque l'enfant est d'âge inférieur à 5 ans
- Lésions hépatiques
  - *Diagnostic :* douleur à l'hypochondre droit, fracture des dernières côtes droites, hémopéritoine à l'écho. Lésions précisées au TDM
  - *Traitement :* hémostase spontanée très fréquente, **intervention inutile dans 85 % des cas**. Si intervention chirurgicale : hémostase sélective artérielle et veineuse (vascularisation systémique et portale) ainsi que biliaire nécessaire. L'hépatectomie pour lésion hémorragique reste un geste très difficile
- Lésions pancréatiques : 5 % des traumatismes de l'abdomen, écrasement sur le « billot vertébral »
  - *Diagnostic souvent retardé car signes aspécifiques :* douleurs abdominales, vomissements bilieux, pleurésie associée dans 20 % des cas, iléus réflexe. Augmentation amylasémie et lipasémie et lésions au TDM
  - *Traitement :* chirurgical seulement si rupture franche du canal de Wirsung ou complications (pancréatite, kyste avec retentissement fonctionnel)

- Lésions gastro-intestinales
  - *Rupture gastrique plus fréquente que chez l'adulte :* diagnostic sur pneumo-péritoine important, présence de sang dans sonde gastrique, malposition de la sonde naso-gastrique à l'ASP, TDM
  - *Lésions duodénales :* hématome fréquent après choc direct, risque occlusion fonctionnelle par compression intraluminale, parfois perforations intestinales
- Lésions rénales (10 % des lésions des organes pleins abdominaux)
  - *Clinique :* hématurie, douleur lombaire avec contracture abdominale, syndrome de masse ; rétentions urinaires par caillotage intravésical
  - *Traitement :* abstention chirurgicale de principe, traitement chirurgical en urgence si instabilité hémodynamique et/ou compression abdominale ou respiratoire +++
- Traumatismes du bas appareil urinaire
  - Ruptures de l'urètre antérieur (chutes à califourchon), de l'urètre postérieur (traumatisme très important avec fracture du bassin), de la vessie
  - *Traitement :* mise en place d'un **cystocath**, chirurgie si lésions très importantes (pronostic fonctionnel réservé)
- Lésions diaphragmatiques : dues à une hyper-pression → radiographie du thorax fait le diagnostic, traitement toujours chirurgical (réparation primaire)
- Plaies pénétrantes
  - Toute plaie ayant franchi le péritoine est dite pénétrante (le point d'entrée peut être situé à distance de l'abdomen)
  - Dogme de **l'exploration chirurgicale** systématique → toutes les plaies par arme à feu doivent être explorées

Prise en charge générale : 2 VVP si possible, monitoring (FC, TA, SpO_2), remplissage vasculaire si instabilité hémodynamique (cristalloïdes 20 mL/kg sur 20 minutes), amines si besoin, acide tranexamique = Exacyl® (< 30 kg 10 mg/kg sur 20 minutes puis 10 mg/kg/h, > 30 kg 1 g sur 20 minutes puis 1 g/8 heures), analgésie, sonde gastrique et urinaire sauf traumatisme du bas appareil urinaire

TRAUMATISMES DU PELVIS

▼ Orientation diagnostique et thérapeutique

● ÉPIDÉMIOLOGIE

- Rares (~ 5 % des fractures), mortalité élevée
- Étiologie : accident de la voie publique +++ (80 %), défenestration (15 %) : accidentelle (jeune enfant), suicide (adolescent)
- Cause de décès : hémorragie
- Pronostic lié à l'état hémodynamique lors de la prise en charge initiale
- Lésions associées très fréquentes (polytraumatisme), surtout TC grave (50 à 60 % des cas)

● CLINIQUE

- **Anamnèse +++ :** violence de l'impact → risque fracture du bassin avec hématome rétropéritonéal (accident de la voie publique à haute vitesse, éjection du véhicule, chute d'une hauteur importante)
- **Recherche signes de choc :** tachycardie, hypotension artérielle, détresse respiratoire, confusion, agitation...
- **Diagnostic de fracture du bassin**
  - Patient conscient : *pas de douleur à la pression sur le bassin = pas de fracture*
  - Patient inconscient : radio du bassin de face systématique. État de choc hémorragique sans cause intrapéritonéale, thoracique ou périphérique évidente → possible hématome rétropéritonéal → rechercher ecchymose extensive des flancs ou des OGE, hématurie macroscopique (lésion urinaire), atteintes du plexus sacré (incompétence sphinctérienne, hypo-esthésie pelvienne, à différencier d'une lésion médullaire)

● EXAMENS COMPLÉMENTAIRES

- **En salle de déchoquage**
  - Radiographies standards du bassin : utiles si patient inconscient et/ou hémodynamiquement instable. Cliché de face identifie seulement 66 % des fractures stables et 74 % des fractures instables
  - Échographie abdomino-pelvienne : *capitale* : contraste entre signes d'hémorragie et absence d'épanchement intrapéritonéal → rétropéritoine
- **Examens nécessitant le transport du blessé**
  - TDM : *examen de choix dès que l'état hémodynamique le permet.* Lésion artérielle suspectée si extravasation de produit de contraste → embolisation. Précise fractures pelviennes et atteintes organiques
  - Angiographie : indication : *saignement actif* visualisé au scanner. Permet diagnostic topographique d'un saignement artériel et son traitement par embolisation

PRISE EN CHARGE ET TRAITEMENT

Réanimation : priorité absolue (rétablissement stabilité hémodynamique)
- 2 VVP, réchauffeur de poches, accélérateurs de perfusion, surveillance scopée
- Remplissage vasculaire
- ransfusion sanguine pour hématocrite entre 21 et 25 %
- orrection des troubles de l'hémostase : plaquettes > 50 000/mm^3, TP > 40 %, fibrinogène > 1 g/L
- Ventilation artificielle pour diminution de la consommation d'oxygène et analgésie

Techniques d'hémostase
- **Contention orthopédique :** fixateurs externes précoces, diminue le saignement et la douleur
- **Combinaison antigravité (pantalon antichoc)**
  - Gonflable, effet hémodynamique rapide, action hémostatique par contention des fractures du bassin
  - Indication : sauvetage dans les situations hémodynamiques précaires ; dégonflage au bloc opératoire ou en salle d'angiographie sous remplissage vasculaire et utilisation de catécholamines
  - Mise en place précoce dès la prise en charge pré-hospitalière
  - Impose la ventilation contrôlée
  - Contre-indication absolue : *lésion thoracique*
- **Embolisation artérielle :** hémostase des plaies artérielles du petit bassin
- **Abord chirurgical :** indications : hémorragie cataclysmique incontrôlable, traumatismes ouverts, ruptures de vessie intrapéritonéales

PHYSIOPATHOLOGIE, DIAGNOSTIC ÉTIOLOGIQUE

Lésions osseuses
- **Stabilité de l'anneau pelvien = facteur limitant les hémorragies**
- **Fractures**
  - Stables : diagnostic facile sur clichés standards (Fig. 1A, B, C, D et E) :
    - fracture de l'aile iliaque (A1, A2, B3), branche ischio-pubienne (A3)
    - fracture transverse de la partie inférieure du sacrum (B4)
    - fracture d'une branche du cadre obturateur (B2, C), du coccyx (B5)
    - fractures du pubis et/ou du cadre obturateur unilatérales non déplacées (D)
  - Instables : souvent associées à des lésions viscérales (Fig. 1F, G, H et I) :
    - disjonction pubienne avec fracture sacro-iliaque (I)
    - fracture de l'arche antérieure avec fracture bilatérale du cadre obturateur et déplacement (F)
    - fracture verticale du cadre obturateur en avant et de l'aile iliaque en arrière (fracture de Malgaigne) (H)
    - fractures complexes par écrasement latéral, cadre obturateur et aileron sacré avec bascule du cotyle (fracture de Voillemier) (G)

Lésions de l'appareil urinaire : les plus fréquentes = hématurie (30 % des cas)
- **Ruptures de l'urètre** (garçon +++) : globe, envie d'uriner +++ et urétrorragies

Sondage interdit +++ → cystocath à poser sous échographie (risque de lésion vésicale)
- **Ruptures vésicales :** hématurie + douleurs pelviennes
  - Rupture intrapéritonéale → réparation chirurgicale immédiate
  - Rupture extrapéritonéale → simple drainage vésical

Traumatismes des testicules et de la verge

- Chocs directs ou chutes à califourchon
- Diagnostic clinique, échographie → recherche hématocèle, fracture testiculaire, hématome ou contusion intratesticulaire
- Analyse Doppler de la vascularisation testiculaire

Lésions abdominales

- Organes pleins : syndrome hémorragique
- Confirmation par échographie d'urgence (hémopéritoine)

Lésions vasculaires

- Rares, le plus souvent polytraumatisme
- Hématome sous- et rétropéritonéal parfois très volumineux → risque vital
  - Souvent lésions veineuses → pas de traitement spécifique
  - Lésions artérielles → traitement endovasculaire par radiologie interventionnelle (embolisation)

Lésions neurologiques

Lésions radiculaires ou tronculaires, récupération aléatoire

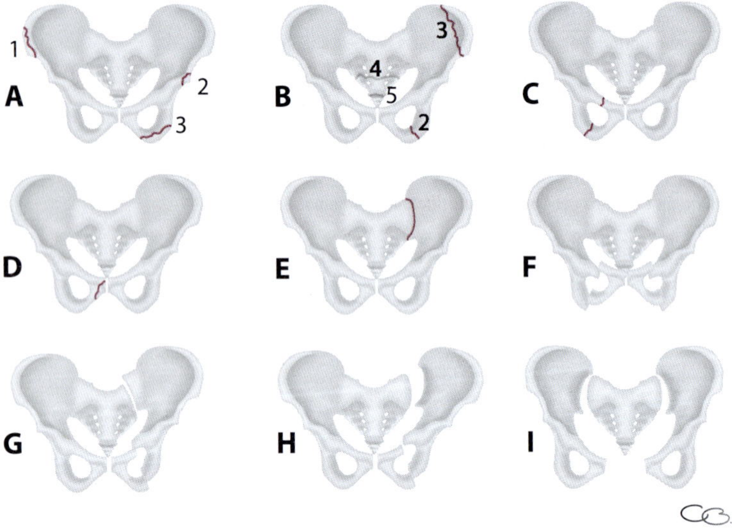

Figure 1. Fractures du pelvis.

TRAUMATISMES DU RACHIS

▼ ORIENTATION DIAGNOSTIQUE ET THÉRAPEUTIQUE

● ÉPIDÉMIOLOGIE

- Faible prévalence chez l'enfant, prédominance masculine
- Mortalité plus élevée que chez l'adulte : 45 à 59 % de mauvais pronostic
- Étiologies : accident de la voie publique ++ (ceinture de sécurité à 2 points), chute, accident de sport, sévices...

● STRATÉGIE DE PRISE EN CHARGE

- Deux questions principales
  - Lésion du rachis **stable ou instable** ?
  - Y a-t-il des **lésions neurologiques** ?
- Deux volets d'analyse
  - Diagnostic lésionnel ostéoligamentaire
  - Diagnostic neurologique

● PARTICULARITÉS ANATOMIQUES

- Flexibilité du rachis : muscles paravertébraux moins développés, ligaments vertébraux et tissus mous plus élastiques → grande mobilité rachidienne
- Faiblesse relative du rachis : crâne plus volumineux par rapport au cou et au tronc chez le jeune enfant → la force transmise par la portion céphalique au rachis est plus grande
- Orientation des facettes articulaires évolue vers la verticalisation progressive avec la croissance surtout à l'étage cervical → limite chez l'adulte les mouvements antéro-postérieurs (nouveau-né : 30°, adulte : 70°par rapport à l'horizontale)

→ **60 % des traumas rachidiens de l'enfant présentent des lésions médullaires sans lésion osseuse radiologique**

● CLINIQUE

- **Circonstances et mécanisme de l'accident**
- **Recherche** douleur, torticolis, contracture paravertébrale, hématome périvertébral, érosions, plaies, ecchymoses
- **Examen neurologique complet** à consigner par écrit pour évaluer l'évolution, en s'aidant du **score ASIA** : motricité, sensibilité (y compris périnée, sphincters anal et vésical), niveau lésionnel (peut être différent entre le sensitif et le moteur, entre la droite et la gauche). *Le niveau lésionnel est défini par le dernier segment normal (côté à 5/5)*
  - Testing moteur selon score ASIA : 0 (paralysie totale) à 5 (force normale) sur les 10 métamères moteurs (5 membres supérieurs et 5 membres inférieurs), soit un score maximal de 100 (50 de chaque côté, force normale) (Fig. 1)
  - Dysautonomie : (système sympathique de T1 à L2 et parasympathique bulbaire et sacré)
    - au niveau respiratoire : innervation du diaphragme (métamères C4 à C6) ; muscles accessoires intercostaux (métamères T1 à T8 et abdominaux T7 à T12). Si lésion en dessous de C5 : respiration possible mais paradoxale car pas d'autres muscles que le diaphragme
    - au niveau cardio-vasculaire : lésion au-dessus T6 → vasoplégie sous-lésionnelle (pas d'adaptation aux variations volémiques, hypotension artérielle, bradycardie paradoxale, choc)
    - au niveau digestif : hypotonie des viscères creux (globe vésical, iléus paralytique) si lésion au-dessus de T5

- <u>Testing sensitif</u> (toucher-piqué) : si le patient ne sent rien, on note 0, 1 pour sensibilité affaiblie et 2 pour normale et ce, pour chaque dermatome afin de localiser le niveau de l'atteinte médullaire. Absence d'atteinte sensitive si score de 112 pour chaque hémicorps (56 au toucher et 56 au piqué) (Fig. 2)

	Gauche	*Droite*	
C5	|_|	|_|	Fléchisseurs du coude
C6	|_|	|_|	Extenseurs du poignet
C7	|_|	|_|	Extenseurs du coude
C8	|_|	|_|	Fléchisseurs des doigts (phalanges distales du majeur)
T1	|_|	|_|	Abducteurs des doigts (auriculaire)
L2	|_|	|_|	Fléchisseurs de hanche
L3	|_|	|_|	Extenseurs du genou
L4	|_|	|_|	Fléchisseurs dorsaux du pied
L5	|_|	|_|	Extenseurs du gros orteil
S1	|_|	|_|	Fléchisseurs plantaires du pied

0 : paralysie totale
1 : contraction palpable ou visible
2 : mouvement actif en absence de pesanteur
3 : mouvement actif contre la pesanteur
4 : mouvement actif contre légère résistance
5 : mouvement actif contre résistance complète
NT : non testable

Totaux |_| + |_|
Maximum *(50)* *(50)*
=
Score moteur |_|
(100)

Figure 1. Testing moteur.

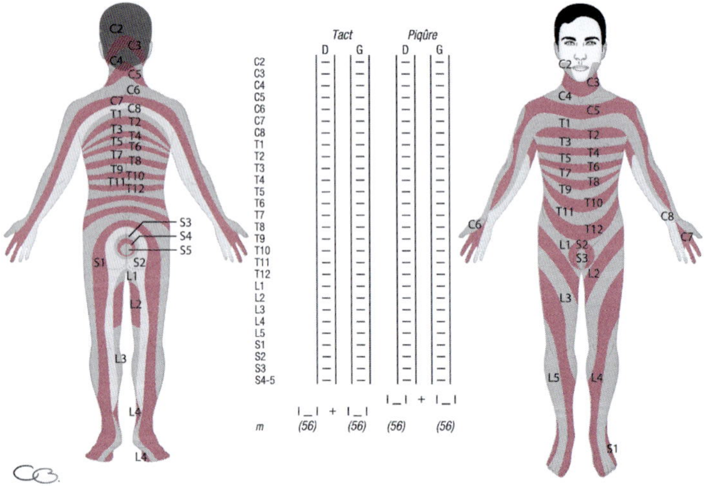

Figure 2. Testing sensitif.

- **Retenir quelques repères**
  - Perte de sensibilité en dessous :

- de la fourchette sternale → lésion en C3 (gravissime)
- de la ligne mamelonnaire → lésion en T4
- du nombril → lésion en T10
- des OGE → lésion en L1

  - Atteinte médullaire :

- complète : perte de sensibilité et de motricité symétrique associée à béance anale
- incomplète : sensibilité et/ou motricité meilleure d'un côté que de l'autre

EXAMENS COMPLÉMENTAIRES

- **Radiographies : essentielles**
  - Au niveau cervical :

    - Deux clichés de profil : l'un centré sur la zone occipito-atloïdo-axoïdienne, l'autre sur la partie moyenne (doit visualiser C7)

    - Deux clichés de face : l'un bouche ouverte (réalisation difficile chez le jeune enfant), l'autre centré plus bas avec une angulation suffisante du rayon incident

    → Radio du rachis cervical **normale = cliché de bonne qualité, visualise totalité des vertèbres, de l'occiput à la partie supérieure de D1 et permet l'analyse de l'ensemble des lignes osseuses et des parties molles**
  - Aux niveaux thoracique et lombaire : face et profil
- **TDM**
  - Indications : **confirmer une fracture corporéale** ou une atteinte du mur vertébral postérieur douteux sur les clichés radiographiques (stabilité), examen de choix en cas de **fragments osseux** déplacés dans le canal rachidien pour préciser le diamètre rachidien restant et guider le geste chirurgical de décompression (nombre de fragments, taille, localisation)
  - Visualise les lésions **osseuses et ligamentaires** mais peu les lésions médullaires
- **IRM : devant tout signe neurologique**

Détecte les lésions médullaires curables chirurgicalement (hématome épidural, etc.), évalue la gravité, visualise les atteintes ligamentaires, discales et osseuses

PRISE EN CHARGE ET TRAITEMENT

- **Prise en charge pré-hospitalière fondamentale** :
  - Maintien permanent de l'axe tête-cou-tronc (minerve, matelas coquille), VVP, antalgique, évaluation respiratoire et intubation si nécessaire : voie orale, 3 opérateurs
  - Maintenir hémodynamique stable, monitorage constant
  - Évaluation neurologique aussi précise que possible
  - Rechercher lésions associées
- **Neuroprotection**
  - Bonne hémodynamique (TAS > 10) : remplissage prudent (hypovolémie relative), amines, atropine si bradycardie

- Bonne oxygénation (intubation si nécessaire)
- Normoglycémie (aux alentours de 1 g/L)
- Glucocorticoïdes : méthylprednisolone, longtemps employée, efficacité douteuse, effet délétère ++ par hyperglycémie secondaire

- **Orientation vers centre de neurochirurgie pour prise en charge spécialisée**
  - Immobilisation, repos, physiothérapie : lésions bénignes
  - Traitement chirurgical : réduire la déformation, **lever une compression directe**, radiculaire ou médullaire **stabiliser le rachis :**
    - lésions sans signes neurologiques : chirurgie différée
    - lésions avec signes neurologiques et déplacement vertébral : traitement chirurgical urgent pour lever la compression et stabiliser le rachis

● DIFFÉRENTS TABLEAUX CLINIQUES

- **Lésions cervicales** (moins fréquentes que chez l'adulte)
  - Fracture de l'arc postérieur C1/C2 : fréquente, hyperextension, lésion ligament commun antérieur
  - Fractures de la base de l'apophyse odontoïde : hyperflexion brutale ou décélération rapide
  - Fracture éclatement de Jefferson : compression axiale sur arc postérieur de C1, lésion très instable avec recul mur postérieur (sauf si 4 foyers de fracture)
  - Rotation fixée atloïdo-axoidienne : lésion typique de l'enfant, cause la plus fréquente de torticolis, pas de réduction de l'attitude vicieuse. Radio (en bouche ouverte) ± scanner : espace entre masse latérale et odontoïde augmenté du côté de la luxation pendant la rotation
  - Fracture en *"tear drop"* : par hyperflexion, surtout rachis cervical inférieur, très instable, lésions ligament inter-épineux, ligaments communs vertébraux postérieur et antérieur, arrachement osseux
- **Lésions dorso-lombaires :** traumatisme violent, lésions souvent multiples, tassements antérieurs, par flexion
  - Fracture de « chance » : due à une ceinture de sécurité ventrale seule : flexion brutale du tronc sur le bassin, lésions ligamentaires et compression du corps vertébral, lésions viscérales associées
- **Lésions médullaires**
  - Contusions hémorragiques centrales, entourées d'œdème et/ou lésions œdémateuses et ischémiques
  - Section médullaire
- **Brèches durales** et avulsions radiculaires : IRM ou myéloscanner
- **Hématomes épiduraux ou sous-duraux :** enfant battu +++ et nouveau-né lors de traumatisme obstétrical
- **Lésions ligamentaires et discales :** fréquentes +++ au niveau du rachis cervical, bien visibles en IRM

TRAUMATISMES DU SQUELETTE CHEZ L'ENFANT

EXAMENS RADIOLOGIQUES

- Incidences : face et profil ± incidences complémentaires de 3/4 en cas de déformation importante ou d'impotence empêchant la réalisation des incidences de référence
- Clichés englobant les articulations sus- et sous-jacentes
- Clichés complémentaires en double obliquité sur la zone contuse et douloureuse (clichés non contributifs en discordance avec examen clinique)
- Clichés comparatifs rarement utiles

DIAGNOSTIC RADIOLOGIQUE

- **Signes directs :** visualisation directe du trait de fracture
- **Signes indirects**
  - Modification des parties molles péri-articulaire (déplacement des lignes graisseuses péri-articulaires)
  - Augmentation de volume et de densité des tissus péri-articulaires
  - Disparition des liserés graisseux et/ou des bords nets des limites musculo-tendineuses
  - Existence de corps étranger ou d'air péri- ou intra-articulaire
  - Modification des rapports articulaires normaux

FRACTURES DIAPHYSAIRES

- **Fractures complètes :** consolidation rapide avec parfois cal exubérant
- **Fracture en bois vert**
  - Rupture corticale partielle, persistance de la continuité cortico-périostée dans la concavité de l'incurvation induite par le traumatisme
  - Fracture incomplète
- **Fracture en cheveu ou sous-périostée :**
  - Le périoste est intact, pas de déformation du foyer
  - Difficile à mettre en évidence, se révèle radiographiquement à J10
- **Fracture plastique :** déformation osseuse sans solution de continuité (péroné, cubitus, clavicule, fémur) aboutissant à l'exagération de la concavité de l'os par déformation
- **Fracture en cheveu :** fracture spiroïde incomplète, avec trait fin, sans déplacement

FRACTURES ÉPIPHYSO-MÉTAPHYSAIRES

Classification de Salter et Harris

- Fracture métaphysaire (fracture en motte de beurre) : tassement vertical de la diaphyse, au voisinage de la métaphyse, avec trait transversal peu ou pas visible
- **Fracture épiphysaire :** décollement épiphysaire (Fig. 1)
  - Type I : décollement épiphysaire pur, sans lésion épiphysaire ou métaphysaire
  - Type II : décollement épiphysaire avec épiphyse intacte associé à une fracture d'un fragment métaphysaire, avec ou sans déplacement

- Type III : décollement épiphysaire avec fracture épiphysaire (noyau fracturé) mais métaphyse normale
- Type IV : fracture orientée verticalement, traversant la ligne de cartilage et détachant un fragment métaphysaire solidaire d'un fragment épiphysaire
- Type V : impaction du noyau épiphysaire dans la métaphyse avec écrasement du cartilage de croissance

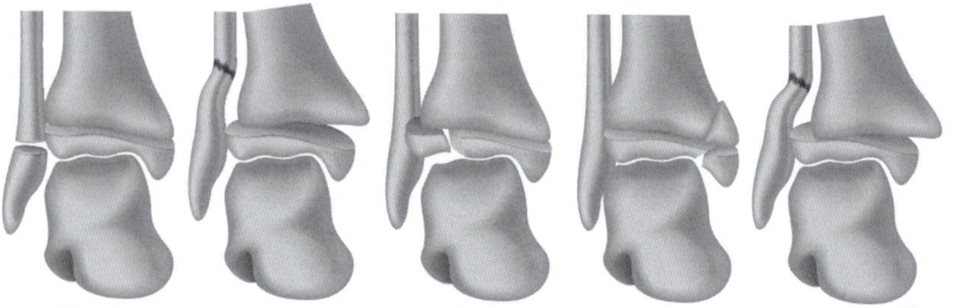

Figure 1. Les 5 types de fractures épiphysaires de la classification de Salter et Harris.

COMPLICATIONS

Immédiates	Secondaires	À distance
• Ouverture du foyer • Complications vasculaires • Complications nerveuses	• Syndrome de loges • Pseudarthroses (rare) • Cals vicieux • Infection du matériel d'ostéosynthèse • Syndrome algo-dystrophique (rare)	• Nécroses (rare) • Atteinte du cartilage de croissance - Raccourcissements - Déformations • Raideurs articulaires (rares) • Syndrome de Volkmann

TRAITEMENT ET PRISE EN CHARGE

- Calmer la douleur
- Immobilisation temporaire : rapidement, après l'examen clinique, matériel adapté radiotransparent
- Traitement orthopédique pour les fractures diaphysaires
- Traitement chirurgical indiqué si réduction orthopédique impossible : pas d'enclouage, en raison de la présence des cartilages de croissance
- Peu de raideurs d'immobilisation
- Possibilité d'immobiliser une articulation dans une position non physiologique si cela permet d'obtenir la stabilité du foyer
- Rééducation peu usitée (consolidation rapide, capacités de remodelage excellentes, complication liée aux massages)
- Reprise scolaire précoce

● DURÉE D'IMMOBILISATION

	Jusqu'à 5 ans	De 5 à 10 ans	À la puberté
Membre supérieur			
Clavicule	21 jrs	30 à 45 jrs	45 jrs
Ext. sup. humérus	21 à 30 jrs	30 à 45 jrs	45 jrs
Diaphyse humérus	21 à 30 jrs	45 jrs	45 jrs
Ext. inf. humérus	30 jrs	45 jrs	45 jrs
Ext. sup. radius ou cubitus	30 jrs	30 à 45 jrs	45 jrs
Diaphyse des 2 os avant-bras	45 jrs	45 jrs	90 jrs
Ext. inf. radius ou cubitus	30 jrs	45 jrs	45 jrs
Scaphoïde carpien	60 jrs	90 jrs	90 jrs
Main	21 jrs	30 jrs	30 jrs
Membre inférieur			
Bassin	30 jrs	45 jrs	45 jrs
Ext. sup. fémur	45 jrs	60 à 90 jrs	90 jrs
Diaphyse fémur	30 à 45 jrs	60 jrs	90 jrs
Ext. inf. fémur	30 à 45 jrs	45 jrs	45 à 60 jrs
Ext. sup. tibia	30 à 45 jrs	45 jrs	45 à 60 jrs
Diaphyse tibia	30 à 45 jrs	60 jrs	90 jrs
Ext. inf. tibia	30 à 45 jrs	45 jrs	45 jrs
Pieds	30 jrs	45 jrs	45 jrs
Avant-pied	30 jrs	30 jrs	30 jrs

CAS PARTICULIERS

- Entorse rare chez l'enfant
- Fractures épiphyso-métaphysaires très fréquentes
- Rares complications thrombo-emboliques : pas de prévention systématique, y penser pour la jeune fille sous contraceptif, déficit en antithrombine 3, puberté
- Séquelles tardives (prévenir les parents)

INSTRUCTIONS À LA SORTIE

- Ordonnance : antalgique en fonction de la douleur
- Arrêt de sport ± arrêt scolaire
- Convocation en consultation externe (orthopédie)
- Explications écrites (informations, suivi, complications, etc.)

L'ASTUCE D'URG'PÉDIATRIE

La traumatologie pédiatrique est une spécialité à part entière, un recours aux spécialistes (orthopédiste, radiologue) doit être systématique au moindre doute diagnostique et/ou thérapeutique.

TRAUMATISMES FERMÉS DU THORAX

ÉPIDÉMIOLOGIE, PHYSIOPATHOLOGIE

- 2e cause de mortalité en traumatologie après les traumatismes crâniens, le plus souvent secondaires à un accident de la voie publique (80 %), une chute, un accident domestique
- Particularités anatomiques
  - Petit calibre des VAS chez l'enfant : risque d'obstruction élevé
  - Glotte supérieure et antérieure : intubation difficile
  - Importance du diaphragme pour respirer : ventilation affectée par processus intra-abdominal
  - Consommation d'oxygène augmentée et capacité résiduelle fonctionnelle diminuée : hypoxie et insuffisance respiratoire précoce
- **Lésions retrouvées** (Tab. 1)
- Lésions les plus fréquentes : contusion pulmonaire, pneumothorax, hémothorax

Tableau 1. Traumatismes thoraciques : les 12 lésions potentiellement létales.

Mortalité précoce	Mortalité tardive (lésions « occultes »)
Obstruction des voies aériennes	Lésions des gros vaisseaux
Pneumothorax compressif	Rupture trachéo-bronchique
Hémothorax massif	Contusion myocardique
Tamponnade	Rupture diaphragmatique
Volet thoracique	Rupture œsophagienne
Pneumothorax ouvert	Contusion pulmonaire

SIGNES DE GRAVITÉ

- État de choc
- Troubles de la conscience
- Hypoxémie sévère : PaO_2 (mmHg)/FiO_2 < 300
- Contusion pulmonaire > 20 % du parenchyme
- Fracture de côtes multiples (> 5) et bilatérales
- Volet thoracique
- Associations lésionnelles intra- et extrathoraciques
- Contusion myocardique

EXAMENS COMPLÉMENTAIRES

- **Radiographie du thorax de face** (dès que possible) : épanchement gazeux ou liquidien, ascension de coupole, anomalie du médiastin, fractures de côtes
- **ECG (systématique) :** épanchement péricardique, microvoltage, sous-décalage PQ, sus-décalage ST sans onde Q, infarctus du myocarde, tachycardie sinusale, extrasystoles, arythmie ventriculaire, bloc de branche, BAV, trouble de repolarisation sans onde Q
- **Échographie thoraco-abdominale (FAST-écho, en urgence si instable, en salle de déchoquage) :** tamponnade, contusion myocardique grave, pneumothorax, hémothorax, hémopéritoine
- **Bodyscan :** en cas de polytraumatisme et si patient stable ou stabilisé
- **Biologie :** NFS, plaquettes, ionogramme, prothrombine, fibrinogène, enzymes musculaires, ASAT, ALAT, gamma-GT, urée, créatinine, troponine, GDS, groupe sanguin, Rhésus, RAI

DIAGNOSTIC

Interrogatoire ++ du patient ou des témoins : circonstances et mécanisme (décélération, écrasement, vitesse, hauteur de chute)

Examen clinique : évaluer les trois fonctions vitales

- Examen neurologique : GSC adapté à l'enfant, signes de localisation, pupilles
- Fonction respiratoire : FR, $SatO_2$, bruits respiratoires, encombrement VAS, douleur à la palpation
  - *Recherche détresse respiratoire :* sat < 95 %, tachypnée, sueurs, tirage, cyanose, difficulté à parler, balancement thoraco-abdominal, trouble de la conscience
  - *Causes multiples :* hypoventilation alvéolaire centrale (TC), neuromusculaire (atteinte médullaire haute), mécanique (volet costal ou lésions diaphragmatiques), épanchements pleuraux liquidiens et/ou aériques (pneumothorax suffocant), douleur (limitation de l'inspiration), obstruction VAS (atteinte maxillo-faciale), lésion trachéo-bronchique, obstructions distales par accumulation broncho-alvéolaire de sang (inhalation), altération des échanges alvéolo-capillaires par contusions pulmonaires
- Fonction circulatoire : FC, TA, marbrures, sueurs, froideur des extrémités
  - *Recherche signes de choc :* tachycardie (= 1er signe de choc), hypotension artérielle, bradycardie au stade agonique, troubles de la conscience, marbrures, hémorragie importante
  - *Causes :*
    - polytraumatisme
    - lésions cardio-péricardiques : contusions myocardiques, infarctus du myocarde par lésions coronaires, atteintes valvulaires, rupture de paroi myocardique, hémopéricarde avec tamponnade
    - lésions thoraciques extracardiaques : hémothorax, hémoptysie massive secondaire à des contusions pulmonaires, rupture trachéo-bronchique, ruptures traumatiques de l'aorte et des autres vaisseaux médiastinaux, ruptures diaphragmatiques avec lésions hépatiques et/ou spléniques
    - lésions associées : choc hypovolémique par plaie du scalp, fractures multiples de membres, dysautonomie neurovégétative par lésion médullaire haute, traumatisme abdominal avec fracture de foie, de rate

TRAITEMENT ET PRISE EN CHARGE

- **Les grands principes**
  - La paroi thoracique doit rester mobile (jeu du diaphragme ++)
  - La douleur est un facteur aggravant
  - La cavité pleurale doit être vidée pour maintenir solidaires le poumon et la paroi
  - Les voies aériennes doivent rester libres
  - L'inhalation du contenu gastrique est une complication particulièrement redoutable (vider l'estomac)
- **En pré-hospitalier**
  - Interrogatoire : circonstances, mécanisme (décélération, écrasement)
  - Prise en charge respiratoire :
    - libération des VAS, O_2 au MHC, IOT d'indication large si polytraumatisme (Tab. 2), détresse respiratoire, traumatisme facial avec risque d'évolution vers œdème important de la face
    - taille de la sonde = (âge en années/4) + 4
    - évacuation des épanchements (pneumothorax compressif, hémothorax massif, tamponnade)

- Prise en charge hémodynamique : 2 VVP, remplissage cristalloïdes 20 mL/kg puis 10 mL/kg si insuffisant, amines si besoin
- Sonde oro-gastrique (jamais naso-gastrique si trauma facial) pour éviter inhalation
- Traitement de la douleur +++ : acide tranexamique (Exacyl®) : < 30 kg : 10 mg/kg sur 20 minutes puis 10 mg/kh/h, > 30 kg : 1 g sur 20 minutes puis 1 g/8 heures
- FAST-écho si possible

En intra-hospitalier

- Stabiliser le malade, réexaminer pour affiner la clinique, reprendre les constantes
- Examens paracliniques
- La prise en charge dépend des lésions et du/des diagnostic(s) étiologique(s)

Tableau 2. Critères d'intubation lors des traumatismes thoraciques fermés.

• Trouble de la conscience (GSC < 8) • Échec ou impossibilité de réalisation d'une ventilation non invasive (VS AI-PEP) • Fréquence respiratoire > 25 c/min • PAS < 100 mmHg • Lésions multiples : cérébrales, abdominales... • Hypoxémie sévère (PaO_2 < 60 mmHg) malgré oxygénothérapie à haut débit • Hypercapnie (PCO_2 > 45 mmHg) • Acidose (pH < 7,20)

VS AI-PEP : ventilation spontanée avec aide et pression expiratoire positive.

DIAGNOSTIC ÉTIOLOGIQUE ET PRISE EN CHARGE

Atteintes de la paroi thoracique

- Fractures de côtes : rares, souvent invisibles au début (fracture en bois vert), douleur exquise à la palpation, analgésie +++, kinésithérapie, rechercher lésions associées thoraciques ou spléniques
- Volet thoracique (surtout chez l'adolescent au thorax plus rigide) : fracture en série de 3 côtes ou plus, respiration paradoxale, risque vital, ventilation mécanique si épuisement respiratoire, analgésie, traitement chirurgical rarement nécessaire

Épanchements intrathoraciques : très fréquents (30 à 50 % des cas)

- Pneumothorax : emphysème sous-cutané, douleur en regard, hypoxie voire détresse respiratoire, hypertympanisme localisé, diminution du murmure vésiculaire, déviation des structures médiastinales à la radio voire atélectasie complète du poumon homolatéral. Signes cardiaques droits + collapsus = pneumothorax compressif ou hémopéricarde

Tout épanchement nécessite un geste en urgence → au minimum une ponction à l'aiguille de gros calibre ou, mieux, un drainage : voie axillaire ou antérieure, taille du drain adapté à l'âge et au type d'épanchement, placé en siphonage au bocal avec plongeur ou en dépression douce (–10 à –20 cm d'eau). Le drain sera maintenu plusieurs jours. Ce geste constitue la base de la surveillance car l'aspect initial de l'épanchement ne permet pas toujours d'évaluer la gravité de la lésion thoracique

- Hémothorax : dyspnée, matité à la percussion, signes de déglobulisation voire choc hypovolémique, radio et/ou écho. Si hémothorax massif avec instabilité hémodynamique ou ventilatoire : drainage et autotransfusion du sang drainé, soit par un système non spécifique (recueil du sang dans une poche à urine stérile), soit (de préférence) par un kit de drainage. Si trop abondant : thoracotomie d'hémostase et de diagnostic. Drainage avec un gros drain 18 CH au minimum
- Hémopneumothorax : fréquent
- Pneumomédiastin : emphysème sous-cutané cervical, chercher une rupture trachéo-bronchique
- Hémo-médiastin : rupture vasculaire ou hématome

- **Lésions pulmonaires**
  - Contusions du parenchyme pulmonaire : clinique souvent pauvre, hémoptysie retardée, détresse respiratoire. Radio : foyers multiples, opacités mal systématisées en « tempête de neige ». Évolution régressive en 8 à 15 jours, O_2, antalgiques, kinésithérapie
  - Ruptures pulmonaires, très hémorragiques : exceptionnelles, exploration chirurgicale rapide
  - Pneumopathie par infection surajoutée : souvent hypoxie réfractaire, évolution vers SDRA
- Ruptures de l'arbre trachéo-bronchique : rares (1 % des traumas thoraciques). Triade évocatrice : épanchement gazeux (pleural, médiastinal, sous-cutané), hémoptysie (inconstante), syndrome d'exclusion pulmonaire clinique et radiologique : poumon rétracté, atélectasie. Endoscopie impérative au moindre doute pour réparation chirurgicale précoce
- **Lésions du médiastin :** encore plus rares que chez l'adulte
  - Tamponnade : décompression par ponction péricardique ++
  - Épanchement péricardique sans tamponnade : souffle, douleur sternale et scapulaire gauche, insuffisance cardiaque, diagnostic échographique, dosage troponine, angiographie, chirurgie sous circulation extracorporelle
  - Rupture de l'aorte thoracique au niveau de l'isthme : adolescent, traumatisme violent avec décélération brutale, les formes incomplètes survivent. Souffle systolique postérieur, asymétrie des pouls MS/MI, élargissement du médiastin à la radio, angiographie, traitement chirurgical urgent
  - Lésions de l'œsophage : exceptionnelles, barotraumatisme à glotte fermée avec rupture basse de l'œsophage, douleur, pneumomédiastin, épanchement pleural
- **Lésions associées**
  - Atteinte cervico-thoracique, atteinte thoraco-abdominale : fréquente, TDM +++, laparotomie exploratrice
  - Rupture diaphragmatique : rare, peut passer inaperçue en urgence, douleur thoraco abdominale, parfois détresse respiratoire, surélévation d'une coupole, ascension de l'estomac et de la sonde gastrique en cas de rupture gauche, TDM ++, chirurgie
  - Syndrome de Morestin : hyperpression brutale du système cave supérieur lors d'un écrasement thoracique violent avec effet de blast, œdème en pèlerine, pétéchies cervico-faciales, hémorragie conjonctivale, examen OPH (FO)
  - Polytraumatisme

PARTIE XVI
Urgences circonstancielles

ÉLECTRISATION

DÉFINITION

- Ensemble des manifestations physiopathologiques dues à l'action du courant électrique sur le corps humain
- Électrocution = décès par électrisation

PARACLINIQUE

- Ionogramme sanguin, kaliémie, urée, créatinine, HCO3, troponine, GDS
- ECG
- Si trajet cardiaque : échographie cardiaque
- Si troubles neurologiques : TDM cérébrale, EEG
- Si trajet céphalique ou signes d'appel : explorations ORL et ophtalmologiques, prise en charge spécialisée des brûlures orales +++

DIAGNOSTIC

- Le diagnostic est fait par les circonstances
- Préciser le voltage, l'intensité électrique
- État de conscience : perte de connaissance ou retour à la conscience
- Examen neurologique
- Points d'entrée et de sortie
- Évaluer les brûlures (effet d'arc électrique) superficielles et profondes
- Vérifier l'acuité visuelle et auditive
- Recherche de fractures ou de pathologies associées

SIGNES DE GRAVITÉ

- Arrêt cardio-respiratoire, détresse respiratoire
- Coma, perte de connaissance
- Douleur thoracique, palpitations
- Brûlure, même limitée ; points d'entrée et de sortie

TRAITEMENT ET PRISE EN CHARGE

- Couper le courant, éviter le suraccident
- Attention au traumatisme associé : respecter l'axe TCT (tête-cou-tronc)
- xygénation avec ventilation assistée si besoin
- Selon complications
  - Si arrêt cardiaque : massage cardiaque externe + ventilation artificielle
  - Si fibrillation ventriculaire : choc électrique externe (2-4 J/kg)
  - Si brûlures : prise en charge spécifique (voir fiche XI.1 BRÛLURES CHEZ L'ENFANT)
- Voie veineuse périphérique
  - Alcalinisation (sérum bicarbonaté 14 ‰) : 5 mL/kg IVL en 1 heure
  - Si hypotension artérielle : expansion volémique : sérum physiologique ou Ringer Lactate®, 1er bolus de 30-40 mL/kg
- Antalgie, si besoin titration morphine
- ECG, monitorage cardiologique
- Vaccination antitétanique ± sérothérapie antitétanique
- Pas d'antibiothérapie systématique
- Transfert en milieu spécialisé pour surveillance

L'ASTUCE D'URG'PÉDIATRIE

- Les brûlures électriques sont une urgence médico-chirurgicale nécessitant une orientation et une thérapeutique adéquate et rapide.
- Les accidents électriques par basse tension entraînent essentiellement un risque d'accidents cardio-vasculaires aigus.
- Les accidents par haute tension, avec passage de courant à travers l'organisme, provoquent une brûlure profonde délabrante par effet Joule, le long des axes vasculo-nerveux, entre les points d'entrée et de sortie.
- La prévention des accidents domestiques est essentielle chez les enfants.

HYPERTHERMIE MALIGNE D'EFFORT (COUP DE CHALEUR)

DÉFINITION

- Apparition brutale d'une fièvre > 40 °C + troubles neurologiques, pendant ou au décours d'un effort
- Pronostic vital engagé avec risque d'hépatite fulminante et défaillance multiviscérale

EXAMENS COMPLÉMENTAIRES

- **Biologie**
  - Rhabdomyolyse : ↑ CPK, ↑ myoglobine
  - Bilan hépatique complet : cytolyse (ASAT ++)
  - Acidose métabolique lactique
  - Insuffisance rénale
  - Bilan hydro-électrolytique complet : hyperkaliémie, hyperphosphatémie
  - CIVD, thrombopénie
- **ECG :** signe d'hyperkaliémie

DIAGNOSTIC

- Circonstance : effort intense et prolongé (sports d'endurance)
- Clinique : « intoxication calorique endogène »
- Troubles neurologiques : troubles psychiques, perte de connaissance, trouble de la vigilance, crise comitiale
- Autres signes : cutanés (peau rouge sèche ou sueurs profuses), musculaires (crampes, myalgies), cardio-vasculaires (collapsus), vomissements, soif intense
- Prise de la T° devant tout signe à l'effort
- Biologie : rhabdomyolyse souvent retardée de quelques heures, hypoglycémie initiale et déshydratation extracellulaire avec insuffisance rénale fonctionnelle, lactacidémie, insuffisance hépatocellulaire grave, insuffisance rénale organique (tubulonéphrite myoglobinurique), troubles de la coagulation (CIVD)

CAS PARTICULIER

Le coup de chaleur simple :
- « Intoxication calorique exogène »
- Sujets avec capacités de sudation réduites (nourrisson, obèse)
- Température extérieure très élevée
- Pas de notion d'effort inhabituel

TRAITEMENT ET PRISE EN CHARGE

- Refroidir dès le lieu de l'incident : dévêtir, linges humides, mettre à l'ombre, ventilation d'air
- Utilisation possible du paracétamol
- Remplissage vasculaire par macromolécules (Plasmion® 10 mL/kg en 15 minutes chez l'enfant) ou sérum salé isotonique
- Équilibration hydro-électrolytique, prise en charge des défaillances d'organe
- Traitement des crises comitiales : Valium® 0,5 mg/kg IR (dose maximale 10 mg), Rivotril® 1 mg IVD chez les plus grands
- Hospitalisation en service de réanimation

L'ASTUCE D'URG'PÉDIATRIE

- Urgence thérapeutique (refroidir + remplir)
- Pas de dantrolène (toxicité hépatique) ni d'aspirine (troubles de la coagulation), ni AINS

MORSURES D'ANIMAUX (SERPENTS EXCLUS)

EXAMENS COMPLÉMENTAIRES

Radiographies si morsure profonde (fracture, ostéomyélite, air dans les articulations)

DIAGNOSTIC

- Effractions du tissu cutané, sous-cutané, contusion musculo-aponévrotique, tendineuse ou vasculo-nerveuse, parfois osseuse
- Inoculation de germes pyogènes banals (staphylocoque, streptocoque, entérobactéries, anaérobies, pasteurelles, bartonelles)
- Risque de tétanos et de rage

FACTEURS DE RISQUE D'INFECTION

	Haut risque	Risque faible
Selon la localisation	Main, pied, scalp, visage, articulations, à proximité d'un tendon, génitale	Localisation autre que les situations à risque
Selon le type de blessure	Plaies punctiformes (nettoyage imparfait), tissus écrasés (débridage difficile), fracture associée, plaie profonde ou délabrante	Large lacération (nettoyage aisé)
Selon les antécédents du patient	Splénectomie, immunodépression	
Selon l'animal	Morsure de chat	

PRÉVENTION DU TÉTANOS

Type de blessure	Vaccinations à jour	Personne non à jour
Superficielle, propre	Pas d'injection, préciser date prochain rappel	Vaccin complet, préciser date prochain rappel
Majeure (étendue, pénétrante, avec corps étrangers ou traitée tardivement) ou souillée		Vaccin complet + 250 UI d'IgG dans l'autre bras, préciser date du prochain rappel

CONDUITE À TENIR

- Désinfection de la plaie (systématique)
  - Savonnage prolongé
  - Rinçage abondant au sérum physiologique
  - Antiseptiques : chlorhexidine, Bétadine®, ammonium quaternaire à 0,5 %, puis rinçage
- Parage de la plaie (excision tissus nécrotiques/délabrés, ablation corps étrangers)
  - Parage méticuleux, limité au maximum sur le visage. Puis suture si nécessaire ou si préjudice esthétique (visage)
  - Si parage incomplet ou si plaie infectée : ne pas suturer (zones de vitalité douteuse, corps étrangers résiduels)
  - Avis d'un chirurgien spécialisé si besoin
- Pansement
  - Pas de pansement occlusif, pas de Stéri-Strip®
- Antibiothérapie : traiter systématiquement par antibiotique toute plaie à haut risque pendant 3 à 7 jours
  - Amoxicilline + acide clavulanique 80 mg/kg/j en 2 ou 3 prises (max 3 g/j)
  - Ou, en cas d'allergie :
    - si âge < 8 ans : Bactrim® 30 mg/kg/j en 2 prises (max 1 600 mg/j) si morsure animale ou pristinamycine 50 mg/kg/j en 2 prises si morsure humaine
    - si âge > 8 ans : doxycycline 4 mg/kg/j en 2 prises (max 200 mg/j) + métronidazole ou doxycycline + clindamycine
- Prévention antitétanique
  - IgG antitétaniques (si besoin) : injection *strictement IM*
- Prévention antirabique

Devant toute suspicion de contamination rabique, contacter le centre antirabique agréé pour conseils de prévention de la rage (vaccin antirabique ± Ig antirabiques si morsure profonde)

L'ASTUCE D'URG'PÉDIATRIE

Les morsures humaines présentent les mêmes risques et doivent faire évoquer des sévices si les circonstances ne sont pas claires.

MORSURE DE SERPENT (SERPENTS EXOTIQUES EXCLUS)

GRADUATION

- **Grade 0 :** marques de crochets, absence d'œdème, absence de réaction locale, absence de réaction générale
- **Grade 1 (envenimation minime) :** marques de crochets, œdème local, absence de réaction générale
- **Grade 2 (envenimation modérée) :** marques de crochets +
  - **Stade A :** œdème extensif et/ou suffusion hématique au-delà des points de morsure et/ou douleur intense
  - **Stade B :** Grade 2A + signes généraux et/ou biologiques
- **Grade 3 (envenimation grave) :** marques de crochets, œdème extensif, signes généraux sévères

DIAGNOSTIC

- Anamnèse
- Deux plaies punctiformes à 1 cm l'une de l'autre
- Signes locaux : œdème, douleur, phlyctène...
- Signes généraux : digestifs (vomissements, douleurs abdominales), cardio-vasculaires (hypotension, bradycardie), neurologiques (ptôsis ++, atteintes des paires crâniennes), autres...
- Signes généraux sévères : réaction anaphylactoïde, choc, œdème aigu pulmonaire, coagulopathie, insuffisance rénale
- Signes biologiques de gravité : leucocytes > 15 000/mm^3, plaquettes > 150 000/mm^3, TP < 60 %, fibrinogène < 2 g/L

L'ASTUCE D'URG'PÉDIATRIE

- Une morsure n'entraîne pas nécessairement une injection de venin.
- Le venin persiste plusieurs jours dans l'organisme humain, d'où des réactions tardives possibles.
- La sérothérapie peut être responsable de réactions tardives (fébricule, arthralgie, urticaire, etc.).
- Nouveaux animaux de compagnie : déclaration obligatoire et banque de sérums antivenimeux (BSA, Angers, Marseille, Lyon)

PRISE EN CHARGE ET TRAITEMENT

- Immobiliser le membre mordu et calmer la victime (pas de garrot, ni succion, ni cautérisation)
- Nettoyage antiseptique de la plaie puis pansement sec sur la plaie par bande de crêpe pas trop serré (débordant largement au-dessus et en dessous) avec vessie de glace par-dessus
- VVP
- **Bilan biologique :** NFS, plaquettes, bilan de coagulation, fibrinogène, bilan hépato-rénal, ionogramme, groupe sanguin et RAI
- **ECG**
- Antalgiques, antibiothérapie et réhydratation
  - Paracétamol IV ± anxiolytique (Valium® 0,5 mg/kg IR Atarax® 1 mg/kg/j *per os*)
  - Prise en charge de l'état de choc (remplissage, adénaline si choc anaphylactique) et transfert en réanimation
  - Amoxicilline + acide clavulanique (50 mg/kg/j)
- Sérothérapie antitétanique et vaccination antitétanique après vérification du statut vaccinal
- Si l'animal est mort ou capturé : le rapporter en vue d'identification
- Contacter le centre antipoison régional
- **Hospitalisation**
  - Grade 0 : une surveillance de quelques heures peut être proposée
  - Grade 1 : observation hospitalière au moins 24 heures avec surveillance et bilan toutes les 12 heures
  - Grades 2 et 3
    - la sérothérapie (sérum antivenimeux polyvalent composé de fragments purifiés F(ab)2, contre le venin de *Vipera aspis*, *Vipera berus* et *Vipera ammodytes* : Viperfav®) est indiquée
    - surveillance rapprochée (réaction anaphylactique) en réanimation

ATTENTION

Si animal de compagnie exotique (cobra, mamba, etc.) → contacter le centre antipoison très rapidement

NOYADE CHEZ L'ENFANT

DÉFINITION

- Pas de distinction noyade eau douce/eau salée
- **4 stades :**

1. Aquastress : pas d'inhalation d'eau
2. Petit hypoxique : inhalation d'eau mais extraction rapide du milieu liquide
3. Grand hypoxique : détresse respiratoire + troubles de la conscience
4. État de mort apparente : anoxique

DIAGNOSTIC

1. Aquastress : examen normal

2. Petit hypoxique : toux, polypnée, râles aux bases, conscience normale

3. Grand hypoxique

- Encéphalopathie respiratoire
- Signe de lutte, détresse respiratoire
- Bradypnée, bradycardie
- Hypothermie
- Collapsus si < [70 mmHg + 2 × (âge en année)] jusqu'à l'âge de 4 ans
- Inefficacité circulatoire : QRS élargi
- Traumatisme du rachis cervical : déficit neurologique systématisé + collapsus+ bradycardie

4. État de mort apparente : ACR

L'ASTUCE D'URG'PÉDIATRIE

- Les respirateurs de transport n'ont pas d'humidificateur (risque d'atélectasies et/ou d'obstruction de sondes) donc toutes les 30 minutes à 1 heure, dosette de sérum physiologique dans la sonde d'intubation + 10 insufflations au ballon.
- Hypothermie fréquente : facteur d'acharnement de la réanimation ++
- Si utilisation du défibrillateur, s'assurer que la victime est bien hors de l'eau, poitrine essuyée au préalable et sur un sol sec.

EXAMENS COMPLÉMENTAIRES

- Ionogramme sanguin, réserve alcaline, GDS, lactate, NFS, CK, urée, créatinine
- ECG
- Radio pulmonaire (SDRA, positionnement de sonde d'intubation)

TRAITEMENT ET PRISE EN CHARGE

- Monitorage continu : saturation en O_2, FC, TA, T°
- Sécher et réchauffer

1. Aquastress

- Rassurer, calmer, réchauffer
- Pas de VVP, contrôle dextro
- Surveillance 6 heures

2. Petit hypoxique

- Oxygénothérapie
- Antibiothérapie : amoxicilline + acide clavulanique (Augmentin®) 80 mg/kg/j en 3 prises
- Surveillance saturation O_2/24 heures

3. Grand hypoxique

- Monitorage continu : saturation en O_2, FC, TA, T°
- 2 VVP
- Collier cervical rigide
- Intubation trachéale et ventilation artificielle
- Ventilation FiO_2 : 1 avec PEEP initiale à 4 cmH20 pour recrutement alvéolaire
- Vérifier pression du ballonnet (nécrose trachée en 1 heure de temps si hyperpression)
- Aspiration ++++
- pH < 7,10 ; 5 à 8 mL/kg bicarbonate 14 ‰ en 1 heure
- Amoxicilline + acide clavulanique (Augmentin®) 80 mg/kg/j en 3 prises
- Sonde naso-gastrique
- Réchauffement passif si hypothermie
- Collapsus : adrénaline (0,3 à 2 µg/kg/min)
- Furosémide ou Lasilix® : 2 mg/kg (à discuter)
- Corticothérapie : Solumédrol® 1 mg/kg

4. État de mort apparente

- RCP prolongée (voir fiche II.1 Arrêt cardio-respiratoire)

PENDAISON ET SYNDROMES APPARENTÉS

DÉFINITION

Autolyse, accidentelle (enfant), homicide, jeux érotiques, jeux dangereux (jeux du foulard)

EXAMENS COMPLÉMENTAIRES

- NFS (hyperleucocytose), plaquettes, GDS (acidose métabolique), ionogramme sanguin (hyperglycémie), urée, créatininémie, CPK, alcoolémie, recherche de toxiques
- ECG
- Radio pulmonaire, radio rachis cervical face/profil...
- TDM cérébrale
- TDM rachis cervical et/ou thoracique selon clinique

ÉTIOLOGIES

- **Type de pendaison**
  - Complète : les pieds ne touchent pas le sol
  - Incomplète : les pieds touchent encore le sol
- **Position du nœud**
  - Antérieure ou postérieure : ischémie cérébrale brutale (pendus blancs)
  - Latéral : la circulation artérielle est préservée (pendus bleus)

DIAGNOSTIC

- **Syndrome neurologique :** agitation, hallucination, mydriase, myosis, syndrome pyramidal, convulsion, décérébration, déficit moteur, troubles sphinctériens, coma +++
- **Syndrome respiratoire :** cyanose, apnée ou tachypnée ou bradypnée, encombrement (fréquent), OAP hémodynamique et/ou lésionnel
- **Syndrome neurovégétatif :** sueurs, trouble de la thermorégulation
- **Perturbation cardio-vasculaire :** TA et FC instables, collapsus, trouble du rythme, ACR +++
- **Autres signes :** pétéchies, hyperhémie conjonctivale, priapisme, sillon cervical

COMPLICATIONS À RECHERCHER

- Fractures de l'os hyoïde et du cartilage thyroïdien
- Fracture des vertèbres cervicales
- OAP hémodynamique et/ou lésionnel
- Lésions des vaisseaux du cou
- Lésion du plexus brachial, nerf phrénique
- Œdème cérébral
- Pneumothorax, pneumomédiastin, emphysème sous-cutané (rare : traumatisme à glotte fermé)
- TDM cervicale et cérébrale

TRAITEMENT ET PRISE EN CHARGE

- Couper la corde, tête-cou-tronc dans l'axe avec la mise en place d'une minerve
  - Patient en ACR : réanimation cardio-pulmonaire standard
  - Patient dans le coma : intubation trachéale et ventilation assistée
  - Patient conscient : O_2 nasal, benzodiazépine (Valium®) : 0,1 à 0,2 mg/kg si convulsion
- Dans tous les cas : hospitalisation en USI, scope, oxygénothérapie ± oxygénothérapie hyperbare
- 2 VVP
  - Ringer Lactate® en garde veine
  - Hydrocortisone : 4-6 mg/kg IVD
  - Oméprazol (Mopral®) : 1 mg/kg/24 heures
- Hypotension artérielle : remplissage macromolécules 20 mL/kg, si pas de réponse, amines pressives (par ex., noradrénaline 0,1 à 0,5 ?/kg)
- Surveillance : TA, pouls, FR, T°, diurèse, examen neurologique à répéter
- Prévoir consultation psychiatrique si notion de tentative d'autolyse

PIQÛRES D'HYMÉNOPTÈRES

DÉFINITION

- Les piqûres d'insectes sont fréquentes
- Les manifestations cliniques de l'anaphylaxie au venin d'hyménoptères peuvent être extrêmement sévères, voire fatales
- En France, les piqûres d'hyménoptères tuent en moyenne une quinzaine de personnes par an

ADRÉNALINE AUTO-INJECTABLE

- Seringues d'adrénaline de 1 mL = 1 mg avec piston permettant l'injection de fractions de 0,25 mL (Anahelp®)
- Stylo auto-injecteur de 0,3 mL d'adrénaline (Anapen®) contenant 0,30 mg (Anapen® 0,1 %) ou 0,15 mg (Anapen® 0,05 %) d'adrénaline
- Injection IM face antéro-latérale de la cuisse
- Conservation à l'abri de la lumière et de la chaleur
- Dose moyenne de 0,5 mg chez l'adulte et 0,01 mg/kg IM chez l'enfant, renouvelable 5 à 15 minutes plus tard si nécessaire

DIAGNOSTIC

Réactions locales

- Érythème douloureux, peu ou pas induré, de 2 cm, sans atteindre 10 cm, régressant spontanément sans laisser de séquelles, en quelques minutes à 24 heures
- Réaction allergique locale : érythème avec induration > 10 cm, œdème rapide, persistant plus de 24 heures
- Réactions érythémato-œdémateuses : piqûres siégeant sur la face, le cou ou intrabuccales, réactions sévères comme un œdème laryngé entraînant un risque vital

Réactions générales

- Délai d'apparition généralement court (< 30 minutes)
- Classement en 4 niveaux de gravité croissante
  - *Stade 1 :* sensation de malaise général, anxiété, urticaire généralisée, œdème
  - *Stade 2 :* oppression thoracique, malaise général, urticaire ou angiœdème ± étendu
  - *Stade 3 :* malaise général, angoisse, état confusionnel, dyspnée très importante, dysphonie, œdème laryngé, urticaire ou angiœdème ± étendu
  - *Stade 4 :* détresse respiratoire intense, collapsus cardio-vasculaire, perte de connaissance, vomissements, urticaire ou angiœdème ± étendu

TRAITEMENT ET PRISE EN CHARGE

- Retirer l'aiguillon si possible
- Désinfecter la piqûre
- Antalgique : paracétamol
- Traitement local antiprurigineux ou anti-inflammatoire
- **Réactions locales étendues :** anti-histaminique anti-H1 par voie orale
- **Réactions générales**
  - Classes I et II : traitement symptomatique
  - Classes III et IV : choc anaphylactique = URGENCE VITALE
    - adrénaline injectable : 0,01 mg/kg soit 0,25 ou 0,30 mg d'adrénaline chez l'adulte, 0,15 mg chez l'enfant de moins de 20 kg de poids corporel, répétée 10 à 15 minutes après en cas de persistance des signes cliniques
    - dès les premiers signes d'anaphylaxie grave par le patient lui-même (dispositif auto-injecteur)
- En cas d'œdème laryngé, adrénaline en spray buccal (efficacité +++)
- Abord veineux dès que possible : remplissage
- Oxygénothérapie
- Surveillance TA et pouls
- Corticoïdes par voie parentérale conseillée
- Hospitalisation

L'ASTUCE D'URG'PÉDIATRIE

Il faut une minute pour vider tout le contenu du sac à venin après la piqûre d'une abeille, d'où l'intérêt de retirer rapidement le dard resté planté dans la peau.

PARTIE XVII

Urgences toxicologiques

INTOXICATION À L'EAU DE JAVEL

● GÉNÉRALITÉS

- Forme concentrée à 48° chlorométriques (berlingots) ou diluée à 12° chlorométriques (bidons, galets, pastilles)
- Solution diluée
  - pH > 12 : à considérer comme une base forte avec prise en charge identique à celle d'une ingestion de solution concentrée
  - pH < 12 : irritante
- Pas de toxicité de l'eau de Javel de fabrication française

● EXAMENS COMPLÉMENTAIRES

- Aucun si solution diluée
- Pas d'indication d'endoscopie sauf si quantité ingérée importante, signes digestifs, ingestion de solution concentrée
- Solution concentrée : biologie (ionogramme), ECG (hyperkaliémie)

● DIAGNOSTIC

- Ingestion accidentelle le plus souvent
  - Solution diluée : brûlure buccale puis rétrosternale et épigastrique, nausées, vomissements
  - Solution concentrée = caustique majeur : dysphagie, hypersialorrhée sanguinolente, ulcération, perforation, hémorragie digestive, troubles ioniques (hyperchlorémie, hypernatrémie, hyperkaliémie)
- Inhalation de vapeurs (mélange eau de javel + acide ou base) : OAP, bronchospasme
- Projection oculaire ± cutanée : hyperhémie conjonctivale, douleur localisée, ulcération muqueuse oculaire ou cutanée

● TRAITEMENT ET PRISE EN CHARGE

- Contacter le centre antipoison
- Rincer la bouche à l'eau ou passer un gant de toilette dans la bouche
- Enlever les vêtements imprégnés d'eau de Javel (irritant de contact)
- Surveillance des troubles digestifs : pansement gastrique éventuel × 3/j pendant 3 jours
- **En cas de projection oculaire**
  - Rincer au sérum physiologique pendant 10-15 minutes
  - Si signes oculaires persistants : examen OPH avec lampe à fente et test à la fluorescéine
- **Inhalation de vapeurs**
  - Retrait de l'atmosphère contaminée
  - Oxygénothérapie
  - Aérosols de β2-mimétiques ± corticoïdes *per os*

L'ASTUCE D'URG'PÉDIATRIE

Ce qu'il ne faut pas faire : faire vomir, faire boire, poser une sonde naso-gastrique, faire un lavage gastrique.

INTOXICATION AU MONOXYDE DE CARBONE

● DÉFINITION, ÉTIOLOGIES

- Hypoxie par formation de carboxy-hémoglobine (HbCO) et défaut de transport de l'oxygène
- Appareil de chauffage ou chauffe-eau mal réglé, incendies, gaz d'échappement

● EXAMENS COMPLÉMENTAIRES

- Dosage HbCO
  - → 8-10 % : suspicion
  - → 15 % : intoxication certaine
- ECG : recherche d'une ischémie myocardique ou de troubles du rythme, troponine au moindre doute
- Biologie : ↑ K^+ et CPK, cytolyse, insuffisance rénale
- Radio du thorax si signes de gravité

● SIGNES DE GRAVITÉ, COMPLICATIONS

- HbCO > 15 %
- ECG : ischémie myocardique ou troubles du rythme
- GDS : alcalose respiratoire initiale puis hypoxie et acidose métabolique (signe de gravité)
- **Complications :** insuffisance rénale sur rhabdomyolyse, ischémie myocardique, œdème pulmonaire, séquelles neuropsychiatriques surtout sur les terrains fragiles (anémie, cardiopathie, insuffisance respiratoire)

● DIAGNOSTIC CLINIQUE

- Manifestations aiguës et subaiguës
  - Signes digestifs : nausées, vomissements, diarrhée
  - Signes neurologiques : céphalées, vertiges, ataxie, troubles visuels, convulsions, troubles de la conscience, déficit moteur, crise hypertonique avec fièvre, coma hypertonique (irritation pyramidale)
  - Signes neuropsychiques : irritabilité, agitation, troubles de la mémoire, troubles du langage, désorientation, confusion
  - Signes plus rares : lipothymies, syncopes, palpitations (trouble du rythme), douleurs thoraciques (angor fonctionnel)
- **Chez le nouveau-né et le nourrisson**

Premiers signes trompeurs : inappétence, refus de téter, irritabilité, pleurs inexpliqués, léthargie

- **Formes cliniques graves chez l'enfant**
  - État de choc, déshydratation sur vomissements et diarrhée, atteinte myocardique hypoxique
  - Détresse respiratoire : hypoxie, apnées centrales, fatigue des muscles respiratoires
  - Coma profond avec hypothermie

● TRAITEMENT ET PRISE EN CHARGE

- **Sur les lieux de l'intoxication**
  - Éviction de l'atmosphère toxique, aérer les lieux, arrêter la source de CO
  - Évaluation des fonctions circulatoire, respiratoire, neurologique et mesures de réanimation si nécessaire
  - Scope, constantes, glycémie, T° centrale (souvent hypothermie si resté longtemps au sol)
  - Oxygénothérapie fort débit au MHC ou ventilation contrôlée (FiO_2 100 %)
  - ECG, VVP avec G5 % si pas de signe de gravité, macromolécules si collapsus, intubation si troubles de la conscience

- **En hospitalier**
  - Oxygénothérapie normobare avec FiO_2 100 % (6 à 12 L/min)
  - Au moins 3 heures si < 5 ans, au moins 6 heures si > 5 ans, 12 heures si HbCO > 15-20 %
  - Puis baisser la FiO_2 (50 %) jusqu'à la 12e heure, puis à 30 % pour les 12 heures suivantes
- **Réanimation hydro-électrolytique**
- **Signes de gravité, quel que soit le taux d'HbCO (l'enfant jeune est une indication en soi)**
  - Oxygénothérapie hyperbare (2 ATA) : 1 séance de 60 à 90 minutes (30 minutes si < 1 an), parfois renouvelable après 6 heures
  - FiO_2 à 100 % entre les séances d'hyperbarie, tant que HbCO > 10 %
  - 2 CI : bronchospasme serré en évolution et pneumothorax non drainé
  - Prévention du risque de convulsion par hyperoxie : Valium® 0,5 mg/kg (max 10 mg)

L'ASTUCE D'URG'PÉDIATRIE

- Tout malaise d'un nourrisson dans une salle de bains est une intoxication au CO jusqu'à preuve du contraire.
- La saturation en O_2 en oxymétrie pulsé n'est pas fiable en cas d'intoxication au CO.
- Évoquer l'intoxication au CO devant des convulsions chez un enfant apyrétique.
- Indications plus larges de l'hyperbarie chez l'enfant.
- L'intoxication au CO est souvent négligée lors de la prise en charge d'un enfant brûlé. Elle est pourtant indispensable.

INTOXICATION PAR LE PARACÉTAMOL

DOSE TOXIQUE (EN PRISE UNIQUE)

- Enfant : 100 mg/kg
- Adolescent : 125-150 mg/kg

EXAMENS COMPLÉMENTAIRES

- Dosage de la paracémolémie : à la 4e heure
- Recherche de toxiques (sang et urine)
- Alcoolémie
- NFS, plaquettes, groupe sanguin, Rhésus, RAI
- Ionogramme sanguin, urée, créatininémie, glycémie
- TP, TCA, hémostase complète (facteur V +++)
- ASAT, ALAT, bilirubine, gamma-GT, phosphatases alcalines
- Radiographie du thorax, ECG
- Puis ASAT/ALAT, gamma-GT, bilirubine, PAL, créatinine et TP à H+4, H+12 puis tous les jours suivants selon la gravité de l'intoxication

DIAGNOSTIC

- Signes cliniques dans les premières heures : aucun
- Signes hépato-digestifs : nausées, vomissements, douleurs abdominales, douleurs localisées à l'hypochondre droit
- Autres signes : ictère, trouble de la conscience, anurie

COMPLICATIONS

- Hypoglycémie
- Hépatite fulminante (pic de cytolyse maximal à J3)
- CIVD
- Insuffisance rénale aiguë
- Encéphalopathie
- Pancréatite aiguë
- Troubles de la conduction, de la repolarisation, de l'excitabilité myocardique : rare
- Péricardite : rare
- Acidose métabolique

TRAITEMENT ET PRISE EN CHARGE

- Hospitalisation
- Pose de voie veineuse
- Scope
- Charbon activé dans les intoxications de moins de 2 heures (> 6 ans) : dose unique de 1 à 2 g/kg *per os*
- N-acétylcystéine (protocole selon Prescott) (Fig. 1) : Fluimucil® IV
  - 150 mg/kg dans du SGI 5 % ou SSI 0,09 % sur 30 minutes
  - Puis 50 mg/kg sur 4 heures
  - Puis 100 mg/kg sur 16 heures
- Réhydratation (G5 % + NaCl 3 g/L, KCl 2 g/L) 100 cc/kg/j
- Discuter transfert en service de réanimation si intoxication massive ou complications
- Surveillance
- Prévoir consultation psychiatrique si notion de tentative d'autolyse

En pratique, le traitement par N-acétylcystéine est indiqué :

- à l'arrivée de l'enfant :
  - si l'ingestion est antérieure à 8 heures
  - si la dose ingérée estimée est supérieure à 100 mg/kg
  - en cas d'intoxication polymédicamenteuse
  - en présence de signes cliniques et/ou biologiques de toxicité
- en fonction de la paracétamolémie après la 4e heure de la prise, en se référant au nomogramme de Rumback et Matthew (Fig. 2) ou au nomogramme de Prescott (Fig. 1). (Le traitement peut être interrompu s'il a été débuté à l'aveugle, pour des valeurs non toxiques à H+4 de la dernière prise.)

CONSEILS

Il faut connaître le moment exact de l'ingestion afin d'interpréter correctement le monogramme.

2/2

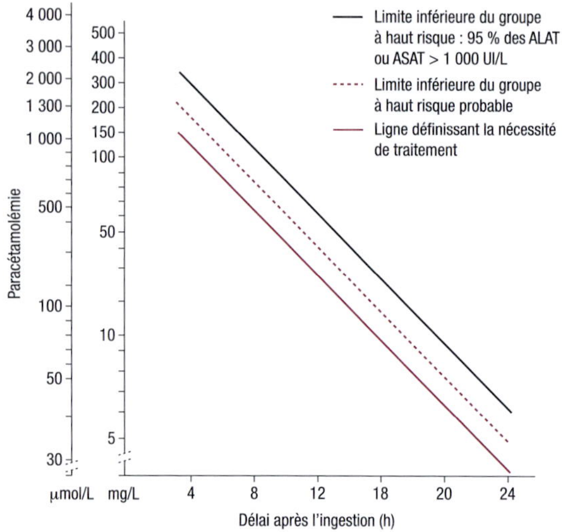

Figure 1. Diagramme de Prescott.

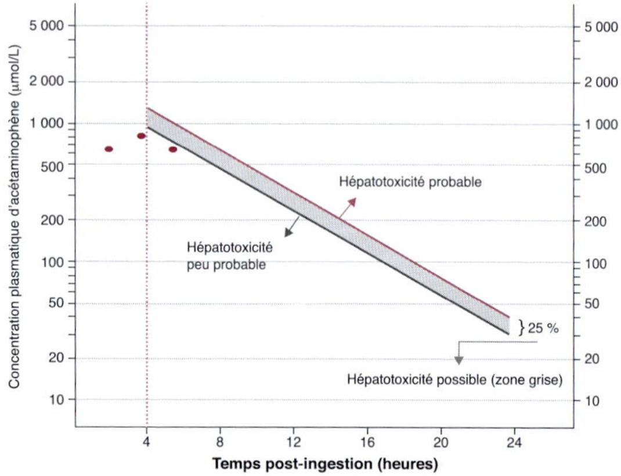

Figure 2. Monogramme de Rumack-Matthew.

INTOXICATION PAR LES CAUSTIQUES

● ÉPIDÉMIOLOGIE

- Ingestion accidentelle le plus souvent
- Enfants de 1 à 4 ans ; prédominance masculine

● EXAMENS COMPLÉMENTAIRES

- Biologie : GDS (acidose métabolique), NFS, ionogramme
- Radio du thorax : pneumomédiastin
- ASP : pneumopéritoine
- Endoscopie

● DIAGNOSTIC

- Diagnostic évident le plus souvent
- **Bilan des lésions**
  - Cutanées
  - Stomatologiques (langue, voûte, voile : lésions blanchâtres ou jaunâtres superficielles ou noirâtres profondes). L'atteinte stomatologique n'est pas corrélée à l'atteinte digestive
  - ORL (œdème laryngé : dyspnée, stridor)
  - Œsophago-gastriques (perforation : emphysème sous-cutané, contracture)
  - Ophtalmologiques (projection)
- **Bilan endoscopique**
  - Laisser à jeun jusqu'à l'endoscopie
  - Réaliser entre H12 et H24 (attendre que les lésions se constituent)
  - Idéal : endoscopie ORL (laryngoscope et œsophagoscope rigide) et digestive (fibroscope souple)
- **Résultats**
  - Stade I : érythème et/ou œdème et/ou pétéchies de la muqueuse œsophagienne
  - Stade II : ulcérations superficielles de la muqueuse :
    - linéaires œsophagiennes (IIA)
    - ou circonférentielles avec ou sans atteinte gastrique (IIB)
  - Stade III : ulcérations profondes :
    - localisées œsophagiennes ± gastriques (IIIA)
    - ou étendues nécrotiques (IIIB)
  - Stade IV : perforation, sphincters béants

● CONNAÎTRE LE PRODUIT

- **pH basique**
  - Produits plus toxiques que les acides : lésions profondes, risque de sténose cicatricielle majeure
  - Javel, soude caustique, Destop, lessives pour lave-vaisselle, décapants pour four
- **pH acide**
  - Lésions superficielles, risque de sténose cicatricielle mineure
  - Détartrants WC, liquide de batteries, antirouille pour les textiles

CAS PARTICULIER

Pas de toxicité de l'eau de Javel de fabrication française mais toxicité des produits étrangers ou mélangés à d'autres toxiques.

● TRAITEMENT ET PRISE EN CHARGE

- Contacter le centre antipoison
- Préparer le bilan endoscopique si indiqué
- En fonction du stade
  - Stades I et IIA : rien, en dehors d'une surveillance de 24-48 heures (se méfier d'une évaluation endoscopique incorrecte car trop précoce) et d'une alimentation liquide durant la surveillance
  - Stades IIB et III : alimentation parentérale ou entérale par gastro- ou entérostomie, antalgiques, antisécrétoires, discuter les corticoïdes à forte dose (effet discuté), antibiothérapie prophylactique si nécrose profonde, contrôle endoscopique à J3 puis J8-J10
  - Stade IV : chirurgie en urgence, suivi d'une nutrition parentérale exclusive
  - Sténose : dilatation par bougie ou ballonnet, œsophagoplastie si échec ou si sténose étendue

L'ASTUCE D'URG'PÉDIATRIE

Ce qu'il ne faut pas faire : faire vomir, faire boire, poser une sonde naso-gastrique, faire un lavage gastrique.

INTOXICATION PAR LES SALICYLÉS

DOSE TOXIQUE

Enfant : 50 mg/kg

EXAMENS COMPLÉMENTAIRES

- Dosage de la salicylémie
- Recherche de toxiques (sang et urine)
- Alcoolémie
- NFS, plaquettes, groupe sanguin, Rhésus, RAI
- Ionogramme sanguin, urée, créatininémie, glycémie
- TP, TCA, ASAT, ALAT, bilirubine, gamma-GT, phosphatases alcalines
- GDS : alcalose respiratoire puis acidose métabolique puis acidose mixte
- Radiographie du thorax, ECG

DIAGNOSTIC

- Signe respiratoire : hyperventilation
- Signes digestifs : nausées, vomissements, épigastralgies, hématémèse parfois
- Signes neuro-sensoriels : céphalées, asthénie, hypo-acousie, vertige, agitation, hallucination, obnubilation, convulsions, coma
- Autres signes : hyperthermie, oligo-anurie, déshydratation

COMPLICATIONS

- Alcalose respiratoire initiale
- Acidose métabolique secondairement
- Hypokaliémie
- Déshydratation
- État de choc

TRAITEMENT ET PRISE EN CHARGE

- Contacter le centre antipoison
- Hospitalisation
- Pose de voie veineuse
- Scope
- Lavage gastrique (même tardivement pour des doses massives 10-12 heures)
- Oxygénothérapie au masque
- Charbon activé *per os* : 1 g/kg
- Oméprazole (Mopral®) : 1 mg/kg/24 heures
- Réhydratation : G5 %, Nacl 3 g/L, KCl 2 g/L (fonction du poids)
- Diazépam (Valium®) si convulsions : 0,5 mg/kg
- Alcalinisation des urines pour pH urinaire > 7,5 : 500 mL bicarbonate isotonique 1,4 % + 2 g KCl/flacon, en 2 heures
- Ventilation assistée : si trouble de la conscience, convulsion, dépression ventilatoire
- Discuter un transfert en service de réanimation si intoxication massive et/ou complications pour hémodialyse
- Surveillance
- Prévoir consultation psychiatrique si notion de tentative d'autolyse

PARTIE XVIII

Urgences psychiatriques et sociales

AGITATION DU GRAND ENFANT ET DE L'ADOLESCENT

GÉNÉRALITÉS

Motifs d'admission psychiatriques × 2 en 5 ans
- 80 % sexe masculin
- incidence : 1,4/1 000

EXAMENS COMPLÉMENTAIRES

- Glycémie, ionogramme, ammoniémie, alcoolémie, recherche de toxiques, *screening* des drogues, CO
- EEG, ECG, scanner après sedation (selon contexte)

DIAGNOSTIC DIFFÉRENTIEL PAR ANAMNÈSE

- **Contexte fébrile :** méningo-encéphalites, encéphalites, méningite, hyperthermie
- **Contexte traumatique :** hémorragie méningée, hématome intracérébral
- **Affections neurologiques :** épilepsie, migraines confusionnelles, tumeurs cérébrales, Gilles de la Tourette
- **Médicament :** benzodiazépines, neuroleptiques, théophyllines et bronchodilatateurs, corticoïdes..
- **Toxiques :** alcool +++, stupéfiants (cannabis < amphétamine < héroïne)
- **Autres**
  - Douleur intense +++
  - Maladies métaboliques, hyperthermie
  - Agitation et réactions émotionnelles, hystérie, angoisse
  - Déficit intellectuel, hyperactivité
  - Dépression

DIAGNOSTIC

- Motifs rares ; éliminer une origine organique
- Circonstances de survenue : enfant ou adolescent connu pour des troubles, événement déclenchant (violence, séparation, déception) → rarement aucun antécédent
- **Formes cliniques**
  - Enfant dans sa famille : tolérance impossible
  - Enfant en secteur éducatif hors famille
  - Crise aiguë clastique
  - Difficulté relationnelle
  - « Anormalité » de sa famille
  - Débordement... manque de réponse
  - Psychiatrique [?]
- **Formes cliniques selon l'âge**
  - Enfant de moins de 10 ans : violence limitée mais possible sur autre enfant
  - Adolescence : violence répétée sur terrain « d'expériences négatives », attaques de panique
- **Présentation clinique**
  - Forme caractérielle (la plus fréquente)
  - Forme confuse souvent accompagnée d'un véritable malaise
  - Forme délirante
  - Forme maniaque
  - Forme éphémère

TRAITEMENT ET PRISE EN CHARGE

- Recherche d'une étiologie somatique, éviter de se fixer uniquement sur la situation sociale et psychologique
- Ne pas perdre l'intérêt de l'accueil dans une structure médico-chirurgicale
- Évaluation des constantes vitales : pouls, tension, température, rythme respiratoire, saturation, glycémie
- Alerte organique si fièvre, trouble de la conscience, contexte traumatique, jeune âge, absence de contexte évocateur, anomalie de l'examen
- **Prise en charge non médicamenteuse ++** par équipe formée (appel pédopsychiatre) : souvent suffisante
- Pas d'indication de contention physique prolongée
- Environnement calme
- **Prise en charge médicamenteuse**
  - < 5 ans : Valium® gouttes 0,5 mg/kg
  - > 5 ans : Tercian® gouttes 0,5 mg/kg
- **Sedation :** Atarax® 1 mg/kg
  - Benzodiazépines (diazépam, midazolam = Hypnovel®)
  - Neuroleptiques sédatifs : cyamémazine orale (Tercian®) sol buv., cp 25 mg et 100 mg, 0,5 mg à 1 mg/kg *per os* (1 goutte = 1 mg), injections rares (Tercian® 25 mg IM) : risques d'effets paradoxaux
  - Rispéridone (Risperdal® pas d'AMM) ou Loxapac® (pas d'AMM)
  - 12-16 ans : Tercian® IM 25 mg
  - > 16 ans : Tercian® 25 mg ou Loxapac® 25 mg (hors AMM)
- Suites : hospitalisation pour surveillance et rupture relative
- Relais pédopsychiatrique rapide

L'ASTUCE D'URG'PÉDIATRIE

- Expérience souvent déstabilisante mais toujours éliminer une pathologie organique.
- Isoler les patients qui viennent pour agitation.

SÉVICES À ENFANT

DÉFINITION

3 types de mauvais traitements :
- Syndrome des enfants battus
- Abus sexuels
- Négligences lourdes et violences psychologiques

EXAMENS COMPLÉMENTAIRES

- Systématiques : NFS, hémostase (+ facteur XIII), fond d'œil, transaminases ; recherche de toxique, examen radiographique du squelette (complet chez enfant < 2 ans)
- Selon la clinique : échographie transfontanellaire, IRM cérébrale, échographie abdominale

DIAGNOSTIC

- **Indices de suspicion de sévices physiques**
  - Griffures ou traces de contention, morsures, cheveux arrachés, lésions de la cloison nasale (une éventuelle otorragie), lésion endobuccale, lésion des OGE, de l'anus, lésions dentaires, hématomes, ecchymoses multiples
  - Brûlures (évocatrices si cigarette)
  - Fractures uniques ou multiples, sites atypiques : côtes, sternum, omoplates
  - Arrachements métaphysaires, décollements périostes
  - Crises convulsives, coma, hématome sous-dural, lésions cérébrales d'enfants secoués
  - Traumatisme crânien ou orbitaire, traumatisme interne inexpliqué
- **Indices de suspicion de négligence**
  - Hygiène corporelle déficiente
  - Conduite parentale diététique inappropriée
  - Retard de croissance staturo-pondéral
  - Administrations médicamenteuses anarchiques
  - Intoxications répétées mal élucidées
- **Indice de négligence affective**
  - Troubles du comportement psychomoteur
  - Retard du langage
  - Troubles de l'alimentation (boulimie, anorexie, pica)
  - Syndrome de Miinchhausen par procuration

CLINIQUE

- **Données anamnestiques**
  - Préciser la source des informations
  - Effectuer une analyse critique
- **Examen clinique**
  - Observation des réactions et du comportement de l'enfant : figé, irritable, hostile, indifférent
  - Évaluation de la croissance staturo-pondérale et de l'acquisition du développement psychomoteur
  - Description détaillée et non interprétative des lésions (coloration, dimension, topographie)
  - Évaluation de la mobilité des membres et des articulations
  - Inspection des OGE et de la région anale
  - Recherche d'hémorragies rétiniennes (au fond d'œil)

CONDUITE MÉDICO-LÉGALE

- **En ville**
  - Intervenir auprès de la PMI et de l'ASE
  - Orienter l'enfant vers une structure hospitalière
- **À l'hôpital**
  - En cas de refus, danger immédiat ou menace de non-hospitalisation : contacter le procureur de la République ou son substitut pour demande en urgence d'OPP permettant le maintien de l'enfant dans la structure hospitalière
  - Observation plusieurs jours par équipe pluridisciplinaire en milieu hospitalier

CODE DE DÉONTOLOGIE ET TEXTES LÉGISLATIFS

- Le signalement des sévices à mineur de moins de 15 ans est une obligation pour tout médecin
- Code de déontologie médicale : le médecin « doit mettre en œuvre les moyens les plus adéquats pour protéger le mineur victime de sévices ou de privations »
- Code pénal : la loi impose ou autorise la révélation du secret médical pour tous sévices ou privation infligés à un mineur de moins de 15 ans
- Le procureur de la République ou le substitut du procureur chargé des mineurs occupe un rôle de premier plan dans le domaine d'interventions judiciaires concernant les enfants victimes de sévices, il reçoit les signalements et peut :
  - classer le dossier sans suite
  - rendre en urgence une OPP en cas de danger immédiat à charge pour lui de saisir le juge des enfants dans les 8 jours
  - demander une enquête complémentaire à la Brigade de protection des mineurs ou à la gendarmerie
  - saisir le juge des enfants pour la protection du mineur
  - saisir le juge d'instruction dans les cas où le signalement révèle que des infractions ont été commises
- Le juge pour enfants peut être saisi au titre de l'assistance éducative par le procureur de la République, par le mineur lui-même, un ou les deux parents, le tuteur ou le gardien de l'enfant

CERTIFICAT DE SIGNALEMENT

Envoi par lettre recommandée et double dans dossier médical

- Nom et adresse du destinataire
- Nom, qualité et adresse de l'auteur du signalement
- Nom de la ou des personnes qui détiennent l'autorité parentale
- Nom, prénom, date de naissance et adresse de l'enfant maltraité ou présumé maltraité
- Renseignements administratifs concernant les personnes vivant au domicile de l'enfant
- Exposé de la situation motivant le signalement
  - Les informations sont citées et rapportées au *conditionnel* (le médecin n'est pas un témoin direct)
  - Date à laquelle la situation a été reconnue
  - Faits constatés par l'auteur du signalement
  - Faits rapportés par l'auteur du signalement
  - Origine des informations contenues dans le signalement (enfant, parents, tiers, travailleurs sociaux)
- Actions déjà menées dans la famille et limites rencontrées dans la prise en charge
  - Préciser les noms, qualité, adresse des autres professionnels éventuellement contactés ou impliqués)
- Conclusions et avis du rédacteur sur les mesures de protection suggérées, administratives ou judiciaires (en précisant le suivi envisagé par le médecin ou l'équipe médicale)
- Date, signature de l'auteur du signalement

L'ASTUCE D'URG'PÉDIATRIE

L'identification des enfants victimes de sévices est fonction de la perspicacité des soignants.

SÉVICES ET CERTIFICATS

● SIGNALEMENT À ADRESSER AU PROCUREUR DE LA RÉPUBLIQUE

Objet : Signalement d'un enfant en danger *(nom, prénom, âge, adresse)*

Monsieur le Procureur,

Je porte à votre connaissance les faits suivants : ... *(décrire les faits, circonstances et contexte)*
J'ai examiné ce jour ... *(heure, jour, mois, année)* l'enfant : ... *(NOM, prénom)*, né(e) le ... *(jour, mois, année)* domicilié(e) à ... *(adresse)*.
Les signes suivants ... *(les décrire précisément)* font penser que cet enfant est en situation de danger.
Je vous prie de croire, Monsieur le Procureur, à l'expression de mes sentiments respectueux.

Signature du médecin

(Si un certificat médical a été établi, le joindre)

● CERTIFICAT MÉDICAL EN L'ABSENCE DE RÉQUISITION

Je soussigné(e) ... *(NOM, prénom)*, docteur en médecine, certifie avoir examiné ce jour ... *(heure, jour, mois, année)*, à la demande de ... *(père, mère, représentant légal)* l'enfant ... *(NOM, prénom)*, né(e) le ... *(jour, mois, année)* domicilié(e) à ... *(adresse précise des parents ou lieu de résidence de l'enfant)*.
Lors de cet examen, l'enfant m'a dit : « ... *(citer le plus fidèlement possible les paroles de l'enfant sans les interpréter)* ».
Cet enfant présente les signes suivants :

- À l'examen général : ... *(prostration, excitation, calme, frayeur, mutisme, pleurs...)*
- À l'examen somatique : ... *(description précise des lésions observées, traces d'ecchymoses, érosions cutanées, traces de griffures, morsures, strangulation, tuméfactions, brûlures ; indiquer le siège, l'étendue, le nombre, le caractère ancien ou récent, les éléments de gravité)*
- À l'examen génital : ... *(signes de défloration récente ou ancienne, lésions traumatiques)*
- À l'examen anal : ... *(lésions traumatiques décelables...)*
- Examens pratiqués *(notamment prélèvements)* : ...
- Évaluer le risque de grossesse s'il s'agit d'une fille
- Lors de l'entretien, ... *(nom de la personne accompagnant l'enfant)* a déclaré : « ... *(rapporter sans interpréter)* ».

En conclusion, cet enfant présente (ou non) des traces de violences récentes et une réaction psychique compatible (ou non) avec l'agression qu'il (elle) dit avoir subie. *(L'absence de lésions ne permet pas de conclure à l'absence d'agression sexuelle.)*
L'incapacité totale de travail (lycée professionnel) ou éviction scolaire pourrait être de ... jours sous réserve de complications. Des séquelles pourraient persister donnant lieu à une incapacité permanente partielle (IPP) à expertiser ultérieurement.
Certificat fait ce jour et remis à ... *(père, mère ou représentant légal)* pour valoir ce que de droit.

Signature du médecin

CERTIFICAT MÉDICAL SUR RÉQUISITION

Je soussigné(e) : ... *(NOM, prénom)*, docteur en médecine, certifie avoir été requis(e) en date du ... par ... *(OPJ, brigade de protection des mineurs, gendarmerie, procureur...)* afin de procéder à ... *(mission figurant sur la réquisition)*.
Je certifie avoir personnellement rempli ma mission le ... *(jour, mois, année à heure)* et examiné l'enfant ... *(NOM, prénom)*, né(e) le : ... *(jour, mois, année)*, domicilié(e) à ... *(adresse précise des parents et/ou de l'enfant)*.
Lors de cet examen, l'enfant m'a dit « ... *(citer fidèlement les paroles de l'enfant sans les interpréter)* ».
Lors de l'entretien, ... *(nom de la personne accompagnant l'enfant)* a déclaré : « ... *(rapporter les paroles)* ».
Cet enfant présente les signes suivants :

- À l'examen général : ... *(prostration, excitation, calme, frayeur, mutisme, pleurs...)*
- À l'examen somatique : ... *(description précise des lésions observées, traces d'ecchymoses, érosions cutanées, traces de griffures, morsures, strangulation, tuméfactions, brûlures... ; indiquer le siège, [étendue, le nombre, le caractère ancien ou récent, les éléments de gravité...)*.
- À l'examen génital : ... *(signes de défloration récente ou ancienne, lésions traumatiques)*
- À l'examen anal : ... *(lésions traumatiques décelables)*.
- Examens pratiqués : ... *(préciser site, nombre d'écouvillons des prélèvements)* et ils ont été remis à ... *(heure)* à l'autorité requérante.
- Évaluer le risque de grossesse s'il s'agit d'une fille.

En conclusion, cet enfant présente (ou non) des traces de violences récentes et une réaction psychique compatible (ou non) avec l'agression qu'il (elle) dit avoir subie *(l'absence de lésions ne permet pas de conclure à l'absence d'agression sexuelle)*.
L'incapacité totale de travail (lycée professionnel) ou éviction scolaire pourrait être de ... jours sous réserve de complications. Des séquelles pourraient persister, donnant lieu à une incapacité permanente partielle (IPP) à expertiser ultérieurement.
Certificat fait ce jour et remis aux autorités requérantes.

Signature du médecin

MODÈLE DE SIGNALEMENT EN CAS DE MALTRAITANCE D'UN MINEUR

Ce modèle est inspiré du modèle établi par les ministères de la Justice et de la Santé en collaboration avec le Conseil national de l'Ordre des médecins.

Je certifie avoir examiné ce jour ... *(date, heure)* l'enfant ... *(nom, prénom, date de naissance, sexe, nationalité, adresse)*, accompagné(e) de ... *(nom, prénom, préciser, noter s'il s'agit d'une personne majeure ou mineure, coordonnées de la personne et les liens de parenté éventuels avec l'enfant)*.
La personne accompagnatrice nous a dit que : « ... *(rapporter les dires sans les interpréter)* ».
L'enfant nous a dit que : « ... *(rapporter les dires sans les interpréter)* »
L'examen clinique pratiqué en présence (ou en l'absence) de la personne accompagnatrice montre :

- Description de l'enfant pendant la consultation
- Description des lésions s'il y a lieu *(siège et caractéristiques)*

Compte tenu de ce qui précède et conformément à la loi, ce signalement vous est adressé, Monsieur le Procureur de la République le ... *(date et heure)*.

Signature et cachet

SÉVICES SEXUELS À ENFANT

▼ ABUS SEXUELS SUR MINEURS

● DÉFINITION

- Abus sexuels commis par un adulte (le plus souvent bien connu de l'enfant), membre de la famille ou proche, enseignant, éducateur...
- Révélation de l'abus sexuel :
  - Vient le plus habituellement de l'enfant
  - Vigilance sur les indices de suspicion
- Âge à risque aux environs de 10 ans

● CLINIQUE

- **Anamnèse :** climat de calme et de confiance, transcrire fidèlement les mots de l'enfant, sans les interpréter
  - Circonstances de l'agression (date, lieu, circonstances, menaces associées)
  - Lien (membre de la famille, connaissance, inconnu) de l'agresseur avec la victime
  - Notion d'une toilette ou d'un changement de vêtements après l'agression
  - Antécédents médicaux, chirurgicaux ou gynécologiques
- **Examen général**
  - Vêtements déchirés ou tachés (description détaillée)
  - Examen complet
  - Coter le développement pubertaire (stade de Tanner)
  - Apprécier l'état psychologique de la victime (agitation, inhibition)
  - Examen des OGE, du périnée (ecchymoses, lacération, sang, sperme), de la vulve (œdème, érythème, érosions), de l'hymen (déchirure), de l'anus, de la verge (irritation, écoulement, traces de striction)
  - Examen au spéculum rarement indiqué chez l'adolescente (par gynécologue : col, culs-de-sac, parois)

● DIAGNOSTIC

- Diagnostic difficile, reposant essentiellement sur le récit de l'enfant
- Les fausses allégations sont rares
- Le médecin n'a pas à douter de la véracité des faits rapportés par l'enfant
- La rétraction après aveu est une conduite d'adaptation
- Symptômes évocateurs :
  - Douleurs abdominales ou pelviennes répétées
  - Épisodes fréquents de cystite ou de vulvlte non expliqués
  - Infections génitales (*Chlamyclia*, gonocoque, MST)
  - Saignement vaginal ou rectal
  - Énurésie récente, encoprésie
  - Troubles du comportement : chute des performances scolaires, comportement passif ou agressif, crainte, soumission, séduction, tristesse, repli sur sol, mutisme, anorexie
  - Chez les jeunes enfants : comportements à connotation sexuelle (paroles, gestes, proposition, jeux érotiques)
  - Chez les plus âgés : fugue, TS, anorexie, grossesse

● CONDUITE MÉDICO-LÉGALE

- Prévention de la grossesse : contraception post-coïtale (si adolescente réglée et agression inférieure à 72 heures) : Stédiril® 2 cp. puis 2 cp. 12 heures plus tard
- Prévention d'infection s'il y a lieu : chlamydiase, gonococcie...
- Hospitaliser l'enfant ou l'adolescent uniquement s'il existe des signes de gravité : abus intrafamilial, retentissement émotionnel important, nécessité d'une réparation chirurgicale, infection, grossesse
- En cas de non-hospitalisation : prévoir la prise en charge ultérieure (conduite non conseillée)
- Conserver les vêtements portés lors de l'agression (sac en papier ou à l'air, pas dans un sac en plastique)
- Rédiger un certificat médical

EXAMENS COMPLÉMENTAIRES

Recherche :

- Sperme dans tous les sites suspects, bouche (derrière les incisives supérieures) à l'écouvillon stérile humidifié au sérum physiologique, conservé avant examen au laboratoire compétent à + 4 °C
- Signes locaux d'infection : gonocoque, *Chlamyclia*
- Prélèvements sanguins : β-hCG, MST, sérologie hépatites B et C, VIH, sérologie syphilitique (TPHA ; VDRL)

CODE DE DÉONTOLOGIE ET TEXTES LÉGISLATIFS

- Le signalement des sévices à mineur de moins de 15 ans est une obligation pour tout médecin
- Code de déontologie médicale : le médecin « doit mettre en œuvre les moyens les plus adéquats pour protéger le mineur victime de sévices ou de privations »
- Code pénal : la loi impose ou autorise la révélation du secret médical pour tous sévices ou privation infligés à un mineur de moins de 15 ans
- Le procureur de la République ou le substitut du procureur chargé des mineurs occupe un rôle de premier plan dans le domaine d'interventions judiciaires concernant les enfants victimes de sévices, il reçoit les signalements et peut :
  - classer le dossier sans suite
  - rendre en urgence une OPP en cas de danger immédiat à charge pour lui de saisir le juge des enfants dans les 8 jours
  - demander une enquête complémentaire à la Brigade de protection des mineurs ou à la gendarmerie
  - saisir le juge des enfants pour la protection du mineur
  - saisir le juge d'instruction dans les cas où le signalement révèle que des infractions ont été commises
- Le juge pour enfants peut être saisi au titre de l'assistance éducative par le procureur de la République, par le mineur lui-même, un ou les deux parents, le tuteur ou le gardien de l'enfant

CERTIFICAT DE SIGNALEMENT

- Identité du médecin signataire avec date et heure de l'examen
- Identité et date de naissance de la victime
- Les informations sont citées et rapportées au *conditionnel* (le médecin n'est pas un témoin direct)
- Déclarations de la victime et de l'entourage comportant
  - Date et circonstances de l'agression rapportées par l'enfant ou sa famille
- Résultats des examens somatique, général, périnéal, psychologique
- Préciser le risque éventuel de grossesse chez l'adolescente
- Signature du rédacteur

Le certificat doit être remis, en cas de réquisition :

- À la police sous pli cacheté à l'intention du requérant (commissaire, procureur)
- Aux parents si la victime est mineure ou à la victime elle-même si elle a plus de 18 ans

L'ASTUCE D'URG'PÉDIATRIE

Le certificat doit toujours être rédigé même s'il n'a pas été requis. Son double est à conserver dans le dossier.

TENTATIVE DE SUICIDE

SPÉCIFICITÉ

- Enfance et adolescence = période charnière avec maturation et mutation physiques et psychiques, remaniements socio-familiaux, difficultés psychologiques, voire pathologies mentales
- Imprévisibilité des conduites dans 20 à 30 % des TS, il existe une pathologie psychiatrique sous-jacente
- Ne jamais banaliser une TS chez un adolescent si minime soit-elle !

TRAITEMENT ET PRISE EN CHARGE

- Admission aux urgences hospitalières pédiatriques ou générales
  - Évaluer la gravité somatique immédiate et différée du geste suicidaire
  - Prise en charge psychiatrique précoce (notion de « référent » ou d'interlocuteur privilégié)
- Hospitalisation systématique (climat d'empathie, de proximité relationnelle et de confidentialité) ou suivi ambulatoire intensif avec désignation d'un référent
  - Écarter tout risque vital ou fonctionnel
  - Assurer la sécurité du patient et prévenir le risque de récidive
  - Évaluer les ressources psychologiques du sujet (décompensation psychiatrique)
  - Rencontrer l'entourage, appréhender les difficultés qu'ils rencontrent
  - Préparer le projet de suivi ultérieur
- Cas particulier de l'hospitalisation sans consentement : pour un mineur, les parents (ou le tuteur légal) ont autorité, sauf dans les cas où le procureur de la République a prononcé une OPP. Il faut solliciter l'OPP auprès du procureur dans les situations à risque quand les parents (ou le tuteur) s'opposent aux soins proposés

L'ASTUCE D'URG'PÉDIATRIE

- Aucun parallélisme entre la gravité psychologique d'un geste suicidaire et les moyens utilisés.
- Aucun élément clinique ne permet de déceler le risque réel de récidive, la prudence s'impose.
- L'hospitalisation doit être la règle (une semaine est souvent nécessaire pour l'évaluation et l'élaboration du projet de sortie).

RISQUE DE RÉCIDIVE

- Il faut rechercher les éléments faisant craindre à court terme une récidive
  - Intentionnalité suicidaire
  - Antécédents de TS
  - Absence de facteur déclenchant
  - Pathologie psychiatrique
  - Abus sexuels, maltraitance
  - Conduites violentes et comportements à risque
- Il faut rencontrer les parents et/ou l'entourage proche afin d'appréhender leur propre vécu

DIAGNOSTIC

TS = triple évaluation systématique

- **Examen somatique**
  - Évaluer la gravité immédiate et différée du geste suicidaire
  - État général, état nutritionnel et staturo-pondéral, hygiène de vie, développement pubertaire, sexualité (grossesse en cours)
- **Examen psychologique**
  - Au mieux, psychiatre ou équipe multidisciplinaire formée, dans les 24 heures
  - Geste suicidaire : modalités, intentionnalité, but, facteurs déclenchants, idées suicidaires
  - Antécédents psychiatriques, modalités de prise en charge, adhésion aux traitements proposés, prise de médicaments psychotropes, prise de drogues, abus d'alcool, abus de tabac
- **Évaluation sociale : avec assistance sociale**
  - Antécédents personnels : maltraitance, abus sexuels, rupture (en particulier amoureuse), fugues, grossesses, IVG
  - Insertion sociale, familiale, scolaire ou professionnelle. Prises de risques (activités ou sports dangereux, relations sexuelles non protégées, conduites violentes). Projets scolaires, professionnels et relationnels

PARTIE XIX

Douleur de l'enfant

ÉVALUATION DE LA DOULEUR CHEZ L'ENFANT

● LES GRILLES D'ÉVALUATION

- **Échelle EVENDOL** (Tab. 1)
  - Enfant de 1 à 7 ans
  - Cotation > 4 → antalgiques
- **Échelle visuelle analogique (EVA)**
  - Enfant > 5 ans : curseur vertical à placer entre 0 (pas de douleur) et 10 (douleur la plus forte imaginable)
  - Enfant < 3 ans : placer le curseur vertical aussi haut que la douleur est forte
- **Échelle verbale simple**
  - Description de la douleur (acquisition du langage)

Tableau 1. Échelle d'évaluation de la douleur EVENDOL.

	Signe absent	**Signe faible ou passager**	**Signe moyen ou présent environ la moitié du temps**	**Signe fort ou quasi permanent**
Expression vocale ou verbale Pleure et/ou crie et/ou gémit et/ou dit qu'il a mal	0	1	2	3
Mimique A le front plissé et/ou les sourcils froncés et/ou la bouche crispée	0	1	2	3
Mouvements S'agite et/ou se raidit et/ou se crispe	0	1	2	3
Positions A une attitude inhabituelle et/ou antalgique et/ou se protège et/ou reste immobile	0	1	2	3
Relation avec l'environnement Peut être consolé et/ou s'intéresse aux jeux et/ou communique avec l'entourage	Normale = 0	Diminuée = 1	Très diminuée = 2	Absente = 3
				Score total : ... /15

LES TRAITEMENTS

Traitement préventif

- Crème ou patch Emla® : pose de cathéter, ponction veineuse ou artérielle ou lombaire, biopsies
- MEOPA (Entonox®) : gaz incolore, inodore
  - Mettre l'enfant en confiance, faire respirer masque étanche pendant 3 à 5 minutes, communiquer avec l'enfant
  - Indications : réalisation de sutures, PL, ponction veineuse, pansements, IM, dextro, pose SNG
  - Utilisation du saccharose 30 % chez l'enfant < 3 mois (0,5 mL à 2 mL en sublingual + tétine)

Traitement curatif

- Antalgiques palier 1, 2 ou 3 (Tab. 2)
- Association possible des différentes classes

Anesthésie locorégionale

- Souvent utilisé chez un enfant sédaté ou sous AG
- Bloc fémoral si fracture de la diaphyse fémorale +++ : lidocaïne (2 à 10 kg : 0,7 mg/kg ; 15 kg : 8 mL ; 20 kg : 12 mL ; 25 à 30 kg : 15 mL ; 40 kg : 17,5 mL)

Tableau 2. Antalgiques utilisés chez l'enfant.

Agents	Voies d'administration	Posologie	AMM
PALIER 1			
Paracétamol (Perfalgan®)	PO ou rectale	60 mg/kg/24 heures	Nouveau-né
Ibuprofène (Advil®)	PO	30 mg/kg/24 heures	3 mois
Acide niflumique (Nifluril®)	Rectale	40 mg/kg/24 heures	6 mois
PALIER 2			
Codéine et paracétamol (Codenfan®)	PO	1 mg/kg toutes les 6 heures	12 ans
Buprenorphine (Temgésic®)	Glossette sublinguale	0,2 mg	7 ans
Nalbuphine (Nubain®)	IV	0,2 mg/kg/4 heures	18 mois
Nalbuphine (Nubain®)	Rectale	0,4 mg/kg/4 heures	18 mois
PALIER 3			
Morphine	PO	0,2 mg/kg/4 heures	6 mois
Morphine	IV	0,05 mg/kg bolus puis 0,01 mg/kg/5 min	Nouveau-né
DOULEURS NEUROPATHIQUES			
Amitryptilline (Laroxyl®)	Gouttes orales	0,1 à 2 mg/kg/24 heures	Hors AMM
Clonazépam (Rivotril®)	Gouttes orales	0,05 à 0,1 mg/kg/24 heures	

LES MÉDICAMENTS DE LA DOULEUR

LE SIROP DE SUCRE (SACCHAROSE)

- Nouveau-né et chez le nourrisson jusqu'à l'âge de 2-3 mois per os : 0,1 à 0,15 g/kg (1 mL de saccharose à 30 % = 0,3 g), stocké dans un réfrigérateur puis jeté après 24 heures

Âge	Poids	Posologie
Nouveau-né	< 1,5 kg	0,20 mL
	1,5 à 2 kg	0,30 mL
	2 à 2,5 kg	0,50 mL
	2,5 à 3 kg	1 mL
Nouveau-né de 3 mois	ou > 3 kg	2 mL

- À répéter 6 à 8 fois par 24 heures chez le nouveau-né à terme et 4 fois chez le prématuré

MEOPA

Âge	Méthode	Contre-indications	Indication
> 1 mois (> 4 ans : auto-administration possible)	• Inhalation obligatoirement continue • Durée minimum de 3 minutes avant le début de l'acte douloureux et < 60 minutes en continu • Débit du mélange déterminé par la ventilation spontanée du patient	TC non évalué, pneumothorax, accident de plongée, distension abdominale, traumatisme de la face, altération de la conscience	Pour tous les soins provoquant une douleur légère à modérée

ANESTHÉSIQUES LOCAUX

Produit	AMM	Présentation	Dose recommandée/site	Dose maximale	Limite d'utilisation
Emla® (lidocaïne 2,5 % + prilocaïne 2,5 %)	Oui	• Tube de 5 g • Patch de 1 g	< 3 mois : 0,5 g (1 noisette)	1 g/24 heures	• Pas d'AMM chez le prématuré • Ne pas utiliser à proximité des yeux • < 20 minutes de contact sur les muqueuses ou sur peau lésée
			3 mois à 1 an : 0,5 à 1 g	2 g	
			1 à 6 ans : 1 à 2 g	10 g	
			6 à 12 ans : 2 g	20 g	
			≥ 12 ans : 2 à 3 g Sous un pansement occlusif, maintenu en place au moins une heure	50 g	
Lidocaïne		• Gel buccal 2 % • Spray à 5 % (10 mg/pulvérisation) • Solution à 0,5 ou 1 % • Solution adrénalinée à 1/200 000 ou à 1/400 000 chez le nouveau-né et le nourrisson • ± $NaHCO_3$ 8,4 % à 1 pour 10		• 5 mg/kg sans adrénaline • 7 mg/kg avec adrénaline • Pour les muqueuses : 3 mg/kg (2 mg/kg < 3 ans)	• Prudence chez l'enfant < 6 mois • Adrénaline interdite sur les régions à vascularisation artérielle terminale

TABLEAU SYNOPTIQUE DES ANTALGIQUES

	< 28 jours	1 mois	6 mois	4 ans	> 7 ans
PALIER I					
Paracétamol	PO : • 15 mg/kg/ 6 heures à partir de 44 SA (âge corrigé) • 10 mg/kg/ 6 heures de 32 à 44 SA (âge corrigé)	PO 15 mg/kg/6 heures		15 mg/kg/6 heures	
Aspirine			60 mg/kg/24 heures en 4 prises, dosages de salicylémie après 48-72 heures		
Ibuprofène			PO à partir de 3 mois si fièvre mal tolérée et ≥ 38,5 °C, malgré paracétamol et mesures physiques	PO si fièvre mal tolérée et ≥ 38,5 °C, malgré paracétamol et mesures physiques	
			30 mg/kg/j en 4 prises = 1 « dose poids (kg) »/6 heures CI si pneumopathie, infections cutanées, déshydratation, purpura rhumatoïde, insuffisance rénale, rein unique...		
Acide niflumique			Suppo 400 mg • < 30 mois : 1/2 suppo 2/j • > 30 mois : 1 suppo/10 kg/j (max 3/j)	400 mg 1 suppo/10 kg/j (max 3/j)	
Diclofénac				PO ou suppo 2 à 3 mg/kg/j en 2 à 3 prises	
Acide tiaprofénique				PO 10 mg/kg/j en 3 prises	
Naproxène					PO 10 mg/kg/j en 2 prises

	< 28 jours	12 mois	18 mois	> 7 ans	> 12 ans
PALIER II					
Codéine					PO 1 mg/kg/6 heures de codéine sans dépasser 120 mg de codéine/j
Nalbuphine			IV 0,2 mg/kg/4 à 6 heures 0,4 mg/kg/4-6 heures en IR		IV 0,2 mg/kg/4 à 6 heures 0,4 mg/kg/4-6 heures en IR (max 20 mg/injection)
Buprénorphine				PO 6 µg/kg/24 heures	
Tramadol®				AMM à partir de 3 ans et $\geq$ 15 kg 1 à 2 mg/kg/6 heures, sans dépasser 8 mg/kg/24 heures (max 400 mg/24 heures) soit : • si 15 kg : 6 à 12 gouttes/6 heures • si 20 kg : 8 à 16 gouttes/6 heures	PO 1 à 2 mg/kg/6 heures, sans dépasser 8 mg/kg/24 heures (max 400 mg/24 heures)

5/5

	< 28 jours	6 mois	> 7 ans
PALIER III			
Morphine IV	0,05 mg/kg (< 6 mg) puis 0,01 mg/kg/5 à 7 minutes IVL jusqu'à obtention d'une analgésie satisfaisante		
Oramorph®	Solution buvable PO Posologie initiale : 1 mg/kg/j = 0,05 mL/kg/j = 0,8 goutte/kg/j = 4 gouttes/5 kg/j en 4 ou 6 prises 16 gouttes = 1 mL = 20 mg (1 goutte = 1,25 mg)		
Fentanyl®	IV 1 à 2 µg/kg (attention risque de rigidité thoracique au décours de l'induction)	IV 1 à 2 µg/kg	
Morphine PO		PO 5 mg/kg (< 20 mg) puis 0,1 mg/kg/30 minutes jusqu'à obtention d'une analgésie satisfaisante	
Hydromorphone			PO 2 prises/24 heures Équivalence : 4 mg d'hydromorphone = 30 mg de morphine orale

Annexes

CALENDRIER VACCINAL

Chez le nourrisson

Âge	Vaccinations
1 mois	BCG
2 mois	DTCPH (diphtérie, tétanos, coqueluche, poliomyélite, *Haemophilus*) : 1re injection (Pentavac® ou Infanrix Penta®) Hépatite B : 1re injection (Engerix® B10) Pneumocoque : 1re injection : (Prevenar®)
4 mois	2e injection de DTCPH Hépatite B : 2e injection Pneumocoque : 2e injection
11 mois	3e injection de DTCPH Hépatite B : 3e injection Pneumocoque : 3e injection

De 1 à 6 ans

Âge	Vaccinations
12-15 mois	ROR (rougeole, oreillons et rubéole) : 1re dose (Priorix® ou ROR®)
16-18 mois	Méningocoque C ROR 2e dose
3 à 6 ans	ROR : vaccination de rattrapage pour les enfants n'ayant pas été vaccinés plus tôt
6 ans	BCG si la vaccination n'a pas été faite durant l'enfance Rappel DTP + coqueluche (Tétravac®)

Chez l'adolescent

Âge	Vaccinations
11 à 13 ans	Rappel DTP + coqueluche Hépatite B si la vaccination n'a pas été faite durant l'enfance ROR : vaccination de rattrapage Papillomavirus humain (HPV) chez la fille : Gardasil® en 2 doses à 6 mois d'intervalle

FORMULES, SCORES ET VALEURS NORMALES

Poids (de 1 à 10 ans)
Poids (kg) = âge × 2 + 8

Taille (de 4 à 10 ans)
Taille (cm) = âge × 5 + 85

Périmètre crânien
PC (cm) = taille (cm)/2 + 10

Surface corporelle
SC = (4 × poids (kg) + 7)/(poids + 90)

Natrémie corrigée
Na corrigée = Na mes + (Gly (mmol) - 5,5)/3,4

Hyponatrémie
- Carence sodée :

Déficit en Na (meq) = 0,7 × poids (kg) × (140-Na(meq))
- Excès d'H_2O :

Excès d'H_2O (L) = 0,7 × poids (kg) × (1-Na (meq)/140)

Hypernatrémie
Déficit H_2O (L) = 0,6 × poids (kg) × [1-(140/Na mes (mmol/L))]

Acidose métabolique
- Baisse des bicarbonates de 1 meq/L = baisse de la PCO_2 de 1,2 mmHg
- Bicarbonates 14 ‰ = 5 mL/kg IVL/1 h

Acidose respiratoire
- Aiguë : hausse de 10 mmHg de PCO_2 = hausse de 1 meq/L de bicarbonates
- Chronique : hausse de 10 mmHg de PCO_2 = hausse de 3,5 meq de bicarbonates

Kaliémie corrigée
- Toute diminution de pH de 0,1 entraîne une élévation de 0,6 meq/L de kaliémie
- Potassium corrigé = K mesuré – 6 (7,4 – pH mesuré)

Culots globulaires à transfuser
CG (mL) = (Hb désirée-Hb mesurée) × (poids (kg) × 3)

Hémoglobine

	Nouveau-né	3-6 mois	6 mois-2 ans	2-6 ans	6-12 ans	12-18 ans	
						Garçon	fille
Hb	13,5-16,5	9,5-11,5	10,5-12	11,5-12	11,5-13,5	13-14,5	12-14

Clairance (formule de Schwartz)
Clairance créatinine (mL/min/1,73m²) = (K × taille (cm))/créat (µmol/L)

Âge	K
Prématuré	29
Nouveau-né à terme	40
Enfant après 2 ans	48
Adolescent (garçon)	62

Score de Silverman

	0	1	2
Balancement thoraco-abdominal	Absent	Thorax immobile	Respiration paradoxale
Tirage	Absent	Intercostal discret	Intercostal
Entonnoir xyphoïdien	Absent	Modéré/intermittent	Intense
Battement des ailes du nez	Absent	Modéré/intermittent	Intense
Geignement expiratoire	Absent	Audible au stéthoscope	Audible

Un score ≥ 5 définit la gravité de la détresse respiratoire.

Pediatric Trauma Score

	+ 2	+ 1	*- 1*
Poids	> 20	10-20	*< 10*
Libération des VAS	Normale	Maintenue	*Non*
Pression artérielle systolique (PAS)	> 90	50-90	*< 50*
État neurologique	Éveillé	Obnubilé	*Coma*
Plaie	0	Minime	*Majeure*
Fracture	*0*	*Fermée*	*Ouverte*

Score de Glasgow

- **Avant 3 ans**

Ouverture des yeux		Réponse verbale		Réponse motrice	
				Mouvements spontanés intentionnels	6
		Mots appropriés, sourit, fixe et suit	5	Se retire au toucher	5
Spontanée	4	Pleure, consolable	4	Se retire à la douleur	4
Aux stimuli vocaux	3	Pleure, inconsolable	3	Flexion anormale	3
Aux stimuli douloureux	2	Gémit aux stimuli douloureux	2	Extension anormale	2
Aucune réponse	1	Aucune réponse	1	Aucune réponse	1

- **Après 3 ans**

Ouverture des yeux		Réponse verbale		Réponse motrice	
				Obéit à un ordre simple	**6**
		Orientée et parle	**5**	Orientée à la douleur	**5**
Spontanée	**4**	Désorientée et parle	**4**	Non orientée à la douleur (flexion du coude avec évitement)	**4**
À l'ordre	**3**	Mots inadaptés, pas de sens	**3**	Décortication (membre sup : flexion lente ; membre inf : extension)	**3**
À la douleur	**2**	Sons incompréhensibles	**2**	Décérébration (membre sup : rotation interne + hyperextension ; membre inf : extension + flexion plantaire)	**2**

Fréquence respiratoire

Nouveau-né	30-60/min
1 à 6 mois	30-50/min
7 à 12 mois	30-40/min
1 à 5 ans	25-30/min
5 à 16 ans	17-20/min

Fréquence cardiaque

Nouveau-né	120-180 (aux pleurs)/min
1 mois à 1 an	110-140/min
1 à 2 ans	100-110/min
2 à 5 ans	85-95/min
7 à 8 ans	75-85/min
> 8 ans	65-75/min

Tension artérielle

< 7 jours	60/40
7 à 30 jours	80/50
1 mois à 1 an	90/50
7 à 8 ans	100/60
10 à 11 ans	100/65

Sonde d'intubation

Âge	Poids (kg)	Taille de lame		Taille sonde d'intubation		Taille sonde d'aspiration (F)
		Miller	Macintoch	Sans ballonnet	Avec ballonnet	
Prématuré	< 2	00	-	2,5	-	5
	> 2	0	-	3	-	5
Nouveau-né	< 5	0	-	3-3,5	-	6
0-6 mois	6-7	1	-	3,5	-	8
6-12 mois	8-11	1	-	4	-	8
12-18 mois	11-14	1-2	1-2	4-4,5	3,5	8-10
2 ans	14-16	2	2	4,5	3,5	10
2-3 ans	16-19	2	2	4,5-5	3,5-4	10
3-6 ans	19-24	2	2	5-5,5	4-4,5	10
6-7 ans	28-38	2	2	5,5-6	4,5-5	10
8-10 ans	31-41	3	2-3	6-6,5	5-5,5	10
11-13 ans	35-50	-	3	6-7	5-6	12
> 14 ans	> 50	-	3	7-8	6-7	12

- Un repère simple : la sonde doit avoir approximativement la taille de l'auriculaire de l'enfant.
- Formules habituelles :
  DI (mm) = [âge (année) × $^{1}/_{4}$] + 3 (ballonnet)
  DI (mm) = [âge (année) × $^{1}/_{4}$] + 4 (0 ballonnet)

Sonde d'aspiration

Taille = taille sonde d'intubation × 2

Calcul du QT

$QTc = QTm/\sqrt{RR'}$

Liquide céphalorachidien

Âge	GB/mm^3	Protéinorachie (g/L)	Glycémie (mmol/L
Prématuré	< 20	0,25-1,3	60 % de la glycémie capillaire
Nouveau-né	< 10	0,3-1,2	
< 3 mois	0-8	0,15-0,45	
> 3 mois	0 5	0,15-0,45	

Score d'Apgar

Il évalue l'état clinique du nouveau-né à la naissance, à 1 minute 3 minutes et à 5 et 10 minutes de la naissance.

Signe	Score		
	0	**1**	**2**
FC	Nulle	Faible (< 100/min)	100/min
Respiration	Nulle	Lente, irrégulière	Bon, cri vigoureux
Tonus musculaire	Hypotonie globale	Léger tonus en flexion	Mouvements actifs
Réactivité réflexe	Nulle	Grimaces	Vive (toux, éternuements)
Coloration	Cyanose ou pâleur	Corps rose et extrémités cyanosées	Totalement rose

Valeur du score d'Apgar	**Principes de prise en charge**
7 à 10	Désobstruction des VAC ± O_2 en fonction de la SpO_2
4 à 7	Ventilation air si nouveau-né à terme ; 30 % FiO_2 si prématuré ± perfusion si détresse persiste *via* KTVO : injection d'adrénaline si cœur reste < 100
< 4	Ventilation air si nouveau-né à terme ; 30 % FiO_2 si prématuré ± perfusion si détresse persiste *via* KTVO : injection d'adrénaline si cœur reste < 100 ± remplissage 10 mL/kg sérum physio ± intubation

1/11

Ce mémo est une aide à la prescription : il ne remplace en rien une consultation du Vidal et/ou les protocoles validés de service ; chaque prescription reste sous la responsabilité du prescripteur.

Classement par DCI

DCI	Exemple de spécialité	Posologie	Voie	Remarques
Acide acétylsalicylique	Aspirine®	Max 60 mg/kg/j en 4 prises (max 3 g/j)	IV, PO	
Acide niflumique	Nifluril®	6 mois à 30 mois : ½ suppo × 2/j	IR	
Albendazole	Zentel®	1 dose/j pendant 1 à 5 jours selon indications	PO	
Alginate de sodium	Gaviscon®	• Nourrisson : 1 à 2 mL/kg/j • Enfant : 1 cuillère à café × 3/j Après les repas	PO	
Amikacine	Amiklin®	15 mg/kg/j en 1 seule injection (tout âge si durée > 5 jours : contrôle taux sérique et résiduel)	IV	
Amoxicilline	Clamoxyl®	100 mg/kg/j en 2 ou 3 prises (si 3 respecter/8 heures)	IV, PO	
Amoxicilline + acide clavulanique	Augmentin®	100 mg/kg/j en 2 ou 3 prises (si 3 respecter/8 heures)	IV, PO	
Atovaquone/ proguanil	Malarone®	**Prophylaxie du paludisme à *Plasmodium falciparum*** • Non adapté chez l'enfant de moins de 11 kg • Sujet de plus de 40 kg ou âge > 12 ans : 1 cp à 250 mg/100 mg/j • Enfant de 31 à 40 kg : 3 cp à 62,5 mg/25 mg/j • Enfant de 21 à 30 kg : 2 cp à 62,5 mg/25 mg/j • Enfant de 11 à 20 kg : 1 cp à 62,5 mg/25 mg/j Le traitement sera débuté la veille ou le jour du départ, poursuivi pendant la durée du séjour et jusqu'à 7 jours après le retour. Prise à heure fixe tous les jours **Traitement curatif de l'accès palustre à *Plasmodium falciparum*** • Enfant de 12 ans et plus : 4 cp à 250 mg/100 mg/j en 1 prise unique pendant 3 jours, avec prise espacée de 24 heures • Enfant de moins de 12 ans : posologie non établie	PO	

DCI	Exemple de spécialité	Posologie	Voie	Remarques
Atropine	Atropine®	• Entre 30 mois et 15 ans : 0,1 à 0,5 mg • Entre 1 mois et 30 mois : 0,1 à 0,3 mg	IV	
Bêta-méthasone	Flixotide®	50-500 µg × 2/j avec chambre d'inhalation ou procédé type Diskus	Nébulisation	
	Célestène®	**Traitement d'attaque :** 0,075 mg/kg/j (6 gouttes/kg/j) à 0,3 mg/kg/j de bêtaméthasone (24 gouttes/kg/j), soit 0,5 à 2 mg/kg/j équivalent prednisone. À titre indicatif : 150 à 600 gouttes pour un enfant de 25 kg **Traitement d'entretien :** 0,03 mg/kg/j (3 gouttes/kg/j)	PO	
Bicarbonate de sodium	Bicarbonate de sodium Lavoisier®	3 mL/kg dilué à part égale dans du G5 %, à passer en $^1/_2$ heure à une heure IVSE Arrêt cardiaque : 1 mEq/kg (2 mL/kg)	IV	
Bromure d'ipra-tropium	Atrovent®	1 unidose (0,25 mg)/nébulisation < 6 ans, 0,5 mg > 6 ans	Nébulisation	
Captopril	Lopril®	> 6 ans PO : 25 mg/j en dehors des repas	PO	
Carbocistéine	Bronchokod®	Enfant de plus de 5 ans : 300 mg/j répartis en 3 prises, soit 1 cuillère mesure (5 mL) 3 fois/j	PO	
Céfixime	Oroken®	8 mg/kg/j en 2 prises	PO, DP	
Céfotaxime		• Prématuré = 100-200 mg/kg/j en 2 injections • Nourrissons, enfants = 150-200 mg/kg/j en 3 injections	IV	
Cefpodoxime	Orelox®	8 mg/kg/j en 2 prises	PO, DP	
Ceftriaxone	Rocephine®	Nourrisson et enfant : 50-100 mg/kg/j	IV, IM	
Charbon activé	Carbomix®	1 mg/kg	PO	
Chloroquine	Nivaquine®	**Prophylaxie du paludisme** • Enfant de plus de 10 kg : 1,7 mg/kg/j (maic ≤ 100 mg/j) • Enfant de moins de 10 kg : 25 mg 1 jour sur 2 Débuter le traitement la veille du départ, pendant le voyage en zone impaludée et poursuivre pendant 4 semaines après le retour **Traitement curatif de l'accès palustre :** *cf.* Vidal	PO	

3/11

DCI	Exemple de spécialité	Posologie	Voie	Remarques
Cimétidine	Tagamet®	**IVL ou IM** • Nouveau-né : 10 à 15 mg/kg/j • Nourrisson : 20 mg/kg/j • Enfant : 20 à 25 mg/kg/j **PO** • Nourrisson : 20 mg/kg/j • Enfant : 20 à 25 mg/kg/j	IV, IM	
Codéine	Codoliprane®/ Efferalgan codéine®	CI avant 12 ans et si intervention ORL récente 0,5 à 0,75 mg/kg en 4 à 6 prises sans dépasser 6 mg/j	PO	
Cotri-moxazole	Bactrim®	30 mg/kg/j de sulfaméthoxazole et 6 mg/kg/j de triméthoprime en 2 prises/j (sirop pédiatrique : 1 cuillère mesure/3,3 kg × 2/j)	PO	
Daktarin	Daktarin®	Gel : 1 cuillère mesure × 4/j chez enfant et nourrisson, à distance des repas Poudre : application biquotidienne	PO	
Dexchloro-phéniramine	Polaramine®	• Nourrisson > 30 mois : 1 à 2 cuillères à café/j • Enfant : 2 cuillères à café 2 à 3 fois/j	PO	
Diazépam	Valium®	• IR : nourrisson et enfant : 0,5 mg/kg (max 10 mg) • IVL ou IM : enfant : 0,2 à 0,3 mg/kg/j (renouvelable 4 à 6 fois/24 heures) • Gouttes PO : nourrisson et enfant : 0,5 mg/kg/j	IV, IM, IR, PO	
Digoxine	Digoxine Nativelle®	• < 12 kg : dose initale de 15 µg (0,3 mL), entretien 15 µg/kg/j en 2 à 3 prises • 12 à 24 kg : dose initale de 10 µg (0,2 mL), entretien 10 µg/kg/j en 2 à 3 prises • > 24 kg : dose initale de 7 µg (0,1 mL), entretien 7 µg/kg/j en 2 à 3 prises Voie IV : 5 à 15 µg/kg en 1 fois puis 5 à 15 µg/kg/j en 3 injections	PO, IV	Adaptation des doses si Insuffisance rénale
Diosmectite	Smecta®	• Nourrisson : 1/2 à 1 sachet/j ; enfant : 1 à 2 sachets/j • IM : enfant : 1/2 à 1 amp/j • Lyoc : 1 cp × 2/j	PO	
Dompéridone	Motilium®	1 à 2 mg/kg en 3 à 4 prises	PO	

DCI	Exemple de spécialité	Posologie	Voie	Remarques
Doxycyline	Doxypalu®	**Prophylaxie du paludisme** • Non adapté chez l'enfant de moins de 8 ans • Enfant de plus de 40 kg : 100 mg en 1 prise/j • Enfant de moins de 40 kg : 50 mg/j 1re prise la veille du départ, poursuivi pendant la durée du séjour et jusqu'à 4 semaines après le retour **Traitement curatif de l'accès palustre en zone de polychimiorésistance** 4 mg/kg le 1er jour puis 2 mg/kg/j en association avec la quinine	PO, IV	
Érythro-mycine	Érythrocine®	• Forme orale : 30 à 50 mg/kg/j • Forme IV : 30 à 40 mg/kg/j soit IVSE, soit en 4 injections sous scope et plutôt en soins intensifs pédiatriques	PO, IV	
Érythro-mycine + sulfafurazol	Pediazole®	> 2 mois : 50 mg/kg/j d'érythromycine et 150 mg/kg/j de sulfafurazole en 3 prises	DP	
Fenspiride	Pneumorel®	> 5 ans : 1 cuillère à soupe × 3/j PO (cuillère à soupe = 0,15 mL) CI < 5 ans	PO	
Gomme sterculia	Normacol® enfant	> 3 ans = 1/j	IR	
Flubendazole	Fluvermal®	Oxyurose : 100 mg (1 comprimé ou 1 cuillère à café) en prise unique. Dans l'oxyurose, en raison du cycle parasitaire, la prise devrait être renouvelée 15 à 20 jours après, pour éviter l'auto-infestation et la réinfestation Autres nématodoses (ascaridiase, trichocéphalose, ankylostomiase) : 100 mg (1 comprimé ou 1 cuillère à café) matin et soir pendant 3 jours	PO	
Fluconazole	Triflucan®	> 6 ans PO : candidose buccale : 50 mg/j, IV : 100 mg/j	PO	
Fosphény-toïne	Prodilantin®	État de mal convulsif : dose de charge : 15 mg/kg, puis en entretien : 4 mg/kg/j IV en 4 administrations	IV	
Furosémide	Lasilix®	• PO : 1 à 2 mg/kg/j • IV : 0,5 à 1 mg/kg/j	IV, PO	

DCI	Exemple de spécialité	Posologie	Voie	Remarques
Gentamicine	Gentalline®	• Tout âge = 6 mg/kg/j, en 1 seule injection IV (contrôle des taux sériques idem amikacine si > 5 jours avec pic et résiduel) • Si prématuré/insuffisance rénale : espacer les injections en fonction du terme/clairance de la créatinine	IM, IV	
Glucagon	Glucagen®	• Enfant de plus de 20 kg ou ayant plus de 6 à 8 ans : 1 mg • Enfant de moins de 20 kg ou ayant moins de 6 à 8 ans : 0,5 mg	SC (IM préférentielle)	
Gluconate de calcium		0,5 mL/kg en IVL puis 100 mL/m²/j IVSE	IV	
Halofantrine	Halfan®	**Traitement curatif de l'accès palustre** 24 mg/kg/j en 3 prises espacées de 6 heures (prise en dehors des repas) • Enfant de plus de 40 kg : 2 cp par prise • Enfant de 32 à 40 kg : 3 cuillères mesure ou 1 cp ½ par prise • Enfant de 26 à 31 kg : 2 cuillères mesure ½ ou 1 cp par prise • Enfant de 19 à 25 kg : 2 cuillères mesure par prise • Enfant de 13 à 18 kg : 1 cuillère mesure ½ par prise • Enfant de 10 à 12 kg : 1 cuillère mesure par prise **1 cuillère mesure = 5 mL = 100 mg** **Après contrôle ECG sans allongement du QTc et contrôle ECG au décours**	PO	
Hydrocortisone hémisuccinate	Hydrocortisone®	50 mg/6 heures (méningite) ou certaines infections (pneumopathies à *Haemophilus*)	IV	
Hydroxyzine	Atarax®	*Enfant de 30 mois à 15 ans* La dose maximale est de 1 mg/kg/j, soit, suivant l'âge et le poids : • de 30 mois à 6 ans (10 à 20 kg) : 5 à 10 mL de sirop/j • de 6 à 10 ans (20 à 30 kg) : 10 à 15 mL de sirop/j • de 10 à 15 ans (30 à 40 kg) : 15 à 20 mL de sirop/j Sous contrôle ECG préalable et avant chaque prise	PO	
Ibuprofène	Advil®	Âge > 3 mois : 20 à 30 mg/kg/J en 3-4 prises	PO	
Imipénem	Tienam®	• Enfant < 40 kg, nourrisson > 3 mois : 60 mg/kg/j en 4 perfusions • Enfant > 40 kg : 1 g/j en 4 perfusions	IV	

DCI	Exemple de spécialité	Posologie	Voie	Remarques
Isoprénaline	Isuprel®	IVC : 0,2 mg à 10 mg/j	IV	TV : arrêt de la perfusion
Josamycine	Josacine®	50 mg/kg/en 2 prises	PO	
Lactulose	Duphalac®	$^1/_2$ à 1 sachet × 3/j	PO, IR	
Loratadine	Clarityne®	CI avant 2 ans • 30 kg = 10 mg/j • < 30 kg = 5 mg/j 1 prise	PO	
Méfloquine	Lariam®	**Prophylaxie du paludisme** • Non adapté chez l'enfant de moins de 15 kg • Enfant de plus de 45 kg : 1 cp à 250 mg/sem • De 15 à 45 kg : 5 mg/kg en 1 prise/sem soit : - de 31 à 45 kg : $^3/_4$ cp à 250 mg/sem - de 20 à 30 kg : $^1/_2$ cp à 250 mg/sem - de 15 à 19 kg : $^1/_4$ cp à 250 mg/sem 1re prise 10 jours avant le départ, 2e prise 3 jours avant le départ, poursuivi pendant la durée du séjour et jusqu'à 3 semaines après le retour **Traitement curatif de l'accès palustre** 25 mg/kg/j en 2 à 3 prises sur 24 heures • Enfant de plus de 60 kg : 6 cp à 250 mg : 3 cp puis 2 cp 8 heures plus tard puis 1 cp 8 heures plus tard • De 46 à 60 kg : 5 cp à 250 mg : 3 cp puis 2 cp 8 heures plus tard • De 31 à 45 kg : 3 à 4 cp à 250 mg : 2 à 3 cp puis 1 cp 8 heures plus tard • De 21 à 30 kg : 2 à 3 cp à 250 mg répartis en 2 prises à 12 heures d'intervalle • De 5 à 20 kg : $^1/_4$ cp par 2,5 kg ou 1 cp à 250 mg/10 kg en 2 prises espacées de 12 heures	PO	
Méquitazine	Primalan®	• Nourrisson > 2 ans : 1 cuillère mesure/5 kg/j • Enfant : 2 cuillères mesure/10 kg/j (max : 10 mg/j)	PO	
Méthyl-prednisolone	Solumedrol®	IV : 1-2 mg/kg/j	IV	

DCI	Exemple de spécialité	Posologie	Voie	Remarques
Métoclopramide	Primperan®	• Gouttes : nourrisson : 1 goutte/kg/6 heures ; enfant : sol buv : 0,3 à 0,4 mg/kg/j en 3 à 4 prises • Suppo : enfant > 20 kg : 0,5 mg/kg/j en 2 ou 3 fois	PO suppo	
Métronidazole	Flagyl®	20 à 30 mg/kg/j en 2 à 3 prises	PO, IV	
Midazolam	Hypnovel®	• Sédation : 0,4 mg/kg en rectal • Anesthésie : 0,2 mg/kg en induction puis 0,1 mg/kg en entretien	IV ou IR	
Midazolam	Buccolam®	• De 3 mois à 12 mois : 2,5 mg • De 1 an à 5 ans : 5 mg • De 5 ans à 10 ans : 7,5 mg • De 10 ans à 18 ans : 10 mg	PO	
Montelukast	Singulair®	• De 6 à 14 ans : 1 cp à 5 mg/j • > 14 ans : 1 cp 10 mg/j	PO	
Morphine	Morphine®	Bolus initial de 0,05 à 0,1 mg/kg puis 0,025 mg/kg/5 min jusqu'à analgésie	IV	
Nalaxone	Narcan®	> 3 ans • Détresse respiratoire néonatale d'origine morphinique : 0,01 mg IV • Intoxication aiguë par opiacés : 0,4 mg IV puis 0,1 mg/min	IV	Nausées, vomissements *"Over shoot"* si administration brutale : HTA, agitation, tachycardie, angor
Nalbuphine	Nubain®	> 18 mois = 0,2 mg/kg toutes les 4 et 6 heures	IV, SC, IM	
Nétilmicine	Netromicine®	5 mg/kg/j en une injection, contrôle pic et résiduel si traitement supérieur à 5 jours	IM, IV	

DCI	Exemple de spécialité	Posologie	Voie	Remarques
Nystatine	Mycostatine®	• Nourrisson = 5 à 30 mL/j • Enfant = 10 à 40 mL/j 4 prises	PO	
Oméprazole	Mopral®	• 10-20 kg = 10 mg/j • > 20 kg = 20 mg/j	PO, IV	
Oxacilline	Bristopen®	35 à 50 mg/kg/j N'existe plus PO	IV	
Oxomémazine	Toplexil®	• 20 à 30 kg : 10 mL × 2 à 3/j • 30 à 40 kg : 10 mL × 3 à 4/j CI < 5 ans	PO	
Paracétamol	Efferalgan®	15 mg/kg/6 heures	IV, PO, IR	
Paraffine	Lansoyl®	1 à 3 cuillères à café/j	PO	
Pectine	Gelopectose®	• Nourrisson : 4-8 g/100 mL • Enfant : 10-20 g/100 mL	PO	Ne pas utiliser avec des ralentisseurs du transit
Phénobarbital	Gardenal®	• PO : dose progressive : 3 à 4 mg/kg/j • IVL : 20 à 40 mg/j	PO, IV	
Prednisolone	Solupred®	0,5 à 2 mg/kg/J selon indications, en forme orodispersible	PO	
Pristinamycine	Pyostacine®	Enfant : 50 mg/kg/j en 2 ou 3 prises PO	PO	
Propanolol	Avlocardyl®	Diluer 1 mg/5 mL de G5 %, en perfusion ou en IVL, sous contrôle de la FC Arrêt de la perfusion dès ralentissement de la FC	IV	

DCI	Exemple de spécialité	Posologie	Voie	Remarques
Quinine	Quinimax®	**Forme orale** • 24 mg/kg/j répartis en 3 prises de 8 mg/kg espacées de 8 heures pendant 5 à 7 jours • Non adapté chez l'enfant de moins de 9 kg **Forme intraveineuse en soins intensifs ped uniquement** • Non adapté chez l'enfant de moins de 16 kg • 24 mg/kg/j répartis en 3 injections de 8 mg/kg en perfusion lente de 4 heures chacune, à répéter toutes les 8 heures • Cas particulier de la forme grave de l'accès palustre : une dose de charge de 17 mg/kg de quinine base en 4 heures est pratiquée, suivie d'un traitement d'entretien de 8 mg/kg toutes les 8 heures soit en continu (IVSE), soit en perfusion de 4 heures. L'objectif est d'atteindre au plus tôt et de maintenir une quininémie entre 10 et 15 mg/L	PO, IV	
Racécadotril	Tiorfan®	• 1 à 9 mois : 1 sachet 10 mg × 3/j • 9 à 30 mois : 2 sachets 10 mg × 3/j • 30 mois à 9 ans : 1 sachet 30 mg × 3/j • > 9 ans : 2 sachets 30 mg × 3/j	PO	
Salbutamol	Ventoline®	Nébulisation : nourrisson et enfant : 50 à 150 µg/kg (max 5 mg) 1 bouffée/2 kg de poids (max 10 bouffées par inhalation)	Nébulisation	
Sorbitol	Microlax® bébé	1/j	IR	
Sulfonate de polystyrène	Kayexalate®	PO, IR : 0,5 à 1 g/kg/j en 3 prises Nourrisson : seulement IR 0,5 à 1 g/kg/j	PO, IR	
Suxaméthonium	Celocurine® ci hyperkaliemie	• < 3 ans : 2 mg/kg • > 3 ans : 1 mg/kg	IV	
Terbutaline	Bricanyl®	• < 16 kg = 1-2,5 mg/nébulisation • ≥ 16 kg = 5 mg/nébulisation	Nébulisation	
Trimébutine	Débridat®	• < 6 mois = 2,5 mL 2 à 3 fois/j, sous la forme dose « poids » × 3/j pour les < 6 ans • 6 mois à 1 an = 5 mL × 2/j • 1 an à 5 ans = 5 mL ×/j • > 5 ans = 10 mL × 3/j	PO	
Triphosadexine	Striadyne®	Enfant : 1 mg/kg	IV	
Valproate de sodium	Dépakine® (restriction d'utilisation : réservé neuropédiatrie)	PO = 30 mg/kg/j, 2 prises si < 1 an, 3 prises si > 1 an Adolescents 20-30 mg/kg en 3 prises IV = bolus 15 mg/kg puis relais pour dose totale 20-30 mg/kg/j	PO, IV	

Classement par spécialité

Exemple de spécialité	DCI	Exemple de spécialité	DCI
Advil®	Ibuprofène	Débridat®	Trimébutine
Amiklin®	Amikacine	Dépakine® (restriction d'utilisation, réservé neuropédiatrie)	Valproate de sodium
Aspirine®	Acide acétysalicylique	Digoxine Nativelle®	Digoxine
Atarax®	Hydroxyzine	Doxypalu®	Doxycyline
Atropine®	Atropine	Duphalac®	Lactulose
Atrovent®	Bromure d'ipratropium	Efferalgan®	Paracétamol
Augmentin®	Amoxicilline + acide clavulanique	Érythrocine®	Érythromycine
Avlocardyl®	Propanolol	Flagyl®	Métronidazole
Bactrim®	Cotrimoxazole	Flixotide®	Béclométasone
Bicarbonate de sodium Lavoisier®	Bicarbonate de sodium	Fluvermal®	Flubendazole
Bricanyl®	Terbutaline	Gardenal®	Phénobarbital
Bristopen®	Oxacilline	Gaviscon®	Alginate de sodium
Bronchokod®	Carbocistéine	Gelopectose®	Pectine
Buccolam®	Midazolam	Gentalline®	Gentamicine
Carbomix®	Charbon activé	Glucagen®	Glucagon
Célestène®	Bétaméthasone	Gluconate de calcium Lavoisier®	Gluconate de calcium
Celocurine® (CI hyperkaliémie)	Suxaméthonium	Halfan®	Halofantrine
	Céfotaxime	Hydrocortisone®	Hydrocortisone hémisuccinate
Clamoxyl®	Amoxicilline	Hypnovel®	Midazolam
Clarityne®	Loratadine	Isuprel®	Isoprénaline
Codoliprane®/Efferalgan codéine®	Codéine	Josacine®	Josamycine
Daktarin®	Daktarin	Kayexalate®	Sulfonate de polystyrène

Exemple de spécialité	DCI	Exemple de spécialité	DCI
Lansoyl®	Paraffine	Primperan®	Métoclopramide
Lariam®	Méfloquine	Prodilantin®	Fosphénytoïne
Lasilix®	Furosémide	Pyostacine®	Pristinamycine
Lopril®	Captopril	Quinimax®	Quinine
Malarone®	Atovaquone/proguanil	Rocephine®	Ceftriaxone
Microlax® bébé	Sorbitol	Singulair®	Montelukast
Mopral®	Oméprazole	Smecta®	Diosmectite
Morphine®	Morphine	Solumedrol®	Méthylprednisolone
Motilium®	Dompéridone	Solupred®	Prednisolone
Mycostatine®	Nystatine	Striadyne®	Triphosadexine
Narcan®	Nalaxone	Tagamet®	Cimétidine
Netromicine®	Nétilmicine	Tienam®	Imipénem
Nifluril®	Acide niflumique	Tiorfan®	Racécadotril
Nivaquine®	Chloroquine	Toplexil®	Oxomémazine
Normacol® enfant	Gomme sterculia	Triflucan®	Fluconazole
Nubain®	Nalbuphine	Valium®	Diazépam
Orelox®	Cefpodoxime	Ventoline®	Salbutamol
Oroken®	Céfixime	Zentel®	Albendazole
Pediazole®	Érythromycine + sulfafurazol		
Pneumorel®	Fenspiride		
Polaramine®	Dexchlorphéniramine		
Primalan®	Méquitazine		

Antalgiques antipyrétiques

DCI	Exemple de spécialité	Posologie	Voie
Acide acétysalicylique	Aspirine®	Max 60 mg/kg/j en 4 prises (max 3 g/j)	IV, PO
Ibuprofène	Advil®	Âge > 3 mois : 20 à 30 mg/kg/j en 4 prises	DP
Paracétamol	Efferalgan®	15 mg/kg/6 heures	IV, PO, IR
Acide niflumique	Nifluril®	6 mois à 30 mois : $^{1}/_{2}$ suppo × 2/j	IR
Codéine	Codoliprane®/Efferalgan codéine®	CI avant 12 ans et si intervention ORL récente 0,5 à 0,75 mg/kg en 4 à 6 prises sans dépasser 6 mg/j	PO
Morphine	Morphine®	Bolus initial de 0,05 à 0,1 mg/kg puis 0,025 mg/kg/5 min jusqu'à analgésie	IV
Nalbuphine	Nubain®	> 18 mois = 0,2 mg/kg toutes les 4 et 6 heures	IV, SC, IM
Trimébutine	Débridat®	• < 6 mois = 2,5 mL 2 à 3 fois/j, • 6 mois à 1 an = 5 mL × 2/j • 1 an à 5 ans = 5 mL × 3/j > 5 ans = 10 mL × 3/j	PO

Cardiologie

DCI	Exemple de spécialité	Posologie	Voie	Remarques
Digoxine	Digoxine Nativelle®	• < 12 kg : dose initale de 15 µg (0,3 mL), entretien 15 µg/kg/j en 2 à 3 prises • 12 à 24 kg : dose initale de 10 µg (0,2 mL), entretien 10 µg/kg/j en 2 à 3 prises • > 24 kg : dose initale de 7 µg (0,1 mL), entretien 7 µg/kg/j en 2 à 3 prises Voie IV : 5 à 15 µg/kg en 1 fois puis 5 à 15 µg/kg/j en 3 injections	PO, IV	Adaptation des doses si insuffisance rénale
Furosémide	Lasilix®	• PO : 1 à 2 mg/kg/j • IV : 0,5 à 1 mg/kg/j	IV, PO	
Isuprénaline	Isuprel®	IV continue : 0,2 mg à 10 mg/j	IV	TV : arrêt de la perfusion
Polystyrène sulfonate de sodium	Kayexalate®	PO, IR : 0,5 à 1 g/kg/j en 3 prises Nourrisson : seulement IR 0,5 à 1 g/kg/j	PO, IR	
Propanolol	Avlocardyl®	Diluer 1 mg/5 mL de G5 %, en perfusion ou en IVL, sous contrôle de la FC Arrêt de la perfusion dès ralentissement de la FC	IV	

▼ Infectieux

DCI	Exemple de spécialité	Posologie	Voie
Triphosadéxine	Striadyne®	Enfant : 1 mg/kg	IV
Amikacine	Amiklin®	15 mg/kg/j en 1 seule injection (tout âge si durée > 5 jours : contrôle taux sérique et résiduel)	IV
Amoxicilline	Clamoxyl®	100 mg/kg/j en 2 ou 3 prises	IV, PO
Amoxicilline + acide clavulanique	Augmentin®	100 mg/kg/j en 3 prises	IV, PO
Atovaquone/ proguanil	Malarone®	**Prophylaxie du paludisme à *Plasmodium falciparum*** Non adapté chez l'enfant de moins de 11 kg Sujet de plus de 40 kg ou âge > 12 ans : 1 cp à 250 mg/100 mg/j • Enfant de 31 à 40 kg : 3 cp à 62,5 mg/25 mg/j • Enfant de 21 à 30 kg : 2 cp à 62,5 mg/25 mg/j • Enfant de 11 à 20 kg : 1 cp à 62,5 mg/25 mg/j Le traitement sera débuté la veille ou le jour du départ, poursuivi pendant la durée du séjour et jusqu'à 7 jours après le retour. Prise à heure fixe tous les jours **Traitement curatif de l'accès palustre à *Plasmodium falciparum*** • Enfant de 12 ans et plus : 4 cp à 250 mg/100 mg/j en 1 prise unique pendant 3 jours, avec prise espacée de 24 heures • Enfant de moins de 12 ans : posologie non établie	PO
Céfixime	Oroken®	8 mg/kg/j en 2 prises	PO
Céfotaxime		Prématuré = 100 à 200 mg/kg/j en 2 injections Nourrissons, enfants = 150 à 200 mg/kg/j en 3 injections	IV
Cefpodoxime	Orelox®	8 mg/kg/j en 2 prises	PO
Ceftriaxone	Rocephine®	Nourrisson et enfant : 50 à 100 mg/kg/j	IV, IM

DCI	Exemple de spécialité	Posologie	Voie
Chloroquine	Nivaquine®	**Prophylaxie du paludisme** • Enfant de plus de 10 kg : 1,7 mg/kg/j (mais ≤ 100 mg/j) • Enfant de moins de 10 kg : 25 mg 1 jour sur 2 Débuter le traitement la veille du départ, pendant le voyage en zone impaludé et poursuivre pendant 4 semaines après le retour **Traitement curatif de l'accès palustre :** *cf.* Vidal	PO
Cotrimoxazole	Bactrim®	30 mg/kg/j de sulfaméthoxazole et 6 mg/kg/j de triméthoprime en 2 prises/j (sirop pédiatrique : 1 cuillère mesure/3,3 kg × 2/j)	PO
Daktarin	Daktarin®	Gel : 1 cuillère mesure × 4/j chez enfant et nourrisson, à distance des repas Poudre : application biquotidienne	PO
Doxycyline	Doxypalu®	**Prophylaxie du paludisme** Non adapté chez l'enfant de moins de 8 ans • Enfant de plus de 40 kg : 100 mg en 1 prise/j • Enfant de moins de 40 kg : 50 mg/j 1re prise la veille du départ, poursuivi pendant la durée du séjour et jusqu'à 4 semaines après le retour **Traitement curatif de l'accès palustre en zone de polychimiorésistance** 4 mg/kg le 1er jour puis 2 mg/kg/j en association avec la quinine	PO, IV
Érythromycine	Érythrocine®	Forme orale : 30 à 50 mg/kg/j Forme IV : 30 à 40 mg/kg/j soit IVSE, soit en 4 injections. Plutôt en USI pédiatrique	PO, IV
Érythromycine + sulfafurazol	Pediazol®	> 2 mois : 50 mg/kg/j d'érythromycine et 150 mg/kg/j de sulfafurazole en 3 prises	DP
Albendazole	Zentel®	1 dose/j pendant 1 à 5 jours selon indications	PO

DCI	Exemple de spécialité	Posologie	Voie
Flubendazole	Fluvermal®	Oxyurose : 100 mg (1 comprimé ou 1 cuillère à café) en prise unique. Dans l'oxyurose, en raison du cycle parasitaire, la prise devrait être renouvelée 15 à 20 jours après, pour éviter l'auto-infestation et la réinfestation Autres nématodoses (ascaridiase, trichocéphalose, ankylostomiase) : 100 mg (1 comprimé ou 1 cuillère à café) matin et soir pendant 3 jrs	PO
Fluconazole	Triflucan®	> 6 ans PO : candidose buccale : 50 mg/j ; IV : 100 mg/j	PO
Gentamicine	Gentalline®	Tous âges = 6 mg/kg/j, en 1 seule injection IV (contrôle des taux sériques idem amikacine si > 5 jours avec pic et résiduel) Si prématuré/insuffisance renale : espacer les injections en fonction du terme/clairance de la créatinine	IM, IV
Halofantrine	Halfan®	**Traitement curatif de l'accès palustre** 24 mg/kg/j en 3 prises espacées de 6 heures (prise en dehors des repas) • Enfant de plus de 40 kg : 2 cp par prise • Enfant de 32 à 40 kg : 3 cuillères mesure ou 1 cp $^1/_2$ par prise • Enfant de 26 à 31 kg : 2 cuillères mesure $^1/_2$ ou 1 cp par prise • Enfant de 19 à 25 kg : 2 cuillères mesure par prise • Enfant de 13 à 18 kg : 1 cuillère mesure1/2 par prise • Enfant de 10 à 12 kg : 1 cuillère mesure par prise **1 cuillère mesure = 5 mL = 100 mg** **Apres contrôle ECG sans allongmeent du QTc et contrôle ECG au décours**	PO
Hydrocortisone hémisuccinate	Hydrocortisone®	50 mg/6 heures (méningite)	IV
Imipénem	Tienam®	Enfant < 40 kg, nourrisson > 3 mois : 60 mg/kg/j en 4 perfusions Enfant > 40 kg : 1 g/j en 4 perfusions	IV
Josamycine	Josacine®	50 mg/kg/en 2 prises	PO

DCI	Exemple de spécialité	Posologie	Voie
Méfloquine	Lariam®	**Prophylaxie du paludisme** Non adapté chez l'enfant de moins de 15 kg • Enfant de plus de 45 kg : 1 cp à 250 mg/sem • Enfant de 15 à 45 kg : 5 mg/kg en 1 prise par semaine soit : - de 31 à 45 kg : $^{3}/_{4}$ cp à 250 mg/sem - de 20 à 30 kg : $^{1}/_{2}$ cp à 250 mg/sem - de 15 à 19 kg : $^{1}/_{4}$ cp à 250 mg/sem 1re prise 10 jours avant le départ, 2e prise 3 jours avant le départ, poursuivi pendant la durée du séjour et jusqu'à 3 semaines après le retour **Traitement curatif de l'accès palustre** 25 mg/kg/j en 2 à 3 prises sur 24 heures • Enfant de plus de 60 kg : 6 cp à 250 mg : 3 cp puis 2 cp 8 heures plus tard puis 1 cp 8 heures plus tard • Enfant de 46 à 60 kg : 5 cp à 250 mg : 3 cp puis 2 cp 8 heures plus tard • Enfant de 31 à 45 kg : 3 à 4 cp à 250 mg : 2 à 3 cp puis 1 cp 8 heures plus tard • Enfant de 21 à 30 kg : 2 à 3 cp à 250 mg répartis en 2 prises à 12 heures d'intervalle • Enfant de 5 à 20 kg : $^{1}/_{4}$ cp par 2,5 kg ou 1 cp à 250 mg/10 kg en 2 prises espacées de 12 heures	PO
Méthyl-prednisolone	Solumedrol®	IV : 1 mg/kg/j	IV
Métronidazole	Flagyl®	20 à 30 mg/kg/j en 2 à 3 prises	PO, IV
Nétilmicine	Netromicine®	5 mg/kg/j en une injection, contrôle pic et résiduel si > 5 jours de traitement	IM, IV
Nystatine	Mycostatine®	• Nourrisson = 5 à 30 mL/j • Enfant = 10 à 40 mL/j 4 prises	PO
Oxacilline	Bristopen®	35 à 50 mg/kg/j N'existe plus PO	IV
Prednisolone	Solupred®	0,5 à 2 mg/kg/j selon indications	PO
Pristinamycine	Pyostacine®	Enfant : 50 mg/kg/j en 2 ou 3 prises PO	PO

DCI	Exemple de spécialité	Posologie	Voie
Quinine	Quinimax®	**Forme orale** 24 mg/kg/j répartis en 3 prises de 8 mg/kg espacées de 8 heures pendant 5 à 7 jrs Non adapté chez l'enfant de moins de 9 kg **Forme intraveineuse** Non adapté chez l'enfant de moins de 16 kg 24 mg/kg/j répartis en 3 injections de 8 mg/kg en perfusion lente de 4 heures chacune, à répéter toutes les 8 heures Cas particulier de la forme grave de l'accès palustre : une dose de charge de 17 mg/kg de quinine base en 4 heures est pratiquée, suivie d'un traitement d'entretien de 8 mg/kg toutes les 8 heures soit en continu (IVSE), soit en perfusion de 4 heures. L'objectif est d'atteindre au plus tôt et de maintenir une quininémie entre 10 et 15 mg/L	PO, IV

Pneumologie gastrologie

DCI	Exemple de spécialité	Posologie	Voie
Alginate de sodium	Gaviscon®	• Nourrisson : 1 à 2 mL/kg/j • Enfant : 1 cuillère à café × 3/j Après les repas	PO
Beclometasone	Flixotide®	50 à 500 μg × 2/j	Nébulisation
Bétaméthasone	Célestène®	**Traitement d'attaque :** 0,075 mg/kg/j (6 gouttes/kg/j) à 0,3 mg/kg/j de bétaméthasone (24 gouttes/kg/j), soit 0,5 à 2 mg/kg/j équivalent prednisone. À titre indicatif : 150 à 600 gouttes pour un enfant de 25 kg **Traitement d'entretien :** 0,03 mg/kg/j (3 gouttes/kg/j)	PO
Bromure d'ipratropium	Atrovent®	1 unidose (0,25 mg)/nébulisation	Nébulisation
Carbocistéine	Bronchokod®	Enfant de plus de 5 ans : 300 mg/j répartis en 3 prises, soit 1 cuillère mesure (5 mL) 3 fois/j	PO

DCI	Exemple de spécialité	Posologie	Voie
Cimétidine	Tagamet®	• IVL ou IM : nouveau-né : 10 à 15 mg/kg/j ; nourrisson : 20 mg/kg/j ; enfant : 20 à 25 mg/kg/j • PO : nourrisson : 20 mg/kg/j ; enfant : 20 à 25 mg/kg/j	IV, IM
Dexchlorophéniramine	Polaramine®	• Nourrisson : 1 à 2 cuillères à café/j • Enfant : 2 cuillères à café × 2 à 3/j	PO
Diosmectite	Smecta®	• Nourrisson : $^1/_2$ à 1 sachet/j • Enfant : 1 à 2 sachets/J • IM : enfant : $^1/_2$ à 1 amp/j • Lyoc : 1cp 2 fois/j	PO
Dompéridone	Motilium®	1 à 2 mg/kg en 3 à 4 prises	PO
Fenspiride	Normacol®	> 3 ans = 1/j	IR
Fenspiride	Pneumorel®	Enfant > 5 ans : 1 cuillère à soupe × 3/j PO (cuillère à soupe = 0,15 mL) CI < 5 ans	PO
Lactulose	Duphalac®	$^1/_2$ à 1 sachet/j	PO, IR
Méquitazine	Primalan®	• Nourrisson : 1 cuillère mesure/5 kg/j • Enfant : 2 cuillères mesure/10 kg/j (max : 10 mg/j)	PO
Métoclopramide	Primpéran®	• Gouttes : nourrisson : 1 goutte/kg/6 heures ; enfant : sol buv : 0,3 à 0,4 mg/kg/j en 3 à 4 prises • Suppo : enfant > 20 kg : 0,5 mg/kg/j en 2 ou 3 fois	PO, IR
Montelukast	Singulair®	• Enfant de 6 à 14 ans : 1 cp à 5 mg/j • Enfant > 14 ans : 1 cp 10 mg/j	PO
Oméprazole	Mopral®	• 10-20 kg = 10 mg/j • > 20 kg = 20 mg/j	PO, IV
Oxomémazine	Toplexil®	Sirop > 1 an • 10 à 20 kg : 5 mL 2 à 3 fois/j • 20 à 30 kg : 10 mL 2 à 3 fois/j • 30 à 40 kg : 10 mL 3 à 4 fois/j	PO
Paraffine	Lansoyl®	1 à 3 cuillères à café/j	PO

DCI	Exemple de spécialité	Posologie	Voie
Pectine*	Gelopectose®	• Nourrisson : 4-8 g/100 mL • Enfant : 10-20 g/100 mL	PO
Racécadotril	Tiorfan®	• 1 à 9 mois : 1 sachet 10 mg × 3/j • 9 à 30 mois : 2 sachets 10 mg × 3/j • 30 mois à 9 ans : 1 sachet 30 mg × 3/j • > 9 ans : 2 sachets 30 mg × 3/j	PO
Salbutamol	Ventoline®	Nébulisation : nourrisson et enfant : 50 à 150 µg/kg (max 5 mg)	Nébulisation
Sorbitol	Microlax® bébé	1/j	IR
Terbutaline	Bricanyl®	• < 16 kg = 1-2,5 mg/nébulisation • > = 16 kg = 5 mg/nébulisation	Nébulisation

* Remarque : ne pas utiliser avec des ralentisseurs du transit.

Réanimation

DCI	Exemple de spécialité	Posologie	Voie
Atropine sulfate	Atropine®	• Entre 30 mois et 15 ans : 0,1 mg à 0,5 mg • Entre 1 mois et 30 mois : 0,1 mg à 0,3 mg	IV
Bicarbonate de sodium	Bicarbonate de sodium Lavoisier®	3 mL/kg dilué à part égale dans du G5 %, à passer en $^1/_2$ heure à une heure IVSE Arrêt cardiaque : 1 mEq/kg (2 mL/kg)	IV
Charbon activé	Carbomix®	1 mg/kg	PO
Diazépam	Valium®	• IR : nourrisson et enfant : 0,5 mg/kg (max 10 mg) • IVL ou IM : enfant : 0,2 à 0,3 mg/kg/j (renouvelable 4 à 6 fois/24 heures) • Gouttes PO : nourrisson et enfant : 0,5 mg/kg/j	IV, IM, IR, PO
Fosphénytoïne	Prodilantin®	État de mal convulsif : dose de charge : 15 mg/kg, puis en entretien : 4 mg/kg/j IV en 4 administrations	IV
Glucagon	Glucagen®	• Enfant > 25 kg ou ayant plus de 6 à 8 ans : 1 mg • Enfant de moins de 25 kg ou ayant moins de 6 à 8 ans : 0,5 mg	SC, IV, IM

10/10

DCI	Exemple de spécialité	Posologie	Voie
Glugonate de calcium	Gluconate de calcium Lavoisier®	0,5 mL/kg en IVL puis 100 mL/m²/j IVSE	IV
Hydroxyzine	Atarax®	*Enfant de 30 mois à 15 ans :* La dose maximale est de 1 mg/kg/j, soit, suivant l'âge et le poids : • de 30 mois à 6 ans (10 à 20 kg) : 5 à 10 mL de sirop/j • de 6 à 10 ans (20 à 30 kg) : 10 à 15 mL de sirop/j • de 10 à 15 ans (30 à 40 kg) : 15 à 20 mL de sirop/j	PO
Loratadine	Clarityne®	CI avant 2 ans • > 30 kg = 10 mg/j • < 30 kg = 5 mg/j 1 prise	PO
Midazolam	Hypnovel®	• Sédation : 0,4 mg/kg en rectal • Anesthésie : 0,2 mg/kg en induction puis 0,1 mg/kg en entretien	IV
Midazolam	Buccolam®	• De 3 mois à 12 mois : 2,5 mg • De 1 an à 5 ans : 5 mg • De 5 ans à 10 ans : 7,5 mg • De 10 ans à 18 ans : 10 mg	PO
Nalaxone*	Narcan®	> 3 ans • Détresse respiratoire néonatale d'origine morphinique : 0,01 mg IV • Intoxication aiguë par opiacés : 0,4 mg IV puis 0,1 mg/min	IV
Phénobarbital	Gardénal®	• PO : dose progressive : 3 à 4 mg/kg/j • IVL : 20 à 40 mg/j	PO, IV
Suxaméthonium	Célocurine®	• < 3 ans : 2 mg/kg • > 3 ans : 1 mg/kg	IV
Valproate de sodium	Dépakine®	RESTRICTION D'UTILISATION, RÉSERVE NEUROPÉDIATRIE PO = 30 mg/kg/j, 2 prises si < 1 an, 3 prises si > 1 an Adolescents 20-30 mg/kg en 3 prises IV = bolus 15 mg/kg puis relais pour dose totale 20-30 mg/kg/j	PO, IV

* Remarque : nausées, vomissements *"Overshoot"* si administration brutale : HTA, agitation, tachycardie, angor.

CONSTANTES INFANTILES

Fréquence respiratoire

Nouveau-né	30-60/min
1 à 6 mois	30-50/min
7 à 12 mois	30-40/min
1 à 5 ans	25-30/min
5 à 16 ans	17 à 20/min

Fréquence cardiaque

Nouveau-né	120-160/min 180 aux pleurs
1 mois à 1 an	120-140/min
1 à 2 ans	100-110/min
2 à 5 ans	85-95/min
7 à 8 ans	75-85/min
> 8 ans	65-75/min

Tension artérielle

< 7 jours	70/50 dépendant du terme et de l'âge
7 à 30 jours	80/50
1 mois à 1 an	90/50
7 à 8 ans	100/60
10 à 11 ans	100/65

PROCÉDURES DE RECONSTITUTION DES MÉDICAMENTS INJECTABLES EN PÉDIATRIE

▼ Aciclovir (Zovirax®)

PRÉSENTATION
Poudre pour solution injectable IV 250 ou 500 mg

VOIE D'ADMINISTRATION
Voie IV

CONTRE-INDICATIONS
Allergie, allaitement

CAS PARTICULIER
La demi-vie plasmatique est de 3 heures

INCOMPATIBILITÉS
- Risque de cristallisation, ne pas injecter plusieurs spécialités en même temps dans une même tubulure ou *a fortiori* ne pas les mélanger dans une même perfusion
- Nombreuses incompatibilités physico-chimiques (*cf.* Vidal)

RECONSTITUTION
Utiliser la solution immédiatement après reconstitution/dilution
- Pour 250 mg : 10 mL d'EPPI ou de NaCl 0,9 %
- Pour 500 mg : 20 mL d'EPPI ou de NaCl 0,9 %

Soit une concentration de 25 mg/mL

DILUTION
- Ne pas dépasser la concentration de 5 mg/mL, dans NaCl 0,9 %
- Après reconstitution, dilution dans un minimum de :
  - 50 mL pour une dose de 250 mg
  - 100 mL pour 500 mg

POSOLOGIE ET ADMINISTRATION
Posologie
- Enfant de plus de 3 mois
  - Infection à HSV (sauf méningo-encéphalite) ou VZV : 250 mg/m^2 toutes les 8 heures (soit environ 10 mg/kg/8 heures)
  - Méningo-encéphalite à HSV ou infection à VZV sévère chez l'enfant immunodéprimé : 500 mg/m^2 toutes les 8 heures (soit environ 20 mg/kg/8 heures) pendant 8-10 jours
- Nouveau-né : 20 mg/kg toutes les 8 heures pendant 8-10 jours

Modalités d'administration
IVL sur 1 heure au minimum

L'ASTUCE D'URG'PÉDIATRIE
La voie majeure d'élimination est rénale.

INDICATIONS
- Infections à virus varicelle-zona (VZV)
- Infection à virus Herpes simplex (HSV)

EFFETS INDÉSIRABLES
Nausées, vomissements, diarrhées, insuffisance rénale, céphalées, sensations ébrieuses, confusion, agitation, convulsions, somnolence, troubles du comportement, allergie

STABILITÉ
Néant

SURVEILLANCE
Néant

▼ Acide tranexamique (Exacyl®)

PRÉSENTATION

Ampoule de 500 mg/5 mL

VOIE D'ADMINISTRATION

Voie IVL stricte

CONTRE-INDICATIONS

Antécédent d'accident thrombo-embolique veineux (thrombose veineuse profonde, embolie pulmonaire), antécédent d'accident thrombo-embolique artériel (angor, infarctus du myocarde, AVC), états fibrinolytiques réactionnels à une coagulopathie de consommation, insuffisance rénale grave, antécédent de convulsions, allergie

CAS PARTICULIER

L'utilisation de l'acide tranexamique n'est pas recommandée chez le nouveau-né et le nourrisson âgé de moins de 12 mois

RECONSTITUTION

Produit déjà reconstitué

DILUTION

NaCl 0,9 % ou G5 %

POSOLOGIE ET ADMINISTRATION

Posologie usuelle

20 mg/kg/j à répartir en 2 ou 3 prises/24 heures (max 2 à 4 g/j)

Mode d'administration

- Voie IVL stricte
- Administrer en 10 minutes minimum (vitesse max 100 mg/min)

INCOMPATIBILITÉS

Incompatibilité physico-chimique avec : benzylpénicillines, diazépam, dipyridamole, noradrénaline, chlorhydrate de désoxy-épinéphrine, bitartrate de métaraminol, tétracyclines, urokinase

INDICATIONS

Prévention et traitement des hémorragies dues à une fibrinolyse générale ou locale

EFFETS INDÉSIRABLES

Nausée, vomissements, diarrhée, malaise avec hypotension en cas d'injection trop rapide, convulsions, allergie

STABILITÉ

Pas d'information

SURVEILLANCE

Évolution du saignement, TA, FC, SpO_2, FR, biologie (Hb)

L'ASTUCE D'URG'PÉDIATRIE

Rechercher les antécédents de convulsions à l'interrogatoire, ne pas administrer en cas d'antécédent de convulsions.

▼ Adénosine (Krenosin®)

PRÉSENTATION

Solution injectable à 6 mg/2 mL (concentration = 3 mg/mL)

VOIE D'ADMINISTRATION

Voie IV

CONTRE-INDICATIONS

BAV, dysfonctionnement sino-auriculaire, BPCO avec bronchospasme, syndrome du QT long, hypotension artérielle sévère, hypersensibilité

CAS PARTICULIER

- Délai d'action : 10-40 secondes
- Durée d'action : **1-2 minutes**

INCOMPATIBILITÉS

Nombreuses incompatibilités physico-chimiques (*cf.* Vidal)

RECONSTITUTION

Prêt à l'emploi

DILUTION

- Utilisation du produit pur
- Dilution avec 4 mL de NaCl 9 ‰ si dose < 1 mg

POSOLOGIE ET ADMINISTRATION

Posologie (hors AMM)

Tenir à proximité une ampoule d'atropine

- Dose initiale : 0,1 mg/kg (max : 3 mg) administré sous forme d'un bolus IV (injection en 2 secondes), suivi d'un flush de NaCl 0,9 %
- 2e dose : en cas d'échec de la 1re dose après 1 à 2 minutes, 0,2 mg/kg (max : 6 mg) sera alors administré sous forme d'un bolus IV (injection en 2 secondes), suivi d'un flush de NaCl 0,9 %
- 3e dose : en cas d'échec de la 2e dose après 3 minutes, 0,2 mg/kg (max : 12 mg) sera alors administré sous forme d'un bolus IV (injection en 2 secondes), suivi d'un flush de NaCl 0,9 %

En cas d'échec, l'enfant doit être orienté vers un centre de référence en cardio-pédiatrie

Mode d'administration

- Dose ≤ 1 mg : diluer une ampoule de 6 mg/2 mL avec 4 mL de NaCl 0,9 % dans une seringue de 5 mL (capacité de 6 mL), soit une concentration de 1 mg/1 mL. Prélever la dose prescrite à l'enfant et lui administrer avec une seringue de 1 mL
- 1 mg $<$ dose $\leq$ 3 mg : utilisation produit pur, seringue de 1 mL
- 3 mg $<$ dose $\leq$ 6 mg : utilisation produit pur, seringue de 3 mL
- 6 mg $<$ dose $\leq$ 12 mg : utilisation produit pur, seringue de 5 mL

L'ASTUCE D'URG'PÉDIATRIE

L'antagoniste en cas de bronchospasme est la théophylline ou l'aminophylline.

INDICATIONS

Conversion en rythme sinusal des tachycardies jonctionnelles et supraventiculaires

EFFETS INDÉSIRABLES

Bronchospasme, flush, dyspnée, douleurs thoraciques, céphalées, nausées, palpitations, anxiété, hyperventilation, vision trouble, vertiges, goût métallique, sueurs

STABILITÉ

Ne pas mettre au réfrigérateur

SURVEILLANCE

Surveillance de l'ECG en continu

▼ Albumine humaine (Vialebex®)

PRÉSENTATION

Solution pour perfusion IV à 20 %, soit 200 mg/mL en flacon de 100 mL

VOIE D'ADMINISTRATION

Voie IV

CONTRE-INDICATIONS

Allergie

CAS PARTICULIER

Le risque de transmission d'agents infectieux, y compris inconnus, ne peut pas être définitivement exclu

INCOMPATIBILITÉS

- Ne pas mélanger avec d'autres médicaments, avec du sang total ou des concentrés érythrocytaires
- Incompatibilité physico-chimique avec : drotrécogine alfa, EPPI, nutrition parentérale, vancomycine, vérapamil

RECONSTITUTION

Prêt à l'emploi

DILUTION

- Utilisation du produit pur, prêt à l'emploi
- Peut être dilué dans du G5 % ou du NaCl 0,9 %

POSOLOGIE ET ADMINISTRATION

- **Posologie :** 1,5 g/kg à administrer au PSE dans un volume équivalent de G5 % en 3 heures
  La préparation de la dose exacte du médicament est obligatoire, favoriser si possible la préparation en seringue avec une administration en PSE (ne pas brancher un flacon avec une dose supérieure à celle prescrite !)
- Vitesse d'administration maximale : 1 mL/min

L'ASTUCE D'URG'PÉDIATRIE

Ce produit nécessite une traçabilité sur le registre « prescription, délivrance et administration de médicaments du sang »

INDICATIONS

Prévention de l'ictère nucléaire en cas d'hyperbilirubinémie menaçante, hypo-albuminémie profonde, troubles hémodynamiques du nouveau-né en cas d'hypovolémie non corrigée par le remplissage aux cristalloïdes, maladies congénitales de la bilirubine, ictère sévère

EFFETS INDÉSIRABLES

- Choc anaphylactique, bouffées vaso-motrices
- Surdosage : hypervolémie, OAP

STABILITÉ

- Conserver les poches à l'abri de la lumière, à 4 °C
- Ne pas congeler

SURVEILLANCE

- PA et pouls, pression veineuse centrale, pression artérielle pulmonaire
- Diurèse, électrolytes, hématocrite/hémoglobine, hydratation

▼ Alizapride (Plitican®)

PRÉSENTATION
Ampoule de 50 mg/2 mL

VOIE D'ADMINISTRATION
Voie IV ou IM

CONTRE-INDICATIONS
- Allergie, antécédent de dyskinésies tardives aux neuroleptiques, phéochromocytome, grossesse
- Traitement par lévodopa, antagoniste dopaminergique
- Porphyrie hépatique

CAS PARTICULIER
Contient 0,111 mmol (2,27 mg) de Na par mL

INCOMPATIBILITÉS
Ce médicament ne doit pas être mélangé avec d'autres médicaments

RECONSTITUTION
Produit déjà reconstitué

DILUTION
Au moment de l'injection
- Produit pur en IM
- G5 % pour voie IV

POSOLOGIE ET ADMINISTRATION
- **Posologie :** 2 à 5 mg/kg par 24 heures ; la dose totale sera répartie au moins en deux injections
- **Administration :** au PSE sur 20 minutes après dilution de la dose dans 20 mL de NaCl 0,9 %

L'ASTUCE D'URG'PÉDIATRIE
Les études apportent une notion de dose maximale de l'ordre de 4 500 mg par cure de chimiothérapie.

INDICATIONS
Traitement préventif et curatif des nausées et vomissements induits par la chimiothérapie antimitotique

EFFETS INDÉSIRABLES
Signes extrapyramidaux (dystonies aiguës, dyskinésies tardives), somnolence, crise convulsive, hypotension orthostatique, allergie

STABILITÉ
Stable 24 heures après dilution dans du NaCl 0,9 %

SURVEILLANCE
Évolution des symptômes (nausées, vomissements), tolérance au produit

▼ Alprostadil (Prostine VR®)

PRÉSENTATION
Ampoule de 0,5 mg/1 mL

VOIE D'ADMINISTRATION
Voie IV

CONTRE-INDICATIONS
Prostine VR® ne sera pas utilisée chez les nouveau-nés souffrant d'insuffisance respiratoire (maladie des membranes hyalines)

CAS PARTICULIER
Administration par des professionnels de santé avisés dans une structure disposant d'une USI pédiatriques

INCOMPATIBILITÉS
En l'absence d'étude de compatibilité, ce médicament ne doit pas être mélangé avec d'autres médicaments

RECONSTITUTION
Produit déjà reconstitué

DILUTION
- Ne jamais administrer le produit par voie IVD et toujours diluer préalablement
- Compatible avec NaCl 0,9 % ou G5 %

POSOLOGIE ET ADMINISTRATION
- **AMM :** indication chez l'enfant < 10 jours
- **Modalités d'administration**
  - Perfusion IV dans une grosse veine jusqu'à ce que l'acte chirurgical puisse être réalisé
  - 1 ampoule de Prostine VR® 0,5 mg/1 mL ramené à 50 mL (concentration approximative obtenue : 10 µg/mL)
  - Posologie : 0,025 à 0,1 µg/kg/min, soit un débit de perfusion : 0,15 à 0,6 mL/kg/h
  - La perfusion est poursuivie jusqu'à ce que l'acte chirurgical puisse être réalisé

L'ASTUCE D'URG'PÉDIATRIE
L'alprostadil est recommandé chez des enfants âgés de moins de 10 jours. Des exceptions peuvent être envisagées si l'utilisation d'un tel traitement paraît justifiée aux yeux du médecin utilisateur.

INDICATIONS
Maintien temporaire de la perméabilité du canal artériel jusqu'à l'intervention curative ou palliative chez les enfants porteurs d'une cardiopathie congénitale ducto-dépendante

EFFETS INDÉSIRABLES
Effets indésirables cliniques en cas de surdosage : apnée, bouffée vasomotrice, bradycardie, dépression, diarrhée, douleur pénienne, fièvre, hypotension artérielle, priapisme, selles molles, tachypnée

STABILITÉ
- Conserver les ampoules à + 4 °C (au réfrigérateur)
- La solution diluée est stable 24 heures

SURVEILLANCE
Tolérance au produit, survenue d'une apnée, bradycardie, hypotension, flush, fièvre (signes de surdosage)

▼ Amikacine

PRÉSENTATION

Amikacine 250 mg, 500 mg et 1 g poudre pour solution injectable

VOIE D'ADMINISTRATION

Voie IV

CONTRE-INDICATIONS

- **Absolues :** hypersensibilité aux aminosides, myasthénie
- **Relatives :** grossesse, allaitement

CAS PARTICULIER

- Ne jamais administrer en IVD
- Perfusion sur 30 minutes

INCOMPATIBILITÉS

- Ne pas mélanger avec un autre médicament dans le flacon de perfusion
- Nombreuses incompatibilités physico-chimiques (*cf.* Vidal)

RECONSTITUTION

- Ne préparer la solution qu'au moment de l'injection
- Reconstituer la poudre du flacon avec de l'EPPI
  - 2 mL pour les ampoules de 250 mg
  - 4 mL pour les ampoules de 500 mg
  - Et 5 mL pour celles de 1 g

DILUTION

Dilution dans du NaCl 0,9 % ou du G5 % pour concentration 1 à 5 mg/mL

POSOLOGIE ET ADMINISTRATION

- **Enfant et nourrisson :** 15 mg/kg/24 heures en une injection/24 heures (dose unique journalière)
- **Nouveau-né et prématuré :** même posologie, espacer les prises en fonction de l'âge post-conceptionnel en semaines
  - < 30 semaines : espacer de 60 heures
  - 30-33 semaines : espacer de 48 heures
  - 34-36 semaines : espacer de 36 heures
  - ≥ 37 semaines : espacer de 24 à 36 heures
- **Prématuré :** l'intervalle entre 2 administrations doit être encore prolongé devant l'existence d'un petit poids pour l'âge ou en cas de traitement par anti-inflammatoires non stéroïdiens
- Le traitement doit être court : le plus souvent 2 à 3 jours, au maximum 5 jours

L'ASTUCE D'URG'PÉDIATRIE

La surveillance du traitement chez les patients avec une fonction rénale normale n'implique aucun dosage plasmatique si la durée de traitement est inférieure à 3 jours.

INDICATIONS

Infections respiratoires, sévères, intra-abdominales, urinaires compliquées et infections de la peau et des tissus mous, sepsis, endocardite bactérienne

EFFETS INDÉSIRABLES

Insuffisance rénale, atteinte cochléo-vestibulaire, éruption cutanée, urticaire

STABILITÉ

- Conserver à l'abri de la lumière
- Après reconstitution stable : 24 heures à T° < 25 °C
- Après dilution stable : 24 heures à T° ambiante

SURVEILLANCE

Évolution des signes infectieux clinico-biologiques, fonction rénale, audition

▼ Amiodarone (Cordarone®)

PRÉSENTATION
Ampoule de 150 mg/3 mL

VOIE D'ADMINISTRATION
Voie IV

CONTRE-INDICATIONS
- Ne s'appliquent pas en cas d'arrêt cardiaque
- Bradycardie, maladie du sinus auriculaire non appareillé, trouble de la conduction cardiaque, collapsus cardio-vasculaire, hypotension artérielle sévère, hyperthyroïdie

CAS PARTICULIER
Ne pas utiliser chez l'enfant de moins de 3 ans

INCOMPATIBILITÉS
- Incompatibilités physico-chimiques nombreuses (*cf.* Vidal)
- Compatible avec la noradrénaline et la dobutamine

RECONSTITUTION
Produit déjà reconstitué

DILUTION
Toujours du G5 %

POSOLOGIE ET ADMINISTRATION
Posologie

Dose de charge : 5 mg/kg

Modalités d'administration
- Préférer sur VVC (systématique si concentration > 2 mg/mL)
- IVD (urgences uniquement) sur 1 minute dans l'ACR

L'ASTUCE D'URG'PÉDIATRIE
L'administration doit être effectuée sous la supervision d'un cardio-pédiatre.

INDICATIONS
- Troubles du rythme auriculaire avec rythme ventriculaire rapide
- Tachycardies du syndrome de Wolff-Parkinson-White
- Troubles du rythme ventriculaire documentés symptomatiques et invalidants

EFFETS INDÉSIRABLES
- Hypotension artérielle, voire collapsus en cas d'administration trop rapide ou de surdosage
- Réaction au point d'injection

STABILITÉ
À conserver à une T° < 25 °C (max 8 heures)

SURVEILLANCE
Scope, ECG, TA, FC, SpO_2, FR, kaliémie, TSH, ECG

▼ Amoxicilline – acide clavulanique (Augmentin®)

PRÉSENTATION

Poudre pour préparation injectable amoxicilline/acide clavulanique 500 mg/50 mg

VOIE D'ADMINISTRATION

Voie IV uniquement

CONTRE-INDICATIONS

- **Absolues**
  - Allergie à la pénicilline ou à des constituants du médicament
  - Antécédent d'atteinte hépatique
- **Relatives**

Interactions avec méthotrexate et allopurinol

CAS PARTICULIER

Les allergies croisées entre pénicillines et céphalosporines ne surviennent que dans moins de 10 % des cas

INCOMPATIBILITÉS

- Ne rien ajouter dans la solution
- Nombreuses incompatibilités physico-chimiques

RECONSTITUTION

- Ne préparer la solution qu'au moment de l'injection
- Volume de reconstitution pour IVD très lente sur 3 minutes = 10 mL, dans du NaCl 0,9 %
- Délai maximum entre reconstitution et fin d'administration = 15 minutes
- Lors de la mise en solution, on peut observer une légère coloration rosée transitoire qui vire au jaune pâle ou une faible opalescence

DILUTION

- Volume de dilution pour perfusion de 30 minutes = 25 mL, dans du NaCl 0,9 % (soit une concentration à 25 mg/mL). Prendre en compte les 10 mL de solvant de reconstitution
- Délai maximum entre reconstitution et fin d'administration = 60 minutes

POSOLOGIE ET ADMINISTRATION

- **Enfant et nourrisson à partir de 3 mois :** 100 mg/kg/j (max 200 mg/kg/j), 3 perfusions IV de 30 min/j
- **Enfant de 8 jours jusqu'à 3 mois :** 100 à 150 mg/kg/j, 3 perfusions/j de 30 minutes
- **Prématuré et nouveau-né de moins de 8 jours :** 100 mg/kg/j, en 2 perfusions/j de 30 minutes

INDICATIONS

- Infections sévères aux germes sensibles
- Prophylaxie des infections post-opératoires

EFFETS INDÉSIRABLES

Manifestations digestives (nausées, vomissements, diarrhée), manifestations allergiques, éruptions cutanées maculo-papuleuses, hépatite cholestatique ou mixte

STABILITÉ

- Stabilité après dilution inférieure à une heure à température ambiante
- *Stabilité 15 minutes à T° ambiante après la reconstitution dans l'EPPI (non recommandée)*

SURVEILLANCE

Signes infectieux clinico-biologiques

▼ Artésunate (Malacef®)

PRÉSENTATION

1 flacon de 60 mg de poudre d'artésunate et une ampoule de 1 mL de solution de bicarbonate de sodium à 5 %

VOIE D'ADMINISTRATION

Voie IV

CONTRE-INDICATIONS

Allergie au produit ou dérivés

CAS PARTICULIER

Malacef® est réservé à l'usage hospitalier, dans le cadre de l'ATU nominative

INCOMPATIBILITÉS

En l'absence d'études de compatibilité, Malacef® ne doit pas être mélangé avec d'autres médicaments

STABILITÉ

- Conserver le flacon à température ambiante (< 25 °C), à l'abri de la lumière et de l'humidité
- Après reconstitution, la solution doit être utilisée dans un délai maximum de 6 heures

SURVEILLANCE

Bilans hématologiques à J3, J7, J14, J21, J28 (NFS, réticulocytes, LDH, haptoglobine)

RECONSTITUTION

Produit à reconstituer selon le protocole fourni : mélanger la poudre et la solution, laisser le gaz s'échapper par l'aiguille, agiter doucement jusqu'à obtention d'une solution limpide, la concentration obtenue est de 10 mg/mL d'artésunate pour un volume de 6 mL

DILUTION

Le produit doit être utilisé après sa reconstitution, sans dilution supplémentaire

POSOLOGIE ET ADMINISTRATION

Posologie recommandée

- 2,4 mg/kg à 0 heure, 12 heures et 24 heures, puis toutes les 24 heures pendant 3 jours
- Vitesse d'injection IV : 3 mL/min, soit un flacon en 2 minutes minimum

Traitement du paludisme grave à *P. falciparum* du nourrisson < 18 mois et du paludisme congénital

- Pas de données parfaitement établies
- L'OMS ne fait cependant pas de différence d'âge dans ses recommandations 2012 en faveur de l'artésunate

INDICATIONS

Accès grave de paludisme à *Plasmodium falciparum*

L'ASTUCE D'URG'PÉDIATRIE

Il est actuellement admis que la quinine ou l'artésunate peuvent indifféremment être utilisés dans le traitement du paludisme grave avant 18 mois. À noter qu'il s'agit d'un traitement dans le cadre d'une ATU, aucune donnée fiable n'est encore disponible.

EFFETS INDÉSIRABLES

- Cutanés : éruptions, démangeaisons
- Sphère ORL : toux, encombrement nasal, bourdonnements d'oreille
- SNC : vertiges, convulsions, céphalées, insomnie
- Appareil digestif : goût amer, nausées, vomissements, diarrhée, douleurs abdominales, perte d'appétit
- Troubles cardiaques : ralentissement du rythme cardiaque (bradycardie), anomalies à l'ECG (allongement de l'intervalle QT)
- Douleurs articulaires et musculaires
- Troubles généraux : fièvre, perte de cheveux
- Augmentation du volume urinaire
- Anomalies biologiques (moins fréquemment rapportées)
  - Élévation transitoire du taux des transaminases hépatiques
  - Anémie
  - Diminution réversible du taux de réticulocytes et des globules blancs dans le sang

▼ Atropine sulfate (Atropine®)

PRÉSENTATION

Ampoule de 0,25 mg/1 mL

VOIE D'ADMINISTRATION

Voie IV

CONTRE-INDICATIONS

Hypertension intra-oculaire par fermeture de l'angle

INCOMPATIBILITÉS

- Ne pas mélanger avec d'autres médicaments au moment de l'emploi
- Incompatibilité physico-chimique avec pantoprazole, propofol, thiopental

INDICATIONS

- Pré-anesthésie : protection des manifestations vagales
- Bloc auriculo-ventriculaire ou atrio-ventriculaire
- Douleurs aiguës des troubles fonctionnels du tube digestif et des voies biliaires
- Spasmes douloureux des voies urinaires
- Antidote spécifique dans les intoxications aiguës par les anticholinestérasiques (insecticides organo-phosphorés et carbamates) ou par les médicaments parasympathomimétiques ou cholinomimétiques

RECONSTITUTION

Produit déjà reconstitué

DILUTION

- Utilisation diluée dans NaCl 0,9 %
- Compatible également avec G5 %

POSOLOGIE ET ADMINISTRATION

Posologie

- Médication pré-anesthésique : 10 à 15 µg/kg
- Prévention de bradycardie : 15 à 30 µg/kg

Modalités d'administration

- Dilution d'une ampoule à 0,25 mg/1 mL avec 9 mL de NaCl 0,9 % ou G5 %
- Administration en IVD sur 1 minute
- **Antispasmodique** (voie SC)
  - > 6 ans : 0,50 mg en dose unique
  - Entre 2 et 6 ans : 0,25 mg en dose unique
- Médication pré-anesthésique (voie SC)
  - De 30 mois à 15 ans : 0,1 mg à 0,5 mg
  - Nourrisson (de 1 à 30 mois) : 0,1 à 0,3 mg
- Intoxication par les anticholinestérasiques (voie IM) : 1 mg, répété toutes les 5 à 10 minutes pour obtenir la dilatation des pupilles, l'arrêt de la sécrétion salivaire et de la transpiration

L'ASTUCE D'URG'PÉDIATRIE

Aucune contre-indication en situation d'urgence.

EFFETS INDÉSIRABLES

- Palpitations
- Tachycardie
- Sécheresse buccale
- Trouble de l'accommodation
- Rétention d'urine

SURVEILLANCE

Scope, ECG, TA, FC, SpO_2, FR

STABILITÉ

En cas de dilution, stable à la concentration de 2 mg/mL dans du polypropylène dans du NaCl 0,9 % à T° ambiante et à la lumière

Benzathine benzylpénicilline (Extencilline®)

PRÉSENTATION
Flacon de poudre à 2,4 MU + ampoule de solvant de 8 mL (EPPI)

VOIE D'ADMINISTRATION
Voie IM profonde

CONTRE-INDICATIONS
Allergie aux pénicillines

CAS PARTICULIER
Les allergies croisées entre pénicillines et céphalosporines ne surviennent que dans moins de 10 % des cas

INCOMPATIBILITÉS
Incompatibilité physico-chimique avec : furosémide

RECONSTITUTION
- Au moment de l'injection
- Dissoudre la poudre avec les 8 mL de solvant ou EPPI

DILUTION
Utilisation après reconstitution

POSOLOGIE ET ADMINISTRATION
Posologie
- Prophylaxie des rechutes du rhumatisme articulaire aigu : 1 injection IM tous les 15 jours de : 600 000 à 1 200 000 UI chez l'enfant, selon l'âge
- Cure des tréponématoses : 1 injection IM tous les 8 jours de 2 400 000 UI

Modalités d'administration
- À injecter par voie IM profonde exclusivement (ne pas injecter par voie IV)
- *Pour diminuer la douleur, injecter 5 mL de lidocaïne 1 % par voie IM avant l'injection d'Extencilline® ou reconstituer Extencilline® avec lidocaïne 1 %*
- *Attention : valider utilisation lidocaïne pour le patient avec médecin (dose maximale de lidocaïne chez l'enfant lors d'anesthésie locale : 4,5 mg/kg/dose)*

L'ASTUCE D'URG'PÉDIATRIE
Extencilline® est réservée aux nouveau-nés à risque de syphilis congénitale mais n'ayant aucun signe clinique, radiologique ou biologique imposant le traitement.

INDICATIONS
- Prophylaxie des rechutes du rhumatisme articulaire aigu
- Traitement de la syphilis et du pian

EFFETS INDÉSIRABLES
Allergie, diarrhée, nausées, candidose cutanéo-muqueuse

STABILITÉ
Stable après reconstitution pendant 24 heures à 4 °C

SURVEILLANCE
Réaction allergique, évolution des signes infectieux

▼ Bicarbonate de sodium isotonique et hypertonique

PRÉSENTATION

- Flacon 500 mL et ampoule de 10 mL à 14 ‰ (isotonique) : 14 g/L ou 166,6 mmol/L
- Flacon 500 mL et ampoule de 10 mL à 42 ‰ (semi-molaire) : 42 g/L ou 500 mmol/L

VOIE D'ADMINISTRATION

Voie IV

CONTRE-INDICATIONS

Alcalose métabolique, acidose respiratoire

INCOMPATIBILITÉS

Incompatibilités physico-chimique nombreuses (*cf.* Vidal)

RECONSTITUTION

Prêt à l'emploi

DILUTION

Prêt à l'emploi

POSOLOGIE ET ADMINISTRATION

- **pH acide ou bicarbonates abaissés :** bicarbonate 14 ‰ : 1-3 mEq/kg (6 mL = 1 mEq)
- **Acidose métabolique** (pH < 7,10 et bicarbonates < 15 meq/L)
  - Déficit du bicarbonate (meq) = (25-HCO_3) × (poids en kg) / 3 = quantité à corriger sur 30 minutes
  - 1 meq = 2 mL de BiNa 42 ‰ ou 6 mL BiCa 14 ‰
- **Arrêt cardiaque :** bicarbonate 42 ‰ : 2 à 4 mL/kg en IVL (> 2 minutes avec max 20 mL/min)
- **Hyperkaliémie :** bicarbonate 42 ‰ : 2 à 4 mL/kg en IVL sur 5 à 10 minutes (max 20 mL/min)
- **Acidose métabolique sévère** (pH < 7,1 et/ou *Base Excess* > -10)
  - Volume total de bicarbonate 42 ‰ = [0,6 × BE] mL/kg
  - Administrer la moitié sur 30 minutes, suivie de l'autre moitié sur 4 heures
- **Traitement conventionnel :** bicarbonate 14 ‰ : max 6 mL/kg/h en 2 heures

INDICATIONS

- Correction des acidoses métaboliques
- Intoxication par le phénobarbital

EFFETS INDÉSIRABLES

Alcalose métabolique, hypokaliémie, hypernatrémie

STABILITÉ

En cas de dilution dans du NaCl 0,9 % ou G5 %, solution stable 24 heures

SURVEILLANCE

Conscience, scope, ECG, TA, FC, FR, SpO_2, kaliémie, gazométrie artérielle (contrôle 30 minutes après l'arrêt de la perfusion)

▼ Caféine citrate (citrate de caféine)

PRÉSENTATION
Solution injectable et buvable à 25 mg/mL : ampoule de 2 mL soit 50 mg par ampoule

VOIE D'ADMINISTRATION
Voie IV ou orale

CONTRE-INDICATIONS
- Hypersensibilité
- Voie IM

INCOMPATIBILITÉS
Pas d'information

RECONSTITUTION
Produit déjà reconstitué

DILUTION
- Immédiatement avant utilisation
- Avec du NaCl 0,9 %

POSOLOGIE ET ADMINISTRATION
Apnée du nouveau-né prématuré
- Dose de charge : 20 mg/kg/j de citrate de caféine par voie IVL ou mini-perfusion IV sur 20 minutes dans 20 mL de NaCl 0,9 %
- Dose d'entretien (en général à partir de 24 heures après la dose de charge) : 5 mg/kg/24 heures de citrate de caféine par voie orale ou en IVL (20 minutes) après dilution dans 20 mL de NaCl 0,9 %

INDICATIONS
- Traitement de l'apnée du nouveau-né prématuré

EFFETS INDÉSIRABLES
- Trémulation, vomissements, diarrhée
- Tremblement, hyperexcitabilité, agitation, tachycardie
- Augmentation de la diurèse
- Hyperglycémie
- Modification de l'élimination urinaire des catécholamines

STABILITÉ
- Conserver les ampoules à l'abri de la lumière
- Stable 24 heures après dilution

SURVEILLANCE
Caféinémie

▼ Céfazoline

PRÉSENTATION

Flacon de poudre de 1 g

VOIE D'ADMINISTRATION

Voie IV

CONTRE-INDICATIONS

Allergie aux antibiotiques du groupe des céphalosporines

CAS PARTICULIER

Les allergies croisées entre pénicillines et céphalosporines ne surviennent que dans moins de 10 % des cas

INCOMPATIBILITÉS

Nombreuses incompatibilités physico-chimiques (*cf.* Vidal)

RECONSTITUTION

Reconstituer avec 10 mL d'EPPI

DILUTION

Perfusion : diluer dans du NaCl 0,9 % ou du G5 %

POSOLOGIE ET ADMINISTRATION

- Ne pas utiliser chez le prématuré et le nouveau-né de moins de 1 mois
- **Enfants et nourrissons (> 1 mois)**
  - 25 mg/kg en pré-opératoire (max 1 g si < 40 kg, 2 g si > 40 kg)
  - À passer en 30 minutes dans 50 mL de solvant, dans l'heure qui précède l'intervention
- Adaptation posologique chez l'enfant souffrant d'une altération de la fonction rénale selon la clairance de la créatinine

L'ASTUCE D'URG'PÉDIATRIE

Actuellement, la céfazoline est réservée à l'antibioprophylaxie chirurgicale.

INDICATIONS

Toute infection due aux germes sensibles

EFFETS INDÉSIRABLES

Allergie, diarrhée, nausées, vomissements, candidoses buccales, manifestations locales (phlébite et thrombophlébite après administration IV, douleur et inflammation au point d'injection)

STABILITÉ

Stable après dilution 24 heures à T° ambiante, 48 heures à 4 °C

SURVEILLANCE

Évolution des signes infectieux clinico-biologiques

Céfotaxime

PRÉSENTATION

Flacon de poudre de 500 mg et 1 g

VOIE D'ADMINISTRATION

- Voie IV
- Voie IM si échec de la voie IV

CONTRE-INDICATIONS

Allergie aux céphalosporines

CAS PARTICULIER

Les allergies croisées entre pénicillines et céphalosporines ne surviennent que dans moins de 10 % des cas

INCOMPATIBILITÉS

Nombreuses incompatibilités physico-chimiques (*cf.* Vidal)

RECONSTITUTION

- Utiliser immédiatement après reconstitution
- Reconstituer la poudre dans un minimum de 4 mL d'EPPI pour les flacons de 1 g ou dans un minimum de 2 mL pour les flacons de 500 mg (respecter cette reconstitution pour la voie IM)
- Usuellement en pédiatrie, 500 mg sont reconstitués dans 5 mL d'EPPI et 1 g dans 10 mL d'EPPI (calculs facilités pour les petites doses) lors de l'administration en perfusion IV

DILUTION

Possible dans NaCl 0,9 % ou G5 %

POSOLOGIE ET ADMINISTRATION

- **Prématurés :** 50 mg/kg/j en 2 injections, jusqu'à 100 mg/kg/j, diluer la dose dans 15 mL de solvant à passer en 5 minutes
- **Nouveau-nés de 0 à 1 semaine :** 100 mg/kg/j en 2 injections, diluer la dose dans 15 mL de solvant à passer en 5 minutes
- **Nouveau-nés de 1 à 4 semaines :** 100 à 200 mg/kg/j en 3 injections, diluer la dose dans 15 mL de solvant à passer en 5 minutes
- **Nourrissons et enfants :** 100 mg/kg/j en 3 ou 4 injections, jusqu'à 300 mg/kg/j, diluer la dose dans 50 mL de solvant à passer en 30 minutes

INDICATIONS

- Infections sévères dues aux germes sensibles

EFFETS INDÉSIRABLES

Allergie, diarrhée, douleur et réaction au site d'injection

STABILITÉ

- Stable 24 heures après reconstitution dans EPPI à 4 °C
- Stable 24 heures après dilution à 4 °C à l'abri de la lumière

SURVEILLANCE

Évolution des signes infectieux clinico-biologiques

L'ASTUCE D'URG'PÉDIATRIE

- IVD (privilégiée) sur 5 minutes. Chez le nourrisson : max 1 mL par site d'injection, chez les plus grands : max 1 g par site. Possibilité d'utiliser la xylocaïne tamponnée 2 minutes avant l'injection d'antibiotique pour diminuer la douleur (*cf.* fiche produit).
- Perfusion IV discontinue sur 20 à 60 minutes.

▼ Ceftazidime (Fortum®)

PRÉSENTATION
Poudre pour solution injectable 500 mg et 1 g

VOIE D'ADMINISTRATION
Voies possibles : IV, IM

DISPOSITIFS
- Flacon sous vide partiel. Dégagement gazeux lors de la dissolution de la poudre
- La solution reconstituée peut contenir de petites bulles de dioxyde de carbone

CONTRE-INDICATIONS
Allergie aux céphalosporines

CAS PARTICULIER
Les allergies croisées entre pénicillines et céphalosporines ne surviennent que dans moins de 10 % des cas

INCOMPATIBILITÉS
Nombreuses incompatibilités physico-chimiques (*cf.* Vidal)

RECONSTITUTION
- Au moment de l'injection
- IV : reconstituer la poudre du flacon avec 2 mL (pour une dose de 500 mg) ou 3 mL (pour une dose de 1 g) d'EPPI

DILUTION
Dans NaCl 0,9 % ou G5 %

POSOLOGIE ET ADMINISTRATION
- **Posologie usuelle :** 100-200 mg/kg/24 heures
- **Modalités d'administration**
  - Perfusion discontinue : en 3 injections/j sur 30 minutes
  - Administration au PSE, dans un volume final de 25 mL

INDICATIONS
- Pneumonie nosocomiale
- Bronchopneumonie dans la mucoviscidose
- Méningite bactérienne
- Otite
- Infections urinaires
- Infections peau et tissus mous, intra-abdominales, osseuses et articulaires
- Péritonite

L'ASTUCE D'URG'PÉDIATRIE
La sécurité et l'efficacité de Fortum® et Fortumset® administrés en perfusion continue chez les nouveau-nés et les nourrissons ≤ 2 mois n'ont pas été établies.

EFFETS INDÉSIRABLES
- Allergie, diarrhée, nausées, vomissements, douleur et réaction au site d'injection
- Biologiques : hyperéosinophilie, thrombocytose, augmentation des enzymes hépatiques

STABILITÉ
- Conserver à l'abri de la lumière, T° < 30 °C
- Stable 24 heures après dilution à moins de 25 °C, 48 heures à 4 °C

SURVEILLANCE
Évolution des signes infectieux clinico-biologiques

▼ Ceftriaxone (Rocéphine®)

PRÉSENTATION

Poudre et solvant pour solution injectable à 1 g/10 mL

VOIE D'ADMINISTRATION

IV, IM, SC

CONTRE-INDICATIONS

- **Allergie aux céphalosporines**
- Rocéphine® est contre-indiqué chez le nouveau-né prématuré jusqu'à un âge post-menstruel de 41 semaines

CAS PARTICULIER

Maladie de Lyme disséminée (phase précoce [stade II] et phase tardive [stade III]) : 50 à 80 mg/kg une fois par jour pendant 14 à 21 jours

INCOMPATIBILITÉS

Nombreuses incompatibilités physico-chimiques

RECONSTITUTION

- IV : reconstitution dans 10 mL d'EPPI, de NaCl 0,9 % ou de G5 %
- IM : reconstitution dans un minimum de 3,5 mL EPPI

DILUTION

- Au moment de l'injection
- Perfusion : dilution dans NaCl 0,9 % ou de G5 %
- IM : pas de dilution supplémentaire

POSOLOGIE ET ADMINISTRATION

Posologie

50 à 100 mg/kg en 1 à 2 injections en fonction de l'indication

Modalités d'administration

- Perfusion IV sur 20 minutes
- Lorsque la voie IV est impossible : voie IM (douloureux +++), injection dans la face antéro-latérale de la cuisse du nourrisson
- Chez le nourrisson : max 1 mL par site d'injection
- Possibilité d'utiliser la xylocaïne tamponnée 2 minutes avant l'injection d'antibiotique pour diminuer la douleur (*cf.* fiche produit)

L'ASTUCE D'URG'PÉDIATRIE

Les allergies croisées entre pénicillines et céphalosporines ne surviennent que dans moins de 10 % des cas.

INDICATIONS

- Méningite bactérienne
- Pneumonie communautaire et nosocomiale
- Otite moyenne aiguë
- Infections intra-abdominales
- Infections urinaires compliquées
- Infections des os et des articulations
- Infections compliquées de la peau et des tissus mous
- Gonorrhée
- Syphilis

EFFETS INDÉSIRABLES

Allergie, diarrhée, nausées, vomissements, douleur et réaction au site d'injection

STABILITÉ

Conservation des flacons à l'abri de la lumière

Après reconstitution ou dilution, la solution peut être conservée 6 heures à 25 °C

SURVEILLANCE

Évolution des signes infectieux clinico-biologiques

Calcium chlorure $CaCl_2$

PRÉSENTATION

Ampoule de 10 mL à 10 %, soit 1G/10 mL

VOIE D'ADMINISTRATION

Voie IVL

CONTRE-INDICATIONS

- Hypercalcémie
- Intoxications aux digitaliques
- Pas de CI en cas d'urgence vitale

CAS PARTICULIER

Le patient doit être allongé

INCOMPATIBILITÉS

- Ne pas administrer en même temps, préférer 2 voies d'abord différentes
- Nombreuses incompatibilités physico-chimiques

RECONSTITUTION

Produit déjà reconstitué

DILUTION

- Utilisation produit pur en cas d'urgence
- Dilution possible dans NaCl 0,9 % ou G5 %

POSOLOGIE ET ADMINISTRATION

En situation d'hypocalcémie, hypermagnésémie et hyperkaliémie documentée : 0,2 mL/kg (= 20 mg/kg), IVDL 5 minutes (max 1 ampoule en 10 minutes), à renouveler en fonction de la calcémie

L'ASTUCE D'URG'PÉDIATRIE

Utiliser de préférence une voie veineuse de gros calibre (diminue le risque de nécrose tissulaire).

INDICATIONS

- Hypocalcémie
- Tétanie hypocalcémique

EFFETS INDÉSIRABLES

- Douleur au point d'injection
- Extravasation
- Érythème

STABILITÉ

La stabilité physico-chimique de la solution diluée a été démontrée pendant 48 heures à 25 °C dans du NaCl 0,9 % ou du G5

SURVEILLANCE

Scope, ECG, TA, FC, SpO_2, FR, calcémie, kaliémie

▼ Chlorure de potassium 10 %

PRÉSENTATION
Ampoule de 10 mL à 10 %

VOIE D'ADMINISTRATION
Voie IV

CONTRE-INDICATIONS
Hyperkaliémie, insuffisance rénale, acidose métabolique non traitée, IVD, Addison, diabète non contrôlé

CAS PARTICULIER
Ampoule de 10 mL à 10 % = 13,4 mmol K / 10 mL = 13,4 mEq K / 10 mL = 1 g K / 10 mL

INCOMPATIBILITÉS
- Ce médicament ne doit pas être mélangé avec d'autres médicaments
- Nombreuses incompatibilités physico-chimiques (*cf.* Vidal)

RECONSTITUTION
Produit déjà reconstitué.

DILUTION
Au moment de l'injection
- Dilution de préférence dans NaCl 0,9 % ou G5 % pour la VVP
- Utilisation produit pur possible, au PSE
- Dilution possible dans la nutrition parentérale

POSOLOGIE ET ADMINISTRATION
- **Avant** les résultats de la natrémie (H0-H2)
  NaCl 0,9 % + KCl 1,5 g/L (après ECG et 1re miction) à :
  - 8 mL/kg/h chez < 5 ans et > 20 kg
  - 10 mL/kg/h (sans dépasser 500 mL/h)
- **Après** les résultats de la natrémie (H0-H2)
  Débit de perfusion en fonction du tab. 1 de base

Na corrigée	< 130	130-135	135-150	> 150
mL/kg/h	5	5-7	7-10	12-15

Apport de KCl (K corrigée)	< 3	3-3,5	3,5-5	> 5
g/L de perfusion	6 g	4 g	2-3 g	1-2 g

N.B. : on ne cherche pas à normaliser rapidement la natrémie (risque d'œdème cérébral) : soit correction de 0,5 à 1 mmol/L et par heure

INDICATIONS
- Hypokaliémies
- Troubles hydro-électrolytiques

EFFETS INDÉSIRABLES
- Douleur au point d'injection, nécrose en cas d'injection paraveineuse, thrombose veineuse en cas de concentration importante (> 100 mmol/L)
- Risque d'arrêt cardiaque en cas d'injection trop rapide

STABILITÉ
Stable 24 heures après dilution

SURVEILLANCE
Scope, ECG, TA, FC, diurèse, Kaliémie, gazométrie artérielle, fonction rénale, magnésémie

L'ASTUCE D'URG'PÉDIATRIE
Au maximum : 3 L/m^2/24 heures et 4 L/24 heures (risque d'œdème cérébral si l'on dépasse ces volumes)
Pour rappel : Na corrigée = Na mes + [(glyc mes – 5)] / 3
K corrigée = K mes – 6 (7,4 – pH mes)
SC = [4 P + 7] / [P + 90] (P = poids en kg et SC = surface corporelle)

▼ Ciprofloxacine (Ciflox®)

PRÉSENTATION
Poche de 200 mg/100 mL

VOIE D'ADMINISTRATION
Voie IV

CONTRE-INDICATIONS
Allergie, moins de 15 ans

CAS PARTICULIER
Biodisponibilité proche de 100 % : relais par la voie orale dès que possible

INCOMPATIBILITÉS
- En l'absence d'étude d'incompatibilité, ce médicament ne doit pas être mélangé avec d'autres médicaments
- Nombreuses incompatibilités physico-chimiques (*cf.* Vidal)

RECONSTITUTION
Prêt à l'emploi

DILUTION
Prêt à l'emploi

POSOLOGIE ET ADMINISTRATION
- **Posologie :** 10 mg/kg/12 heures avec max 200 mg/12 heures, voire 600 mg/j en 3 IV
- **Modalités d'administration :** perfusion IV sur 60 minutes

L'ASTUCE D'URG'PÉDIATRIE
D'une manière générale, la ciprofloxacine ne doit pas être utilisée chez l'enfant en période de croissance en raison de sa toxicité articulaire grave. Cependant, elle présente un intérêt en pédiatrie dans des situations d'exception.

INDICATIONS
- Infections bronchopulmonaires en cas de mucoviscidose dues à *Pseudomonas aeruginosa*
- Infections urinaires compliquées et pyélonéphrite
- Maladie du charbon

EFFETS INDÉSIRABLES
Allergie, nausées, diarrhée, réaction au site d'injection

STABILITÉ
- Conservation des poches à l'abri de la lumière
- Ne pas mettre au réfrigérateur

SURVEILLANCE
Évolution des signes clinico-biologiques

▼ Cisatracurium (Nimbex®)

PRÉSENTATION
Ampoule de 10 mg/5 mL, soit 2 mg/mL

VOIE D'ADMINISTRATION
Voie IV

INDICATIONS
- Curare non dépolarisant de durée d'action intermédiaire
- Interventions chirurgicales, chez l'enfant âgé de 1 mois et plus
- Adjuvant de l'AG ou de la sédation en USI

CAS PARTICULIER
L'administration de Nimbex® chez le nouveau-né n'est pas recommandée dans la mesure où elle n'a pas été étudiée

INCOMPATIBILITÉS
Nombreuses incompatibilités physico-chimiques, se référer si besoin à la fiche technique

RECONSTITUTION
Produit déjà reconstitué

DILUTION
Utilisation produit pur ou complété si nécessaire la dose avec EPPI pour aller à 10 mL

POSOLOGIE ET ADMINISTRATION
- Utilisation chez l'enfant de plus de 1 mois
  - **Bolus d'induction :** 0,15 mg/kg (injecter en 30 secondes)
  - **Bolus d'entretien :** 0,03-0,04 mg/kg (injecter en 30 secondes)
  - **Posologie pour l'entretien au PSE :** 1-2 µg/kg/min (0,06 à 0,12 mg/kg/h)
- Délai d'action : 120 secondes après la fin de l'injection
- Durée d'action : de 40 à 75 minutes

Nimbex® est compatible avec les produits suivants (administration continue à travers une tubulure en Y) : alfentanil, dropéridol, fentanyl, midazolam, sufentanil

L'ASTUCE D'URG'PÉDIATRIE
Utilisation par anesthésistes ou praticiens familiarisés avec l'utilisation et l'action des curares ou sous leur contrôle. Du matériel d'intubation trachéale, d'assistance respiratoire et d'oxygénation artérielle adéquat doit être disponible.

CONTRE-INDICATIONS
- Allergie
- Grossesse

EFFETS INDÉSIRABLES
Allergie, bradycardie, hypotension

STABILITÉ
Conserver à 4 °C, à l'abri de la lumière, stable 24 heures à température ambiante après dilution

SURVEILLANCE
Scope, TA, FC, SpO_2, $EtCO_2$

▼ Clindamycine (Dalacine®)

PRÉSENTATION
Ampoule de 600 mg/4 mL

VOIE D'ADMINISTRATION
Voie IV ou IM

CONTRE-INDICATIONS
- Allergie
- Grossesse/allaitement
- Ne pas utiliser chez les prématurés et les nouveau-nés à terme, en raison de la présence d'alcool benzylique

CAS PARTICULIER
Il peut provoquer des réactions toxiques et des réactions de type anaphylactoïde chez les nourrissons et les enfants jusqu'à 3 ans

INCOMPATIBILITÉS
Ne pas mélanger avec allopurinol, aminophylline, ampicilline, azithromycine, barbituriques, caspofungine, ceftriaxone, ciprofloxacine, diphénylhydantoine, doxapram, drotrécogine alfa, filgrastim, fluconazole, gluconate de calcium, idarubicine, lansoprazole, magnésium, pantoprazole, phénobarbital, phénytoïne, propofol, ranitidine, témocilline, tobramycine, thiopental, tramadol

RECONSTITUTION
Produit déjà reconstitué

DILUTION
Dilution avec NaCl 0,9 % ou G5 %

POSOLOGIE ET ADMINISTRATION
- **Posologie usuelle :** 15 à 40 mg/kg/24 heures, en 3 ou 4 administrations
- **Mode d'administration**
  - Ne jamais administrer par voie IVD
  - Perfusion de 30 minutes
  - La concentration de clindamycine ne doit pas être supérieure à 18 mg/mL et la vitesse d'injection ne doit pas excéder 30 mg/min

INDICATIONS
Antibiotiques de la famille des lincosamides limités aux infections sévères ou *en prophylaxie*
- **Aérobies à Gram + :** *staphylococcus* méti-S et méti-R, *streptococcus B, pneumoniae* et *pyogenes*
- **Aérobies à Gram - :** *campylobacter*
- **Anaérobies**
- **Autres :** *Chlamydia trachomatis, leptospires, Mycoplasma hominis et pneumoniae, Toxoplasma gondii*

L'ASTUCE D'URG'PÉDIATRIE
La fréquence de résistance à la méticilline est d'environ 30 à 50 % de l'ensemble des staphylocoques et se rencontre surtout en milieu hospitalier.

STABILITÉ
Stable 24 heures après dilution à T° ambiante

SURVEILLANCE
Évolution des signes infectieux clinico-biologiques

EFFETS INDÉSIRABLES
Allergie, douleur abdominale, diarrhée, nausées, vomissements, hypotension en cas d'injection trop rapide

Clonazépam (Rivotril®)

PRÉSENTATION

- Ampoule de 1 mg/1 mL
- **Solvant 1 mL d'EPPI**

VOIE D'ADMINISTRATION

- Voie IV
- Voie IM **(déconseillée car irritant)**

CONTRE-INDICATIONS

Hypersensibilité connue au clonazépam ou aux benzodiazépines, insuffisance respiratoire sévère, syndrome d'apnée du sommeil, insuffisance hépatique sévère

CAS PARTICULIER

Absence d'AMM chez l'enfant avant 1 an car présence d'alcool benzylique et de propylène glycol

INCOMPATIBILITÉS

Incompatible avec bicarbonates, hyaluronidase, nutrition parentérale, perfusion veineuse centrale

RECONSTITUTION

Au moment de l'injection : reconstitution avec 1 mL d'EPPI

DILUTION

Utilisation immédiatement après dilution avec NaCl 0,9 %

POSOLOGIE ET ADMINISTRATION

- Dose de charge : 0,05 mg/kg (possible 0,02-0,1 mg/kg) (max 4 mg) IVL 10 minutes
- Dose d'entretien : 0,1 mg/kg/6 heures IVSE (dose maximale 6 mg/24 heures) puis ; si absence de récidive de crise ; diminuer progressivement jusque 0,1 mg/kg/24 heures

MODALITÉS D'ADMINISTRATION

- Dose de charge : prélever la dose prescrite (4 ampoules max) à partir de la solution reconstituée dans une seringue de 20 mL (pour PSE) et compléter à 10 mL ; administrer IVSE en 10 minutes (vitesse = 60 mL/h)
- Dose d'entretien : prélever la dose prescrite (jusqu'à 1,5 ampoules max) à partir de la solution reconstituée (dans une seringue de 20 mL pour PSE et compléter à 12 mL) ; administrer en 6 heures IVSE (vitesse = 2 mL/h)

L'ASTUCE D'URG'PÉDIATRIE

L'état de mal épileptique est défini par un état épileptique constant et durable avec altération de la conscience : la crise peut être unique et prolongée ou crises répétées sans reprise de la conscience dans l'intervalle entre 2 crises. La durée minimale de la crise a été abaissée à 5 minutes.

INDICATIONS

État de mal convulsif chez l'enfant en 2e intention après échec du diazépam IR et/ou en 3e intention après échec du Valium® (diazépam) puis du Dilantin® (phénytoïne)

EFFETS INDÉSIRABLES

- Somnolence, confusion, amnésie, agitation, nausées, dépression respiratoire, allergie
- En cas de surdosage : **antagoniste** = flumazénil
- Risque de thrombophlébite en cas d'administration trop rapide

STABILITÉ

Stable 10 heures à T° ambiante après dilution dans les poches de nutrition entérale. Conservation des ampoules à l'abri de la lumière

SURVEILLANCE

Scope cardio-respiratoire et SaO_2 transcutanée en continu

▼ Cyamémazine (Tercian®)

PRÉSENTATION
Ampoule de 50 mg/5 mL

VOIE D'ADMINISTRATION
Voie IM

CONTRE-INDICATIONS
Allergie, glaucome

CAS PARTICULIER
Absence d'AMM chez l'enfant par manque de données pédiatriques

INCOMPATIBILITÉS
- Ce médicament ne doit pas être mélangé avec d'autres médicaments
- Incompatibilités physico-chimiques avec pantoprazole

RECONSTITUTION
Produit déjà reconstitué

DILUTION
Utilisation produit pur

POSOLOGIE ET ADMINISTRATION
La posologie est de 25 à 200 mg/j, soit $^1/_2$ à 4 ampoules/j. La posologie moyenne est de 100 mg/j pendant 3 à 4 jours. Le relais sera pris par la forme orale en doublant les doses

INDICATIONS
Enfant de plus de 6 ans (comprimés à 25 mg et à 100 mg) et enfant de plus de 3 ans (solution buvable) : troubles graves du comportement avec agitation et agressivité

L'ASTUCE D'URG'PÉDIATRIE
En cas d'hyperthermie inexpliquée, il est impératif de suspendre le traitement, car ce signe peut être l'un des premiers éléments du syndrome malin.

EFFETS INDÉSIRABLES
Dyskinésies et syndrome extrapyramidal (régressant sous antiparkinsoniens), allongement du QT, allergie

STABILITÉ
Conserver à l'abri de la lumière

SURVEILLANCE
- TA, FC, SpO_2, FR, ECG, conscience
- ECG préalable si possible (torsades de pointe)

▼ Desmopressine (Minirin®)

PRÉSENTATION
Ampoule de 4 µg/1 mL

VOIE D'ADMINISTRATION
- Voie IV
- Voie SC ou IM possible

CONTRE-INDICATIONS
- Maladie de Willebrand de type IIb
- Allergie

INCOMPATIBILITÉS
Ce médicament ne doit pas être mélangé avec d'autres médicaments

RECONSTITUTION
Produit déjà reconstitué

DILUTION
- Au moment de l'injection
- Dans NaCl 0,9 %

POSOLOGIE ET ADMINISTRATION
- Diluer la posologie nécessaire dans 50 à 100 mL de NaCl 0,9 %
- Posologie : 0,2 à 0,4 µg/kg, en perfusion de 15 à 30 minutes

L'ASTUCE D'URG'PÉDIATRIE
Si une augmentation suffisante du facteur VIII est observée après la 1re perfusion, les administrations peuvent être répétées toutes les 12 heures tant que la prophylaxie est jugée nécessaire, sous réserve de contrôles répétés du taux du facteur VIII.

INDICATIONS
Accidents hémorragiques (hémophile A ou maladie Willebrand sauf type IIb)

EFFETS INDÉSIRABLES
- Céphalées, crampes abdominales, allergie
- Hypotension transitoire, flush, tachycardie, à des doses plus élevées

STABILITÉ
Conserver les ampoules à 4 °C

SURVEILLANCE
TA, FC, diurèse, ionogramme, fonction rénale, tolérance au produit

▼ Désoxycortone

PRÉSENTATION
Ampoule de 10 mg/1 mL

VOIE D'ADMINISTRATION
Voie IM

CONTRE-INDICATIONS
HTA, allergie à l'arachide

CAS PARTICULIER
L'hypokaliémie est le signe majeur d'un surdosage

INCOMPATIBILITÉS
Nombreuses incompatibilités physico-chimiques (*cf.* Vidal)
En l'absence d'études de compatibilité, ce médicament ne doit pas être mélangé avec d'autres médicaments

RECONSTITUTION
Produit déjà reconstitué

DILUTION
Utilisation produit pur

POSOLOGIE ET ADMINISTRATION
- **Indication :** décompensation aiguë d'insuffisance surrénalienne avec fuite sodée
- **Posologie**
  - En phase aiguë : 5 à 10 mg/m^2/24 heures, soit 1 à 2 mg/24 heures chez le nouveau-né (la surface corporelle « moyenne » du nouveau-né est de 0,2 m^2)
  - À renouveler selon l'évolution

L'ASTUCE D'URG'PÉDIATRIE
Ce traitement s'administre en complément des corticostéroïdes et de la réhydratation.

INDICATIONS
Substitution minéralo-corticoïde de l'insuffisance surrénale aiguë

EFFETS INDÉSIRABLES
Rétention hydro-sodée, HTA, allergie à l'arachide, hypokaliémie

STABILITÉ
Pas d'information

SURVEILLANCE
Évolution des signes d'insuffisance surrénalienne
TA, kaliémie, natrémie, activité rénine plasmatique

▼ Dexchlorphéniramine (Polaramine®)

PRÉSENTATION

Ampoule de 5 mg/1 mL

VOIE D'ADMINISTRATION

Voie IV

CONTRE-INDICATIONS

- Hypersensibilité
- Effet anticholinergique (risque de glaucome et de rétention d'urine)

CAS PARTICULIER

Le surdosage nécessite un traitement symptomatique en milieu spécialisé

INCOMPATIBILITÉS

En l'absence d'étude de compatibilité, ne pas mélanger avec d'autres médicaments

RECONSTITUTION

Produit déjà reconstitué

DILUTION

Utilisation produit pur ou NaCl 0,9 % ou EPPI

POSOLOGIE ET ADMINISTRATION

Modalités d'administration

- Utilisation produit pur et administration en 1 minute
- Ou diluer une ampoule de 1 mL avec 4 mL de NaCl 0,9 % ou EPPI, à injecter en 1 à 3 minutes

L'ASTUCE D'URG'PÉDIATRIE

Absence d'AMM avant 30 mois due à l'absence d'études en raison du risque de convulsions en cas de surdosage chez l'enfant

INDICATIONS

Traitement symptomatique de l'urticaire aiguë

EFFETS INDÉSIRABLES

- Hypotension orthostatique (sujet âgé +++), somnolence
- **Effet anti-cholinergique :** sécheresse des muqueuses, constipation, troubles de l'accommodation, mydriase, palpitations, risque de rétention urinaire

STABILITÉ

Pas d'informations

SURVEILLANCE

- TA, FC, SpO_2, FR, régression des symptômes allergiques
- ECG préalable si possible (torsades de pointe)

▼ Diazépam (Valium®)

PRÉSENTATION
Ampoule de 10 mg/2 mL

VOIE D'ADMINISTRATION
- Voie IV
- Voie IR

CONTRE-INDICATIONS
Allergie, insuffisance respiratoire sévère, insuffisance hépatique sévère

CAS PARTICULIER
Alcool benzylique : susceptible d'entraîner une toxicité grave chez l'enfant de moins de 3 ans

INCOMPATIBILITÉS
- Incompatibilités physico-chimiques avec : cyclines, Laroxyl®, Loxen®, nalbuphine, Ringer Lactate®, tramadol
- Le mélange avec d'autres produits dans la même seringue est à proscrire

RECONSTITUTION
Produit déjà reconstitué

DILUTION
Dilution minimale d'une ampoule de 10 mg dans 50 mL de G5 %

POSOLOGIE ET ADMINISTRATION
- **Posologie :** 0,5 mg/kg sans dépasser 10 mg, renouvelable à 5 minutes si persistance des convulsions
- **Modalités d'administration :** IR

INDICATIONS
Traitement d'urgence par voie rectale des crises convulsives du nourrisson et de l'enfant

L'ASTUCE D'URG'PÉDIATRIE
En cas de surdosage, il existe un antidote : Anexate® (*cf.* fiche produit).

EFFETS INDÉSIRABLES
Allergie, amnésie, somnolence, confusion, effet paradoxal (agitation, agressivité, insomnie), apnée en cas d'injection trop rapide

STABILITÉ
Conservation des ampoules à l'abri de la lumière

SURVEILLANCE
- TA, FC, FR, SpO_2, score de Cushman, convulsions...
- Précipitation du produit

▼ Dobutamine

PRÉSENTATION
Ampoule de 250 mg/20 mL

VOIE D'ADMINISTRATION
Voie IV stricte

CONTRE-INDICATIONS
- Rétrécissement aortique
- Myocardiopathie obstructive
- Tamponnade

CAS PARTICULIER
- L'augmentation du rythme cardiaque et de la PA semble être plus fréquente et plus intense chez l'enfant
- La pression capillaire pulmonaire peut ne pas être abaissée chez l'enfant, contrairement à l'adulte

INCOMPATIBILITÉS
Ne pas mélanger car nombreuses incompatibilités (*cf.* Vidal)

RECONSTITUTION
Produit déjà reconstitué

DILUTION
NaCl 0,9 % ou G5 % ou EPPI

POSOLOGIE ET ADMINISTRATION
- **Utilisation toujours au PSE**
  - Quantité de dobutamine dans la seringue en mg = poids du patient × 3, ramené à 50 mL
  - La posologie en mL/h est égale à la posologie en µg/kg/min
- **Posologie**
  - Sur VVC de préférence, augmenter la posologie de 2,5 µg/kg/min toutes les 15 minutes si nécessaire
  - De 5 à 20 µg/kg/min

INDICATIONS
Syndromes de bas débit :
- Chirurgie cardiaque
- États de choc d'origine toxi-infectieuse
- Infarctus du myocarde à bas débit menaçant
- Embolies pulmonaires graves
- Valvulopathies et cardiomyopathies non obstructives en poussée de décompensation
- Hauts niveaux de PEEP (*Positive End-Expiratory Pressure*)

L'ASTUCE D'URG'PÉDIATRIE
Avant d'entreprendre un traitement par la dobutamine, il convient de corriger une éventuelle hypovolémie par le remplissage vasculaire, ainsi qu'une éventuelle acidose ou hypoxie, ou les deux ainsi qu'une éventuelle hypokaliémie.

EFFETS INDÉSIRABLES
HTA, palpitations, tachycardie, extrasystoles, angor, céphalées, dyspnée

STABILITÉ
Stabilité de 24 heures à T° ambiante
- **Avant dilution :** à conserver à une T° comprise entre 2 °C et 30 °C
- **Après dilution :** stable 48 heures à 25 °C à la lumière

La solution peut virer au rose

SURVEILLANCE
Scope, TA, FC, FR, SpO_2, signes de choc (marbrures, etc.)

Dopamine

PRÉSENTATION

- 200 mg/5 mL
- 50 mg/10 mL

VOIE D'ADMINISTRATION

VVC de préférence

DISPOSITIFS

Administration continue au PSE

CONTRE-INDICATIONS

Cardiomyopathie obstructive, rétrécissement aortique serré, hypersensibilité à la dopamine

CAS PARTICULIER

La dopamine est inactive en moins de 2 minutes

INCOMPATIBILITÉS

- Ne pas associer ni diluer avec des solutés alcalins (bicarbonate de sodium)
- Nombreuses incompatibilités physico-chimiques (*cf.* Vidal)

RECONSTITUTION

Produit déjà reconstitué

DILUTION

NaCl 0,9 % ou G5 %

POSOLOGIE ET ADMINISTRATION

- **Utilisation toujours au PSE**
  - Quantité de dopamine dans la seringue en mg = poids du patient × 3, ramené à 50 mL
  - La posologie en mL/h est égale à la posologie en µg/kg/min
- **Posologie**
  - Sur VVC de préférence, augmenter la posologie de 2,5 µg/kg/min toutes les 15 minutes si nécessaire
  - De 2,5 à 20 µg/kg/min
- **Effet dose-dépendant**
  - 3-5 µg/kg/min → action dopaminergique : vasodilatation coronaire, rénale et mésentérique
  - > 5 µg/kg/min → action bêtastimulante : inotrope positif
  - > 10 µg/kg/min → action alphastimulante : élévation des résistances périphériques et de la PA
- Pas d'arrêt brutal de la dopamine

L'ASTUCE D'URG'PÉDIATRIE

- À dose faible ou moyenne, la dopamine entraîne une augmentation du débit cardiaque par augmentation de la force contractile du myocarde, sans tachycardie.
- À forte dose, la tachycardie, l'élévation de la PA, l'effet inotrope positif déterminent une augmentation de la consommation myocardique d'oxygène non compensée par une élévation du débit coronaire.

INDICATIONS

- Bas débit après chirurgie cardiaque
- États de choc d'origine toxi-infectieuse
- Chute tensionnelle importantes après anesthésie péridurale et rachi-anesthésie

EFFETS INDÉSIRABLES

- Troubles du rythme cardiaque, nausées et vomissements, vasoconstriction périphérique, crise angineuse : ces troubles apparaissent généralement aux fortes doses
- Allergie (présence de sulfites)
- Douleurs au point d'injection

STABILITÉ

- Conservation à l'abri de la lumière
- Les dilutions peuvent être conservées 24 heures

SURVEILLANCE

Scope, ECG, TA, FC, FR, SpO_2, diurèse, signes de choc (marbrures, etc.)

▼ Émulsion lipidique (Medialipide® 20 %)

PRÉSENTATION
Émulsion pour perfusion à 20 %/100 mL

VOIE D'ADMINISTRATION
Voie IV ou IM

CONTRE-INDICATIONS
Dyslipidémies graves, insuffisance hépatocellulaire grave, anomalie de la crase sanguine, allergie

CAS PARTICULIER
La surveillance des triglycérides plasmatiques est nécessaire pour les posologies élevées

INCOMPATIBILITÉS
Toute adjonction de médicament est déconseillée, en particulier ne jamais ajouter de médicament ou d'électrolytes directement dans la perfusion d'émulsion lipidique

RECONSTITUTION
Prêt à l'emploi

DILUTION
Pur, prêt à l'emploi

POSOLOGIE ET ADMINISTRATION
Nouveau-né prématuré et nouveau-né de moins de 18 mois : 0,5 à 3 g de lipides/kg/j

- Début du traitement : 1 à 2 gouttes/min (20 gouttes = 1 mL)
- Après 15 minutes de perfusion
  - Perfusion sur 12 heures : 0,2 à 1,2 mL/kg/h
  - Perfusion sur 18 heures : 0,15 à 0,8 mL/kg/h
  - Perfusion sur 24 heures : 0,1 à 0,6 mL/kg/h

Enfant de plus de 18 mois : 0,5 à 2 g de lipides/kg/j

- Début du traitement : 5 gouttes/min (20 gouttes = 1 mL)
- Après 15 minutes de perfusion
  - Perfusion sur 12 heures : 0,2 à 0,8 mL/kg/h
  - Perfusion sur 24 heures : 0,1 à 0,4 mL/kg/h

Ne jamais dépasser 0,25 g de lipides/kg/h

INDICATIONS
- Apport d'acides gras essentiels
- Alimentation parentérale si alimentation orale ou entérale impossible ou insuffisante

EFFETS INDÉSIRABLES
Nausées, vomissements, céphalées, sueurs, allergie, hyperlipidémie, hypercoagulabilité

STABILITÉ
- À conserver à une T° ne dépassant pas 25 °C
- Ne pas congeler

SURVEILLANCE
- Scope, ECG, TA, FC, FR, SpO_2, conscience, convulsions
- Surveillance biologique : bilan hépatique, triglycérides

L'ASTUCE D'URG'PÉDIATRIE
Pour les nouveau-nés et prématurés : adapter la posologie en cas d'ictère et en fonction de la capacité d'élimination des lipides perfusés.

▼ Énoxaparine (Lovenox®)

PRÉSENTATION

Seringues préremplies à 20 mg/0,2 mL, 40 mg/0,4 mL

VOIE D'ADMINISTRATION

Voie sous-cutanée ou intravasculaire pour les seringues 0,2 et 0,4 mL

CONTRE-INDICATIONS

Allergie (héparine ou HBPM), antécédent de thrombopénie, troubles de l'hémostase, lésion organique susceptible de saigner, saignement évolutif cliniquement significatif, insuffisance rénale sévère, anesthésie péridurale, rachi-anesthésie

CAS PARTICULIER

N.B. : 1 mL = 100 mg = 10 000 UI

INCOMPATIBILITÉS

Pas d'information

RECONSTITUTION

Prêt à l'emploi

DILUTION

Utilisation du produit pur

POSOLOGIE ET ADMINISTRATION

- Seringue préremplie avec système de sécurité qui ne peut être activé que lorsque la seringue est entièrement vide. Aussi, le volume éventuellement excédentaire doit être éliminé avant injection. Lorsqu'il n'y a pas de volume excédentaire, ne pas purger la seringue avant injection
- **Thrombose :** 100 UI/kg = 0,01 mL/kg, 2 fois/j, en sous-cutané en l'absence d'insuffisance rénale sévère (CI si Clr < 30 mL/min)

L'ASTUCE D'URG'PÉDIATRIE

En cas de surdosage, la neutralisation peut être obtenue, au moins partiellement par l'injection IVL de protamine (sulfate ou chlorhydrate).

INDICATIONS

Traitement curatif des thromboses veineuses profondes

EFFETS INDÉSIRABLES

Hémorragies (post-opératoire, hématome, hématurie, saignement gingival, etc.), thrombopénie, allergie

STABILITÉ

Conserver à une T° ne dépassant pas 25 °C, dans l'emballage d'origine

SURVEILLANCE

- Biologie : NFS plaquette avant traitement puis 2 fois/sem pendant 3 semaines
- Survenue d'un effet secondaire
- Héparinémie (= activité anti-Xa, fonction rénale)

▼ Épinéphrine (adrénaline)

PRÉSENTATION

Adrénaline
- Ampoule de 5 mg/5 mL
- Ampoule de 1 mg/1 mL

VOIE D'ADMINISTRATION

Voie sous-cutanée profonde ou IM ou IV (veine de bon calibre)

CONTRE-INDICATIONS

- Arythmie ventriculaire, cardiomyopathie obstructive
- Aucune CI en situation de détresse vitale

CAS PARTICULIER

Ampoule à 5 mg/5 mL
(5 mg d'adrénaline = 5 000 µg)

INCOMPATIBILITÉS

- Ne pas mélanger avec d'autres solutions injectables, ni avec d'autres médicaments
- Nombreuses incompatibilités (*cf.* Vidal)

RECONSTITUTION

Produit déjà reconstitué

DILUTION

Ne préparer la solution qu'au moment de l'injection
- Sous-cutané/IM : utilisation produit pur
- IVD : dilution d'une ampoule 1 mg/1 mL avec 9 mL de NaCl 0,9 % (soit 1 mg/10 mL ou 100 µg/mL)
- Perfusion IV : dilution dans NaCl 0,9 % pour concentration maximale en VVP de 0,064 mg/mL

POSOLOGIE ET ADMINISTRATION

- **Réaction anaphylactique :** voie IM
  - < 2 ans (jusqu'à 12 kg) : 0,05 à 0,1 mg
  - De 2 à 6 ans (12 à 18 kg) : 0,15 mg
  - De 6 à 12 ans (18 à 33 kg) : 0,2 mg
- **Réanimation pédiatrique :** ampoule à 1 mg/1 mL
  - Après dilution, en IVD : 10 µg/kg, injectés en 15 secondes ; renouveler après 30 secondes à 1 minute
  - Si voie trachéo-bronchique = 0,1 à 0,3 mg/kg (= 1 à 3 mL/kg), en dose unique
- **Réanimation néonatale :** ampoule à 1 mg/1 mL
  - Après dilution, en IVD : 10 µg/kg, complétés à 10 mL et injectés en 15 secondes ; renouveler après 30 secondes à 1 minute
  - Si voie intratrachéale : 30-100 µg/kg, en 15 secondes, en dose unique

INDICATIONS

- Traitement de l'arrêt cardio-vasculaire
- Traitement du choc anaphylactique
- Traitement des détresses cardio-circulatoires

EFFETS INDÉSIRABLES

- HTA, tachycardie, palpitations, angor, IDM, trouble du rythme, dyspnée, angoisse, tremblements
- Risque de nécrose au point d'injection en sous-cutané

STABILITÉ

- Conserver les ampoules à l'abri de la lumière
- Stable 24 heures après dilution

SURVEILLANCE

Scope, ECG, FC, TA, FR, SpO_2, diurèse, signes de choc (marbrures, etc.), régression des symptômes allergiques

L'ASTUCE D'URG'PÉDIATRIE

Dans les situations où le pronostic vital est en jeu, l'adrénaline peut être utilisée, même chez les patients sensibles aux sulfites.

Érythromycine (Erythrocine®)

PRÉSENTATION
Flacon de lyophilisat à 500 mg

VOIE D'ADMINISTRATION
Voie IV

CONTRE-INDICATIONS
- Allergie
- Association à : bépridil, cisapride, alcaloïdes de l'ergot de seigle vasoconstricteurs, méthylergométrine, mizolastine, pimozide, sertindole, simvastatine, médicaments susceptibles de donner des torsades de pointe notamment amiodarone (sauf sultopride)

CAS PARTICULIER
Avant l'âge de 2 mois, utilisation exceptionnelle et réservée aux situations pour lesquelles il n'existe pas d'alternative thérapeutique

INCOMPATIBILITÉS
- En l'absence d'étude, ce médicament ne sera pas mélangé à d'autres médicaments
- Nombreuses incompatibilités physico-chimiques (*cf.* Vidal)

RECONSTITUTION
- Reconstituer la poudre dans 10 mL d'EPPI (concentration 50 mg/mL)
- Agiter fortement jusqu'à dissolution

DILUTION
Dilution dans du NaCl 0,9 % : adapter la quantité de solution initiale à diluer et le volume de perfusion à la posologie choisie en fonction du poids de l'enfant (concentration 1 à 5 mg/mL, si restriction hydrique sévère → concentration 10 mg/mL)

POSOLOGIE ET ADMINISTRATION
- **Posologie usuelle**
  - 30 à 40 mg/kg/24 heures en continu ou en fractionné toutes les 6 heures
  - 500 mg max/dose soit 2 g/24 heures
- **Mode d'administration**

Ne pas administrer d'autres produits dans la veine recevant la perfusion IV
- IVSE en discontinu sur 60 minutes (Cmax = 5 mg/mL, sauf restriction hydrique sévère → Cmax = 10 mg/mL en VVP à haut débit ou VVC)
- IVSE en continu sur 24 heures (concentration = 1 mg/mL) ; changer la seringue toutes les 8 heures

INDICATIONS
Pneumopathies aiguës et légionellose, surinfection des bronchopneumopathies, infections cutanées, ostéo-articulaires et urogénitales, septicémies (en cas d'intolérance aux bêtalactamines)

L'ASTUCE D'URG'PÉDIATRIE
En cas d'infections sévères, il est possible de doubler la posologie.

EFFETS INDÉSIRABLES
- Allergie, nausées, vomissements, gastralgie, diarrhée, douleur et réaction au point d'injection
- En cas d'injection trop rapide : allongement du QT, extrasystoles ventriculaires, torsades de pointe

STABILITÉ
- Solution reconstituée stable 24 heures à T° ambiante ou 2 semaines au réfrigérateur
- Solution diluée stable 8 heures
- Conserver à l'abri de la lumière

SURVEILLANCE
- Évolution des signes infectieux clinico-biologiques
- ECG préalable (risque de torsades de pointe), surveillance avec scope pendant la perfusion

▼ Érythropoïétine bêta (Neorecormon®)

PRÉSENTATION

Seringue préremplie à 500, 2 000, 3 000 UI, de 0,3 mL

VOIE D'ADMINISTRATION

SC ou IV

CONTRE-INDICATIONS

- HTA non contrôlée
- Allergie

EFFETS INDÉSIRABLES

- HTA dose-dépendante
- Syndrome pseudo-grippal
- Si injection IV : risque de manifestations thrombo-emboliques
- Douleur au point d'injection

DISPOSITIFS MÉDICAUX SPÉCIFIQUES NÉCESSAIRES

Seringue préremplie

INCOMPATIBILITÉS

En l'absence d'études de compatibilité, ce médicament ne doit pas être mélangé avec d'autres médicaments

RECONSTITUTION

- Suivre le protocole fourni avec le flacon
- Vérifier que la solution est limpide, sans coloration et pratiquement dépourvue de particules visibles
- Ce médicament est à usage unique

CAS PARTICULIER

Certaines équipes l'utilisent en prévention de l'anémie du nouveau-né prématuré de poids de naissance inférieur à 1 250 g et âge gestationnel inférieur à 30 semaines (ou poids de naissance inférieur à 1 500 g quel que soit le terme et pathologie sévère de la première semaine de vie)

DILUTION

Prêt à l'emploi

POSOLOGIE ET ADMINISTRATION

- La solution est administrée par voie SC à une dose de 250 UI/kg, 3 fois/sem
- Il est recommandé d'instaurer le traitement par cette spécialité seulement à partir du 8e jour de vie
- Le traitement doit durer 6 semaines

L'ASTUCE D'URG'PÉDIATRIE

Suivre le protocole d'injection suivant :

- Nettoyer la peau au point d'injection avec un coton imbibé d'alcool
- Former un pli cutané en pinçant la peau entre le pouce et l'index
- Tenir le corps de la seringue près de l'aiguille et piquer l'aiguille fermement dans la peau
- Injecter Neorecormon®
- Retirer l'aiguille rapidement et comprimer le point d'injection avec une compresse stérile et sèche

INDICATION

Prévention de l'anémie du nouveau-né prématuré de poids de naissance compris entre 750 et 1 500 g et dont l'âge gestationnel est inférieur à 34 semaines

STABILITÉ

- Conserver à 4 °C, à l'abri de la lumière
- Peut être conservé à température ambiante (ne dépassant pas + 25 °C) durant une période unique pouvant aller jusqu'à 3 jours

SURVEILLANCE

TA, fonction hépatique, tolérance au produit, NFS, fer, B12, B9, ionogramme, hématocrite, kaliémie, phosphatémie

▼ Étomidate (Hypnomidate®)

PRÉSENTATION
Ampoule de 20 mg/10 mL

VOIE D'ADMINISTRATION
Voie IV

CONTRE-INDICATIONS
- Enfant < 2 ans
- Absence de matériel de réanimation

CAS PARTICULIER
Ne pas utiliser chez l'enfant de moins de 2 ans

INCOMPATIBILITÉS
- Ce médicament ne doit pas être mélangé avec d'autres médicaments
- Incompatibilité physico-chimique avec : bicarbonate de sodium, dextran, solutions alcalines

RECONSTITUTION
Produit déjà reconstitué

DILUTION
Pas de dilution

POSOLOGIE ET ADMINISTRATION
Posologie pour intubation à séquence rapide (ISR) : 0,2 à 0,3 mg/kg en IVL sur 1 minute

INDICATIONS
Hypnotique pur à brève durée d'action :
- Agent inducteur de l'AG
- Potentialisateur d'agents anesthésiques gazeux ou volatils
- Agent hypnotique unique pour des interventions peu douloureuses et de courte durée

L'ASTUCE D'URG'PÉDIATRIE
Chez l'enfant de moins de 15 ans, il peut être nécessaire d'augmenter la posologie. Une dose de 30 % supérieure à la dose utilisée chez l'adulte est parfois nécessaire pour obtenir une profondeur et une durée du sommeil égales à celles obtenues chez l'adulte.

EFFETS INDÉSIRABLES
- Augmentation de la FC
- Dépression respiratoire
- Insuffisance surrénalienne
- Mouvements anormaux
- Vomissements
- Myoclonies
- Douleur au site d'injection
- Rash cutané
- Hypersialorrhée

STABILITÉ
Protection de la lumière après reconstitution et pendant administration

SURVEILLANCE
Scope, TA, FC, FR, SpO_2, conscience

Facteur de von Willebrand humain (Wilfactin®)

PRÉSENTATION

Flacon de poudre de 1 000 UI de vWf + 10 mL de solvant (EPPI) + système de transfert (dispositif Mix2Vial®)

VOIE D'ADMINISTRATION

Voie IV

DISPOSITIFS

- Seuls les dispositifs d'injection/perfusion en polypropylène peuvent être utilisés car l'adsorption du vWf humain sur les surfaces internes de certains matériels de perfusion peut être responsable de l'échec du traitement
- Système de reconstitution sans aiguille

CONTRE-INDICATIONS

- Traitement de l'hémophilie A
- Allergie

CAS PARTICULIER

Wilfactin® doit être exclusivement injecté par voie IV, en une seule fois, immédiatement après reconstitution, sans dépasser 4 mL/min

INCOMPATIBILITÉS

Wilfactin® ne doit pas être mélangé avec d'autres médicaments, à l'exception de Factane® (facteur VIII de coagulation dérivé du plasma)

RECONSTITUTION

Poudre à reconstituer extemporanément avec de l'eau pour préparations injectables selon les modalités décrites

DILUTION

Pas de dilution supplémentaire

POSOLOGIE ET ADMINISTRATION

- Généralement, l'administration d'une UI/kg de vWf augmente le taux plasmatique de vWf:RCo* d'environ 0,02 UI/mL (2 %)
  - 1re injection : injection d'une dose de 40 à 80 UI/kg
  - Injections suivantes : 40 à 80 UI/kg/j, en 1 ou 2 injections, pendant un à plusieurs jours
- Comprimer le point d'injection pendant 10 minutes
- Mettre un pansement compressif

L'ASTUCE D'URG'PÉDIATRIE

Ce produit nécessite une traçabilité sur le registre « prescription, délivrance et administration de médicaments du sang ».

INDICATIONS

Maladie de Willebrand quand le traitement seul par la desmopressine (DDAVP) est inefficace ou contre-indiqué

EFFETS INDÉSIRABLES

Allergie, accidents thrombo-emboliques

STABILITÉ

- Conservation à une T° < 25 °C, à l'abri de la lumière ; ne pas congeler
- Stable 24 heures à 25 °C après reconstitution

SURVEILLANCE

Tolérance au produit

* vWf:RCo : activité du facteur Willebrand déterminée par la méthode de dosage du cofacteur de la ristocétine du facteur Willebrand (vWf:RCo) par rapport à l'étalon international de facteur Willebrand concentré.

▼ Facteur IX anti-hémophilique B humain (Octafix®)

PRÉSENTATION

Poudre et solvant pour solution injectable (100 UI/mL)

- 500 UI de facteur IX de coagulation humain par flacon
- 1 000 UI de facteur IX de coagulation humain par flacon

VOIE D'ADMINISTRATION

Voie IV

DISPOSITIFS

Dispositifs d'injection/perfusion

CONTRE-INDICATIONS

- Hypersensibilité à la substance active ou à l'un des excipients
- Thrombocytopénie induite par l'héparine (type II)

CAS PARTICULIER

Si une accélération nette du pouls se produit, la vitesse d'injection doit être réduite ou l'administration interrompue

INCOMPATIBILITÉS

Ne pas mélanger avec d'autres produits ou médicaments

RECONSTITUTION

Le produit se reconstitue rapidement à T° ambiante selon le protocole fourni. La solution doit être limpide ou légèrement opalescente

DILUTION

Pas de dilution supplémentaire

POSOLOGIE ET ADMINISTRATION

- Le calcul de la dose nécessaire de facteur IX est basé sur le résultat empirique qu'une UI de facteur IX de coagulation humain par kg de poids corporel augmente le taux circulant de facteur IX de 1 % de la normale. Cette dose est déterminée à l'aide de la formule suivante :

  Nombre d'unités à administrer = poids corporel (kg) × augmentation souhaitée en facteur IX (%) (UI/dL) × 0,8
- Insérer l'aiguille papillon d'injection dans la veine choisie
- Si vous avez utilisé un garrot pour rendre la veine plus visible, ce garrot devra être enlevé avant de commencer l'injection du facteur IX. Surveiller le pouls du patient avant et pendant l'injection
- Injecter la solution dans la veine au débit lent de 2 à 3 mL/min

L'ASTUCE D'URG'PÉDIATRIE

Ce produit nécessite une traçabilite sur le registre « prescription, délivrance et administration des médicaments du sang ».

INDICATIONS

Traitement et prophylaxie des hémorragies chez les patients atteints d'hémophilie B (déficit congénital en facteur IX)

EFFETS INDÉSIRABLES

- Réaction allergique
- Complication thrombo-embolique

STABILITÉ

- À conserver à une T° ne dépassant pas 25 °C
- Ne pas congeler. Conserver les flacons dans l'emballage extérieur, à l'abri de la lumière
- Stabilité après reconstitution : 3 heures à T° < 25 °C

SURVEILLANCE

Surveillance clinique et biologique, tolérance au produit

▼ Facteur IX anti-hémophilique B humain (Betafact®)

PRÉSENTATION

Poudre et solvant pour solution injectable à 100 UI/mL : flacon de poudre de 500 UI ou de 1 000 UI + flacon de solvant de 5 mL ou de 10 mL, avec un système de transfert Mix2Vial®

VOIE D'ADMINISTRATION

Voie IV stricte

DISPOSITIFS

- Système de transfert du solvant avec évent muni d'un filtre stérilisant (0,22 µm)
- Utiliser les dispositifs en polypropylène fournis

CONTRE-INDICATIONS

Allergie

CAS PARTICULIER

Utilisation d'épicrâniennes pour l'injection

INCOMPATIBILITÉS

Ce médicament ne doit être mélangé avec aucun autre produit ou médicament

RECONSTITUTION

Le processus de reconstitution est expliqué dans la notice, compte tenu des particularités, suivre les étapes avec précision

DILUTION

Pas de dilution supplémentaire

POSOLOGIE ET ADMINISTRATION

- Administrer immédiatement après reconstitution, en une seule fois
- Comprimer le point d'injection pendant 10 minutes
- Mettre un pansement compressif
- Vitesse de perfusion : 5 minutes pour un flacon de 10 mL (vitesse max : 4 mL/min = 400 UI/min)

INDICATIONS

Traitement et prévention des hémorragies chez les patients atteints d'hémophilie B

L'ASTUCE D'URG'PÉDIATRIE

Comme tous les médicaments dérivés du sang, ce produit nécessite une traçabilité sur le registre « prescription, délivrance et administration de médicaments du sang ».

EFFETS INDÉSIRABLES

- Développement d'anticorps neutralisants
- Accidents thrombo-emboliques
- Allergie, choc anaphylactique

STABILITÉ

Après reconstitution : stable pendant 12 heures à 25 °C

SURVEILLANCE

- Biologique : surveillance thrombo-embolique, apparition d'un inhibiteur en cas d'échec du traitement
- Tolérance au produit (choc anaphylactique)

Facteur IX anti-hémophilique B humain (Mononine®)

PRÉSENTATION
Poudre et solvant pour solution injectable à 100 UI/mL

VOIE D'ADMINISTRATION
Voie IV stricte

DISPOSITIFS
Flacon de poudre de 500 UI ou de 1 000 UI + flacon de solvant de 5 mL ou de 10 mL, avec un système de transfert et une aiguille-filtre

CONTRE-INDICATIONS
Allergie

CAS PARTICULIER
- Seuls les dispositifs d'injection/perfusion en polypropylène doivent être utilisés
- Utilisation d'épicrâniennes pour l'injection

INCOMPATIBILITÉS
Ce médicament ne doit être mélangé avec aucun autre produit ou médicament, à l'exception du sérum physiologique

RECONSTITUTION
- La reconstitution et le prélèvement doivent être faits sous conditions aseptiques
- Le protocole de reconstitution est explicité dans la boîte, le suivre avec précision
- Le produit final doit être limpide

DILUTION
Pas de dilution supplémentaire

POSOLOGIE ET ADMINISTRATION
- **Injection intraveineuse unique**
  - Piquer la veine avec le set de perfusion fourni
  - Relier la seringue à l'extrémité *luer-lock* du dispositif
  - Vitesse de perfusion : 5 minutes pour un flacon de 10 mL (vitesse max : 2 mL/min = 200 UI/min)
- Comprimer le point d'injection pendant 10 minutes
- Mettre un pansement compressif

L'ASTUCE D'URG'PÉDIATRIE
Traçabilité sur le registre « prescription, délivrance et administration de médicaments du sang ».

INDICATIONS
Hémorragies chez les patients atteints d'hémophilie B

EFFETS INDÉSIRABLES
- Accidents thrombo-emboliques
- Allergie, choc anaphylactique
- Apparition d'un syndrome néphrotique

STABILITÉ
- Conservation à l'abri de la lumière à 4 °C
- Après reconstitution : stable pendant 24 heures à une T° < 25 °C

SURVEILLANCE
- Biologie : surveillance thrombo-embolique
- Tolérance du produit

Facteur VII activé recombinant Eptacog alfa activé (Novoseven®)

PRÉSENTATION

Flacon de poudre (lyophilisée, blanche) et flacon de solvant (EPPI) pour solution injectable à 2 mg/2 mL (100 KUI) ou à 5 mg/5 mL (250 KUI)

VOIE D'ADMINISTRATION

Voie IV

DISPOSITIFS

La tubulure, l'aiguille à ailettes et le micro-perfuseur sont fournis

CONTRE-INDICATIONS

Allergie

CAS PARTICULIER

Peut contenir des traces d'IgG de souris, d'IgG bovines et d'autres protéines résiduelles de la culture (protéines de hamster et de sérum bovin)

INCOMPATIBILITÉS

Ne pas mélanger à des liquides de perfusion ou administrés en goutte-à-goutte

RECONSTITUTION

- La reconstitution est particulière, il est nécessaire de suivre les étapes de la procédure précisée sur le flacon
- La solution reconstituée de Novoseven® est incolore et doit être inspectée visuellement afin de s'assurer qu'elle ne contient pas de particules et qu'elle est limpide avant d'être injectée

DILUTION

Pas de dilution supplémentaire

POSOLOGIE ET ADMINISTRATION

- Épisodes hémorragiques mineurs à modérés : deux schémas posologiques peuvent être recommandés
  - 2 à 3 injections 90 µg/kg à 3 heures d'intervalle
  - 1 injection unique de 270 µg/kg de poids corporel
- Administrer en bolus IV en 2 à 5 minutes après reconstitution, à renouveler en cas de besoin
- Traçabilité

INDICATIONS

- Épisodes hémorragiques
- Prévention des hémorragies : chez les patients ayant une hémophilie VIII ou IX, déficit en facteur VII, thrombasthénie de Glanzmann

EFFETS INDÉSIRABLES

Nausées, céphalées, malaise, fièvre, variations de la TA, insuffisance rénale, arythmie, allergie, CIVD

STABILITÉ

- Conserver les flacons à 4 °C, à l'abri de la lumière ; ne pas congeler
- Après reconstitution, stable 6 heures à 25 °C et 24 heures à 5 °C

SURVEILLANCE

- Tolérance au produit
- Recherche CIVD et signes de thrombose
- Temps de Quick et activité du facteur VII
- Recherche d'anticorps

▼ Facteur VIII anti-hémophilique A humain (Octanate®)

PRÉSENTATION

- Flacon de poudre + flacon de solvant (EPPI), boîte unitaire avec 1 seringue jetable, 1 double aiguille, 1 aiguille-filtre, 1 aiguille d'injection et 2 compresses imbibées d'alcool
- **2 dosages : 500 UI/10 mL et 250 UI/5 mL**

VOIE D'ADMINISTRATION

Voie IV

DISPOSITIFS

Seuls les dispositifs d'injection/perfusion fournis doivent être utilisés

CONTRE-INDICATIONS

Allergie

CAS PARTICULIER

Médicament soumis à prescription initiale hospitalière de 6 mois

INCOMPATIBILITÉS

Ce médicament ne doit pas être mélangé avec d'autres produits ou médicaments

RECONSTITUTION

La méthode de reconstitution est particulièrement précise et compliquée, suivre avec exactitude la procédure fournie avec le flacon

DILUTION

Pas de dilution

POSOLOGIE ET ADMINISTRATION

- Le pouls du patient doit être pris avant et pendant l'injection du facteur VIII : en cas d'augmentation nette du pouls, la vitesse d'injection sera réduite ou l'administration interrompue
- Injecter la solution par voie IV au débit de 2-3 mL/min : si la poudre ne se dissout pas complètement ou si un agrégat se forme, ne pas utiliser la préparation
- Comprimer le point de ponction pendant 10 minutes
- Mettre un pansement occlusif
- Traçabilité sur le registre « prescription, délivrance et administration de médicaments du sang »

INDICATIONS

Traitement et prophylaxie des épisodes hémorragiques chez les patients atteints d'hémophilie A (déficit congénital en facteur VIII)

EFFETS INDÉSIRABLES

Allergie

STABILITÉ

- À conserver à 4 °C à l'abri de la lumière
- Ne pas congeler

SURVEILLANCE

- Tolérance au produit
- Recherche d'inhibiteur en l'absence d'efficacité du traitement

L'ASTUCE D'URG'PÉDIATRIE

Cette préparation ne contient pas de vWf en quantité pharmacologiquement active et par conséquent n'est pas indiquée dans la maladie de Willebrand.

▼ Facteur VIII anti-hémophilique A Octocog alfa (Kogenate®)

PRÉSENTATION

Poudre et solvant pour solution injectable IV à 500 UI et 1 000 UI

VOIE D'ADMINISTRATION

Voie IV

DISPOSITIFS

Flacon de poudre de 10 mL avec dispositif de transfert Bio-Set® + seringue préremplie de solvant de 2,5 mL + piston de seringue + 1 nécessaire de ponction veineuse + 2 tampons alcoolisés stériles à usage unique + 2 tampons secs + 2 sparadraps

CONTRE-INDICATIONS

Allergie

CAS PARTICULIER

Seuls les composants fournis peuvent être utilisés pour la reconstitution et l'injection

INCOMPATIBILITÉS

- Nombreuses incompatibilités physico-chimiques (*cf.* Vidal)
- Ce médicament ne doit pas être mélangé avec d'autres médicaments

RECONSTITUTION

- Poudre reconstituée avec le solvant fourni (2,5 mL d'EPPI dans la seringue préremplie) et le dispositif intégré de transfert Bio-Set®
- Reconstitution en asepsie
- Mélanger doucement le flacon jusqu'à ce que toute la poudre soit dissoute
- Ré-aspiration dans la seringue et adaptation au matériel d'administration fourni pour injection IV ou perfusion continue

DILUTION

Pas de dilution supplémentaire

POSOLOGIE ET ADMINISTRATION

- Injection par voie IV sur plusieurs minutes. La vitesse d'administration doit être déterminée en fonction du niveau de confort du patient (vitesse de perfusion maximale : 2 mL/min)
- La vitesse de perfusion devra être calculée en fonction de la clairance et du taux de facteur VIII à atteindre

  Nb d'UI nécessaires = poids corporel (kg) × augmentation souhaitée du taux de facteur VIII (% de la normale) × 0,5

  Augmentation attendue du taux de facteur VIII (% de la normale) = [2 × nb d'UI administrées] / [poids corporel (kg)]
- En cas de perfusion continue, les poches de perfusion doivent être changées toutes les 24 heures

INDICATIONS

Traitement et prophylaxie des épisodes hémorragiques chez les patients présentant une hémophilie A

EFFETS INDÉSIRABLES

- Possibilité de développement d'anticorps neutralisants anti-facteur VIII
- Allergie

STABILITÉ

À conserver au réfrigérateur à 4 °C, à l'abri de la lumière. Ne pas congeler

SURVEILLANCE

- Tolérance au produit
- Recherche d'inhibiteur en l'absence d'efficacité du traitement

L'ASTUCE D'URG'PÉDIATRIE

Ce produit nécessite une traçabilité sur le registre « prescription, délivrance et administration de médicaments du sang ».

Flumazénil

PRÉSENTATION
Ampoule de 0,5 mg/5 mL

VOIE D'ADMINISTRATION
Voie IV

CONTRE-INDICATIONS
- Hypersensibilité
- Patient ayant reçu des benzodiazépines ou apparentés pour une pathologie présentant un risque vital (augmentation de la pression intra-crânienne, état de mal épileptique)

CAS PARTICULIER
Anexate® n'est plus commercialisé depuis 2013

INCOMPATIBILITÉS
Ce médicament ne doit pas être mélangé avec d'autres médicaments

RECONSTITUTION
Produit déjà reconstitué

DILUTION
Utilisation produit pur ou dilution dans G5 % ou NaCl 0,9 %

POSOLOGIE ET ADMINISTRATION
Intoxications aux benzodiazépines (AMM pour l'enfant de plus de 6 mois)
- Dose initiale de 0,01 mg/kg (max 0,2 mg) IV en 15 secondes, puis après 45 secondes supplémentaires, 0,01 mg/kg (max 0,2 mg) toutes les minutes (max 4 administrations supplémentaires), jusqu'à obtention d'un état de conscience satisfaisant
- Dose totale maximale : 0,05 mg/kg ou 1 mg
- Relais possible en perfusion continue : dose horaire = dose de charge totale

L'ASTUCE D'URG'PÉDIATRIE
Peut être utilisé pour le diagnostic étiologique d'un coma inexpliqué afin de distinguer ce qui revient à une benzodiazépine d'une autre cause (pharmacologique ou neurologique).

INDICATIONS
- Neutralisation des effets sédatifs des benzodiazépines
- Réversion d'une sédation vigile induite par benzodiazépines

EFFETS INDÉSIRABLES
- Palpitations, angoisse
- Nausées, vomissements
- Convulsions chez le patient épileptique

STABILITÉ
Stabilité de 24 heures après reconstitution et dans du G5 %, du NaCl 0,9 % ou du Ringer Lactate®

SURVEILLANCE
Conscience (GSC), TA, FC, SpO_2, FR

▼ Fosfomycine (Fosfocine®)

PRÉSENTATION

Flacon de poudre pour solution pour perfusion IV à 4 g

VOIE D'ADMINISTRATION

Voie IV

CONTRE-INDICATIONS

Hypersensibilité

CAS PARTICULIER

Actuellement le produit *princeps* n'est plus distribué

INCOMPATIBILITÉS

Ce médicament ne doit pas être mélangé avec d'autres médicaments

RECONSTITUTION

Reconstitution dans 20 mL d'EPPI

DILUTION

Dilution de la solution reconstituée dans du NaCl 0,9 % ou du G5 % pour obtention d'une solution de 250 mL (concentration 16 mg/mL)

POSOLOGIE ET ADMINISTRATION

- **Posologie usuelle :** 150 à 200 mg/kg/24 heures (max 12 g/24 heures)
- **Modalités d'administration**
  - Perfusion discontinue : dose journalière en 3 injections/24 heures sur 4 heures
  - Attention : 1 g de Fosfocine® correspond à un apport de 14,4 mEq de sodium

INDICATIONS

- Ostéomyélite aiguë
- Infections urinaires
- Infections des voies respiratoires inférieures nosocomiales
- Méningite bactérienne

L'ASTUCE D'URG'PÉDIATRIE

Il est indispensable d'utiliser la fosfomycine en association pour éviter au maximum la sélection de mutants résistants.

EFFETS INDÉSIRABLES

Allergie, neutropénies ou agranulocytoses transitoires, troubles hydro-électrolytiques qui se manifestent par des œdèmes ou des troubles de la vigilance (car teneur élevée en sodium)

STABILITÉ

Stable pendant 24 heures dans NaCl 0,9 % et G5 %

SURVEILLANCE

- Signes infectieux cliniques et biologiques ; ECG préalable
- Kaliémie, particulièrement chez les patients insuffisants cardiaques digitalisés (risque d'hypokaliémie)

▼ Furosémide (Lasilix®)

PRÉSENTATION
Ampoules de 20 mg/2 mL

VOIE D'ADMINISTRATION
Voie IV ou IM

CONTRE-INDICATIONS
- Insuffisance rénale aiguë fonctionnelle
- Hypovolémie, déshydratation
- Hypokaliémie
- Hyponatrémie sévère

CAS PARTICULIER
Il faut protéger les flacons de la lumière directe quand la durée de la perfusion est supérieure à 12 heures

INCOMPATIBILITÉS
Nombreuses incompatibilités physico-chimiques (*cf.* Vidal)

RECONSTITUTION
Produit déjà reconstitué

DILUTION
Produit pur ou dilution avec NaCl 0,9 % pour une perfusion IV

POSOLOGIE ET ADMINISTRATION
- **Syndrome œdémateux sévère**
  - En association aux autres thérapeutiques : 1 à 2 mg/kg, en l'absence d'hypokaliémie
  - IVL sur 30 minutes
- **Posologie dans la crise hypertensive**
  - 1-3 mg/kg/3-4 heures, max 10 mg/kg/24 heures
  - IVL sur 30 minutes
- **Modalités d'administration**
  - IVL sur 3 à 5 minutes ou mini-perfusion en 10 à 15 minutes (débit maximal 0,5 mg/kg/min, max 4 mg/min)
  - Perfusion IV continue (concentration cible : 1 à 2 mg/mL ; débit maximal 2 mg/kg/h)
  - Respecter le débit maximal préconisé pour diminuer le risque d'ototoxicité ; diminuer le débit en présence d'aminosides

L'ASTUCE D'URG'PÉDIATRIE
Les solutions de Lasilix® ont un pH de 9 mais aucun pouvoir tampon. Il existe un risque de précipitation si le furosémide est introduit dans une solution de pH inférieur à 7.

INDICATIONS
Encéphalopathie hypertensive, décompensation ventriculaire gauche avec œdème pulmonaire, OAP, asystolie, rétention sodée sévère

EFFETS INDÉSIRABLES
- Hypokaliémie, trouble du rythme, hyponatrémie, déshydratation, hypovolémie, hypotension
- Insuffisance rénale, ototoxicité

STABILITÉ
- Conservation à l'abri de la lumière
- Stable dans poches en PVC 24 heures à T° ambiante

SURVEILLANCE
- Scope, TA, FC, SpO_2, FR, diurèse, urée, créatinine, fonction rénale, kaliémie, poids
- ECG préalable si possible (l'hypokaliémie favorise les torsades de pointe)
- Échographie rénale chez les nouveau-nés et les prématurés

▼ Ganciclovir sodique (Cymevan®)

PRÉSENTATION

Flacon de lyophylisat pour usage parentéral de 500 mg

VOIE D'ADMINISTRATION

Perfusion IV

DISPOSITIFS

- Précaution +++
- Gants de latex et de lunettes protectrices recommandés
- En cas de contact accidentel avec le produit, laver soigneusement à l'eau et au savon la peau ou les muqueuses qui sont entrées en contact avec le produit ; pour les yeux, les rincer pendant 15 minutes à l'eau claire
- Femme enceinte : il lui est recommandé de s'abstenir de manipuler le produit

CONTRE-INDICATIONS

- Voie IV rapide, bolus
- Voie IM ou sous-cutanée
- Hypersensibilité
- Taux de PNN $\leq$ 500/mm³
- Taux de plaquettes < 25 000/mm³
- Femme en période d'activité génitale en l'absence de moyen efficace de contraception (tératogène, embryotoxique)
- Patient de sexe masculin sans moyen contraceptif pendant le traitement et les 90 jours suivants
- Femme enceinte ou qui allaite (CI relative)
- Association à didanosine (CI relative)

CAS PARTICULIER

Hydratation +++ pendant la durée du traitement

INCOMPATIBILITÉS

Ne pas mélanger car nombreuses incompatibilités (*cf.* Vidal)

RECONSTITUTION

- Injecter 10 mL d'eau stérile dans le flacon
- Agiter vigoureusement pour dissoudre le produit
- Vérifier l'absence d'éventuelles particules
- Préparer le mélange pour perfusion
- Concentration de ganciclovir 50 mg/mL

DILUTION

- Compatible avec NaCl 0,9 %, G5 %, Ringer Lactate®
- En fonction du poids et de l'indication thérapeutique, le volume calculé approprié doit être retiré du flacon et ajouté à une quantité de liquide suffisante (en général 100 mL) pour une perfusion d'une heure
- Une concentration finale supérieure à 10 mg/mL est déconseillée

POSOLOGIE ET ADMINISTRATION

- Traitement d'attaque : 5 mg/kg en perfusion à vitesse constante pendant 1 heure toutes les 12 heures (10 mg/kg/j) pendant 14 à 21 jours
- Hydratation +++ pendant la durée du traitement

INDICATIONS

Antiviral actif *in vitro* sur les virus du groupe des herpès virus dont le cytomégalovirus (CMV)

EFFETS INDÉSIRABLES

- Leuconeutropénies
- Anémie
- Neuropsychiques : rêves, ataxie, coma, convulsions, psychose, somnolence, nervosité tremblements, céphalées, paresthésies, étourdissements
- Fièvre, rashs cutanés
- Perturbations de la fonction hépatique
- Rares :
  - Frissons, malaises
  - Œdèmes, arythmie, hypertension, hypotension
  - Nausées, prurit, vomissements, anorexie, diarrhée, hémorragies, douleurs
  - Éosinophilie
  - Hypoglycémie
  - Dyspnée
  - Alopécie, urticaire
  - Décollement de rétine

- Hématurie, augmentation de la créatininémie, augmentation du taux d'urée sanguine
- Inflammation, phlébite au point d'injection

SURVEILLANCE

- Surveillance rapprochée : initiale, en fin de la perfusion puis une heure après : signes d'extravasation, FC, TA, conscience, saturation, aspect de la peau (urticaire), toux, dyspnée
- **En cas d'intolérance**
  - Arrêt de la perfusion
  - Polaramine® IV (1 ampoule 5 mg/1 mL + 4 mL EPPI à administrer en 3 minutes)

STABILITÉ

- Après reconstitution : stable 12 heures à T° ambiante
- Après dilution : utilisation dans les 24 heures et conservation au réfrigérateur (+ 2 °C à + 8 °C)

ADAPTATION POUR INSUFISANT RÉNAL

Clairance de la créatinine (mL/min/1,73 m²)	Créatinine sérique (µmol/L)	Dose de Cymevan® (mg/kg)	Intervalle d'administration (en heures)
> 50	50 à 120	5	12
25 à 50	120 à 220	2,5	12
10 à 25	221 à 400	2,5	24
0 à 10	> 400	1,25	24

L'ASTUCE D'URG'PÉDIATRIE

En raison d'un risque théorique d'addition d'effets indésirables, la prudence est recommandée en cas d'association de probénécide, dapsone, pentamidine, flucytosine, antinéoplasiques, amphotéricine B, triméthoprime/sulfaméthoxazole, zidovudine, zalcitabine, imipénem-cilastatine.

▼ Gentamicine (Gentalline®)

PRÉSENTATION

Ampoules de 10 mg/1 mL, 40 mg/2 mL et 80 mg/2 mL

VOIE D'ADMINISTRATION

Voie IV

CONTRE-INDICATIONS

- Allergie aux aminosides, allergie aux sulfites, myasthénie, grossesse
- Voie sous-cutanée : nécroses cutanées

CAS PARTICULIER

Ne pas mélanger dans une même seringue ou dans un même flacon de perfusion avec un autre médicament

INCOMPATIBILITÉS

Nombreuses incompatibilités physico-chimiques (*cf.* Vidal)

RECONSTITUTION

Produit déjà reconstitué

DILUTION

Dilution dans du NaCl 0,9 % ou du G5 % pour concentration de 1 à 5 mg/mL

POSOLOGIE ET ADMINISTRATION

Posologie

- Enfant et nourrisson : 3 à 6 mg/kg/24 heures en une injection/24 heures (dose unique journalière)
- Nouveau-né et prématuré : posologie unitaire inchangée, mais espacement des prises en fonction de l'âge post-conceptionnel en semaines
  - $<$ 30 semaines : espacer de 48 heures
  - 30-33 semaines : espacer de 36 heures
  - 34-36 semaines : espacer de 24 à 36 heures
  - $\geq$ 37 semaines : espacer de 24 heures
- Chez le prématuré, l'intervalle entre 2 administrations doit être encore prolongé devant l'existence d'un petit poids pour l'âge ou en cas de traitement par anti-inflammatoires non stéroïdiens ; le traitement doit être court : le plus souvent 2 à 3 jours, au maximum 5 jours

Modalités d'administration

Perfusion IV sur 30 minutes

INDICATIONS

- Traitement des infections à bacilles Gram⁻
- Prophylaxie des infections post-opératoires

EFFETS INDÉSIRABLES

Insuffisance rénale, néphropathie, atteinte cochléo-vestibulaire, allergie

STABILITÉ

Stable 24 heures à 25 °C après dilution

SURVEILLANCE

Évolution des signes infectieux clinico-biologiques, fonction rénale, audition

L'ASTUCE D'URG'PÉDIATRIE

Les faibles volumes perfusés à des concentrations élevées nécessitent de rincer la tubulure après chaque administration, dans le but de diminuer les risques de sous-dosage et de suivis thérapeutiques d'aspect chaotique.

Glucagon (Glucagen®)

PRÉSENTATION

Flacon de poudre 1 mg + flacon de solvant (EPPI) 1 mL

VOIE D'ADMINISTRATION

Voie sous-cutanée, IM ou IV

CONTRE-INDICATIONS

- Allergie
- Phéochromocytome
- Interactions : warfarine, insuline, indométacine

CAS PARTICULIER

Le glucagon stimule la libération de catécholamines

INCOMPATIBILITÉS

Nombreuses incompatibilités physico-chimiques (*cf.* Vidal)

RECONSTITUTION

- Utiliser le solvant fourni de 1 mL d'EPPI
- Ne préparer la solution qu'au moment de l'injection
- Si, dans de rares cas, la solution reconstituée présente des filaments (apparence visqueuse) ou des particules insolubles, elle doit être éliminée

DILUTION

G5 % ou NaCl 0,9 %

POSOLOGIE ET ADMINISTRATION

- **Hypoglycémie en l'absence de voie d'abord**
  - Bolus : 0,3 mg/kg (max 1 mg) IV, IM ou sous-cutané
  - PSE : entre 10 et 20 µg/kg/h
- **Hypoglycémie avérée ou suspectée chez le diabétique insulinodépendant connu avec perte de connaissance et/ou convulsion**
  - Moins de 20 kg : 0,5 mg en sous-cutané
  - Plus de 20 kg : 1 mg en sous-cutané

INDICATIONS

Hypoglycémies sévères

EFFETS INDÉSIRABLES

Nausées, vomissements

STABILITÉ

Conservation à 4 °C, à l'abri de la lumière

SURVEILLANCE

Scope, ECG, TA, FC, SpO_2, FR, glycémies capillaires

L'ASTUCE D'URG'PÉDIATRIE

Afin d'éviter une récidive de l'hypoglycémie, dès que le patient a répondu au traitement, il est nécessaire d'administrer des glucides par voie orale pour reconstituer la réserve de glycogène hépatique.

▼ Calcium gluconate (Gluconate de calcium®)

PRÉSENTATION
Ampoule de 10 mL à 10 %, soit 1 G/10 mL
Une ampoule de gluconate de calcium contient 91 mg de calcium élément

VOIE D'ADMINISTRATION
Voie IVL

CONTRE-INDICATIONS
- Hypercalcémie
- Intoxications aux digitaliques
- Pas de CI en cas d'urgence vitale

CAS PARTICULIER
L'injection doit se faire sur un sujet allongé

INCOMPATIBILITÉS
- Ne pas administrer en même temps, préférer 2 voies d'abord différentes
- Nombreuses incompatibilités physico-chimiques

RECONSTITUTION
Produit déjà reconstitué

DILUTION
Dilution dans NaCl 0,9 % ou G5 %

POSOLOGIE ET ADMINISTRATION
Modalités d'administration
- Uniquement en injection IV en perfusion après dilution, pour atteindre des débits de perfusion suffisamment lents et éviter le risque d'irritation et de nécrose en cas d'extravasation accidentelle
- En perfusion IV, le gluconate de calcium 10 % solution pour perfusion doit être dilué *a minima* au 1/10e à une concentration de 10 mg/mL à l'aide de solutions pour perfusion de NaCl 0,9 % ou de G5 %
- La vitesse de perfusion IV ne doit pas excéder 50 mg de gluconate de calcium/min

L'ASTUCE D'URG'PÉDIATRIE
Ne pas injecter par voie sous-cutanée ou IM.

INDICATIONS
Traitement des hypocalcémies symptomatiques aiguës

EFFETS INDÉSIRABLES
- Douleur au point d'injection
- Extravasation
- Érythème

STABILITÉ
- Vérifier la limpidité de la solution car elle est à saturation
- La stabilité physico-chimique de la solution diluée a été démontrée pendant 48 heures à 25 °C dans des solutions de NaCl à 0,9 % ou de G5 %

SURVEILLANCE
Scope, ECG, TA, FC, SpO_2, FR, calcémie, kaliémie

Hydroxyde ferrique (Venofer®)

PRÉSENTATION
Ampoule de 100 mg/5 mL

VOIE D'ADMINISTRATION
Voie IV stricte en perfusion lente

CONTRE-INDICATIONS
Hémochromatose, éthylisme, allergie

CAS PARTICULIER
Incompatible avec le G5 %

INCOMPATIBILITÉS
- Ce médicament ne doit pas être mélangé avec d'autres médicaments, les solutions acides, la nutrition parentérale
- Nombreuses incompatibilités physico-chimiques (*cf.* Vidal)

RECONSTITUTION
Produit déjà reconstitué

DILUTION
- Dans du NaCl 0,9 % exclusivement
- Concentration minimum 1 mg/mL, soit 1 ampoule dans 100 mL de NaCl 0,9 %

POSOLOGIE ET ADMINISTRATION
- Posologie moyenne en pédiatrie par injection : 3 mg/kg/j (300 mg max) en respectant un intervalle de 48 heures minimum entre chaque injection
- Perfusion IVL avec un débit de 3,5 mL/min de la solution préalablement diluée, soit 30 minutes minimum par ampoule (1 h 30 min pour 3 ampoules dans 300 mL)
- **Calcul de la dose totale nécessaire**
  - La dose de Venofer®, déterminée en fonction du taux d'Hb et du poids corporel, adaptée individuellement en tenant compte du déficit en fer total, peut être calculée selon la formule suivante :

$$\text{Déficit en fer total (mg)} = \text{poids corporel (kg)} \times (\text{Hb cible} - \text{Hb actuelle})\ (\text{g}/100\ \text{mL}) \times 2{,}4 + \text{réserves de fer (mg)}$$

Pour un poids corporel < 35 kg, réserves de fer $= 15$ mg/kg de poids corporel

Pour un poids corporel ≥ 35 kg, réserves de fer $= 500$ mg

INDICATIONS
Anémie chez l'insuffisant rénal chronique hémodialysé, don de sang autologue, anémies aiguës en post-opératoire, anémies hyposidérémiques par carence martiale

EFFETS INDÉSIRABLES
- Dysgueusie, fièvre, frissons, réactions au site d'injection, nausées, vomissements, hypotension, bronchospasme, réactions cutanées, allergie
- Choc anaphylactique

STABILITÉ
- À conserver à l'abri de la lumière, T° < 25 °C
- Stable 12 heures après dilution

SURVEILLANCE
- FC, TA, conscience, saturation, aspect de la peau (urticaire), toux, dyspnée
- Taux d'Hb, fer sérique, ferritinémie, saturation de la transferrine, acide folique

L'ASTUCE D'URG'PÉDIATRIE
Produit particulièrement phlébogène, donc injecter de préférence sur VVC ou VVP de bon calibre.

Imipènem + cilastatine (Tienam®)

PRÉSENTATION
Flacon de poudre de imipénem 500 mg + cilastatine 500 mg pour perfusion IV

VOIE D'ADMINISTRATION
Voie IV

CONTRE-INDICATIONS
Allergie aux pénicillines

CAS PARTICULIER
Les allergies croisées entre pénicillines et céphalosporines ne surviennent que dans moins de 10 % des cas

INCOMPATIBILITÉS
Incompatibilité physico-chimique avec : allopurinol, amiodarone, amoxicilline, amphotéricine B, azithromycine, antibiotiques, bicarbonate de sodium, filgrastim, fluconazole, gallium, gemcitabine, idarubicine, lansorazole, lorazépam, midazolam, nutrition parentérale, péthidine, propofol, sargramostim, sol contenant des lactates, télavancine

RECONSTITUTION
- Au moment de l'injection, transférer le contenu de chaque flacon dans 100 mL de NaCl 0,9 % (ou G5 %), ajouter 10 mL de la solution pour perfusion appropriée dans le flacon, agiter puis répéter la procédure avec 10 mL supplémentaires de solution
- Agiter. La concentration est 5 mg/mL

DILUTION
Avec NaCl 0,9 % ou G5 %

POSOLOGIE ET ADMINISTRATION
- **Posologie**
  - Enfant de plus de 25 kg : 500 ou 1 000 mg toutes les 6 à 8 heures
  - Enfant et nourrissons de plus d'1 an : 15 ou 25 mg/kg toutes les 6 heures (75 à 100 mg/kg/24 heures)
  - Nourrissons de moins d'1 an : données cliniques insuffisantes
- **Modalités d'administration**
  - Dose $\leq$ 500 mg : perfusion sur 30 minutes
  - Dose > 500 mg : perfusion sur 60 minutes

La vitesse de perfusion peut être ralentie en cas de nausées pendant la perfusion

L'ASTUCE D'URG'PÉDIATRIE
Pas de données spécifiques sur le traitement d'un surdosage par Tienam®. L'imipénem/cilastatine sodique est hémodialysable.

INDICATIONS
Infections intra-abdominales compliquées, pneumonies sévères, infections urinaires compliquées, infections compliquées de la peau et des tissus mous

EFFETS INDÉSIRABLES
Allergie, nausées, vomissements, diarrhée

STABILITÉ
Stable 4 heures à T° ambiante après reconstitution, 24 heures au réfrigérateur

SURVEILLANCE
Évolution des signes infectieux

Immunoglobulines polyvalentes humaines normales (Clairyg®)

PRÉSENTATION

Solutions pour perfusion à 50 mg/mL de 5 g/100 mL et 10 g/200 mL

VOIE D'ADMINISTRATION

Perfusion IV

CONTRE-INDICATIONS

- Hypersensibilité
- Patients ayant un déficit en IgA avec des anticorps anti-IgA

CAS PARTICULIER

Contient du mannitol, donc prudence chez les patients ayant un traitement diurétique et les patients en état de déshydratation

INCOMPATIBILITÉS

Ne pas mélanger avec d'autres solutions ou médicaments

RECONSTITUTION

- Prêt à l'emploi
- Amener les flacons à T° ambiante

DILUTION

Prêt à l'emploi

POSOLOGIE ET ADMINISTRATION

- Posologie variant de 0,2 à 2 g/kg
- **Débit :** 1 mL/kg/h
  - Augmentation à 2 mL/kg/h sur 15 minutes si bonne tolérance puis augmentation à 3 mL/kg/h sur 15 minutes si bonne tolérance, puis augmentation à 4 mL/kg/h au bout de 15 minutes si bonne tolérance
  - Il est recommandé de ne pas dépasser une vitesse de 4 mL/kg/h
- La dose est délivrée en 1 à plusieurs jours en fonction de l'indication, de la dose totale à administrer et du terrain

L'ASTUCE D'URG'PÉDIATRIE

Chez tous les patients, l'administration d'Ig IV impose une hydratation correcte avant l'administration, une surveillance de la diurèse, un dosage de la créatininémie tout en évitant d'associer des diurétiques de l'anse et des médicaments néphrotoxiques.

INDICATIONS

- Déficits immunitaires
- Myélome ou leucémie lymphoïde chronique avec hypogammaglobulinémie secondaire sévère et infections récurrentes
- Infections récurrentes chez l'enfant VIH
- PTI
- Syndrome de Guillain-Barré, maladie de Kawasaki, allogreffe de moelle osseuse

EFFETS INDÉSIRABLES

Allergie, états de choc, réactions cutanées, hyperthermie, céphalées, nausées, myalgies, douleurs lombaires

STABILITÉ

- Conserver les flacons à 4 °C, à l'abri de la lumière
- Ne pas congeler

SURVEILLANCE

- Continue pendant l'administration et suivant l'administration
- Fonction rénale, diurèse, créatinémie

▼ Infliximab (Remicade®)

PRÉSENTATION

Flacon de poudre pour préparation injectable de 100 mg

VOIE D'ADMINISTRATION

Voie IV

DISPOSITIFS

Utiliser le nécessaire pour perfusion spécifique aux cytotoxiques, muni d'un filtre en ligne stérile, apyrogène, à **faible liaison aux protéines (diamètre des pores 1,2 μm ou inférieur)**

CONTRE-INDICATIONS

- Allergie
- Tuberculose, infections opportunistes, infections aiguës ou chroniques, abcès
- Insuffisance cardiaque congestive modérée à sévère
- Grossesse, allaitement

CAS PARTICULIER

Psoriasis, arthrite juvénile idiopathique, rhumatisme psoriasique, arthrite rhumatoïde juvénile et spondylarthrite ankylosante : pas de données disponibles et donc absence de recommandations

INCOMPATIBILITÉS

En l'absence d'études de compatibilité, ce médicament ne doit pas être mélangé avec d'autres médicaments

RECONSTITUTION

Calculer la dose et le nombre de flacons de Remicade® nécessaires, restituer chaque flacon avec 10 mL d'EPPI (aiguille 21 G), calculer le volume total de solution reconstituée, retirer la capsule protectrice et essuyer avec alcool 70 %, introduire l'aiguille et diriger le jet d'EPPI sur la paroi, mélanger doucement la solution par rotation du flacon, NE PAS SECOUER, laisser reposer 5 minutes et vérifier que la solution est incolore à faiblement jaune

DILUTION

Dans NaCl 0,9 %

POSOLOGIE ET ADMINISTRATION

- Posologie : 3 à 10 mg/kg/perfusion, en fonction de l'indication, intervalle minimal entre chaque perfusion : 4 semaines. Diluer la totalité de la dose à administrer dans 250 mL de NaCl
- Débuter la perfusion à débit lent : 2 mL/min (= 40 gouttes/min) pendant les 15 premières minutes
  - Perfusion en 2 heures pour les 3 premières perfusions si la dose est < 6 mg/kg, puis perfusion d'une heure
  - Perfusion de 2 heures pour toutes les perfusions si la dose est ≥ 6 mg/kg

L'ASTUCE D'URG'PÉDIATRIE

Prémédication *possible* : une demi-heure avant la perfusion : Polaramine® 1 ampoule/hydrocortisone : 1 mg/kg

INDICATIONS

- Maladie de Crohn, rectocolite hémorragique
- Protocoles thérapeutiques temporaires
- Polyangéite et maladie de Wegener, *Pyoderma gangrenosum*, Still, Takayasu, uvéite aiguë

EFFETS INDÉSIRABLES

Allergie, infections diverses, céphalées, nausées, HTA, toux, douleurs abdominales, diarrhées, dyspepsie, rash, augmentations des transaminases

STABILITÉ

- Conserver les flacons à 4 °C
- La solution reconstituée et diluée est stable 24 heures à 4 °C

SURVEILLANCE

Surveillance rapprochée : toutes les 30 minutes : FC, conscience, saturation, aspect de la peau (urticaire), toux, dyspnée

▼ Insuline aspart (Novorapid®)

PRÉSENTATION

Stylo prérempli de 3 mL Novorapid Flexpen® à 100 UI/mL

VOIE D'ADMINISTRATION

Voie sous-cutanée

DISPOSITIFS

- Aiguille non sécurisée pour stylo BD 5 mm ou 8 mm
- Désadaptateur d'aiguille pour éviter les AES

CONTRE-INDICATIONS

Hypoglycémie, allergie

CAS PARTICULIER

En termes molaires, l'insuline asparte est équipotente à l'insuline humaine soluble

RECONSTITUTION

Prêt à l'emploi

DILUTION

Prêt à l'emploi

POSOLOGIE ET ADMINISTRATION

- Un stylo injecteur est destiné à un patient unique et **destiné à l'auto-administration**
- La posologie de Novorapid® doit être ajustée individuellement

INCOMPATIBILITÉS

- En l'absence d'études de compatibilité, l'insuline aspart ne doit pas être mélangée avec d'autres médicaments, à l'exception de l'insuline NPH
- Incompatibilités physico-chimiques : aminophylline, bicarbonate de sodium, chlorothiazide, cytarabine, digoxine, diltiazem, dobutamine, dopamine, drotrécogine alfa, kétamine, labétalol, levofloxacine, micafungine, nitrofurantoine, noradrenaline, pantoprazole, phénobarbital, phénytoïne, rocuronium, salbutamol, thiopental

INDICATIONS

Indiqué dans le traitement du diabète de l'adolescent et de l'enfant à partir de 2 ans

EFFETS INDÉSIRABLES

Hypoglycémie, allergie

STABILITÉ

- Stable 8 heures
- À conserver au réfrigérateur à 4 °C, conserver le capuchon afin de le protéger de la lumière

SURVEILLANCE

Glycémies capillaires, tolérance (hypoglycémies)

L'ASTUCE D'URG'PÉDIATRIE

- *Après 1re ouverture ou gardé sur soi en réserve :* ne pas mettre au réfrigérateur, à conserver pendant 4 semaines maximum à une T° ne dépassant pas 30 °C.
- Administration préventive d'un protecteur gastrique recommandée.

▼ Insuline détémir (Levemir®)

PRÉSENTATION

Stylo prérempli de 3 mL à 100 UI/mL

VOIE D'ADMINISTRATION

Voie sous-cutanée

DISPOSITIFS

- Aiguille non sécurisée pour stylo BD 5 mm ou 8 mm
- Désadaptateur d'aiguille pour éviter les AES

CONTRE-INDICATIONS

Hypoglycémie, allergie

CAS PARTICULIER

En l'absence d'études de compatibilité, l'insuline détémir ne doit pas être mélangée avec d'autres médicaments

INCOMPATIBILITÉS

Nombreuses incompatibilités physico-chimiques (*cf.* Vidal)

RECONSTITUTION

Prêt à l'emploi

DILUTION

Prêt à l'emploi

POSOLOGIE ET ADMINISTRATION

- Un stylo injecteur est destiné à un patient unique
- La posologie de Levemir® doit être ajustée individuellement
- L'injection doit avoir lieu tous les jours à la même heure

L'ASTUCE D'URG'PÉDIATRIE

Ne pas masser après injection, cela modifie l'absorption de l'insuline.

INDICATIONS

Traitement du diabète chez l'adolescent et l'enfant de plus d'1 an

EFFETS INDÉSIRABLES

Hypoglycémie, allergie

STABILITÉ

À conserver au réfrigérateur à 4 °C

SURVEILLANCE

Glycémies capillaires, tolérance (hypoglycémies)

Insuline glulisine (Apidra®)

PRÉSENTATION
Stylo prérempli de 3 mL à 100 UI/mL (en cartouche ou en stylo)

VOIE D'ADMINISTRATION
Voie sous-cutanée

DISPOSITIFS
- Aiguille non sécurisée pour stylo BD 5 mm ou 8 mm
- Désadaptateur d'aiguille pour éviter les AES

CONTRE-INDICATIONS
Hypoglycémie, allergie

CAS PARTICULIER
L'insuline glulisine a un début d'action plus précoce et une durée d'action plus courte que l'insuline rapide humaine

INCOMPATIBILITÉS
- En l'absence d'études de compatibilité, l'insuline glulisine ne doit pas être mélangée avec d'autres médicaments, sauf avec l'insuline humaine NPH
- Nombreuses incompatibilités physico-chimiques (*cf.* Vidal)

RECONSTITUTION
Prêt à l'emploi

DILUTION
Prêt à l'emploi

POSOLOGIE ET ADMINISTRATION
La dose d'Apidra® doit être ajustée individuellement

L'ASTUCE D'URG'PÉDIATRIE
Insuline analogue à l'insuline humaine fabriquée par *Escherichia coli.*

INDICATIONS
Traitement du diabète de l'adulte, de l'adolescent et de l'enfant à partir de 6 ans, nécessitant un traitement par insuline

EFFETS INDÉSIRABLES
Hypoglycémie, allergie

STABILITÉ
À conserver au réfrigérateur (entre 2 °C et 8 °C)

SURVEILLANCE
Glycémies capillaires, tolérance (hypoglycémies)

▼ Insuline lispro (Humalog®)

PRÉSENTATION

- Humalog® 100 UI/mL, flacon de 10 mL
- Stylos préremplis de 3 mL à 100 UI/mL : Humalog® MIX25 KWIKPEN, MIX50 KWIKPEN, Humalog® KWIKPEN 100 UI/mL

DISPOSITIFS

- Aiguille non sécurisée pour stylo BD 5 mm ou 8 mm
- Désadaptateur d'aiguille pour éviter les AES
- Seringues à insuline prémontées

VOIE D'ADMINISTRATION

Voie sous-cutanée

CONTRE-INDICATIONS

Hypoglycémie, allergie

CAS PARTICULIER

En l'absence d'études de compatibilité, l'insuline lispro ne doit pas être mélangée avec d'autres médicaments

INCOMPATIBILITÉS

Nombreuses incompatibilités physico-chimiques (*cf.* Vidal)

RECONSTITUTION

- Stylo prêt à l'emploi
- Solution en flacon prête à l'emploi

DILUTION

- Stylo prêt à l'emploi
- Solution en flacon prête à l'emploi

POSOLOGIE ET ADMINISTRATION

La posologie de Humalog® doit être ajustée individuellement

L'ASTUCE D'URG'PÉDIATRIE

Un stylo injecteur est destiné à un patient unique.

INDICATIONS

Diabète nécessitant un traitement par insuline

EFFETS INDÉSIRABLES

Hypoglycémie, allergie

STABILITÉ

- À conserver au réfrigérateur (entre 2 et 8 °C)
- *Après 1re utilisation :* à utiliser dans les 28 jours

SURVEILLANCE

Glycémies capillaires, tolérance (hypoglycémies)

▼ Insuline humaine biogénétique soluble (Umuline Rapide®)

PRÉSENTATION
Flacons de 10 mL, 100 UI/mL

DISPOSITIFS
Seringues à insuline prémontées

VOIE D'ADMINISTRATION
Voie IV ou sous-cutanée

CONTRE-INDICATIONS
Hypoglycémie, allergie

INCOMPATIBILITÉS
- En l'absence d'études de compatibilité, l'insuline glulisine ne doit pas être mélangée avec d'autres médicaments, sauf avec l'insuline humaine NPH
- Nombreuses incompatibilités physico-chimiques

RECONSTITUTION
Produit déjà reconstitué

DILUTION
Sous-cutané : pas de dilution
IV : EPPI ou NaCl 0,9 %

POSOLOGIE ET ADMINISTRATION
- Diluer 50 unités soit 0,5 mL et ramener à 50 mL avec NaCl 0,9 % pour obtention d'une seringue de 50 mL soit 1 UI = 1 mL
- **Acidocétose diabétique**
  - La vitesse de correction de la glycémie doit être de 4 mmol/L (0,7 g/dL)/h, jusqu'à 14 mmol/L (= 2,5 g/dL) puis diminuer les doses de moitié puis relais par G5 % pour maintenir des glycémies aux environs de 11 mmol/ (= 2 g/dL)
  - Si glycémie et pH inchangés après 2 heures de traitement : doubler les doses
- **Coma hyperosmolaire**
  - PSE à vitesse 2 UI/h
  - Un objectif de baisse de glycémie de 4 mmoles/h (= 0,7 g/dL) est raisonnable en visant un plateau autour de 10 mmoles/L (= 1,8 g/dL)

INDICATIONS
Traitement des patients atteints de diabète nécessitant un traitement par insuline pour maintenir un équilibre glycémique normal

EFFETS INDÉSIRABLES
Hypoglycémie, allergie, hypokaliémie

STABILITÉ
- Stable 24 heures après dilution
- *Après la 1re utilisation :* les flacons peuvent être utilisés pendant 28 jours

SURVEILLANCE
Conscience, FC, TA, FR, SpO_2, glycémies capillaires, BU (cétonurie, glycosurie), ECG, ionogramme sanguin (risque d'hypokaliémie), gazométrie artérielle

L'ASTUCE D'URG'PÉDIATRIE
- L'insuline isophane NPH peut être administrée en association avec cette insuline (insuline soluble).
- Se méfier de la correction trop rapide de la glycémie (risque d'œdème cérébral, aggravation de l'insuffisance rénale) et de l'hypokaliémie secondaire au remplissage et à l'insulinothérapie.

▼ Kétamine (Kétamine®)

PRÉSENTATION
Ampoule de 50 mg/5 mL

VOIE D'ADMINISTRATION
- Voie IV ou IM
- Voie IR (hors AMM)

CONTRE-INDICATIONS
- Absence de matériel de réanimation à proximité
- Insuffisance cardiaque sévère
- Allergie

CAS PARTICULIER
La durée de l'anesthésie est variable selon la dose et la voie d'administration

INCOMPATIBILITÉS
- Nombreuses incompatibilités physico-chimiques (*cf.* Vidal)
- En raison d'une incompatibilité chimique, ne pas associer dans la même seringue barbituriques et kétamine

RECONSTITUTION
Produit déjà reconstitué

DILUTION
Possibilité d'utiliser pur ou de diluer si nécessaire dans NaCl 0,9 % ou G5 %

POSOLOGIE ET ADMINISTRATION
Sédation et analgésie
- Dose en charge : 0,5-2 mg/kg à injecter par voie IV sur 1 à 2 minutes (en association à l'atropine et au midazolam)
- En moyenne, une dose de 2 mg/kg détermine une anesthésie durant 5 à 10 minutes
- En l'absence de voie IV disponible, possibilité de voie IM : posologie 6,5 à 13 mg/kg ou 8 mg/kg IR (hors AMM)

L'ASTUCE D'URG'PÉDIATRIE
La marge de sécurité de la kétamine est grande ; cependant, en cas de surdosage, préférer une ventilation assistée plutôt que l'utilisation d'analeptiques.

INDICATIONS
- Anesthésie pour interventions de courte durée
- Inducteur et potentialisateur d'anesthésie

EFFETS INDÉSIRABLES
- Phénomènes psychodysleptiques fréquents
- Tachycardie
- HTA
- Dépression respiratoire et apnée en cas d'injection trop rapide
- Allergie

STABILITÉ
- Conservation à l'abri de la lumière
- Stable 24 heures après dilution

SURVEILLANCE
Scope, TA, FC, SpO_2, FR, $EtCO_2$ si ventilation mécanique

▼ Kétoprofène (Profenid®)

PRÉSENTATION
Flacon de poudre de 100 mg

VOIE D'ADMINISTRATION
Voie IV

DISPOSITIFS
Protéger la poche de perfusion de la lumière pendant l'administration

CONTRE-INDICATIONS
- 3ᵉ trimestre de la grossesse
- Allergie
- Ulcère gastro-duodénal
- Hémorragie active (activité anti-agrégant plaquettaire)
- Insuffisance rénale
- Insuffisance cardiaque

CAS PARTICULIER
Absence d'AMM chez l'enfant par manque de données pédiatriques

INCOMPATIBILITÉS
Ne pas mélanger avec antibiotiques, diazépam, lidocaïne, néfopam, phénothiazine, procaïne, solutions acides, vitamines

RECONSTITUTION
Au moment de l'injection

DILUTION
Dissoudre extemporanément le contenu d'un flacon à 100 mg dans un volume de 100 mL de NaCl 0,9 % ou de G5

POSOLOGIE ET ADMINISTRATION
- **Posologie :** 1 mg/kg 2 à 3 fois/24 heures en 20 minutes
- **Mode d'administration :** administrer la dose en mini-perfusion sur 20 minutes
- **Enfant > 15 ans et adulte :** dose de 50 à 100 mg, répartie en 3 à 4 administrations par jour, dose maximale à 200 mg/j (300 mg dans la colique néphrétique, 48 heures max)

L'ASTUCE D'URG'PÉDIATRIE
Administration préventive d'un protecteur gastrique recommandée

INDICATIONS
Recommandation AFSSAPS 2009 : prise en charge de la douleur aiguë/chronique chez l'enfant > 1an

EFFETS INDÉSIRABLES
- Effets gastro-intestinaux (ulcères, vomissements, hémorragie, etc.)
- Allergie

STABILITÉ
- Conservation de la poudre à l'abri de la lumière
- La solution à perfuser doit être protégée de la lumière
- Stable 8 heures

SURVEILLANCE
Douleur (EVA)

▼ Lévétiracétam (Keppra®)

PRÉSENTATION

Solution à diluer pour perfusion à 100 mg/mL, flacon de 5 mL

VOIE D'ADMINISTRATION

Voie IV uniquement en perfusion

CONTRE-INDICATIONS

Allergie

CAS PARTICULIER

Ne jamais arrêter un traitement brutalement

INCOMPATIBILITÉS

- Ce médicament ne doit pas être mélangé avec d'autres médicaments
- Compatible avec Temesta®, lorazépam et Dépakine® (valproate de sodium)

RECONSTITUTION

Produit déjà reconstitué

DILUTION

NaCl 0,9 %, G5 %

POSOLOGIE ET ADMINISTRATION

- **Posologie :** 10 mg/kg, 2 fois/j (max 500 mg 2 fois/j) puis augmentation progressive des doses jusqu'à 30 mg/kg 2 fois/j (max 1 500 mg 2 fois/j)
- **Modalités d'administration :** diluer la dose à administrer dans 100 mL de NaCl 0,9 % ou G5 %. À passer en 15 minutes par voie IV

L'ASTUCE D'URG'PÉDIATRIE

Les données disponibles chez l'enfant ne suggèrent pas d'effet sur la croissance et la puberté. Toutefois, il n'existe pas de données sur les effets à long terme.

INDICATIONS

- Crises partielles chez l'adolescent et l'enfant
- Crises myocloniques de l'adolescent > 12 ans
- Crises généralisées tonico-cloniques primaires de l'adulte et de l'adolescent à partir de 12 ans

EFFETS INDÉSIRABLES

- Très bonne tolérance
- Somnolence, asthénie, vertiges, irritabilité
- Céphalées, amnésie, dépression, nausées
- Leucopénie, thrombopénie, pancytopénie

STABILITÉ

Stable 24 heures après dilution à 4 °C

SURVEILLANCE

Tolérance du produit, fonction rénale

Lidocaïne 1 % 10 mg/mL

PRÉSENTATION
Flacons de 200 mg/20 mL (1 %)

VOIE D'ADMINISTRATION
Voie sous-cutanée, intra-articulaire, péri-articulaire, périneurale, péridurale

DISPOSITIFS
Utiliser de fines aiguilles (22 à 25 G), injecter de petits volumes à la fois (diminue la douleur)

CONTRE-INDICATIONS
- Allergie
- Porphyrie
- Anesthésie locorégionale par voie IV

CAS PARTICULIER
Efficace pour les injections répétées des pathologies chroniques (vitaminothérapie, antibiothérapie, chimiothérapie)

INCOMPATIBILITÉS
- Ce médicament ne doit pas être mélangé avec certains médicaments
- Nombreuses incompatibilités physico-chimiques (*cf.* Vidal)

RECONSTITUTION
Produit déjà reconstitué

DILUTION
- Utilisation produit pur ou tamponné
- **Préparation de la lidocaïne tamponnée :** dans un flacon de 20 mL de lidocaïne injectable à 1 % (200 mg/20 mL), remplacer 4 mL de lidocaïne par 4 mL de bicarbonate semi-molaire à 4,2 %

POSOLOGIE ET ADMINISTRATION
- Nouveau-né de 2 à 3 kg : 0,25 mL (= 2 mg de lidocaïne)
- Nourrisson
  - De 3 à 5 kg : 0,5 mL (= 4 mg de lidocaïne)
  - De 5 à 10 kg : 0,75 mL (= 6 mg de lidocaïne)
- Enfant
  - De 10 à 20 kg : 1 mL (= 8 mg de lidocaïne)
  - De plus de 20 kg : 1,5 mL (= 12 mg de lidocaïne)

Cette technique ne peut être recommandée en l'absence de données sur la compatibilité de la lidocaïne tamponnée avec certains médicaments injectables (ex : Synagis®EPO alfa)

L'ASTUCE D'URG'PÉDIATRIE

Chez l'enfant : rechercher la concentration et la dose efficace la plus faible.

- Infiltration locale et régionale (péridurale, caudale, plexique, tronculaire) : la dose maximale recommandée se situe entre 2 et 7 mg/kg, selon la technique utilisée.
- Anesthésie régionale IV : elle est contre-indiquée chez les enfants âgés de moins de 5 ans ; ne pas utiliser de concentration supérieure à 0,5 %. La dose maximale recommandée est de 2,5 mg/kg.

INDICATIONS
- Anesthésie locale ou régionale
- Anesthésie par infiltration ou blocs nerveux

EFFETS INDÉSIRABLES
- Surdosage : passage IV ou surdosage vrai
- Cardio-vasculaires : hypotension, dépression myocardique, bradycardie, arrêt cardiaque
- Neurologiques : étourdissement, engourdissement lèvres/langue, bourdonnements d'oreille, trouble de l'audition, dysarthrie, convulsions

STABILITÉ
- Lidocaïne stable 24 heures dans du NaCl 0,9 % ou du G5 %
- Lidocaïne tamponnée : aucune donnée de stabilité, ne pas conserver

SURVEILLANCE
- Efficacité de l'anesthésie
- Survenue d'un effet secondaire

▼ Loxapine (Loxapac®)

PRÉSENTATION
Ampoule de 50 mg/2 mL

VOIE D'ADMINISTRATION
Voie IM

CONTRE-INDICATIONS
Allergie, coma, enfant de moins de 15 ans

CAS PARTICULIER
Aucun antidote spécifique connu

INCOMPATIBILITÉS
Incompatibilité physico-chimique avec : lorazépam

RECONSTITUTION
Produit déjà reconstitué

DILUTION
Utilisation : produit pur

POSOLOGIE ET ADMINISTRATION
- **AMM à partir de 15 ans**
- Posologie : 50 à 300 mg/j en 2 à 3 injections

INDICATIONS
À partir de 15 ans :
- Agitation
- Agressivité
- Anxiété associée à des troubles psychotiques ou à des troubles de la personnalité

L'ASTUCE D'URG'PÉDIATRIE
Reconnaître le syndrome malin des neuroleptiques : hyperthermie, rigidité musculaire, altération des facultés mentales, instabilité du pouls et de la PA, tachycardie, hypersudation et troubles du rythme cardiaque, élévation des CPK, myoglobinurie (rhabdomyolyse) et insuffisance rénale aiguë.

EFFETS INDÉSIRABLES
Hypotension orthostatique, dyskinésies, syndrome extrapyramidal, sédation ou somnolence, syndrome malin des neuroleptiques, arythmies cardiaques, allergie

STABILITÉ
À conserver à une T° < 25 °C et à l'abri de la lumière

SURVEILLANCE
- Régression des symptômes (agitation, hallucination)
- ECG préalable si possible (torsades de pointe)

Mannitol 10 %

PRÉSENTATION

- Flacon de 500 mL à 10 % stable (50 g de mannitol), osmolarité : 549 mOsm/L
- pH compris entre 4,5 et 6,5

VOIE D'ADMINISTRATION

Voie IV

DISPOSITIFS

- Vérifier l'absence de précipité (petites aiguilles cristallines)
- Si précipité faible, passer le flacon sous l'eau tiède jusqu'à dissolution du précipité
- Si précipité important : changer le flacon

CONTRE-INDICATIONS

- Déshydratation
- Hyper-osmolarité

CAS PARTICULIER

Si diurèse insuffisante après 12 heures d'utilisation, penser à stopper le traitement

INCOMPATIBILITÉS

- Toujours vérifier la compatibilité des médicaments en fonction du pH du mannitol (4,5 à 7)
- Perfuser seul de préférence
- Incompatibilité physico-chimique avec : amoxicilline, céfapirine, céfépime, doxorubicine, ertapénem, filgrastim, chlorure de potassium, méropénem, pantoprazole

RECONSTITUTION

Prêt à l'emploi

DILUTION

Prêt à l'emploi

POSOLOGIE ET ADMINISTRATION

- 1 g/kg à passer en 20 minutes ou 10 mL/kg/j à raison de 10 à 15 gouttes/min par 10 kg de poids
- Surveiller une éventuelle extravasation

INDICATIONS

- Réduction urgente des œdèmes cérébraux
- Oligo-anurie récente

L'ASTUCE D'URG'PÉDIATRIE

- Glucide pratiquement non métabolisable, le mannitol est éliminé par les glomérules rénaux et n'est pas absorbé au niveau des tubules. De ce fait, il entraîne une élimination obligatoire d'une certaine quantité d'eau.
- **L'espace de diffusion du mannitol** correspond au volume des espaces extracellulaires.

EFFETS INDÉSIRABLES

Trouble hydro-électrolytique, nausées, vomissements, céphalées, vertiges, tachycardie, douleur thoracique, déshydratation, troubles de la vision, hypotension ou hypertension, confusion mentale, œdème, urticaire, insuffisance rénale aiguë

STABILITÉ

Ne pas mettre au réfrigérateur (précipitations si T° < 15 °C)

SURVEILLANCE

Scope, TA, FC, SpO_2, GSC, pupilles, motricité, dextro, $EtCO_2$

▼ Méthylprednisolone hémisuccinate (Solumedrol®)

PRÉSENTATION

Flacons de poudre pour usage parentéral de 20 mg, 40 mg, 120 mg, 500 mg

VOIE D'ADMINISTRATION

Voie IV

CONTRE-INDICATIONS

- États infectieux ou mycosiques non contrôlés
- Certaines viroses en évolution (notamment hépatites, herpès, varicelle, zona). Vaccins vivants
- États psychotiques encore non contrôlés par un traitement
- Ulcère gastroduodénal en évolution
- Il n'existe toutefois aucune CI absolue pour une corticothérapie d'indication vitale

CAS PARTICULIER

Non adapté à l'administration par voie inhalée par nébulisateur

INCOMPATIBILITÉS

Nombreuses incompatibilités physico-chimiques

STABILITÉ

- Stable 8 heures après reconstitution
- Stable 24 heures dans le vecteur de perfusion

SURVEILLANCE

Poids, TA, FC, SpO_2, FR, tolérance au produit, kaliémie, dextro, ECG

RECONSTITUTION

L'injection doit suivre la reconstitution du produit immédiatement

- Avec 2 mL d'EPPI pour les dosages à 20 et 40 mg
- Avec 5 mL d'EPPI pour le dosage à 120 mg

DILUTION

- Prêt à l'emploi
- Perfusion IV : dilution minimale 2,5 mg/mL, dans NaCl 0,9 %

POSOLOGIE ET ADMINISTRATION

Posologie

- **Dans l'indication crise d'asthme aiguë grave**
  - Dose de charge 2 mg/kg (max 60 mg) au PSE sur 15 minutes (dose de charge non indispensable) puis 0,5 mg/kg/6 heures au PSE sur 15 minutes ou 1 mg/kg/12 heures au PSE sur 15 minutes (max 60 mg/dose)
  - Modalités d'administration : dose < 125 mg : IVL en 15 minutes (Cmax 2,5 mg/mL) au PSE
- **Dans l'indication laryngite :** 1 mg/kg IVD
- **Dans l'indication vascularite/maladie de Kawasaki** (traitement de 3e intention) : 30 mg/kg en 1 fois, dans 250 mL de NaCl 0,9 % IVL en 3 heures, pendant 3 jours puis relais par prednisolone 1-2 mg/kg/j

L'ASTUCE D'URG'PÉDIATRIE

Équivalence anti-inflammatoire pour 5 mg de prednisone : 4 mg de méthylprednisolone.

INDICATIONS

- Allergiques : œdème de Quincke sévère en complément des anti-histaminiques ; choc anaphylactique en complément de l'adrénaline
- Infectieuses : fièvre thyphoïde sévère, en particulier avec confusion mentale, choc, coma ; laryngite striduleuse (laryngite sous-glottique) chez l'enfant
- Neurologiques : œdème cérébral (tumeurs, abcès à toxoplasme, etc.)
- ORL : dyspnée laryngée

EFFETS INDÉSIRABLES

- Rétention hydrosodée, hypokaliémie, hyperglycémie
- Ulcère gastroduodénal, nausées
- Troubles psychiques
- Risque infectieux
- Allergie
- Malaise lipothymique
- Effet rebond à l'arrêt du traitement (traitement > 10 jrs)
- Troubles endocriniens : syndrome cushingoïde (si traitement au long cours)

Métopimazine (Vogalène®)

PRÉSENTATION
Ampoule de 10 mg/1 mL

VOIE D'ADMINISTRATION
Voie IV

CONTRE-INDICATIONS
Glaucome à angle fermé, rétention urinaire liée à des troubles urétroprostatiques, allergie

CAS PARTICULIER
Demi-vie d'élimination : 4 h 30

INCOMPATIBILITÉS
En l'absence d'études de compatibilité, ce médicament ne doit pas être mélangé avec d'autres médicaments

RECONSTITUTION
Au moment de l'injection

DILUTION
IV : NaCl 0,9 %

POSOLOGIE ET ADMINISTRATION
- **Posologie :** 10 à 20 mg/j
- **Modalités d'administration :** prélever la dose prescrite et compléter à 20 mL de NaCl 0,9 % ; à passer en 20 minutes au PSE

L'ASTUCE D'URG'PÉDIATRIE
La métopimazine se caractérise par une activité antidopaminergique élective (activité anti-apomorphine).

INDICATIONS
Traitement symptomatique des nausées et vomissements

EFFETS INDÉSIRABLES
Allergie, hypotension, rétention urinaire, sédation, dyskinésies, syndrome extrapyramidal

STABILITÉ
Conserver les ampoules à l'abri de la lumière

SURVEILLANCE
TA, FC, évolution des nausées/vomissements, tolérance au produit

▼ Midazolam (Hypnovel®)

PRÉSENTATION
Ampoule de 5 mg/5 mL

VOIE D'ADMINISTRATION
Voie IV, IM, IR

CONTRE-INDICATIONS
- Allergie
- Insuffisance respiratoire
- Insuffisance hépatique sévère

CAS PARTICULIER
Ne pas administrer dans la même voie veineuse que des émulsions IV (Intralipide®, Diprivan®, Étomidate lipuro®), ni dans l'alimentation parentérale

INCOMPATIBILITÉS
- Nombreuses incompatibilités physico-chimiques (*cf.* Vidal)
- Ne pas mélanger avec d'autres médicaments

RECONSTITUTION
Produit déjà reconstitué

DILUTION
Utilisation du produit pur ou dilution dans G5 % ou NaCl 0,9 %

POSOLOGIE ET ADMINISTRATION
Posologie
- Pré-intubation en néonatalogie : 100 à 150 µg/kg à administrer en 2 minutes
- Entretien : 50 µg/kg/h
- Analgésie : 50 µg/kg, en association avec kétamine avant un geste douloureux si pas de morphine injectée au préalable (max 1-2 mg en IVDL)
- Sédation vigile
  - IVD : 0,2 mg/kg 10 à 15 minutes avant le geste, utilisation produit pur, injection environ 1 mg/30 sec
    - max 6 mg avant 5 ans
    - max 10 mg avant 12 ans
    - au-delà de 12 ans : posologie adulte, dose moyenne entre 3,5 et 7,5 mg
  - IR : 0,3-0,4 mg/kg 30 minutes avant le geste

Modalités d'administration
- En pré-intubation : diluer une ampoule 5 mg/5 mL avec 5 mL de NaCl 0,9 %, injecter la dose prescrite en 2 minutes
- Au PSE : prélever 1,2 mg/kg (= 50 µg/kg/h pendant 24 heures) et compléter à 24 mL de NaCl 0,9 %, soit 1 mL/h = 50 µg/kg/h
- Analgésie : utilisation produit pur, injecter la dose prescrite en 2 minutes

INDICATIONS
- Sédation vigile
- Anesthésie (prémédication avant induction)
- Sédation en unité de soins intensifs

EFFETS INDÉSIRABLES
- Trouble de la vigilance, amnésie, confusion
- Agitation (réaction paradoxale)
- Allergie
- Hypotension
- Dépression respiratoire

STABILITÉ
- Les ampoules sont à conserver à l'abri de la lumière
- Stable 24 heures à l'abri de la lumière à T° ambiante

SURVEILLANCE
Scope, TA, FC, SpO_2, FR, conscience (GSC), $EtCO_2$ si ventilation mécanique

L'ASTUCE D'URG'PÉDIATRIE
Utilisation hors AMM chez l'enfant de moins de 6 mois.

Morphine

PRÉSENTATION

- Ampoule de 1 mg/1 mL
- Ampoule de 10 mg/1 mL
- Ampoule de 100 mg/10 mL
- Ampoule de 400 mg/10 mL

VOIE D'ADMINISTRATION

Voie IV

CONTRE-INDICATIONS

- Allergie
- Insuffisance respiratoire
- Hépatique sévère

CAS PARTICULIER

Surdosage : les effets de la morphine peuvent être antagonisés par son antidote la naloxone (Narcan® *cf.* fiche produit)

INCOMPATIBILITÉS

Incompatibilité avec : aminophylline, barbiturique, benzodiazépine, bicarbonate de sodium, chlorothiazide, dexaméthazone, halopéridol, héparine, hydrocortisone, méticilline, méthylprednisolone, midazolam, thiopental, nitrofurantoïne, parécoxib

RECONSTITUTION

Produit déjà reconstitué

DILUTION

- NaCl 0,9 %, G5 %
- Compatible avec nutrition parentérale

POSOLOGIE ET ADMINISTRATION

- **Par voie IV**
  - Délai d'action 5 minutes, durée d'action 3-4 heures, synergique avec le paracétamol
  - Dose IV : bolus initial de 0,1 mg/kg puis ± IV continue 0,5-1 mg/kg/j (10 gamma/kg/h) (pas de réelle dose maximale/j)
- **Titration**
  - Bolus initial de 0,1 mg/kg (en 3 à 5 minutes) puis évaluation à 5 minutes
  - Si la douleur persiste : bolus de titration supplémentaire de 0,025 mg/kg/5 minutes jusqu'à sédation de la douleur
- **Bolus antalgique après titration** = bolus initial + somme des bolus supplémentaires réalisés jusqu'à sédation de la douleur) / 4-6 heures (si dose totale de titration atteint 0,2 mg/kg, réévaluer la cause de la douleur et s'assurer de l'absence d'effets secondaires de la morphine)
- **Morphine au PSE sur voie centrale**
  - < 10 kg : 10 µg/kg/h → préparer un PSE contenant 0,24 mg/kg/24 heures à partir des ampoules à 1 mg/mL et compléter à 24 mL avec NaCl 0,9 % (vitesse initiale = 0,24 mg/kg/j = 10 µg/kg/h = 1 mL/h)
  - > 10 kg : 0,5 mg/kg/j → préparer un PSE contenant 0,5 mg/kg/24 heures à partir des ampoules à 10 mg/mL et compléter à 24 mL avec NaCl 0,9 % (vitesse initiale = 0,5 mg/kg/j = 1 mL/h) ; augmentation par palier de 0,5 mL/h = 10 µg/kg/h ; max 3 mg/kg/j)

L'ASTUCE D'URG'PÉDIATRIE

AMM dès la naissance, cependant, pour les nourrissons de moins de 3 mois, noter que les effets de la morphine sont plus intenses et prolongés par défaut de maturation de son métabolisme.

INDICATIONS

Douleurs intenses et continues plus que dans la douleur aiguë d'un geste ponctuel douloureux : analgésie, sédation, anxiolyse

EFFETS INDÉSIRABLES

- Somnolence, confusion, agitation
- Nausées, vomissements
- Prurit, allergie
- Dépression respiratoire
- Rétention aiguë d'urine

STABILITÉ

- Conservation dans les toxiques et à l'abri de la lumière
- Stable 24 heures après dilution

SURVEILLANCE

- Scope cardio-respiratoire, saturomètre, score douleur, conscience (GSC), FR, SpO_2, TA, FC
- Diurèse (globe vésical), transit (constipation), prurit, score de Ramsay

Nalbuphine

PRÉSENTATION
Ampoule de 20 mg/2 mL

VOIE D'ADMINISTRATION
- Voie IV
- Voies IM et sous-cutanée possibles

CONTRE-INDICATIONS
Hypersensibilité à l'un des composants, hypersensibilité aux morphiniques, douleur abdominale non diagnostiquée

CAS PARTICULIER
Absence d'AMM avant 18 mois par manque de données pédiatriques

INCOMPATIBILITÉS
- Ce médicament ne doit pas être mélangé avec d'autres médicaments
- Nombreuses incompatibilités physico-chimiques

RECONSTITUTION
Produit déjà reconstitué

DILUTION
NaCl 0,9 % ou G5 %

POSOLOGIE ET ADMINISTRATION
Posologie
- Voie IV : 0,2 mg/kg toutes les 4-6 heures (perfusion IVL en 20 minutes)
- Voie IR : 0,4 mg/kg toutes les 4-6 heures, peut être raccourci à 3 ou 2 heures si l'analgésie est insuffisante
- Voie IV continue : 1,2 mg/kg/j après une dose de charge de 0,2 mg/kg (à noter l'absence d'étude pharmacocinétique pédiatrique)

L'ASTUCE D'URG'PÉDIATRIE
Morphinique de type agoniste-antagoniste, effet antalgique inférieur à la morphine avec un **effet plafond** (dose seuil de 0,4 mg/kg)

INDICATIONS
Douleurs intenses et/ou rebelles aux antalgiques de niveau plus faible

EFFETS INDÉSIRABLES
- Somnolence, vertige, nausées, vomissements, sueurs, céphalées, allergie
- Surdosage : antidote = Narcan® (*cf.* fiche produit naloxone)

STABILITÉ
- Ampoule à conserver à l'abri de la lumière
- Stable 24 heures en dilution à température ambiante

SURVEILLANCE
Douleur (EVA), vigilance, FR, SpO_2, TA, FC

▼ Naloxone (Narcan®)

PRÉSENTATION
Ampoule de 0,4 mg/1 mL

VOIE D'ADMINISTRATION
Voie sous-cutanée, IV, IM

CONTRE-INDICATIONS
Hypersensibilité

CAS PARTICULIER
La demi-vie de la naloxone est inférieure à celle de la morphine

INCOMPATIBILITÉS
- Ce médicament ne doit pas être mélangé avec d'autres médicaments
- Incompatibilités physico-chimiques nombreuses

RECONSTITUTION
Produit déjà reconstitué

DILUTION
NaCl 0,9 %, G5 % (concentration 4 à 24 µg/mL)

POSOLOGIE ET ADMINISTRATION
Hors néonatalogie
- *Bolus :* réponse à un effet indésirable grave de morphinique (rétention d'urine, détresse respiratoire) : 0,01 mg/kg de solution diluée : 1 mL = 0,4 mg + 9 mL NaCL 0,9 % soit solution finale 10 mL et injection mL/mL jusqu'à reprise respiratoire efficace ou levée de rétention urinaire
- *Perfusion continue :* prévention des effets indésirables de la morphine en continue : 1/10e de dose nécessaire de morphine sur 24 heures (= 0,25 gamma/kg/h)

Néonatalogie : dépression respiratoire médicamenteuse (administration de morphiniques à la mère)
- 0,1 mg/kg = 0,25 mL/kg pur (ampoule de 1 mL = 0,4 mg) par voie sous-cutanée (IVD, intratrachéale, IM possible)
- À renouveler éventuellement (max 1 amp = 0,4 mg)
- Non indiqué chez les nouveau-nés de mère toxicomane (manifestation aiguë de sevrage)

L'ASTUCE D'URG'PÉDIATRIE
Doit être considéré comme l'antidote des morphiniques.

INDICATIONS
- Dépressions respiratoires secondaires aux morphinomimétiques
- Diagnostic différentiel des comas toxiques
- Intoxications secondaires à des morphinomimétiques

EFFETS INDÉSIRABLES
- Frisson
- Hyperventilation
- Vomissements
- Agitation, anxiété
- HTA
- Réapparition de la douleur
- Risque d'effet rebond

STABILITÉ
- Conservation des ampoules à l'abri de la lumière
- Stable 24 heures en solution à l'abri de la lumière à T° ambiante

SURVEILLANCE
Conscience, FR, pupilles, scope, TA, FC, SpO_2

▼ Néfopam (Acupan®)

PRÉSENTATION

Solution injectable en ampoule de 20 mg/2 mL

VOIE D'ADMINISTRATION

Voie IM ou IVL

CONTRE-INDICATIONS

- Convulsions ou antécédents de convulsion
- Allergie
- Glaucome, obstacle urétroprostatique

CAS PARTICULIER

Si administration discontinue sur 30 minutes, placer l'enfant en décubitus

INCOMPATIBILITÉS

- Il est recommandé d'éviter de mélanger dans la même seringue avec d'autres spécialités injectables
- Incompatibilité physico-chimique avec : acide acétylsalicylique, kétoprofène, ésoméprazole, oméprazole

RECONSTITUTION

Produit déjà reconstitué

DILUTION

Dilution dans du NaCl 0,9 %

- IVSE continue : diluer la dose prescrite sur 24 heures dans une seringue puis ramener à 48 mL avec du NaCl 0,9 % (vitesse 2 mL/h)
- IVSE discontinue : diluer la dose prescrite pour une prise ($^1/_2$ à 1 ampoule) dans une seringue puis ramener à 10 mL avec du NaCl 0,9 % (vitesse 20 mL/h)

POSOLOGIE ET ADMINISTRATION

- Voie IM (profonde) : 20 mg/injection, toutes les 6 heures, dose totale maximale 120 mg/24 heures
- Voie IV (perfusion lente > 15 minutes) : 20 mg/injection, répétée toutes les 4 heures si nécessaire, sans dépasser une dose totale de 120 mg/24 heures

L'ASTUCE D'URG'PÉDIATRIE

Pas d'AMM chez l'enfant de moins de 15 ans par manque de données pédiatriques.

INDICATIONS

Traitement symptomatique des affections douloureuses aiguës, notamment des douleurs post-opératoires

EFFETS INDÉSIRABLES

- Somnolence, nausées, vomissements
- Effets atropiniques (sueurs, vertige, tachycardie, palpitation, bouche sèche), rétention aiguë d'urine, convulsion
- Allergie

STABILITÉ

Le produit est stable 24 heures à la lumière après dilution dans du NaCl 0,9 %

SURVEILLANCE

Douleur (EVA)

Norépinéphrine (noradrénaline)

PRÉSENTATION
Ampoule de 8 mg/4 mL

VOIE D'ADMINISTRATION
Voie IV

CONTRE-INDICATIONS
Il n'y a pas de CI lorsque les indications sont respectées

CAS PARTICULIER
En cas de surdosage, on peut observer : vasoconstriction cutanée, escarres, collapsus, HTA

INCOMPATIBILITÉS
Incompatibilité physico-chimique avec agents oxydants et solution alcaline, aminophylline, barbituriques, chlorothiazide, IMAO, insuline, lidocaïne, mezlocilline, chlorure de sodium, pantoprazole, thiopental, phénytoïne, propofol, dérivés sanguins (sang total, plasma, etc.)

RECONSTITUTION
Produit déjà reconstitué

DILUTION
Dans du G5 %

POSOLOGIE ET ADMINISTRATION
Utilisation au PSE, sur VVP temporaire de bon calibre, de préférence sur VVC

- **Posologie à titre indicatif :** 0,1 µg/kg/min, augmenter la posologie par palier de 0,1 µg/kg/min toutes les 30 minutes si nécessaire (jusqu'à 5 µg/kg/min)
- **PSE :** dans une seringue de 50 mL, mettre (0,3 × poids du patient) mg de noradrénaline et compléter à 50 mL avec du G5 %. Le débit en mL/h est égal à la posologie en µg/kg/min × 10

INDICATIONS
- En perfusion IV, la noradrénaline est utilisée dans : traitement d'urgence du collapsus, restauration et maintien de la PA
- En irrigation locale gastrique, la noradrénaline est utile dans le traitement des hémorragies digestives, en complément des traitements habituels (inhibiteurs des récepteurs H2, des pompes à protons ; sclérose endoscopique)

L'ASTUCE D'URG'PÉDIATRIE
Ne pas mélanger avec d'autres médicaments sur la même ligne de perfusion sauf amiodarone possible.

EFFETS INDÉSIRABLES
Anxiété, gêne respiratoire, céphalée, tremblement, douleur thoracique, troubles du rythme, nécrose cutanée

STABILITÉ
Stable dans du G5 % pendant 12 heures à 25 °C dans une seringue plastique pour PSE

SURVEILLANCE
Scope, FC, TA, FR, SpO_2, diurèse, signes de choc (marbrures, etc.)

Ofloxacine (Oflocet®)

PRÉSENTATION
Poche de 200 mg/40 mL

VOIE D'ADMINISTRATION
Voie IV

CONTRE-INDICATIONS
Allergie, antécédents de tendinopathie due à une fluoroquinolone, épilepsie, déficit en G6PD, enfant jusqu'à la fin de la période de croissance, grossesse, allaitement

CAS PARTICULIER
Absence d'AMM chez l'enfant

INCOMPATIBILITÉS
Incompatibilité physico-chimique avec : amphotéricine B, bumétanide, céfépime, doxorubicine, flucloxacilline, héparine, lansoprazole

RECONSTITUTION
Prêt à l'emploi

DILUTION
Prêt à l'emploi

POSOLOGIE ET ADMINISTRATION
Posologie
- Enfant de moins de 40 kg : 10 mg/kg/j en 2 injections de 30 minutes
- Plus de 40 kg : 400 mg/j en 2 injections de 30 minutes

L'ASTUCE D'URG'PÉDIATRIE
Contre-indiqué chez l'enfant et l'adolescent jusqu'à la fin de la période de croissance, en raison d'une toxicité articulaire (arthropathies sévères touchant électivement les grosses articulations), sauf si le pronostic vital est engagé.

INDICATIONS
Infections à gram négatif et à staphyloccoques sensibles

EFFETS INDÉSIRABLES
Allergie, nausées, douleur épigastrique, diarrhée, vomissements, tendinite, rupture tendineuse, réaction au point d'injection

STABILITÉ
Conserver les poches à l'abri de la lumière

SURVEILLANCE
Évolution des signes infectieux, survenue d'un effet indésirable, taux sériques chez les insuffisants rénaux

▼ Ondansétron (Zophren®)

PRÉSENTATION

Ampoule de 4 mg/2 mL et 8 mg/4 mL

VOIE D'ADMINISTRATION

IV

CONTRE-INDICATIONS

- Allergie
- Arrêter l'allaitement

INCOMPATIBILITÉS

Nombreuses incompatibilités physicochimiques (*cf.* Vidal)

RECONSTITUTION

Produit déjà reconstitué

DILUTION

- Peut être passé pur sur 2 à 5 minutes
- Dilution possible dans NaCl 0,9 % ou G5 % pour mini-perfusion de 15 minutes

POSOLOGIE ET ADMINISTRATION

- **Nausées et vomissements post-opératoires :** 0,1 mg/kg (4 mg max)

Cette dose peut être répétée toutes les 4 heures avec un maximum de 3 prises

- **Modalité d'administration :**
  - IVL sur 2 à 5 minutes, utilisation pur
  - Mini-perfusion de15 minutes (dans 50 mL de NaCl)

INDICATIONS

- Voie rectale :

Chez l'adolescent à partir de 15 ans : prévention et traitement des nausées et vomissements induits par la chimiothérapie

- **Voie injectable :**
  - Prévention des nausées et vomissements aigus induits par la chimiothérapie cytotoxique moyennement à hautement émétisante chez l'enfant à partir de 6 mois
  - Traitement des nausées et vomissements induits par la chimiothérapie cytotoxique chez l'enfant à partir de 6 mois
  - Prévention et traitement des nausées et vomissements post-opératoires chez l'enfant à partir de 1 mois

EFFETS INDÉSIRABLES

- Vertiges et troubles visuels transitoires en cas d'injection trop rapide, céphalées, bouffées de chaleur, flush, allergie, constipation, iléus ou occlusion, réaction au point d'injection
- Allongement du QT

STABILITÉ

- Conservation des ampoules à l'abri de la lumière
- La solution diluée est stable pendant 24 heures à température ambiante

SURVEILLANCE

- Régression des nausées/vomissements, survenue d'un effet secondaire
- ECG préalable

▼ Oxacilline (Bristopen®)

PRÉSENTATION

Flacon de poudre de 1 g et solvant EPPI (5 mL)

VOIE D'ADMINISTRATION

Voie IV

CONTRE-INDICATIONS

- Allergie aux pénicillines
- Les allergies croisées entre pénicillines et céphalosporines ne surviennent que dans moins de 10 % des cas
- Association au méthotrexate

INCOMPATIBILITÉS

- En l'absence d'études de compatibilité, ce médicament ne doit pas être mélangé avec d'autres médicaments
- Incompatibilité physico-chimique avec : aminosides, bicarbonate de sodium, cytarabine, doxycycline, émulsions lipidiques, nutrition entérale, sol d'acides aminés, vérapamil

RECONSTITUTION

Au moment de l'injection, avec 5 mL d'EPPI

DILUTION

IV : dilution dans NaCl 0,9 % ou du G5 %, concentration cible 1 g/100 mL

POSOLOGIE ET ADMINISTRATION

Ne pas utiliser chez le prématuré ou le nouveau-né de moins de 10 jours

- **Posologie :** 100 à 300 mg/kg/j répartis en 4 à 6 administrations journalières sans dépasser 12 g/j
- **Modalités d'administration :** prélever la dose et compléter à 30 mL de NaCl 0,9 %, à passer en 30 minutes au PSE

INDICATIONS

Infections dues à des staphylocoques sensibles

EFFETS INDÉSIRABLES

Allergie, nausées, vomissements, diarrhée

STABILITÉ

- Après reconstitution, stable 3 jours à 25 °C et 7 jours au réfrigérateur
- Après dilution : utiliser dans les 4 heures

SURVEILLANCE

Évolution clinico-biologiques des signes infectieux

▼ Paracétamol (Perfalgan®)

PRÉSENTATION
Flacon de 1 g/100 mL et 500 mg/50 mL

VOIE D'ADMINISTRATION
Voie IV

CONTRE-INDICATIONS
- Insuffisance hépatocellulaire sévère
- Allergie

CAS PARTICULIER
Intoxication au paracétamol
- Dose < 125 mg/kg : pas de risque toxique
- Risque théorique
  - Dose > 200 mg/kg avant 10 ans
  - Dose > 175 mg/kg après 10 ans

INCOMPATIBILITÉS
Ne doit pas être mélangé avec d'autres médicaments

RECONSTITUTION
Dilution dans NaCl 0,9 % pour les poids < 10 kg, pour obtenir un volume final de 10 mL, utilisation immédiate

DILUTION
Prêt à l'emploi

POSOLOGIE ET ADMINISTRATION
- Fonction du poids
  - 0-10 kg : 7,5 mg/kg/6 heures
  - ≥ 10 kg : 15 mg/kg toutes les 6 heures
- Dose administrée en 20 minutes au PSE
- Dose max : 1 g/injection ; 80 mg/kg/j en 6 fois (si hyperthermie rebelle au schéma classique et autre antipyrétique contre-indiqué) sans dépasser 4 g/j
- Le flacon de 500 mg/50 mL est réservé à l'enfant de moins de 33 kg
- Dose toxique
  - < 125 mg/kg : pas de risque
  - > 200 mg/kg avant 10 ans
  - > 175 mg/kg après 10 ans

L'ASTUCE D'URG'PÉDIATRIE
- AMM : dès la naissance
- Antidoto : réservé aux surdosages accidentels ou volontaires = Fluimucil® (N-acétylcystéine)
  - Dose de charge : 150 mg/kg dilués dans 250 mL de G5 % en 1 heure
  - Puis : 50 mg/kg dilués dans 500 mL de G5 % en 4 heures
  - Enfin : 100 mg/kg dilués dans 1 000 mL de G5 % en 16 heures
  - Si le patient est vu au-delà de 24 heures ou si des signes de cytolyse hépatique sont déjà présents, même protocole, suivi de 300 mg/kg/24 heures jusqu'à guérison

INDICATIONS
Antalgique périphérique efficace dans les douleurs peu intenses, identique pour la voie *per os* par rapport à la voie IV si voie orale possible

EFFETS INDÉSIRABLES
- Hypotension
- Allergie

STABILITÉ
- À conserver à une T° ne dépassant pas + 30 °C, ne pas conserver au réfrigérateur, ne pas congeler
- Après dilution, ne pas conserver plus d'une heure

SURVEILLANCE
- Évaluation efficacité : échelles DAN (nouveau-né et douleur aiguë), DIN (douleur et inconfort continu et prolongé du nouveau-né, nourrisson), EVANDOL (douleur de l'enfant avant 5-6 ans), EVA (échelle visuelle analogique à partir de 6-7 ans)
- T° corporelle

Phénobarbital (Gardenal®)

PRÉSENTATION

Ampoule de poudre 40 mg / et solvant 2 mL (EPPI)

VOIE D'ADMINISTRATION

Voie IV ou IM

CONTRE-INDICATIONS

- Insuffisance respiratoire sévère
- Allergie

CAS PARTICULIER

Ne pas administrer dans la même voie veineuse que Intralipide®, Diprivan®, Étomidate lipuro®), ni dans l'alimentation parentérale

INCOMPATIBILITÉS

Nombreuses incompatibilités physico-chimiques (*cf.* Vidal)

RECONSTITUTION

- Ne préparer la solution qu'au moment de l'injection
- Dissoudre le flacon dosé à 40 mg dans 2 mL d'EPPI (soit 20 mg/mL), quelle que soit la voie d'administration

DILUTION

- Pas de dilution supplémentaire
- Voie IV : dilution avec du NaCl 0,9 %

POSOLOGIE ET ADMINISTRATION

- **Indication :** traitement de la crise convulsive, de l'état de mal épileptique si persistance de la crise après administration de Valium®, Rivotril® et Dilantin®
- **Posologie**
  - 20 mg/kg (max 600 mg) en IVL sur 3 à 5 minutes ou mini-perfusion sur 20 minutes
  - Débit max 1 à 2 mg/kg/min

L'ASTUCE D'URG'PÉDIATRIE

Le phénobarbital n'est pas efficace dans les absences et les crises myocloniques.

INDICATIONS

- Traitement de l'état de mal épileptique après échec des benzodiazépines et/ou de la phénytoïne
- Traitement des épilepsies généralisées ou partielles

EFFETS INDÉSIRABLES

- Somnolence
- Troubles de l'équilibre
- Dépression respiratoire
- Allergie

STABILITÉ

- À protéger de la lumière
- Après reconstitution, le produit doit être utilisé immédiatement
- Stable une heure après dilution

SURVEILLANCE

Scope, FR, TA, FC, SpO_2, conscience, convulsion

▼ Phénytoïne (Dilantin®)

PRÉSENTATION

Ampoule de 250 mg/5 mL

VOIE D'ADMINISTRATION

Sur VVP de gros calibre, de préférence dans une grosse veine, avec cathéter ou aiguille de gros calibre, sur **voie unique** (risque de précipitation)

DISPOSITIFS

Administration au PSE ou à la pompe à perfusion

CONTRE-INDICATIONS

- Trouble de la conduction
- Cardiopathie sévère (ECG préalable)

CAS PARTICULIER

Du fait du risque de précipitation, Dilantin® ne peut être dilué que dans NaCl 0,9 %

INCOMPATIBILITÉS

Cette spécialité est incompatible avec tout autre médicament

L'ASTUCE D'URG'PÉDIATRIE

Chaque injection doit être suivie par une injection de NaCl 0,9 % dans le même cathéter afin de diminuer l'irritation veineuse locale.

RECONSTITUTION

Produit déjà reconstitué

DILUTION

- Utilisation produit pur possible
- Peut être dilué dans du NaCl 0,9 % pour obtention d'une concentration de 5 mg/mL (soit une ampoule de 250 mg dans 50 mL)
- S'assurer que la solution est limpide : si la solution a été conservée au réfrigérateur, le dépôt qui s'est formé disparaît après retour à la T° normale

POSOLOGIE ET ADMINISTRATION

- **Dose de charge :** 20 mg/kg IVL sur 20 à 60 minutes
  - Effectuer un dosage sérique à H2
  - En cas d'inefficacité de la dose de charge :
    - si taux sérique < 15 mg/L : repasser 5 mg/kg à H4
    - si taux sérique > 15 mg/L : repasser 5 mg/kg à H8
- **Dose d'entretien :** 5 mg/kg toutes les 8 heures puis × 2/j à J1, puis × 1/j à J2
  - Taux sérique souhaité à H24 : 20-30 mg/L
  - À éviter en cas de bradycardie (contrôler la PA toutes les 5 minutes)
- **Administration sur cathéter :** respecter la vitesse d'administration maximale de 1 mg/kg/min (max 50 mg/min et 25 mg/min chez la personne âgée) sur grosse veine, avec cathéter ou aiguille de gros calibre, sur *voie unique* (risque de précipitation)
- **Administration au PSE ou pompe à perfusion**
  - Dose de charge à passer en 20 à 60 minutes dans un volume de 50 à 250 mL
  - Dose d'entretien dans un PSE de 50 mL en 30 minutes

INDICATIONS

Convulsions, état de mal épileptique après échec du Valium® et du Rivotril®

EFFETS INDÉSIRABLES

- Hypotension si injection trop rapide
- Troubles du rythme et de la conduction
- Allergie
- Douleur
- Nécrose tissulaire au site d'injection

STABILITÉ

À conserver à une T° comprise entre 15 °C et 30 °C

SURVEILLANCE

- Scope, ECG, FC, TA, SpO_2, FR, conscience, convulsions
- Phénytoïémie

▼ Phloroglucinol (Spasfon®)

PRÉSENTATION
Ampoule de 40 mg/4 mL

VOIE D'ADMINISTRATION
Voie IV

CONTRE-INDICATIONS
Allergie

CAS PARTICULIER
L'association avec des morphiniques ou dérivés est à éviter en raison de leur effet spasmogène

INCOMPATIBILITÉS
- Cette spécialité est incompatible avec tout autre composant
- Incompatibilité physico-chimique avec : noramidopyrine

RECONSTITUTION
Produit déjà reconstitué

DILUTION
Utilisation produit pur

POSOLOGIE ET ADMINISTRATION
Posologie
- 0,5 mg/kg/6 heures *(hors AMM)*
- 1 à 3 ampoules par 24 heures, IVL (en 2 minutes)

L'ASTUCE D'URG'PÉDIATRIE
Solution injectable : des cas de surdosage ont été rapportés sans symptomatologie spécifique.

INDICATIONS
- Douleurs aiguës des troubles fonctionnels du tube digestif et des voies biliaires
- Coliques néphrétiques

EFFETS INDÉSIRABLES
Allergie

STABILITÉ
Conservation des ampoules à l'abri de la lumière

SURVEILLANCE
Douleur (EVA)

▼ Phytoménadione (Vitamine K1® nourrisson)

PRÉSENTATION

- Ampoules de 0,2 mL + pipette graduée en mg (1 mg et 2 mg)
- Ampoule 10 mg/1 mL + 1 pipette graduée en mg (5 mg et 10 mg)

VOIE D'ADMINISTRATION

Voie IV, IM ou *per os*

CONTRE-INDICATIONS

Allergie à la vitamine K ou au soja

CAS PARTICULIER

Seule la solution buvable et injectable à 2 mg/0,2 mL est réservée au nourrisson

INCOMPATIBILITÉS

- La solution Vitamine K1® Roche ne doit être ni diluée, ni mélangée à d'autres médications parentérales
- Incompatibilité physico-chimique avec : mitomycine

RECONSTITUTION

Produit déjà reconstitué

DILUTION

Utilisation produit pur avec injection dans la tubulure avec G5 % ou NaCl 0,9 %

POSOLOGIE ET ADMINISTRATION

- **Prévention de la maladie hémorragique du nouveau-né :** pour les nouveau-nés à risque hémorragique majoré ou présentant une situation où l'absorption de la vitamine K1 peut être insuffisante ou son métabolisme accéléré : 0,5 à 1 mg par voie IM ou IVL à la naissance ou tout de suite après
- **Suspicion de trouble de l'hémostase vitamine K-dépendant :** 5-10 mg en IVL (2 mg chez nouveau-né)

L'ASTUCE D'URG'PÉDIATRIE

En cas de suspicion de surdosage accompagné d'effet indésirable, le traitement doit être arrêté de façon définitive.

INDICATIONS

Maladie hémorragique du nouveau-né

EFFETS INDÉSIRABLES

Allergie

STABILITÉ

- Conserver les ampoules à l'abri de la lumière
- Stable 24 heures à 25 °C après reconstitution et dans le vecteur de perfusion

SURVEILLANCE

Évolution de l'hémorragie, HemoCue®, Scope, TA, FC, SpO_2, TP/INR, facteur V, NFS

▼ Pipéracilline tazobactam (Tazocilline®)

PRÉSENTATION

Flacon de poudre de 4 g de pipéracilline + 500 mg de tazobactam

VOIE D'ADMINISTRATION

Voie IV

CONTRE-INDICATIONS

Allergie aux bêtalactamines, mononucléose (réaction cutanée)

CAS PARTICULIER

Enfant de moins de 2 ans : ne pas utiliser

INCOMPATIBILITÉS

Très nombreuses incompatibilités physico-chimiques à contrôler autant que de besoin dans la fiche technique du médicament

L'ASTUCE D'URG'PÉDIATRIE

En cas de surdosage, le traitement par pipéracilline/tazobactam doit être arrêté. Aucun antidote spécifique n'est connu.

RECONSTITUTION

Au moment de l'injection

- Reconstitution d'un flacon de 4 g/500 mg dans 20 mL d'EPPI ou de NaCl 0,9 %
- Agiter quelques minutes (ne dépasser pas 10 minutes)

DILUTION

Dilution du flacon reconstitué dans un volume final de 50 à 100 mL de G5 % ou NaCl 0,9 %

POSOLOGIE ET ADMINISTRATION

Posologie (exprimées en mg de pipéracilline)

- Enfant de plus de 12 ans : 4 000 mg toutes les 6 à 8 heures (max 16 g/24 heures), si neutropénie : 4 000 mg toutes les 6 heures en association avec un aminoside
- Insuffisant rénal (enfant > 40 kg) :
  - 20 < Cl < 80 mL/min : max 4 000 mg toutes les 8 heures
  - Cl < 20 mL/min : max 4 000 mg toutes les 12 heures
- Hémodialyse : max 4 000 mg toutes les 12 heures, et 2 000 mg supplémentaires après chaque séance
- Enfants de 2 à 12 ans (< 40 kg) : limité aux infections bactériennes de l'enfant neutropénique : 80 mg/kg toutes les 6 heures (max 4 000 mg toutes les 6 heures), en association avec un aminoside
- Insuffisant rénal (enfant < 40 kg) :
  - 20 < Cl < 30 mL/min : max 80 mg/kg toutes les 8 heures (max 12 g/24 heures)
  - Cl < 20 mL/min : max 80 mg/kg toutes les 12 heures (max 8 g/24 heures)
- Hémodialyse : max 40 mg/kg toutes les 8 heures

Modalités d'administration : perfusion sur 30 minutes

INDICATIONS

- **Enfants > 12 ans**
  - Pneumonies sévères
  - Infections urinaires compliquées
  - Infections intra-abdominales
  - Infections compliquées de la peau et des tissus mous
- **Enfants de 2 à 12 ans**
  - Infections intra-abdominales compliquées
  - Infection bactérienne chez enfant neutropénique

EFFETS INDÉSIRABLES

Allergie, diarrhée, nausées, vomissements, candidose

STABILITÉ

- Après reconstitution, stable 24 heures à 4 °C
- Après dilution, stable 24 heures à T° ambiante à la lumière

SURVEILLANCE

Évolution des signes infectieux

▼ Polyionique B27®

PRÉSENTATION
Solution pour perfusion, 500 mL

VOIE D'ADMINISTRATION
Voie IV

CONTRE-INDICATIONS
- Hyperhydratation surtout si extracellulaire
- Insuffisance cardiaque décompensée
- Hyperkaliémie
- Hypercalcémie

En association avec les digitaliques et les diurétiques hyperkaliémiants

CAS PARTICULIER
Apport glucidique modéré

INCOMPATIBILITÉS
- En l'absence d'études d'incompatibilité, ce médicament ne doit pas être mélangé avec d'autres médicaments
- Il existe une incompatibilité physico-chimique avec certains antibiotiques s'ils sont administrés par voie IV (amphotéricine B, oxytétracycline)

RECONSTITUTION
Non concerné

DILUTION
Non concerné

POSOLOGIE ET ADMINISTRATION
La posologie doit être adaptée aux besoins du malade en fonction de l'état clinique, du poids et des résultats des bilans ioniques sanguin et urinaire

L'ASTUCE D'URG'PÉDIATRIE
Il est de la responsabilité du médecin de juger de la compatibilité d'une médication additive vis-à-vis de la solution Polyionique B27®, en contrôlant un éventuel changement de couleur et/ou une éventuelle formation de précipité, de complexe insoluble ou de cristaux.

INDICATIONS
- Équilibration hydro-électrique
- Déshydratation

EFFETS INDÉSIRABLES
En particulier si mauvaises conditions d'utilisation ou de débit d'administration trop rapide : risque d'œdème dû à une surcharge hydrosodée

STABLITÉ
Pas d'information

SURVEILLANCE
- Apparition de cristaux, de complexes insolubles ou d'un changement de couleur lors de l'ajout d'autres médicaments
- Tolérance au produit

▼ Polyvitamines (Cernevit®)

PRÉSENTATION
Flacon de poudre pour solution injectable

VOIE D'ADMINISTRATION
Voie IV

CONTRE-INDICATIONS
- Allergie notamment à la vitamine B1 ou aux excipients
- Enfant de moins de 11 ans

CAS PARTICULIER
Utilisation hors AMM chez l'enfant de moins de 11 ans

INCOMPATIBILITÉS
Cette spécialité pharmaceutique ne doit pas être mélangée avec d'autres médicaments

L'ASTUCE D'URG'PÉDIATRIE
Protéger le produit de la lumière si administration sur 24 heures +++

RECONSTITUTION
- Reconstituer avec 5 mL d'EPPI, NaCl 0,9 % ou G5 %
- La solution obtenue après reconstitution a une coloration jaune-orangé
- À utiliser immédiatement

DILUTION
- Après reconstitution, dilution dans les liquides de perfusion (NaCl 0,9 % ou G5 %) ou dans la poche de nutrition parentérale sous réserve d'avoir vérifié préalablement la compatibilité et la stabilité pour chaque mélange
- Si administration seul : dilution avec 100 mL G5 % ou NaCl 0,9 %

POSOLOGIE ET ADMINISTRATION
- **Posologie :** en néonatalogie 1 mL/j, à partir de J1
- **Modalité d'administration**
  - Perfusion IV sur 18 à 24 heures par VVC dans les liquides de perfusion ou dans la poche de nutrition parentérale sous réserve d'avoir vérifié préalablement la compatibilité et la stabilité pour chaque mélange
  - Une supplémentation en vitamine K peut-être nécessaire (pas de vitamine K dans Cernevit®)

INDICATIONS
Supplémentation vitaminique injectable ou pour perfusion chez les patients recevant une nutrition parentérale

EFFETS INDÉSIRABLES
Allergie

STABILITÉ
Après reconstitution : la stabilité physico-chimique a été démontrée pendant 24 heures à + 25 °C

SURVEILLANCE
Tolérance au produit

▼ Poractant alpha (Curosurf®)

PRÉSENTATION

Suspension pour instillation endo-trachéobronchique à 120 mg/1,5 mL ou 240 mg/3 mL

VOIE D'ADMINISTRATION

Voie endo-trachéobronchique

CONTRE-INDICATIONS

Hypersensibilité

CAS PARTICULIER

Ne doit être administré qu'à des enfants intubés en ventilation mécanique

INCOMPATIBILITÉS

Ce médicament ne doit pas être mélangé avec d'autres médicaments

RECONSTITUTION

- Produit déjà reconstitué
- Avant utilisation, le flacon doit être amené à 37 °C, puis agité doucement de haut en bas afin d'obtenir une suspension uniforme

DILUTION

Pas de dilution

POSOLOGIE ET ADMINISTRATION

- La dose initiale est de 200 mg/kg ± dose supplémentaire de 100 mg/kg, 6 à 12 heures après la 1re dose à des nouveau-nés. La dose totale cumulée ne doit pas dépasser 400 mg/kg
- Ne pas faire d'aspiration trachéale dans les 4 à 6 heures suivant l'instillation

L'ASTUCE D'URG'PÉDIATRIE

Après instillation, il est nécessaire de ventiler l'enfant manuellement pendant une période courte (à peu près 1 minute) en utilisant le même mélange d'oxygène que celui utilisé avant le traitement, afin de permettre une distribution uniforme.

INDICATIONS

Traitement des nouveau-nés prématurés à haut risque de présenter ou présentant un syndrome de détresse respiratoire par déficit en surfactant pulmonaire

EFFETS INDÉSIRABLES

Hémorragie pulmonaire, perturbations hémodynamiques (bradycardie, hypotension, hémorragie intracrânienne), désaturation transitoire

STABILITÉ

Le flacon doit être conservé au réfrigérateur à + 4 °C, à l'abri de la lumière

SURVEILLANCE

- Oxymétrie par mesure de la PO_2 par électrode transcutanée
- Radiographie pulmonaire

▼ Propofol (Diprivan®)

PRÉSENTATION
Ampoule de 500 mg/50 mL et 200 mg/20 mL

DISPOSITIFS
Matériel de réanimation à proximité

VOIE D'ADMINISTRATION
Voie IV, dans la partie terminale de la tubulure d'une perfusion de G5 % de sérum physiologique à 0,9 %

CONTRE-INDICATIONS
Allergie au propofol, à l'arachide ou au soja, traumatisé crânien grave, hypovolémie, instabilité hémodynamique, insuffisance coronaire ou cardiaque

CAS PARTICULIER
Ce produit ne doit être administré que par des médecins spécialisés en anesthésie-réanimation ou en médecine d'urgence

INCOMPATIBILITÉS
Incompatibilité physico-chimique avec de très nombreuses molécules → injecter seul

RECONSTITUTION
- Produit déjà reconstitué
- Agiter le flacon ou l'ampoule avant utilisation

DILUTION
- Utilisation produit pur
- **Agiter la seringue préremplie avant utilisation**

POSOLOGIE ET ADMINISTRATION
Anesthésie générale

Diprivan 20 mg/mL ne doit être utilisé en perfusion pour induire l'anesthésie que chez les patients qui le recevront pour le maintien de l'anesthésie
- Induction : chez l'enfant de plus de 3 ans, la posologie doit être ajustée en fonction du poids et de l'âge de l'enfant
  - Enfant > 8 ans : 2,5 mg/kg de Diprivan® 20 mg/mL pour l'induction de l'anesthésie
  - Enfant > 3 ans et < 8 ans : 2,5 à 4 mg/kg (dose plus élevée)
- Entretien
  - Chez l'enfant de plus de 3 ans : entre 9 et 15 mg/kg/h en perfusion
  - La dose nécessaire pourra être plus élevée chez les plus jeunes enfants

Sédation

Sédation anesthésique pour les actes de courte durée et en complément d'anesthésie locorégionale : chez l'enfant de plus de 3 ans : 1 à 2 mg/kg puis entretien par perfusion titrée de 1,5 à 9 mg/kg/h

L'ASTUCE D'URG'PÉDIATRIE
- Utiliser une voie veineuse de bon calibre, avec G5 % 500 mL en cours.
- Matériel de réanimation à proximité.
- L'administration du propofol avec le dispositif Diprifusor-TCI n'est pas recommandée chez l'enfant, que ce soit en AG ou en sédation

INDICATIONS
- **Anesthésie**

Anesthésique IV d'action rapide, utilisable pour l'induction et l'entretien de l'AG
- **Sédation**

Sédation lors de gestes chirurgicaux ou de procédures diagnostiques, seul ou associé à une anesthésie locale

EFFETS INDÉSIRABLES
- Douleur au lieu d'injection, hypotension, bradycardie, apnée transitoire pendant l'injection, allergie
- Au réveil : nausées, vomissements, céphalées

STABILITÉ
- À conserver à une T° < 25 °C. Ne pas congeler
- Après dilution, la solution est stable 6 heures

SURVEILLANCE
- Scope, ECG, TA, FC, SpO_2, FR, tolérance au produit
- Si fortes posologies et au-delà de 48 heures : dosage biquotidien des lactates, des triglycérides et des enzymes (syndrome de perfusion en propofol qui implique son arrêt immédiat)

▼ Ranitidine (Azantac®)

PRÉSENTATION
Ampoule de 50 mg/2 mL

VOIE D'ADMINISTRATION
Voie IV

DISPOSITIFS
Il n'est pas nécessaire de protéger les flacons de la lumière pendant la perfusion

CONTRE-INDICATIONS
Allergie

CAS PARTICULIER
Pas d'AMM chez l'enfant (étude laboratoire disponible pour nourrisson de 1 à 6 mois)

INCOMPATIBILITÉS
- Ce médicament ne doit pas être mélangé avec d'autres médicaments
- Incompatibilité physico-chimique avec : amphotéricine B, atracurium, céfalotine, céfamandole, céfoxitine, ceftazidime, céfuroxime, chlorpromazine, clindamycine, diazépam, drotrécogine alfa, hydroxyzine, lansoprazole, midazolam, pantoprazole, phénobarbital, phytoménadione, propofol, sugammadex, témocilline

RECONSTITUTION
Produit déjà reconstitué

DILUTION
IV : dilution avec NaCl 0,9 % ou G5 %

POSOLOGIE ET ADMINISTRATION
Posologie
- Prévention de l'ulcère de stress : 1 à 2 mg/kg toutes les 12 à 24 heures
- Traitement curatif de l'œsophagite sur RGO
  - PSE par intermittence : 1,5 mg/kg toutes les 6 à 8 heures, dans 20 mL sur 10 minutes
  - Ou PSE continu après dose de charge de 0,45 mg/kg suivie d'une perfusion continue de 0,15 mg/kg/h

Modalités d'administration
Au PSE, prendre la dose à administrer et compléter à 20 mL de NaCl 0,9 %, à passer en 10 minutes

INDICATIONS
- Ulcères gastriques ou duodénaux
- Reflux gastro-œsophagien
- Œsophagite par reflux

EFFETS INDÉSIRABLES
Allergie, nausées

STABILITÉ
- Conserver les ampoules à l'abri de la lumière
- Stable 24 heures à T° ambiante dans vecteur de perfusion

SURVEILLANCE
Évolution des symptômes : RGO, douleur abdominale (EVA)

▼ Rifampicine (Rifadine®)

PRÉSENTATION
Flacon de poudre 600 mg

VOIE D'ADMINISTRATION
Voie IV

CONTRE-INDICATIONS
- Allergie, porphyries
- De par son activité d'inducteur enzymatique : associations aux anti-protéases, delavirdine

CAS PARTICULIER
La rifampicine accélère son propre métabolisme ; il en résulte que sa clairance systémique augmente après administration itérative

INCOMPATIBILITÉS
- Ne pas mélanger à d'autres médicaments dans la même perfusion
- Incompatibilité physico-chimique avec : diltiazem, NaCl 0,9 %, nutrition parentérale, tramadol

RECONSTITUTION
Au moment de l'injection, reconstituer avec 10 mL d'EPPI

DILUTION
- Diluer dans du G5 % (Cmax = 6 mg/mL)
- Perfuser immédiatement après dilution

POSOLOGIE ET ADMINISTRATION
- **Posologie :** infections à germes Gram + ou Gram -
  - Nouveau-né de 0 à 1 mois (prématuré ou non) : 15 à 20 mg/kg/24 heures en 2 perfusions
  - Enfant à partir de 1 mois : 20 à 30 mg/kg/24 heures en 2 perfusions
- **Modalités d'administration :** perfusion IV de 30 minutes à 3 heures de préférence sur VVC

L'ASTUCE D'URG'PÉDIATRIE
Il n'existe pas de dose toxique ou létale minimale établie. Il a été rapporté quelques cas de surdosages fatals à des doses > 10 g.

INDICATIONS
Limitées à : tuberculose et autres infections à mycobactéries sensibles, infections graves, dues aux germes suivants : staphylocoques (*aureus*, *epidermidis*, polyrésistants) ; entérocoques (*faecalis*, *faecium*) ; bacilles Gram – dont la sensibilité à la rifampicine a été vérifiée

EFFETS INDÉSIRABLES
Coloration rouge des sécrétions (urines, larmes, etc.), allergie, anorexie, nausées, douleurs abdominales, météorisme

STABILITÉ
La solution diluée est stable 6 heures à 25 °C

SURVEILLANCE
Évolution des signes infectieux

Soluté glucosé hypertonique à 10 %

PRÉSENTATION

Poches de 500 mL et 1 000 mL

VOIE D'ADMINISTRATION

Voie IV

CONTRE-INDICATIONS

Inflation hydrique

CAS PARTICULIER

- Osmolarité théorique : 555 mOsm/L
- pH = 3,5-6,5

INCOMPATIBILITÉS

Nombreuses incompatibilités physico-chimiques (*cf.* Vidal)

RECONSTITUTION

Prêt à l'emploi

DILUTION

Prêt à l'emploi

POSOLOGIE ET ADMINISTRATION

- **Posologie :** 3 mL/kg puis 0,3-0,5 g de glucose/kg/h en IV continue
- **Modalités d'administration :** IVD en 1 minute

L'ASTUCE D'URG'PÉDIATRIE

Une correction rapide de l'hyponatrémie hypo-osmotique est potentiellement dangereuse (risque de complications neurologiques graves). La posologie, le taux et la durée d'administration doivent être déterminés avec grande précision.

INDICATIONS

Hypoglycémie néonatale symptomatique

EFFETS INDÉSIRABLES

Hyperglycémie, polyurie osmotique au glucose

STABILITÉ

Pas d'information

SURVEILLANCE

- Hypoglycémie : conscience, glycémie capillaire
- Hyperkaliémie : ECG, kaliémie, gazométrie artérielle, fonction rénale

▼ Soluté glucosé hypertonique 30 %

PRÉSENTATION
Ampoules de 10 mL

VOIE D'ADMINISTRATION
Voie IV

CONTRE-INDICATIONS
Inflation hydrique

CAS PARTICULIER
- Osmolarité : 1 665 mOsm/L
- Apport calorique glucidique : 1 200 kcal/L
- pH compris entre 3,5 et 6,5

INCOMPATIBILITÉS
Nombreuses incompatibilités physico-chimiques (*cf.* Vidal)

RECONSTITUTION
Prêt à l'emploi

DILUTION
Prêt à l'emploi

POSOLOGIE ET ADMINISTRATION
Hypoglycémie

Si le resucrage *per os* est impossible, injecter 10 mL à 20 mL en IVD sur 2 minutes, puis dès la reprise de conscience, poursuite du resucrage *per os* ou par voie IV par G5 %, volume à administrer en fonction de l'évolution des glycémies capillaires

L'ASTUCE D'URG'PÉDIATRIE
Solution hypertonique : l'injection IV devra être effectuée très lentement.

INDICATIONS
Traitement d'urgence de l'hypoglycémie sévère

EFFETS INDÉSIRABLES
Hyperglycémie, polyurie, déshydratation, hyperosmolarité

STABILITÉ
Pas d'information

SURVEILLANCE
Hypoglycémie : conscience, glycémie capillaire

▼ Sufentanil (Sufenta®)

PRÉSENTATION

- Ampoule de 50 µg/10 mL en néonatalogie
- Ampoule de 250 µg / 5 mL hors néonatalogie

VOIE D'ADMINISTRATION

Voie IV et péridurale

CONTRE-INDICATIONS

Hypersensibilité aux morphiniques, absence de matériel de réanimation à proximité

CAS PARTICULIER

En raison de la grande variabilité des paramètres pharmacocinétiques chez le nouveau-né, aucune recommandation posologique ne peut être donnée

INCOMPATIBILITÉS

- Ce médicament ne doit pas être mélangé avec d'autres médicaments
- Nombreuses incompatibilités physico-chimiques (*cf.* Vidal)

RECONSTITUTION

Produit déjà reconstitué

DILUTION

Utilisation produit pur ou dilué dans NaCl 0,9 % ou G5 %

POSOLOGIE ET ADMINISTRATION

Posologie

- Pré-intubation en néonatalogie : dose de charge : 0,3 µg/kg en 5 minutes, puis dose entretien 0,05 à 0,3 µg/kg/h
- Pédiatrie : dose de charge 0,1 µg/kg en 3 à 5 minutes

Modalités d'administration

- Dose de charge : prendre une ampoule de 50 µg/10 mL ramenée à 50 mL soit une concentration de 1 µg/mL
- Dose entretien : utiliser la même dilution à 1 µg/mL pour préparer un PSE : prélever la dose pour 24 heures de 0,1 µg/kg/h = 2,4 µg/kg = 2,4 mL/kg et compléter à 24 mL avec NaCl 0,9 %. On obtient une solution pour laquelle 1 mL/h = 0,1 µg/kg/h

INDICATIONS

Analgésie lors de la pré-intubation

EFFETS INDÉSIRABLES

- Bradycardie, rigidité musculaire, hypotension, hypoventilation, dépression respiratoire, réaction allergique
- Surdosage : **antidote** naloxone

STABILITÉ

- Stable après dilution pendant 24 heures
- Conservation des ampoules dans les toxiques à l'abri de la lumière

SURVEILLANCE

Scope, TA, FC, SpO_2, $EtCO_2$, FR

L'ASTUCE D'URG'PÉDIATRIE

Ordonnance nominative et rédigée en toutes lettres, administration tracée (stupéfiants).

Sulfate de magnésium

PRÉSENTATION
Ampoule de 1,5 g/10 mL de $MgSO_4$

VOIE D'ADMINISTRATION
Voie IV

CONTRE-INDICATIONS
- Insuffisance rénale sévère (Cl < 30 mL/min)
- Allergie

CAS PARTICULIER
1,5 g de sulfate de Mg = 146 mg de Mg élément = 6,09 mmol de Mg élément

INCOMPATIBILITÉS
- Nombreuses incompatibilités physico-chimiques (*cf.* Vidal)
- Ne pas administrer dans la même voie veineuse que des émulsions IV (Intralipid®, Diprivan®, Étomidate Lipuro®)

RECONSTITUTION
Produit déjà reconstitué

DILUTION
Pur pour les bolus

Dilution dans NaCl à 0,9 % pour les PSE (G5 % possible)

POSOLOGIE ET ADMINISTRATION
- **Posologie :** en situation d'hypomagnésemie, de torsade de pointe ou de FV : $^1/_2$ à 1 ampoule
- **Modalités d'administration**
  - La perfusion IV ne doit jamais excéder 150 mg/min de sulfate de Mg, soit une ampoule en 10 minutes
  - L'enfant doit rester allongé pendant l'administration
- Apports magnésiens lors de la rééquilibration hydro-électrolytique

L'ASTUCE D'URG'PÉDIATRIE
En cas de surdosage : 1 g de gluconate de calcium en IVL → 2 ampoules de gluconate de calcium doivent donc toujours être laissées à proximité.

INDICATIONS
- Torsades de pointe
- Hypokaliémie aiguë associée à une hypomagnésémie

EFFETS INDÉSIRABLES
Douleur au point d'injection, hypermagnésémie et insuffisance rénale en cas d'injection trop rapide

STABILITÉ
Stable 24 heures après dilution

SURVEILLANCE
Scope, ECG, TA, FC, SpO_2, FR, convulsions, réflexes ostéo-tendineux (disparition = surdosage), magnésémie

▼ Suxaméthonium (Célocurine®)

PRÉSENTATION

Ampoule de 100 mg/2 mL

VOIE D'ADMINISTRATION

Voie IV uniquement

CONTRE-INDICATIONS

Hyperkaliémie, atteinte musculaire congénitale, dénervation post-paraplégie/tétraplégie, brûlés graves, polytraumatisés, déficit en pseudo-cholinestérases, plaie du globe oculaire, allergie, hyperthermie maligne

CAS PARTICULIER

Surdosage : maintenir intubé, ventilé, jusqu'à reprise de la respiration spontanée et d'une force musculaire normale

INCOMPATIBILITÉS

- Ne pas mélanger avec d'autres médicaments
- Nombreuses incompatibilités physico-chimiques (*cf.* Vidal)

RECONSTITUTION

Produit déjà reconstitué

DILUTION

Dilution dans NaCl 0,9 %

POSOLOGIE ET ADMINISTRATION

Modalités d'administration

Prélever 1 mL (soit 50 mg), compléter avec 4 mL de NaCl 0,9 % pour obtention d'une seringue à 10 mg/mL

Posologie

- Dose d'intubation
  - Avant 18 mois : 1,5 mg/kg soit 0,15 mL/kg, injecté en 20 à 30 secondes
  - Après 18 mois : 1 mg/kg soit 0,1 mL/kg, injecté en 20 à 30 secondes
- La posologie doit être adaptée à chaque patient. Elle dépend de la méthode d'anesthésie employée, de la durée présumée de l'intervention, des interactions éventuelles avec d'autres médicaments administrés avant ou pendant l'anesthésie et de l'état général du patient

L'ASTUCE D'URG'PÉDIATRIE

L'injection IV provoque une paralysie totale de la musculature volontaire pendant 5 à 10 minutes.

INDICATIONS

Adjuvant de l'AG (relâchement musculaire bref)

EFFETS INDÉSIRABLES

- Brady-arythmie
- Allergie

STABILITÉ

- Ampoule à conserver strictement à 4 °C
- Utilisation dans les 24 heures suivant la sortie de la chaîne du froid

SURVEILLANCE

Scope, TA, FC, FR, SpO_2, survenue d'une allergie

▼ Téicoplanine (Targocid®)

PRÉSENTATION

Flacon de lyophilisat à 200 mg + ampoule de solvant de 3,2 mL (EPPI)

VOIE D'ADMINISTRATION

Voie IV

CONTRE-INDICATIONS

Allergie

CAS PARTICULIER

Contre-indiqué chez le nouveau-né

INCOMPATIBILITÉS

- Nombreuses incompatibilités physico-chimiques (*cf.* Vidal)
- Cette spécialité est incompatible avec tout autre composant

RECONSTITUTION

- Au moment de l'injection
- Dissoudre la poudre avec le solvant fourni ou 3,2 mL d'EPPI. Rouler ensuite le flacon doucement jusqu'à ce que la poudre soit complètement dissoute. Si de la mousse apparaît, laisser reposer le flacon pour que la mousse disparaisse

DILUTION

Voie IV : dilution dans du NaCl 0,9 % ou G5 %

POSOLOGIE ET ADMINISTRATION

- **Posologie :**
  - J1 : 10 mg/kg/12 heures en IVL une heure
  - J2 : 10 mg/kg/24 heures en IVL une heure
- **Modalités d'administration**
  - IVD : après reconstitution, diluer dans 7 mL d'EPPI et injecter la dose nécessaire en 1 minute
  - Perfusion IV : après reconstitution, diluer dans 50 à 100 mL de NaCl 0,9 % ou G5 %, à passer en 30 minutes

L'ASTUCE D'URG'PÉDIATRIE

La clairance totale est plus élevée chez l'enfant (15,8 mL/h/kg pour des nouveau-nés, 14,8 mL/h/kg pour un âge moyen de 8 ans), et la demi-vie d'élimination plus courte (40 heures pour les nouveau-nés ; 58 heures pour 8 ans).

INDICATIONS

Infections compliquées de la peau et des tissus mous, ostéo-articulaire, urinaire, pneumonie nosocomiale, endocardite infectieuse, péritonite associée à une dialyse péritonéale

EFFETS INDÉSIRABLES

Allergie, diarrhée, nausées, vomissements, douleur et réaction au site d'injection, vertiges, hypo-acousie, insuffisance rénale

STABILITÉ

- Maintien de l'activité pendant 48 heures à T° ambiante et 7 jours à 4 °C
- Solution diluée stable 24 heures à 25 °C

SURVEILLANCE

Évolution des signes infectieux clinico-biologiques

Thiopental

PRÉSENTATION
Flacons de poudre jaune de 500 mg

VOIE D'ADMINISTRATION
Voie IV, de préférence sur VVP

CONTRE-INDICATIONS
- Absence de matériel de réanimation à proximité
- Contre-indiqué dans l'induction anesthésique en cas d'hypovolémie, insuffisance cardiaque ou coronarienne sévère, TC grave

CAS PARTICULIER
Le thiopental est actuellement mis à disposition jusqu'à rupture des stocks avant l'arrêt définitif de sa commercialisation

RECONSTITUTION
- Au moment de l'injection
- Reconstituer la poudre dans le flacon avec 20 mL d'EPPI pour obtenir une solution de 2,5 % (25 mg/mL)

DILUTION
Utiliser immédiatement après reconstitution

POSOLOGIE ET ADMINISTRATION
- **Posologie :** 2-5 mg/kg
- **Modalités d'administration :** IVL sur 2 minutes, patient prêt à être intubé, ventilé

INCOMPATIBILITÉS
Incompatibilité physico-chimique avec : acide ascorbique (vitamine C), aminosides, amiodarone, Atarax®, atracurium, atropine, catécholamines, céphalosporine, clindamycine, codéine, curares, diltiazem, dobutamine, dopamine, doxorubicine, éphédrine, fentanyl, fibrinolytiques, hydrocortisone, insuline, midazolam, morphine, nicardipine, norépinéphrine, pénicilline, phénytoïne, Ringer Lactate®, sels de calcium ou de magnésium, solution acide ou alcaline, succynoline, tétracyclines

INDICATIONS
Prise en charge de l'état de mal épileptique chez l'enfant (nouveau-né exclu)

EFFETS INDÉSIRABLES
- Dépression myocardique et collapsus si surdosage ou injection trop rapide
- Complications locales (douleur, phlébogène, etc.)
- Allergie

STABILITÉ
Après reconstitution, stable 24 heures au réfrigérateur

SURVEILLANCE
Scope, TA, FC, SpO_2, $EtCO_2$, convulsion

L'ASTUCE D'URG'PÉDIATRIE
Après échec des premières mesures (diazépam, clonazépam, phénytoïne), prévoir transfert en réanimation à T40' pour thiopental.

▼ Ticarcilline + acide clavulanique (Claventin®)

PRÉSENTATION

- Flacon de poudre à 3 g de ticarcilline + 200 mg d'acide clavulanique
- Flacon de poudre à 5 g de ticarcilline + 200 mg d'acide clavulanique

VOIE D'ADMINISTRATION

Voie IV

CONTRE-INDICATIONS

Allergie aux pénicillines

CAS PARTICULIER

Les allergies croisées entre pénicillines et céphalosporines ne surviennent que dans moins de 10 % des cas

INCOMPATIBILITÉS

- Ne pas mélanger à un autre produit dans la même seringue ou dans le même flacon de perfusion
- Nombreuses incompatibilités physico-chimiques (*cf.* Vidal)

RECONSTITUTION

- Reconstituer dans 20 mL de NaCl 0,9 % (directement dans le flacon)
- Utiliser immédiatement après reconstitution

DILUTION

Perfusion IV : dilution dans 100 mL de NaCl 0,9 %

POSOLOGIE ET ADMINISTRATION

- **Enfant de 30 mois à 14 ans :** 225 mg/15 mg/kg/j à 300 mg/20 mg/kg/j, en 3 à 4 injections
- **Nourrisson de 1 mois à 30 mois :** 225 mg/15 mg/kg/j, en 3 à 4 injections
- **Nouveau-né de 0 à 1 mois :** 225 mg/15 mg/kg/j, en 3 injections

Ne jamais dépasser

- Par prise : 5 mg/kg d'acide clavulanique
- Par jour
  - Nourrisson de moins de 3 mois : 15 mg/kg/j d'acide clavulanique
  - Nourrisson de plus de 3 mois et l'enfant : 20 mg/kg/j d'acide clavulanique

L'ASTUCE D'URG'PÉDIATRIE

La ticarcilline n'est pas absorbée par voie orale.

INDICATIONS

Infections dues aux germes reconnus sensibles

- Respiratoires
- ORL
- Digestives
- Septicémiques
- De la peau et des tissus mous
- Ostéo-articulaires
- Urinaires

EFFETS INDÉSIRABLES

Allergie, nausées, vomissements, diarrhée, candidoses

STABILITÉ

- Stable pendant moins de 6 heures à 25 °C
- Ne pas conserver la solution

SURVEILLANCE

Paramètres infectieux

▼ Trimébutine (Débridat®)

PRÉSENTATION
Ampoule de 50 mg/5 mL

VOIE D'ADMINISTRATION
Voie IV

CONTRE-INDICATIONS
Allergie

CAS PARTICULIER
Contient de l'alcool benzylique, d'où réactions d'hypersensibilité chez les enfants > 3 ans. Ne pas administrer chez l'enfant de moins de 3 ans

INCOMPATIBILITÉS
Incompatibilité physico-chimique avec : pénicilline, chlorazépate dipotassique, gamma-OH, oxiferriscorbine, pentobarbital, streptomycine

RECONSTITUTION
Produit déjà reconstitué

DILUTION
Peut être utilisé pur ou dilué dans NaCl 0,9 % en IV

POSOLOGIE ET ADMINISTRATION
Posologie : $^1/_2$ à 1 ampoule au moment de la crise douloureuse, à passer en 3 à 5 minutes

INDICATIONS
- Troubles fonctionnels du tube digestif et des voies biliaires
- Iléus paralytique post-opératoire et en préparation des examens radiologiques et endoscopiques

L'ASTUCE D'URG'PÉDIATRIE
Ce médicament contient 3,85 mmol de sodium par dose.

EFFETS INDÉSIRABLES
Allergie, malaise lipothymique en cas d'injection trop rapide

STABILITÉ
Les ampoules doivent être conservées à 4 °C

SURVEILLANCE
Douleur (EVA)

Tropatépine (Lepticur)

PRÉSENTATION
Ampoule de 10 mg/2 mL

VOIE D'ADMINISTRATION
Voie IM ou IV

CONTRE-INDICATIONS
Allergie, glaucome, cardiopathies décompensées
Risque de rétention urinaire liée à des troubles urétro-prostatiques

INCOMPATIBILITÉS
Ne mélanger à aucun autre médicament (en particulier neuroleptiques...) : injection en un lieu éloigné de celui des neuroleptiques retards car non-miscibilité des solvants

RECONSTITUTION
Prêt à l'emploi

DILUTION
- Pur si IM
- EPPI si IV

POSOLOGIE ET ADMINISTRATION
Posologie : 1 à 2 ampoules/j selon l'intensité des troubles
- Voie IM : utilisation produit pur
- Voie IV : diluer une ampoule de 2 mL avec 8 mL de EPPI pour obtention d'une seringue de 10 mL, à passer en 2 minutes

L'ASTUCE D'URG'PÉDIATRIE
L'antidote le plus souvent proposé est la néostigmine 0,5 à 2,5 mg en injection IM ou IVL.

INDICATIONS
Manifestations aiguës de type extrapyramidal induites par les neuroleptiques

EFFETS INDÉSIRABLES
Effets atropiniques = anticholinergiques : sécheresse de la bouche, troubles de l'accommodation, hypertonie oculaire, troubles mictionnels, rétention urinaire, constipation, confusion

STABILITÉ
Pas d'information

SURVEILLANCE
Régression des effets extrapyramidaux (dyskinésies, hypertonie, etc.)

▼ Vaminolact®

PRÉSENTATION

Solution pour perfusion : flacon de 100 mL

VOIE D'ADMINISTRATION

En perfusion par VVC ou VVP

CONTRE-INDICATIONS

- Hypersensibilité connue à certains acides aminés
- Anomalie congénitale du métabolisme des acides aminés
- Inflation hydrosodée

CAS PARTICULIER

La voie d'administration, centrale ou périphérique, sera fonction de l'osmolarité finale de la solution

INCOMPATIBILITÉS

Ne pas ajouter de médicament dans le flacon sans avoir préalablement vérifié la compatibilité et la stabilité du mélange

RECONSTITUTION

Produit déjà reconstitué

DILUTION

Pas de dilution

POSOLOGIE ET ADMINISTRATION

Réservé à la néonatalogie

Posologie

Nouveau-né : jusqu'à 35 mL/kg de poids corporel par 24 heures, la dose maximale est atteinte par augmentation progressive pendant la 1re semaine d'administration

Modalités d'administration

- En perfusion par VVC ou VVP. Compte tenu de son osmolarité (476 mOsm/L), cette solution ne doit pas être perfusée seule dans une veine périphérique en raison du risque de thrombophlébite au site de perfusion
- Le débit de perfusion doit être réparti sur 24 heures chez le nourrisson

INDICATIONS

- Nutrition parentérale, chez le nouveau-né à terme, le prématuré, le nourrisson et l'enfant, lorsque l'alimentation orale ou entérale est impossible, insuffisante ou contre-indiquée
- Apport azoté (acides aminés de la série L)

EFFETS INDÉSIRABLES

- Nausées, perturbation hépatique
- Hypersensibilité
- Hyperphénylalaninémie
- Thrombophlébites

STABILITÉ

À conserver à une T° < 25 °C. Ne pas congeler

SURVEILLANCE

Tolérance au produit

L'ASTUCE D'URG'PÉDIATRIE

Utilisation en mélange nutritif : ce produit peut entrer dans la composition de mélanges nutritifs associant glucides, lipides, électrolytes, oligo-éléments, sous réserve d'en avoir préalablement vérifié la compatibilité et la stabilité.

Vancomycine

PRÉSENTATION
Flacon de poudre de 500 mg

VOIE D'ADMINISTRATION
Voie IV

CONTRE-INDICATIONS
Allergie, allaitement

CAS PARTICULIER
La vancomycine est difficilement éliminée par dialyse

INCOMPATIBILITÉS
- En l'absence d'études physico-chimiques appropriées de compatibilité, les associations en perfusion avec d'autres médicaments sont à déconseiller
- Incompatibilité physico-chimique avec de nombreuses molécules

RECONSTITUTION
- Au moment de l'injection
- Dissoudre les 500 mg de poudre dans 10 mL d'EPPI

DILUTION
- Perfusion discontinue : dilution de la solution reconstituée de 500 mg dans 100 mL minimum de NaCl 0,9 % ou de G5 % (Cmax 5 mg/mL)
- Perfusion continue : dilution dans un volume suffisant de NaCl 0,9 % ou de G5 %

POSOLOGIE ET ADMINISTRATION
- **Posologie**
  - Dose de charge 15 mg/kg
  - Puis entretien 60 mg/kg/j
  - Dosage sérique de la vancomycine à partir de J3
- **Modalités d'administration**
  - Préférer une administration continue
  - Dose de charge correspondant à $^1/_4$ de la dose journalière en perfusion sur 60 minutes, puis PSE en changeant la seringue toutes les 12 heures

INDICATIONS
Infections dues aux germes sensibles à la vancomycine (à l'exclusion des méningites), notamment les infections sévères à staphylocoques, y compris les staphylocoques résistants à la méticilline, à streptocoques (y compris l'entérocoque) ; ou chez les sujets allergiques aux bêtalactamines

EFFETS INDÉSIRABLES
- Allergie, nausées, vomissements, néphrotoxicité et ototoxicité, hypotension en cas d'injection trop rapide
- Endoveinites sur VVP

STABILITÉ
La solution reconstituée/diluée peut être conservée 48 heures à 4 °C

SURVEILLANCE
- Évolution des signes infectieux
- Dosage sérique > 20 mg/L

L'ASTUCE D'URG'PÉDIATRIE
Il faut éviter d'administrer la vancomycine chez les malades ayant déjà une baisse de l'acuité auditive.

▼ Vitalipide® enfant

PRÉSENTATION

Émulsion injectable pour perfusion IV : ampoule de 10 mL

VOIE D'ADMINISTRATION

Voie IV

CONTRE-INDICATIONS

- Hypersensibilité
- Âge > 11 ans

CAS PARTICULIER

AMM : réservé à l'enfant de moins de 11 ans

INCOMPATIBILITÉS

Nombreuses incompatibilités physico-chimiques (*cf.* Vidal)

RECONSTITUTION

Produit déjà reconstitué

DILUTION

Vitalipide® est à ajouter à une émulsion lipidique parentérale. Après légère agitation du mélange, l'émulsion sera perfusée

POSOLOGIE ET ADMINISTRATION

Posologie

- Prématurés et nourrissons (de la naissance à l'âge de 1 an) de poids < 2,5 kg : 4 mL/kg/j
- Nourrissons (de la naissance à l'âge de 1 an) de poids > 2,5 kg et enfants jusqu'à l'âge de 11 ans : 10 mL/j soit 1 ampoule
- 10 mL pour un enfant de moins de 5 kg, 10 à 20 mL jusque 18 mois, 20 à 30 mL de 18 mois à 10 ans

INDICATIONS

Supplémentation en vitamines liposolubles (A-D2-E-K1)

EFFETS INDÉSIRABLES

Allergie

STABILITÉ

Le médicament doit être conservé à l'abri de la lumière

SURVEILLANCE

Tolérance au produit

IMPRIM'VERT®

Achevé d'imprimer par Corlet, Imprimeur, S.A.
14110 Condé-sur-Noireau
N° d'Imprimeur : 189231 - Dépôt légal : novembre 2017

Imprimé en France